Thieme

Kinderheilkunde für Hebammen

Herausgegeben von
Stephan Illing

Unter Mitarbeit von
Thomas Strahleck

7. Auflage

112 Abbildungen

Georg Thieme Verlag
Stuttgart • New York

Dr. med. Stephan **Illing**
Hermann-Löns-Weg 7
70736 Fellbach
Deutschland

Dr. med. Thomas **Strahleck**
Luzernestr. 14
70771 Leinfelden-Echterdingen
Deutschland

Bibliografische Information der Deutschen Nationalbibliothek
Die Deutsche Nationalbibliothek verzeichnet diese Publikation in der Deutschen Nationalbibliografie;
detaillierte bibliografische Daten sind im Internet über http://dnb.d-nb.de abrufbar.

Ihre Meinung ist uns wichtig! Bitte schreiben Sie uns unter:
www.thieme.de/service/feedback.html

1. Auflage 1993, Enke Verlag
(Titel: Das gesunde und das kranke Neugeborene)
2. Auflage 1998, Enke Verlag
(Titel: Das gesunde und das kranke Neugeborene)
3. Auflage 2003, Hippokrates Verlag
4. Auflage 2008, Hippokrates Verlag
5. Auflage 2013, Hippokrates Verlag
6. Auflage 2018, Hippokrates Verlag

Georg Thieme Verlag KG
Rüdigerstraße 14, 70469 Stuttgart, Germany
www.thieme.de

Printed in Germany

Covergestaltung: © Thieme
Bildnachweis Cover: © Thieme/Esther Mauersberger
Zeichnungen: Andrea Schnitzler, Innsbruck; BITmap, Mannheim
Redaktion: Bettina Snowdon, Hamburg
Satz: Schneider Druck GmbH, Rothenburg
Druck: Westermann Druck Zwickau GmbH, Zwickau

DOI 10.1055/b000 000 536

ISBN 978-3-13-245232-9

Auch erhältlich als E-Book:
eISBN (PDF) 978-3-13-244271-9
eISBN (epub) 978-3-13-244272-6

1 2 3 4 5 6

Wichtiger Hinweis: Wie jede Wissenschaft ist die Medizin ständigen Entwicklungen unterworfen. Forschung und klinische Erfahrung erweitern unsere Erkenntnisse, insbesondere was Behandlung und medikamentöse Therapie anbelangt. Soweit in diesem Werk eine Dosierung oder eine Applikation erwähnt wird, darf der Leser zwar darauf vertrauen, dass Autoren, Herausgeber und Verlag große Sorgfalt darauf verwandt haben, dass diese Angabe **dem Wissensstand bei Fertigstellung des Werkes** entspricht. Für Angaben über Dosierungsanweisungen und Applikationsformen kann vom Verlag jedoch keine Gewähr übernommen werden. **Jeder Benutzer ist angehalten**, durch sorgfältige Prüfung der Beipackzettel der verwendeten Präparate und gegebenenfalls nach Konsultation eines Spezialisten festzustellen, ob die dort gegebene Empfehlung für Dosierungen oder die Beachtung von Kontraindikationen gegenüber der Angabe in diesem Buch abweicht. Eine solche Prüfung ist besonders wichtig bei selten verwendeten Präparaten oder solchen, die neu auf den Markt gebracht worden sind. **Jede Dosierung oder Applikation erfolgt auf eigene Gefahr des Benutzers.** Autoren und Verlag appellieren an jeden Benutzer, ihm etwa auffallende Ungenauigkeiten dem Verlag mitzuteilen.

Marken, geschäftliche Bezeichnungen oder Handelsnamen werden nicht in jedem Fall besonders kenntlich gemacht. Aus dem Fehlen eines solchen Hinweises kann nicht geschlossen werden, dass es sich um einen freien Handelsnamen handelt.

Thieme Publikationen streben nach einer fachlich korrekten und unmissverständlichen Sprache. Dabei lehnt Thieme jeden Sprachgebrauch ab, der Menschen beleidigt oder diskriminiert, beispielsweise aufgrund einer Herkunft, Behinderung oder eines Geschlechts. Thieme wendet sich zudem gleichermaßen an Menschen jeder Geschlechtsidentität. Die Thieme Rechtschreibkonvention nennt Autor*innen mittlerweile konkrete Beispiele, wie sie alle Lesenden gleichberechtigt ansprechen können. Die Ansprache aller Menschen ist ausdrücklich auch dort intendiert, wo im Text (etwa aus Gründen der Leseleichtigkeit, des Text-Umfangs oder des situativen Stil-Empfindens) z. B. nur ein generisches Maskulinum verwendet wird.

Symptombezogene Diagnosen

Diese Tabelle soll helfen, bei typischen Krankheitssymptomen im Neugeborenenalter verschiedene Möglichkeiten in Betracht zu ziehen und möglichst nichts zu übersehen. Selbstverständlich ist es nicht möglich, anhand dieser Tabelle immer sofort die richtige Diagnose zu stellen.

Unruhe und Trinkschwäche sind so allgemeine Symptome, dass sich daraus keine Rückschlüsse ziehen lassen. Deswegen sind sie hier nicht aufgeführt.

▸ **Tab. 0.1** Allgemeine Erstmaßnahmen. Hinweis: In der ersten Spalte ist der Zeitpunkt genannt, zu dem das Problem am häufigsten auftritt: **p** postnatal, **p+** postnatal oder später, **1d** erster Lebenstag, **1d+** erster Lebenstag oder später usw.

bevorzugter Zeitpunkt	Hinweise	Problem	Verweis
blasses Kind			
p	Tachykardie oder unregelmäßiger Puls	Herzfehler mit schlechter Auswurfleistung/Herzversagen	Kap.13.2
p+	Schleimhäute anschauen	schwere Anämie	Kap. 19.2
p+	meist eher Zyanose	Sauerstoffmangel	Kap. 8.2
p+	oft auch zittrig; Anamnese meist hinweisend	Hypoglykämie	Kap. 21.1.1
p+	Bewusstseinsstörung, Krampfanfall, Z. n. O_2-Mangel	Hirnblutung	Kap. 15.6
1–3	schlechte Kapillardurchblutung, Apathie	Sepsis	Kap. 24.1
3+	schnell steigender Kopfumfang, Apathie; bis 6 Wochen postpartal	B-Streptokokken-Meningitis	Kap. 24.7.1
blaues Kind (wichtige Unterscheidung: zentrale Zyanose – periphere Zyanose, Kap. 13.1)			
p+	ganzes Kind ist zyanotisch, auch die Zunge	Herzfehler mit zentraler Zyanose	Kap. 13.2
p bis 1d	Geburtsanamnese mit Sauerstoffminderversorgung	peripartaler Sauerstoffmangel/Asphyxie	Kap. 8.2
p+	Zyanose beim Trinkversuch	Ösophagusatresie	Kap. 14.2
p bis 1d	Tachypnoe; durch O_2-Gabe rosig	Atemnotsyndrom	Kap. 12.1
p+	vitales Kind ohne erkennbare Probleme	vorgetäuschte Zyanose durch Polyglobulie	Kap. 19.4
1d+	Apathie, Zustand verschlechtert sich relativ schnell	Infektion/Sepsis	Kap. 24.1
gelbes Kind			
p	Anamnese; schlechter Zustand; Ödeme	Hydrops (evtl. durch Blutgruppenunverträglichkeit)	Kap. 19.3
1d+	zunehmende Gelbfärbung	Hyperbilirubinämie (verschiedene Ursachen)	Kap. 20.5
1d+	Zustand verschlechtert sich, Apathie, Leber vergrößert	Infektion/Sepsis	Kap. 24.1
3d+	Blutung, Kephalhämatom, Hirnblutung	verstärkter Ikterus durch Hämatom	Kap. 20.5
3d+	auffälliger Urin, Zustand verschlechtert sich schnell	Harnwegsinfektion, evtl. durch Fehlbildung	Kap. 16.5.1

► **Tab. 0.1** Fortsetzung

bevorzugter Zeitpunkt	Hinweise	Problem	Verweis
3d +	Zustand verschlechtert sich, Apathie, Leber vergrößert	Galaktosämie und andere Stoffwechseldefekte	Kap. 21.2.2
3d +	atypische Infektionszeichen, Leber und Milz vergrößert	Zytomegalie	Kap. 24.6.15
7d +	Hautfarbe wechselt von Gelb zu Gelbgrünlich; heller Stuhl	Gallengangsatresie	Kap. 14.5
7d +	Ikterus besteht sehr lange; Stühle schleimig	Mukoviszidose	Kap. 14.12
7d +	Kind ist sehr ruhig; langsamer Puls	Hypothyreose	Kap. 22.1
große Leber			
p +	Zyanose	Herzfehler mit Rechtsherzbelastung	Kap. 13.2
1d +	Apathie, Zustand verschlechtert sich	Infektion	Kap. 24.1
1d-6w	allgemeine Infektionszeichen	B-Streptokokken-Infektion	Kap. 24.7.12
3d +	atypische Infektionszeichen, evtl. neurologische Symptome	Zytomegalie-Infektion	Kap. 24.6.15
3d +	Apathie, schlechter Zustand, kein Infektionsnachweis	Galaktosämie und andere Stoffwechseldefekte	Kap. 21.2.2
apathisches Kind (Kap. 6.2.1)			
p bis 2d	hohe Atemfrequenz, Einziehungen	Atemnotsyndrom	Kap. 12.1
p +	hohe Atemfrequenz, Zyanose	Sauerstoffmangel	Kap. 8.2
p +	Bewusstseinsstörung, Krampfanfall, neurologische Symptome	Hirnschädigung	Kap. 15.5
p +	blasses Kind, sonst vital	Anämie	Kap. 19.2
p +	dunkelrotes Kind	Polyglobulie	Kap. 19.4
2d +	gelbes Kind	Hyperbilirubinämie	Kap. 20.4
3d +	auffälliger Urin, Infektionszeichen	Harnwegsinfekt	Kap. 16.5
3d +	Leber vergrößert, keine Infektionszeichen, evtl. Krampfanfall	Stoffwechseldefekte, z. B. Galaktosämie	Kap. 21.2.2
7d +	verlängerter Ikterus, langsame Pulsfrequenz, Gewichtszunahme trotz Trinkschwäche, sonst vital	Hypothyreose	Kap. 22.1
7d +	atypisches Genitale	adrenogenitales Syndrom	Kap. 16.9.2
Tachypnoe/Dyspnoe			
p	grünes Fruchtwasser	Mekoniumaspiration	Kap. 12.3
p bis 2d	leichte Zyanose, Einziehungen	Atemnotsyndrom	Kap. 12.1
p bis 1d	schaumiges Sekret, Schluckprobleme	Ösophagusatresie	Kap. 14.2
p	Besserung beim Schreien, schwere Atemnot bei geschlossenem Mund	Choanalatresie	Kap. 12.2.4
p +	Tachykardie, Rhythmusstörungen, evtl. schwere Zyanose	Herzfehler (mit und ohne Zyanose)	Kap. 13.2

▶ **Tab. 0.1** Fortsetzung

bevorzugter Zeitpunkt	Hinweise	Problem	Verweis
p +	zunehmende Atemnot, schlechter durch Bebeuteln, asymmetrischer Auskultationsbefund	Zwerchfellhernie (und Fehlbildungen der Lunge)	Kap. 12.2.2
p +	plötzlich auftretend, asymmetrisches Atemgeräusch	Pneumothorax	Kap. 12.4
p +	untypisch aussehender Thorax, kurze Extremitäten	Skelettfehlbildung, z. B. Achondroplasie	Kap. 17.1
p +	dunkelrotes Hautkolorit; vital	Polyglobulie	Kap. 19.4
p +	sehr unruhig, evtl. Krampfanfall; Anamnese	Drogenentzug	Kap. 15.9
1d +	Einziehungen; Infektzeichen	Pneumonie (auch B-Streptokokken)	Kap. 12.6, Kap. 24.7.12
1d +	Apathie, schnelle Verschlechterung des Zustandes	Sepsis	Kap. 24.1
3d +	überbläht erscheinender Thorax, asymmetrisches Atemgeräusch, allmähliche Verschlechterung	Lungenzyste	Kap. 12.2.3
3d +	metabolische Azidose, Leber vergrößert, evtl. Krampfanfall	Stoffwechseldefekte	Kap. 21
7d bis 3m	ausgeprägte Tachypnoe, kein Fieber	Chlamydien-Pneumonie	Kap. 24.7.1
7d +	Einziehungen, Zyanose	Pneumozystis-Pneumonie	Kap. 24.9.2
Apnoe			
p +	Frühgeburt	Unreife	
p +	wenig Kindsbewegungen; ganz schlaff, keine Reflexe	spinale Muskelatrophie	Kap. 15.12
1d +	Puls stark beschleunigt, Bewusstseinsstörung	Krampfanfall (oft auch atypisch)	Kap. 15.8
1d +	Apathie, schnelle Verschlechterung des Zustandes	Infektion/Sepsis	Kap. 24.1
1d +	Anamnese mit Sauerstoffmangel, Bewusstseinsstörung, Anfälle	Hirnschädigung	Kap. 15.5
1d +	plötzliche Verschlechterung, mit Bewusstseinsstörung, evtl. Anfall	Hirnblutung	Kap. 15.6
1d +	Unruhe; Drogenanamnese	Drogenentzug	Kap. 15.9
3d +	aufgetriebener Bauch mit Rötung	nekrotisierende Enterokolitis	Kap. 14.8
7d +	Mutter oder andere direkte Bezugsperson hustet	Keuchhusten	Kap. 24.7.9
muskuläre Hypotonie			
p +	Anamnese	Sauerstoffmangel	
p +	typische äußere Stigmata	Trisomie 21	Kap. 23.3
p +	keine Reflexe, kaum Spontanbewegung bei wachem Kind	spinale Muskelatrophie	Kap. 15.12

► **Tab. 0.1** Fortsetzung

bevorzugter Zeitpunkt	Hinweise	Problem	Verweis
p+	betrifft nur einen Arm	Nervenlähmung, Fraktur, Epiphysenlösung	Kap. 11.3, Kap. 11.4
1d+	gelbes Hautkolorit	Hyperbilirubinämie	Kap. 20.4
1d+	Apathie, schlechter Zustand	Infektion, Sepsis	Kap. 24.1
7d+	atypisches Genitale	adrenogenitales Syndrom	Kap. 16.9.2
muskuläre Hypertonie			
p+	medizinische Maßnahmen ohne Sedierung und Schmerztherapie	Schmerzen	
p+	Anamnese; Krampfanfall; Bewusstseinsstörung	Hirnschädigung	Kap. 15.5, Kap. 8.2
1d+	Überstreckung; schlechter Zustand	Meningitis	
1d+	Unruhe; Nikotin- und Drogenanamnese	Drogenentzug	Kap. 15.9
Erbrechen			
p+	schaumig, unverdaut; gleich beim ersten Trinkversuch	Ösophagusatresie	Kap. 14.2
1–2d	angedaut, gallig; Oberbauch stark gebläht	Fehlbildung im Duodenum oder Dünndarm	Kap. 14.3
1d+	Apathie, schlechter Zustand	Infektion, Sepsis	Kap. 24.1
1d+	Bewusstseinsstörung, evtl. Krampfanfall, Erbrechen auch bei relativ leerem Magen	Hirndruck	
1d+	Unruhe; Drogenanamnese	Drogenentzug	Kap. 15.9
3d+	Infektzeichen; Kontaktperson mit Magen-Darm-Infekt	Gastroenteritis	Kap. 14.7
3d+	gallig; Zustand verschlechtert sich schnell; Stuhl evtl. blutig	nekrotisierende Enterokolitis	Kap. 14.8
3d+	blutig; Brustwarze wund	mütterliches Blut verschluckt	
7d+	atypisches Genitale	adrenogenitales Syndrom	Kap. 16.9.2
4w+	Unruhe und Schmerzen beim Erbrechen; große Mengen	gastroösophagealer Reflux	Kap. 14.10
4w+	Erbrechen im Schwall	Pylorusstenose	Kap. 14.11
geblähter Bauch			
1–2d	zunehmende Probleme, Zustand verschlechtert sich, evtl. Erbrechen	Fehlbildungen im Duodenum, Dünndarm oder Dickdarm	Kap. 14.3, Kap. 14.4
2d	kein Mekoniumabgang	Mukoviszidose	Kap. 14.12
2d+	Erbrechen und Durchfall	Infektion/Gastroenteritis	Kap. 14.7
3d+	schnelle Verschlechterung des Zustands, Bauch vor allem seitlich stark gerötet	nekrotisierende Enterokolitis	Kap. 14.8
Krampfanfall			
p+	dystrophes Neugeborenes; mütterlicher Diabetes	Hypoglykämie	Kap. 21.1.1
1d+	Sauerstoffmangel, Bewusstseinsstörung, andere neurologische Zeichen	Hirnschädigung	Kap. 15.5

▶ **Tab. 0.1** Fortsetzung

bevorzugter Zeitpunkt	Hinweise	Problem	Verweis
1d +	plötzliche Verschlechterung	Hirnblutung	Kap. 15.6
1d +	Unruhe; Drogenanamnese	Drogenentzug	Kap. 15.9
1d +	Apathie; Verschlechterung des Zustandes, Infektionszeichen	Infektion, Sepsis	Kap. 24.1
2d +	sehr zittrig, kein Bewusstseinsverlust	Pseudo-Krampfanfälle bei Kalzium-Mangel	Kap. 21.1.3
3d +	Azidose, Lebervergrößerung, untypische klinische Verschlechterung	Stoffwechseldefekte	
5d	Familienanamnese; vitales Kind	gutartige 5-Tages-Krämpfe	Kap. 15.8.2

Vorwort zur 7. Auflage

In der Ausbildung zur Hebamme spielt das Fach Kinderheilkunde eine wichtige Rolle, denn auch die Hebamme muss ein Neugeborenes zuverlässig untersuchen und beurteilen können.

Nahm man es früher hin, dass ein Neugeborenes krank war, bei der Geburt zu Schaden kam oder sogar verstorben ist, so hat sich innerhalb der letzten Generationen ein klarer Wandel ergeben. Die Sorge um das Kind und sein Wohlergehen ist sehr viel mehr in den Mittelpunkt gerückt, Probleme und Erkrankungen sollen so gut wie möglich erkannt und verhindert werden. Die Hebamme hat daher eine hohe Verantwortung für das Neugeborene, zumal sie es in den ersten Lebenswochen im Rahmen der Wochenbettbetreuung regelmäßig sieht.

Die allermeisten Kinder kommen gesund zur Welt und bleiben auch gesund. Thema der einleitenden Kapitel sind deshalb „normale" Befunde, Pflege und Ernährung des Neugeborenen aus kinderärztlicher Sicht.

Ziel dieses Buches ist es, Auffälligkeiten und Erkrankungen des Neugeborenen zugeschnitten auf die Bedürfnisse von Hebammen darzustellen. Da die Hebamme immer wieder mit Erkrankungen, Fehlbildungen und sonstigen Problemen konfrontiert ist, muss sie sich schnell und zuverlässig informieren können, auch um ihrer Beratungsaufgabe gut nachkommen zu können.

Die Gliederung der Fehlbildungen und Erkrankungen erfolgt nach Organsystemen. Damit das Buch gut zum raschen Nachschlagen benutzt werden kann, sind wichtige Abschnitte über Notfallmaßnahmen, hinweisende Krankheitszeichen und Alarmsymptome sowie Info-Kästen über die Leitsymptome einer Erkrankung und die Stillberatung optisch besonders hervorgehoben.

Diese neue Auflage bringt das Buch auf den neuesten medizinisch-wissenschaftlichen Stand. Die Kapitel über Erstversorgung, Reanimation, Asphyxie und ethische Aspekte wurden von Herrn Dr. med. Thomas Strahleck, Oberarzt in der Neonatologie des Olgahospitals Stuttgart, aktualisiert. Neu hinzugekommen ist ein kleines Kapitel über Coronaviren (S. 272).

Eine Übersicht über die wichtigsten Erkrankungen und ihre Symptome hilft, schnell den Zugang zu den entsprechenden Informationen zu finden (► **Tab. 0.1**, S. 5ff.).

Die sehr aussagekräftigen, schon in den letzten beiden Auflagen verwendeten Farbfotos sind überwiegend der Hebamme Kerstin Steiner zu verdanken. Die immer konstruktive, geduldige und sehr kompetente Betreuung durch Manuela Linder und Bettina Snowdon ist besonders hervorzuheben. Nur so hat das Buch sein jetziges „Gesicht" bekommen.

Selbstverständlich sind die Berufsbezeichnungen als geschlechtsneutral zu betrachten, mit „Hebamme" ist auch der Geburtspfleger gemeint, mit „Kinderarzt" auch die Kinderärztin.

Fellbach, im Mai 2021
Stephan Illing

Inhaltsverzeichnis

Teil 1 Das gesunde Neugeborene

Teil 2 Das kranke Neugeborene

Teil 3 Anhang

Teil 1
Das gesunde Neugeborene

1 Erstversorgung des Neugeborenen

Die meisten Neugeborenen sind gesund und vital, die Geburt ist ein natürlicher Vorgang. Die Aufgabe der Hebamme ist es daher in erster Linie, diese ganz wichtige Lebensphase mit ihrer Kompetenz und Erfahrung zu begleiten.

Es gehört zum Standard, dass das gesunde Neugeborene nach der Geburt zum **Bonding** auf den Bauch der Mutter gelegt wird (▶ **Abb. 1.1**). Dies geschieht natürlich behutsam und erst, wenn die Mutter zu dieser Kontaktaufnahme bereit ist. Mütter reagieren sehr unterschiedlich, aber letztlich schaffen es fast alle Neugeborenen sehr schnell, ihre Mutter für sich zu gewinnen. Wenn die Mutter noch nicht bereit für das Kind ist, kann natürlich auch der meist anwesende Vater das Neugeborene auf den Arm nehmen.

Oft wird vor allem von den Eltern erwartet, dass das Baby gleich nach der Geburt **kräftig schreit**. Dies gilt vielfach als Zeichen der Gesundheit und Vitalität, und es öffnet angeblich die Lungen. Manche gesunden Neugeborenen schreien jedoch einfach nicht, und dann braucht man sie auch nicht zu ärgern oder zu reizen, bis sie es tun.

Mit dem Abnabeln kann und sollte man warten, bis die Nabelschnur auspulsiert hat (nach ca. einer Minute). Die Eisenspeicher sind dann etwas besser gefüllt. Das Lagern des Kindes über Plazentaniveau auf der Brust der Mutter hat keinen negativen Einfluss. Bei Frühgeborenen ist es sogar sinnvoll, die Nabelschnur Richtung Kind auszustreichen, um dem Kind noch zusätzliches Blutvolumen zur Verfügung zu stellen.

Ein gesundes Neugeborenes kann sich den Weg vom Bauch der Mutter zur Brust selbst suchen, wenn man ihm genug Zeit lässt und nicht durch unnötige Maßnahmen störend eingreift. Voraussetzung ist der permanente Hautkontakt mit der Mutter. Kann man Neugeborenes und Mutter nicht so ungestört zueinander finden lassen (was aus diversen organisatorischen Gründen häufig der Fall ist), gibt man dem Neugeborenen nach etwa einer halben Stunde die Gelegenheit zum **ersten Stillversuch** (▶ **Abb. 1.2**).

Gelingt dieser Stillversuch noch nicht, weil das Neugeborene kein Interesse zeigt, kann es eine Zeitlang dauern, bis der nächste Versuch gelingt, oft 24 Stunden oder noch etwas länger.

Zur Erstversorgung des Neugeborenen (bei gesunden Babys hat dies etwas Zeit) gehören:

- **Wiegen**
- **Messen** (Länge, Kopfumfang)
- **körperliche Untersuchung** (= U1). Diese Untersuchung kann von Hebammen oder Ärzten durchgeführt werden. In den meisten Geburtskliniken ist sie ärztliche Aufgabe (was die Hebammen aber nicht daran hindern darf, das Neugeborene selbst anzuschauen).

Das früher übliche und „wichtige" **erste Bad** direkt nach der Geburt kann entfallen, es ist nicht notwendig. Blutspuren und andere Verunreinigungen können auch ohne Bad abgewaschen werden. Die Käseschmiere hat eine physiologische Funktion, schützt etwas vor Austrocknung und muss nicht

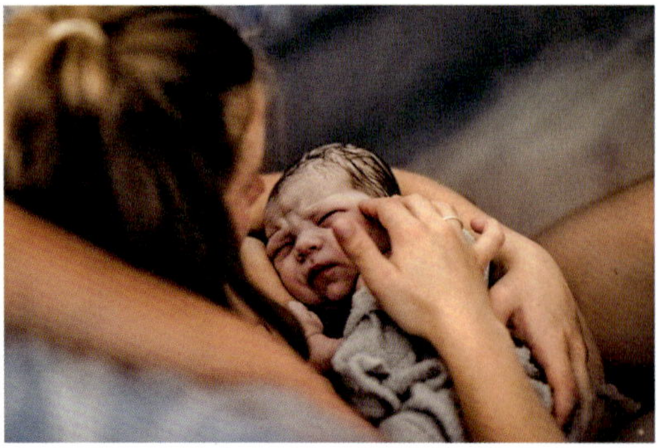

▶ **Abb. 1.1** Bonding. (Esther Mauersberger)

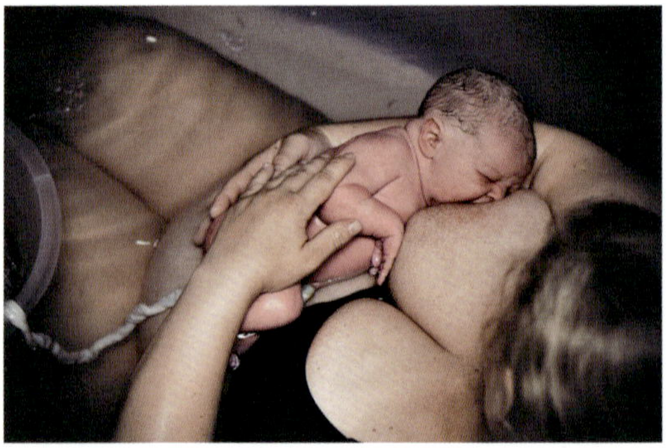

▶ **Abb. 1.2** Erstes Stillen. (Esther Mauersberger)

sofort restlos entfernt werden. Wenn aus irgendeinem Grund doch gebadet wird, muss das Wasser körperwarm sein (37 °C), ohne Zusätze, Seifen oder Ähnliches, und die Wanne darf nicht zu groß sein, damit das Baby Kontakt mit Wand und Boden haben kann.

Zur Erstversorgung gehört auch das **Gesprächsangebot an die Eltern**. Der Bedarf ist allerdings extrem unterschiedlich. Manche Eltern fühlen sich gestört, wenn man mit ihnen über das Neugeborene sprechen will und ihnen alles Mögliche erklärt. Andere Eltern wollen sehr viele Erklärungen über das Neugeborene, die Geburt, was besonders war, was anders war als erwartetet etc. Es ist Aufgabe der Hebamme, den **individuellen Gesprächsbedarf** zu erkennen und vor allem zu signalisieren, dass sie Geduld und Zeit hat, alle Fragen zu beantworten.

Merke
Beim Gespräch ist es von entscheidender Bedeutung, wie die Worte gewählt werden, denn vieles, was in dieser besonderen Situation gesagt wird, bleibt lange im Gedächtnis.

Viele Mütter haben Schuldgefühle, weil die Geburt vielleicht nicht ganz so abgelaufen ist wie geplant, oder aus anderen Gründen. Hier ist es besonders wichtig, den **Blick in die Zukunft** zu richten. Es ist nicht zwangsläufig eine Katastrophe für das Baby, wenn es mit dem ersten Stillen nicht geklappt hat, wenn die Mutter doch mehr Schmerzmittel gebraucht hat, wenn sie die Gefühle nicht spürt, die man für normal hält, und vieles andere mehr, was an Befürchtungen geäußert werden kann.

Besondere Beachtung verdienen Mütter bzw. Eltern, deren Neugeborenes krank ist oder wegen schwerer Komplikationen sofort in die Kinderklinik übernommen wurde, wo der Ausgang zweifelhaft ist oder irgendwelche anderen ernsten Probleme bestehen.

Eine gute Begleitung in dieser kurzen, intensiven Lebensphase ist der Grundstein für die vertrauensvolle Zusammenarbeit mit der Hebamme in der nachfolgenden Wochenbettbetreuung.

2 Adaptation des Neugeborenen nach der Geburt

Viele Körperfunktionen laufen in der Fetalzeit anders ab als nach der Geburt. Daher ist eine weitreichende Umstellung unmittelbar nach der Geburt notwendig. Diese Anpassungsvorgänge betreffen besonders Kreislauf, Atmung, Verdauung, Leber, Nieren, Stoffwechsel und Immunsystem. Diese Umstellungsreaktionen laufen zeitlich parallel ab und beeinflussen sich gegenseitig. Sie sind also nicht als isoliert anzusehen, auch wenn sie hier nacheinander erklärt werden.

2.1 Kreislaufumstellung

Vor der Entfaltung der Lunge sind die Alveolen (Lungenbläschen) leer und dadurch die Kapillaren stark verknäult und gefaltet, was einen hohen Durchflusswiderstand bedeutet. Durch die Öffnung und Entfaltung der Lungen, die Scherkräfte bei den Atemzügen und die hohe Sauerstoffkonzentration sinkt der Gefäßwiderstand im Lungenstrombett nach der Geburt drastisch. Die Muskulatur der Gefäßwand, die vor der Geburt kontrahiert war und die Gefäße eng gestellt hatte, ist erschlafft. Dadurch sinkt der Widerstand im **arteriellen Lungenkreislauf**, und das rechte Herz kann jetzt sehr leicht Blut durch die Lungen pumpen.

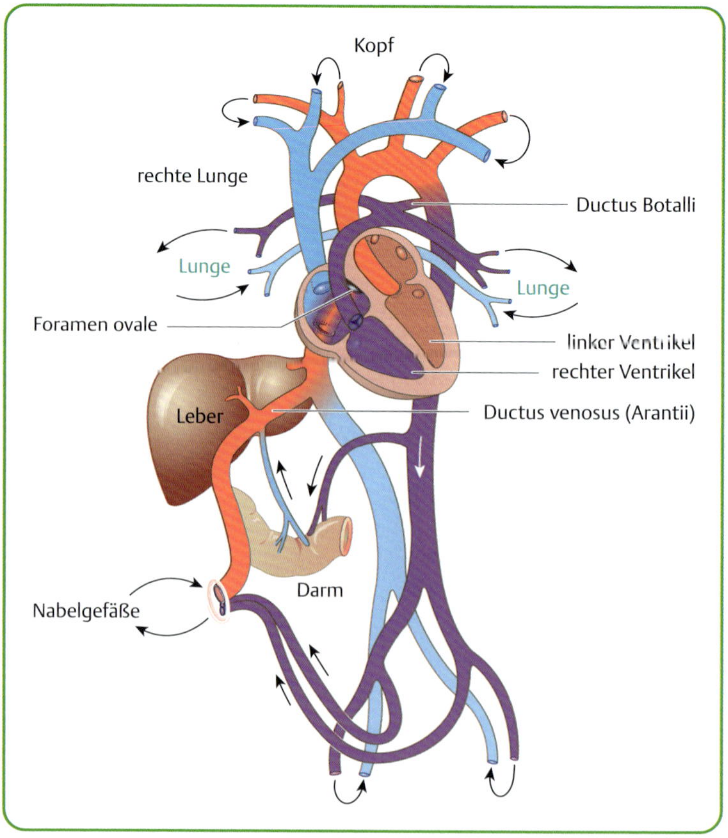

▶ **Abb. 2.1** Fetaler Kreislauf.

Zur selben Zeit steigt der Widerstand im **arteriellen Körperkreislauf**, der vom linken Herzen versorgt wird, aus mehreren Gründen: Erstens ist die Nabelschnur durchtrennt und damit der Blutfluss durch die Plazenta unterbrochen, die durch ihren Gefäßreichtum einen sehr geringen Durchflusswiderstand hat. Zweitens kommt es durch den Kältereiz nach der Geburt zu einer Drosselung der Hautdurchblutung.

Da der Widerstand im Lungenkreislauf jetzt geringer ist als im Körperkreislauf, fließt das Blut aus der Aorta über den **Ductus arteriosus** in die Lungenschlagader, es findet also eine **Strömungsumkehr gegenüber den fetalen Verhältnissen** statt. Die sauerstoffabhängigen glatten Muskelfasern des Ductus können sich zusammenziehen und diesen damit in den ersten Stunden (bis 3 Tagen) physiologisch schließen. Der endgültige anatomische Verschluss dauert länger.

Gleichzeitig fällt der Rückfluss von der Nabelschnur weg. Dadurch muss die Leber nicht mehr umgangen werden, sodass der **Ductus venosus (Arantii)** regelrecht kollabiert. Auch er ist, wie die Nabelgefäße, zunächst nur funktionell verschlossen, also noch sondierbar, und schließt sich erst nach einigen Tagen anatomisch durch Obliteration und Umwandlung in einen bindegewebigen Strang.

Der fehlende Blutrückfluss aus der Nabelschnur wirkt sich auf den rechten Vorhof aus, in dem jetzt viel weniger Volumen anfällt. Gleichzeitig erhöht sich der eigentliche Volumenanteil des linken Vorhofs durch den Rückfluss aus der Lunge. Aus diesen Gründen legen sich die Blätter des Vorhofseptums zusammen, und der fetale Blutfluss vom rechten zum linken Vorhof hört auf. Das **Foramen ovale** ist zunächst nur funktionell geschlossen und bleibt noch einige Zeit sondierbar (▶ **Abb. 2.1**).

2.2 Atmung und Lunge

Die Steuerung der Atmung über Sauerstoffmangel und CO_2-Überschuss ist genauso wichtig wie die eigentliche Funktion der Lungen. Daher müssen Lunge und Gehirn gleichermaßen reif sein. Die Lungenreifung erfolgt durch Ausbildung des respiratorischen Epithels, einer Zellschicht aus zunächst pflastersteinartigen nebeneinanderliegenden Zellen. Bei der **Entfaltung der Alveolen** und der entsprechenden Vergrößerung der Oberfläche dehnen sich diese Zellen zu einer tapetenartigen Wand aus. Dies ist nur möglich, wenn die Oberflächenspannung herabgesetzt wird, durch **Surfactant**. Dessen Vorhandensein ist ein wesentliches Reifekriterium (Auftauchen im Fruchtwasser).

Mit dem ersten tiefen Atemzug werden die Alveolen schon zu einem großen Teil entfaltet. Das noch im Bronchialsystem enthaltene Fruchtwasser wird alsbald ausgehustet oder resorbiert. Bei der Entfaltung der Alveolen dehnen sich gleichzeitig die vorher geknäuelten Kapillaren, die auf diese Weise einen viel geringeren Widerstand für das Blut darstellen. Die Durchblutung der Lunge nimmt zu (Kap. 2.1), und gleichzeitig ist der Gasaustausch möglich geworden.

Im fetalen Leben ist die Lunge ein sekretorisches Organ. Nach der Geburt muss die Lunge zunächst diese Flüssigkeit resorbieren. Im Bronchialsystem wird dauerhaft ein ganz speziell zusammengesetzter Schleim produziert, der zur Selbstreinigung der Lunge notwendig ist.

2.3 Verdauung

Der Verdauungstrakt nimmt seine Funktion auf. Der Darm füllt sich in sehr kurzer Zeit mit Luft, innerhalb der ersten Lebensstunden bereits bis zum After. Im Magen des Neugeborenen ist normalerweise etwas Fruchtwasser enthalten, das relativ viel Zucker enthält und evtl. sogar die „erste Nahrung“ des Neugeborenen darstellt. Die Produktion von Magensäure und Darmsekreten setzt in den ersten Lebenstagen ein und steigert sich zügig.

Die Aufnahme der Verdauungsfunktion zeigt sich auch durch den Abgang von **Mekonium**. Die Darmperistaltik wird durch den physiologischen Sauerstoffmangel unter der Geburt ausgelöst. Daher kommt es bei einer intrauterinen Asphyxie auch so häufig durch vorzeitigen Mekoniumabgang zu Aspirationen mit manchmal fatalem Ausgang.

Die **Bauchspeicheldrüse** beginnt mit der Produktion von Verdauungsenzymen, und innerhalb der ersten vier Lebenswochen wird die volle Funktion erreicht.

Der **Darm** stellt eine wichtige Barriere dar. Nahrungsstoffe können überwiegend nur in vorverdauter Form aufgenommen werden. Darmbakterien oder Krankheitserreger sollen die Darmwand nicht durchwandern. Diese Immunfunktion ist noch unreif und entwickelt sich in den ersten Lebenswochen. Hier haben die Abwehrstoffe in der Muttermilch eine wesentliche schützende Funktion.

Mit der Geburt und vor allem mit dem Eintritt von Luft in den Darm beginnt die **Besiedelung des Verdauungstraktes mit Bakterien**. Dies geschieht innerhalb der ersten Lebenstage in mehreren Schritten. Zunächst finden sich dort die Bakterien der vaginalen (und natürlich auch analen) Flora. Mit dem Beginn des Stillens und durch die Übertragung der Bakterien aus der Mamma und der Haut geht die Besiedelung in die typische Bifidus-Flora über.

Neugeborene nach Sectio haben kurz- und mittelfristig ein anderes Mikrobiom, das überwiegend aus Hautkeimen besteht, und nicht gestillte Säuglinge haben es schwerer, die typische Bifidus-Flora zu entwickeln, wobei einige Nahrungsmittelhersteller schon deutliche Fortschritte bei der Zusammensetzung der Nahrung realisiert haben.

Vaginal seeding

Verschiedentlich wurde versucht, bei Kindern mit Sectio unmittelbar nach dem Abnabeln die Bakterien der Vaginalflora auf Haut und Schleimhäute des Neugeborenen zu übertragen. Dazu wurden vor der Sectio Tupfer in die Scheide eingeführt und dann entsprechend verwendet.

Es gibt keine guten und vor allem keine langfristigen Daten über den Erfolg einer solchen Methode. Hingegen sind Fälle von Übertragungen schwerer Infektionen auf diesem Wege dokumentiert. Ferner muss man bedenken, dass adipöse Schwangere ein verändertes Mikrobiom haben, sodass auf diese Weise das Adipositas-Risiko gleich mit übertragen wird. Auch bei Erkrankungen wie Diabetes ist das Mikrobiom der Schwangeren auf ungünstige Weise verändert.

Aktuell ist dies eine Methode mit klaren Risiken und unklarem Nutzen und wird daher nicht empfohlen.

2.4 Leber

Die meisten Stoffwechselfunktionen der Leber müssen vor der Geburt nicht ganz so aktiv sein, da die meisten Nährstoffe über die Plazenta in bereits optimal aufgeschlüsselter Form angeboten werden. Bezüglich der gallenpflichtigen Stoffwechselabfälle darf die Leber ihre Entgiftungs- und Ausscheidungsfunktion sogar vor der Geburt gar nicht aufnehmen, weil sonst keine Möglichkeit mehr bestehen würde, die ausgeschiedenen Bestandteile wieder an die Mutter abzugeben.

Daher muss die Leber nach der Geburt erst einmal die entsprechenden Stoffwechselvorgänge in Betrieb nehmen, was einige Zeit benötigt. Dies geht Hand in Hand mit der Aufnahme der Verdauungsfunktion. Äußerlich sichtbares Zeichen der allmählichen Aufnahme der Stoffwechselfunktionen ist **der physiologische Ikterus des Neugeborenen** (Kap. 20.4).

2.5 Nieren

Auch die Nieren dürfen ihre eigentliche Ausscheidungsfunktion intrauterin noch nicht aufnehmen. Sie sind zwar an der Bildung des Fruchtwassers beteiligt, was aber mit der eigentlichen Ausscheidung von Abfallprodukten nicht vergleichbar ist. Die Niere hat in den ersten Lebenswochen noch nicht die vollen Ausscheidungsfähigkeiten wie später. Dies äußert sich vor allem in einer geringeren Konzentrations- und Verdünnungsfähigkeit. Neugeborene und junge Säuglinge sind daher gegen Schwankungen im Flüssigkeits- und Elektrolythaushalt besonders empfindlich.

2.6 Abwehrsystem

Das Immunsystem des Fetus ist zwar bereits aktiv, aber auf einem sehr geringen Niveau. Die Plazenta stellt eine gute Barriere gegen die meisten Krankheitserreger dar. Ferner wird der immunologische Schutz gegen viele Erreger durch passiv übertragene mütterliche Antikörper gewährleistet.

Trotz dieser **„Leihimmunität"**, die sich vor allem gegen virale Infekte richtet, muss das Neugeborene sehr schnell eine eigene Abwehr aufbauen. Wegen der Unreife ist die Empfänglichkeit für bakterielle Infektionen in dieser Lebensphase besonders hoch, und die Bakterien können sehr leicht aus dem Blut in andere Organbereiche, z. B. die Hirnhäute, Lungen und Knochen, übertreten.

Im Normalfall ist das Kind auf natürliche Weise geboren und gestillt. Beides fördert den Aufbau einer guten Abwehr, Mikrobiom und Immunität reifen gemeinsam.

Etwa bis zum 5. Lebensjahr haben die Immunfunktionen das endgültige Niveau erreicht, und bis dahin sind Kinder durch manche Erreger verstärkt gefährdet, daher auch die entsprechend angepassten Impfpläne.

3 Zustandsbeurteilung und Erstuntersuchung des Neugeborenen

Bei der Untersuchung des normalen Neugeborenen interessieren vor allem der Zustand, also die Vitalität, dann die Reife und letztlich der körperliche Status.

U1 und U2

Eine körperliche Untersuchung des Neugeborenen wird zu verschiedenen Zeitpunkten vorgenommen:

- Bei der **Erstuntersuchung** (U1, unmittelbar nach der Geburt) gilt das Interesse hauptsächlich dem Allgemeinzustand. Akut bedrohliche Erkrankungen, schwere Fehlbildungen oder andere wesentliche Störungen der Organfunktionen sollten zuverlässig festgestellt werden.
- Bei der U2 (**Neugeborenenbasisuntersuchung am 3. bis 10. Lebenstag**) dient ein vollständig und gründlich erhobener Status dazu, alle Auffälligkeiten, angeborenen Fehlbildungen, Geburtsverletzungen und akuten Gesundheitsstörungen zu erkennen.

3.1 Zustandsbeurteilung

Die meisten Neugeborenen sind vital und ihr Zustand bedarf im Grunde keiner speziellen Beurteilung. Sind jedoch Kinder aufgrund von Komplikationen, Unreife oder Fehlbildungen in ihrer Vitalität gestört, ist es besonders wichtig, sich über ihren Zustand Klarheit zu verschaffen.

Dies ist zunächst für das weitere therapeutische Vorgehen bei kranken Neugeborenen wichtig. Von genauso großer Bedeutung ist aber die **exakte Protokollierung des Befundes** zur nachträglichen Feststellung, wie schlecht es dem Kind gegangen ist oder wie lange es eventuell einen Sauerstoffmangel gehabt hat. Aus diesen Angaben lassen sich dann wertvolle Schlüsse bei Folgeerscheinungen ziehen, vor allem für die Beurteilung der Entwicklung. Gelegentlich sind diese Angaben auch von juristischem Interesse. Daher sollte man bei allen nicht ganz eindeutig vitalen und gesunden Neugeborenen den Zustand zeitgerecht und wahrheitsgemäß protokollieren.

Beurteilt werden im **Apgar-Schema** 5 Kriterien, die sich sehr leicht erheben lassen (▸ **Tab. 3.1**). Sie werden nach 5 und 10 Minuten festgestellt, die Punkte zusammengezählt (also maximal 10) und eingetragen.

3.2 Reifezeichen

Bei der Geburt ist die Dauer der Schwangerschaft im Allgemeinen bekannt, d. h., man weiß im Voraus, ob man ein reifes Kind erwarten kann bzw. ob eine Frühgeburt oder eine Übertragung vorliegt. Trotz aller Vorsorge und Berechnung können sich jedoch immer wieder Fehler einschleichen. In einigen Fällen ist der Konzeptionstermin nicht zuverlässig bekannt. Daher ist es notwendig, dass man sich aufgrund äußerer Zeichen des Neugeborenen einen Eindruck von dessen Reife verschafft. Das Geburtsgewicht taugt nicht als Kriterium, denn es gibt sowohl untergewichtige reife als auch übergewichtige frühgeborene Kinder. Zur schnellen Orientierung dient das **Reifeschema nach Petrussa** (▸ **Tab. 3.2**).

▸ **Tab. 3.1** Apgar-Schema.

Kriterium	2 Punkte	1 Punkt	kein Punkt
Hautfarbe	Rosig	Stamm rosig, Extremitäten blau	zyanotisch oder weiß
Atmung	kräftig, Schrei	flach, Schnappatmung	Keine
Reflexerregbarkeit	Schrei, Abwehr	Grimasse, geringe Reaktion	keine Reaktion
Muskeltonus	aktive Bewegungen	geringer Tonus, wenig Bewegung	schlaff
Herztätigkeit	regelmäßig, > 100	unregelmäßig, < 100	Herztöne nicht hörbar

Dieses Schema hat Grenzen bei sehr unreifen und übertragenen Kindern, außerdem berücksichtigt es nur wenige Kriterien, sodass die Fehlerquote relativ hoch ist. Will man die Reife nicht nur ungefähr, sondern möglichst genau feststellen, sind daher differenziertere körperliche Untersuchungen nötig. Ein sehr weit verbreitetes **Schema** ist benannt nach **Farr.** Dabei werden weitere Kriterien festgehalten, wobei es unterschiedliche Punktzahlen gibt. Außerdem werden genaue Anweisungen gegeben, wie die einzelnen Kriterien zu erheben sind, sodass die Unsicherheit durch subjektive Festlegungen weitgehend wegfällt (▶ **Tab. 3.3**, ▶ **Tab. 3.4**).

▶ **Tab. 3.2** Reifeschema nach Petrussa.

Kriterium	kein Punkt	1 Punkt	2 Punkte
Ohr	formlos, weich	äußerer Rand nur oben umgeschlagen	volle Form, fest
Mamille	roter Punkt	Warzenhof erkennbar	Warzenhof > 5 mm
Haut	dünn, rot oder glasig	rot oder ödematös	Rosig
Fußsohlenfältelung	kaum vorhanden	über vordere Hälfte	über ganze Sohle
Genitale			
Hoden	in der Leiste	noch im Skrotum	tief im Skrotum
Labien	kaum vorhanden	so groß wie kleine Labien	bedecken kleine Labien vollständig
Beurteilung: Punkte + 30 = Reife in Schwangerschaftswochen			

▶ **Tab. 3.3** Reifeschema nach Farr.

Punkte	Beurteilungskriterien.
1. Hautbeschaffenheit – Festzustellen durch Anheben einer Hautfalte des Abdomens zwischen Daumen und Zeigefinger, Inspektion.	
0	Sehr dünn, Gelatinegefühl.
1	Dünn und weich.
2	Weich und mäßig dick, evtl. Rötung oder oberflächliche Schuppung.
3	Gefühl der Hautsteifheit, oberflächliche Hautrisse und lamelläre Schuppung besonders an Händen und Füßen.
4	Dick und pergamentartig mit oberflächlichen oder tiefen Rissen.
2. Hautfarbe – Beurteilung bei ruhigem Kind, nicht kurz nach dem Schreien.	
0	Dunkelrot.
1	Gleichmäßig rosa.
2	Blassrosa, unterschiedliche Hautfarbe, u. U. mit sehr blassen Partien.
3	Blass, nirgends richtig rosa außer an Ohren, Lippen, Handflächen und Fußsohlen.
3. Hautdurchsichtigkeit – am Stamm zu beurteilen.	
0	Zahlreiche Venen mit Verzweigungen und Venolen deutlich sichtbar, besonders über dem Abdomen.
1	Venen und Verzweigungen sichtbar, keine Venolen.
2	Wenige große Gefäße deutlich sichtbar über dem Abdomen.
3	Wenige große Gefäße undeutlich sichtbar über dem Abdomen.
4	Keine Gefäße sichtbar.

▶ **Tab. 3.3** Fortsetzung

Punkte	Beurteilungskriterien.
4. Ödeme – Geprüft durch 5 Sekunden dauernden Druck mit dem Finger (vor allem über der Tibia, auch an Händen und Füßen).	
0	Offensichtliches Ödem von Händen und Füßen, mäßige Dellenbildung über der Tibia.
1	Kein offensichtliches Ödem, aber deutlich tastbare Dellenbildung über der Tibia.
2	Keine Ödeme.
5. Lanugobehaarung – Am Rücken geprüft, das Kind zur Lichtquelle gehoben.	
0	Keine Lanugo oder sehr spärliche kurze Haare.
1	Reichlich Lanugo, lang und dicht über dem ganzen Rücken.
2	Dünnere Lanugo besonders an der unteren Rückenhälfte.
3	Geringe Lanugo mit haarlosen Bezirken.
4	Mindestens die Hälfte des Rückens ohne Lanugohaare.
6. Ohrform – Prüfen durch Inspektion des oberen Anteils der Ohrmuschel.	
0	Ohrmuschel fast flach und formlos, Rand nicht oder kaum einwärts gebogen.
1	Beginnende Einwärtskrümmung des Ohrmuschelrandes.
2	Teilweise Einwärtskrümmung des Randes der ganzen oberen Ohrmuschelhälfte.
3	Gut ausgebildete Einwärtskrümmung des Randes der ganzen oberen Ohrmuschelhälfte.
7. Festigkeit der Ohrmuschel – Prüfung durch Palpation und Faltung des oberen Anteils zwischen Daumen und Zeigefinger.	
0	Weiche Ohrmuschel leicht in bizarre Stellungen zu falten ohne spontanen Ausgleich.
1	Ohrmuschel am Rand weich, leicht zu falten mit langsamem spontanem Ausgleich.
2	Knorpel bis zum Rand der Muschel tastbar, jedoch z. T. dünn, sofortiger spontaner Ausgleich.
3	Feste Muschel mit eindeutigem Knorpel bis zur Peripherie, sofortiger spontaner Ausgleich.
8. Männliches Genitale	
0	Kein Hoden im Skrotum tastbar.
0.5	Mindestens ein Hoden mobil im Leistenkanal.
1	Mindestens ein Hoden hoch im Skrotum, bis in die tiefste Position zu ziehen.
2	Mindestens ein Hoden vollständig deszendiert.
9. Weibliches Genitale – Beurteilung bei halber Abduktion der Beine.	
0	Große Labien klaffen weit, relativ große Labia minora.
1	Große Labien bedecken die kleinen fast vollständig.
2	Große Labien bedecken die kleinen vollständig.
10. Größe der Brustdrüse – Bestimmt durch Palpation des Brustdrüsengewebes zwischen Zeigefinger und Daumen.	
0	Kein Drüsengewebe tastbar.
1	Drüsengewebe unter 0,5 cm Durchmesser ein- oder beidseitig tastbar.
2	Drüsengewebe beiderseits tastbar, ein oder beidseits 0,5 bis 1 cm Durchmesser.
3	Drüsengewebe beidseits tastbar, ein- oder beidseits mehr als 1 cm Durchmesser.
11. Brustwarze – Beurteilt durch Inspektion	
0	Brustwarze kaum sichtbar, keine Areola.
1	Brustwarze gut ausgebildet, Areola vorhanden, aber nicht prominent.
2	Brustwarze gut ausgebildet, der Rand der Areola liegt über dem Hautniveau.

► **Tab. 3.3** Fortsetzung

Punkte	Beurteilungskriterien.
12. Plantare Hautfältelung – Beurteilung der Falten, die persistieren, wenn die Haut von der Ferse bis zu den Zehen gestreckt wird.	
0	Keine Hautfalten.
1	Die Hautfalten sind schwache rote Linien über der vorderen Hälfte der Sohle.
2	Eindeutig rote Linien über mehr als der vorderen Sohlenhälfte, Einkerbungen über nicht mehr als dem vorderen Drittel.
3	Wie 2, aber Einkerbungen reichen über das vordere Drittel der Sohle hinaus.
4	Deutliche tiefe Einkerbungen der Falten über das vordere Sohlendrittel hinausreichend.

► **Tab. 3.4** Beurteilung des Ergebnisses (Schätzung des Gestationsalters).

Punkte	Wochen	Punkte	Wochen	Punkte	Wochen
5	28,1	15	35,9	25	40,3
6	29	16	36,5	26	40,6
7	29,9	17	37,1	27	40,8
8	30,8	18	37,6	28	41
9	31,6	19	38,1	29	41,1
10	32,4	20	38,5	30	41,2
11	33,2	21	39	31	41,3
12	34	22	39,4	32	41,4
13	34,6	23	39,7	33	41,4
14	35,3	24	40	34	41,4

Neben diesen Schemata existieren noch weitere, die aber im Wesentlichen dieselben körperlichen Befunde als Grundlage für die Beurteilung der körperlichen Reife heranziehen. Im angloamerikanischen Raum ist das Schema von **Dubowitz** sehr verbreitet, bei dem neben den körperlichen Merkmalen auch neurologische Zeichen herangezogen werden, einschließlich Körperhaltung und Muskeltonus. Bei guter Untersuchungstechnik und ausreichender Erfahrung kommt man meist zu denselben Ergebnissen, egal welches Schema verwendet wird.

3.3 Körperliche Untersuchung

Natürlich ist es nicht immer und in allen Situationen sinnvoll und notwendig, den ganzen hier beschriebenen Untersuchungsgang komplett durchzuführen. Je nach Situation und Fragestellung werden nur einzelne Gesichtspunkte von Bedeutung sein.

Praxis

Im Prinzip sollte man das Kind von Kopf bis Fuß in einer feststehenden Reihenfolge untersuchen, um nichts zu vergessen. In der Praxis hat es sich jedoch eher bewährt, zunächst einmal die spontanen Bewegungen und Verhaltensweisen des Kindes zu beobachten, den körperlichen Befund sozusagen nebenher zu erheben, und die unangenehmen Maßnahmen (Hüfte, Racheninspektion) an den Schluss der Untersuchung zu stellen.

3.3.1 Körpermaße

Zunächst werden die Körpermaße erhoben. Dabei gelten folgende Mittelwerte bzw. Abweichungen als Normbereich (bei Kindern mitteleuropäischer Abstammung):

Definition

Mittelwert und Normbereiche

- **Geburtsgewicht:** 3 000 bis 3 500 g (Grenzen 2500 bis 4 000 g)
- **Länge:** 51 cm (Grenzen 45 bis 55 cm)
- **Kopfumfang:** 34,5 cm (Grenzen 32,5 bis 37,6 cm)

3.3.2 Haut

Beim Betrachten des Körpers achtet man zunächst auf den Hautzustand. Die Konsistenz erlaubt Rückschlüsse auf Reifegrad, Zustand des Flüssigkeitshaushalts und Ernährungszustand bzw. Dystrophie. Eine periphere Zyanose weist auf Auskühlung oder Kreislaufprobleme, eine zentrale Zyanose (auch die Zunge ist blau) auf einen Herzfehler oder ein schwerwiegendes Lungenproblem hin. Ein verstärkter Ikterus zeigt sich durch unterschiedliche Gelbfärbung, bei Abflusshindernissen der Galle findet man eine grünliche Verfärbung. Bei einer Anämie wird die Haut besonders blass sein. Auskühlung führt zu einer marmorierten Zeichnung. Auch auf Verletzungen, Hämangiome, Pigmentanomalien und Nävi wird geachtet. Eine verzögerte Kapillarfüllungszeit über mehr als drei Sekunden ist ein Hinweis auf eine Kreislauffunktionsstörung.

3.3.3 Kopf

Beim **Betasten** des Kopfes fallen Unregelmäßigkeiten der Schädelnähte auf, zu große oder zu kleine Fontanellen sowie Geburtsverletzungen, soweit man sie nicht schon sieht (Kephalhämatom). Die Geburtsgeschwulst ist bei der U2 meist abgeschwollen. Der Kopfumfang wird gemessen und mit der Angabe nach der Geburt sowie mit den Perzentilen verglichen (Mikrozephalus, Makrozephalus, schnelles Wachstum?). Dabei können Schwankungen aufgrund der Konfiguration der Schädelnähte im Vergleich zur ersten Messung unmittelbar nach der Geburt vorkommen.

3.3.4 Ohren

Die Ohren sollten je nach Gestationsalter unterschiedliche Reifegrade der Ohrmuschel zeigen. Auffallend kleine, tiefsitzende oder wenig geformte Ohrmuscheln sind Hinweise auf genetische Erkrankungen. Der Gehörgang sollte auf beiden Seiten einsehbar sein.

Als **Hörtest** eignen sich Geräusche wie Schlagen auf die Unterlage, Händeklatschen oder Ähnliches wenig, da es hier auch zur Übertragung von Körperschall kommen kann, der vom Kind gespürt wird, woraufhin es erschrickt. Auf normale Geräusche (Stimme, Glocke etc.) ist in den ersten Lebenswochen nicht immer eine eindeutige Reaktion zu beobachten. Durch das generelle Hörscreening innerhalb der ersten Lebenstage werden Hörstörungen zuverlässig und rechtzeitig entdeckt. Bei Hausgeburten sollte im Untersuchungsheft vermerkt werden, dass das Hörscreening nachgeholt werden sollte.

3.3.5 Augen

Die Augen sind gleich groß, die Pupillen sollten beidseits gleich auf Licht reagieren. Die Lider sind seitengleich geöffnet, es finden sich keine Verklebungen, die Tränen fließen normal ab. Beim Bewegen des Kopfes bleiben die Augen „stehen“, was als Puppenaugenphänomen bezeichnet wird. Normalerweise werden die Augen koordiniert bewegt, aber Schielphasen kommen vor. Ein Zittern der Augen (Nystagmus) oder gänzlich unkoordinierte Bewegungen sind nicht normal.

3.3.6 Nase

Die Nasenlöcher müssen durchgängig sein, zur Oberlippe zieht eine kleine Falte. Das Nasenseptum liegt in der Mitte (kann aber durch Druck bei der Geburt luxiert sein!).

3.3.7 Mund

Der Mund kann vollständig geschlossen werden, ohne dass die Zunge herausschaut. Beim Schreien muss er symmetrisch geöffnet sein, innen sieht man die durchgehende Zahnleiste. Die Zunge ist symmetrisch und frei beweglich. Das Zungenbändchen ist unterhalb der Zunge beim Schreien zu sehen, ist aber fast nie zu kurz. Weiße festhaftende Beläge an der Wangenschleimhaut sind oft das erste Zeichen einer Soorinfektion.

Beim Öffnen des Mundes sieht man den Gaumen und schaut, ob er gespalten ist und ob der hintere, muskuläre Teil (Gaumensegel) bewegt wird. Das Zäpfchen ist oft so klein, dass es als fehlend oder gespalten erscheint, es aber tatsächlich nicht ist. In den meisten Fällen hat man Gelegenheit, Zunge und Gaumen zu betrachten, wenn das Kind spontan den Mund öffnet oder schreit.

3.3.8 Hals

Am Hals wird nach einer Klavikulafraktur oder Muskelverletzung getastet. Die Schilddrüse wird untersucht. Ein auffallend kurzer oder unbeweglicher Hals weist auf Fehlbildungen hin.

3.3.9 Arme

Die Arme müssen spontan bewegt werden und denselben Muskeltonus haben. Sie sind frei beweglich. Frakturen zeigen sich durch Auftreibung und schmerzhafte Scheinlähmung. Die Finger müssen vollzählig und frei beweglich sein. Die Länge der Fingernägel weist auf die Reife hin. Handrückenödeme bei sonst reifen Kindern können auf ein Turner-Syndrom (Kap. 23.6) hinweisen.

3.3.10 Rumpf

Am Rumpf betrachtet man die Form des Brustkorbes, die Bewegungen beim Atmen (asymmetrisch, Einziehungen, Deformierungen?) sowie die gleichzeitigen ateminduzierten Bewegungen des Bauches.

Die Mamillen sind wichtige Reifezeichen. Eine beidseitige Vergrößerung des Drüsenkörpers ist normal, eine einseitige kann auf eine Infektion hinweisen. Ein sehr großer Mamillenabstand deutet auf Fehlbildungen oder ein Turner-Syndrom hin.

3.3.11 Herz

Bei der Auskultation des Herzens wird auf die Herztöne geachtet: ob sie an der normalen Stelle zu hören sind, ob Nebengeräusche bestehen und ob das Herz regelmäßig schlägt. Die Herzfrequenz sollte in Ruhe nicht unter 80 bis 90/Min. liegen und beim wachen und aktiven Neugeborenen nicht über 150/Min., abgesehen von intensiven Schreiphasen, in denen der Puls schneller (bis 180/Min.) werden kann. Der Puls wird auch in den Leisten getastet. Wenn er dort fehlt, weist dies auf eine Fehlbildung im Gefäßsystem hin (Aortenisthmusstenose, Kap. 13.4.6).

3.3.12 Lunge

Die Lunge sollte seitengleich belüftet sein. Nebengeräusche wie Rasseln dürfen nicht oder zumindest nicht dauerhaft vorkommen. Stärkere Einziehungen und eine laute, ziehende „stridoröse“ Atmung müssen näher untersucht werden. Die normale Atemfrequenz des Neugeborenen und jungen Säuglings liegt in Ruhe zwischen 30 und 50/Min.

3.3.13 Abdomen

Ein auffallend geblähter, stark eingefallener oder ungewöhnlich geformter Bauch kann auf eine Stenose oder Atresie des Magen-Darm-Traktes hinweisen. Leber und Milz werden getastet. Die Leber ist normalerweise 1 bis höchstens 2 cm unter dem Rippenbogen zu tasten, die Milz ist allenfalls als weicher federnder Widerstand anstoßend zu fühlen. Eine Vergrößerung der Leber deutet auf eine Stauung z. B. durch einen Herzfehler hin, seltener auf eine Leberentzündung. Bei einer bakteriellen oder viralen Sepsis sind Leber und Milz vergrößert, ebenso bei hämatologischen Erkrankungen, z. B. Rhesus-Unverträglichkeit.

Der **Nabel** bzw. Nabelschnurrest wird betrachtet. Ist nur *eine* Arterie vorhanden, kann dies auf eine genetische Erkrankung hindeuten. In den ersten Tagen nach der Geburt ist es besonders wichtig, nach Infektionszeichen am Nabelgrund bzw. in der Umgebung zu suchen. Ein stark wässrig nässender Nabel weist eventuell auf eine Fehlbildung hin. Ein Nabelbruch ist sehr häufig, noch öfter kommen Muskellücken vor. Beides ist harmlos.

Leistenbrüche sind dagegen immer von Bedeutung, da sie wegen der Einklemmungsgefahr operiert werden müssen.

3.3.14 Genitale und Anus

Der Entwicklungsstand der äußeren Geschlechtsorgane ist als Reifezeichen wichtig. Ferner müssen Fehlbildungen erfasst werden, auch atypische Mündungen der Harnröhre.

Bei der Inspektion des Anus achtet man auf die richtige Lage, die Durchgängigkeit (Mekonium abgegangen?) und auf den Muskeltonus des Beckenbodens.

3.3.15 Beine

Die Beine werden ähnlich untersucht wie die Arme. Hinzu kommt die Untersuchung der Hüfte, wobei eine unterschiedliche Beinlänge oder eine Asymmetrie der Gesäßfalten (in Bauchlage) auf eine Luxation hinweisen kann. Wesentlich zuverlässiger fällt eine Luxation aber im Rahmen des Hüftscreenings bei der U3 auf.

Klumpfüße müssen relativ schnell behandelt werden, sie können meist gleich nach der Geburt erkannt werden.

3.3.16 Rücken

Das Kind wird dann auf den Bauch gedreht und der Rücken untersucht. Dabei tastet man vor allem die Dornfortsätze der Wirbelsäule, um Fehlbildungen der Wirbelsäule zu erkennen. Gleichzeitig achtet man auf Asymmetrien in der Haltung. Ein Grübchen im Lumbalbereich, vor allem mit umgebender geflammter Rötung oder Haaren, kann auf eine Verbindung zum Rückenmarkskanal hindeuten.

3.3.17 Neurologische Beurteilung

Vor der Untersuchung ist es besonders wichtig, zu erfahren, ob das Kind hungrig oder satt ist, wie wach es ist und ähnliche Begleitumstände. Denn das Ergebnis der neurologischen Untersuchung hängt stark von solchen Faktoren ab, vor allem die Beurteilung der spontanen Bewegungen des Kindes.

Unmittelbar nach der Geburt ist eine exakte neurologische Untersuchung des Neugeborenen schwierig und auch nicht sinnvoll. Auch in den ersten Lebenswochen muss man bei Auffälligkeiten an die unspezifischen Faktoren (Fütterungszustand, Wachphase, Tageszeit etc.) denken. Insofern muss die neurologische Untersuchung eventuell wiederholt werden, wenn sie pathologisch ausfällt.

Bei der Untersuchung des Nervensystems und der Motorik achtet man zunächst auf den **Muskeltonus.** Sowohl ein völlig schlaffes Kind als auch eine abnorme Steifigkeit der Muskulatur, eventuell dazu noch Haltungsauffälligkeiten oder Asymmetrien, sind unbedingt festzuhalten und weiter abzuklären.

Eine **Übererregbarkeit oder Apathie** weist weniger auf die Stimmungslage des Kindes, sondern meist auf tiefgreifende Störungen hin. Umgekehrt kann z. B. eine Hyperbilirubinämie ein Kind vorübergehend apathisch und hypoton werden lassen. Konstante Seitenunterschiede bei den Bewegungen weisen meist auf Störungen im Zentralnervensystem oder aber auf Lähmungen oder Verletzungen hin.

Die **Spontanmotorik** wird beobachtet. Sie ist beim gesunden Neugeborenen flüssig, komplex und variabel. Stereotype, gleichförmige Bewegungen ohne Variabilität sind auffällig.

Dann folgt die Erhebung des **Reflexstatus.** Ein Reflex ist eine unwillkürliche, automatische Bewegung oder Reaktion auf einen definierten Reiz. Manche Reflexe lassen lediglich die Funktion der Nerven vom und zum Rückenmark erkennen (Muskeleigenreflexe, z. B. Galant), einige benötigen Funktionen des Hirnstammes (Stammreflexe, z. B. Moro, ATNR), andere benötigen höhere Zentren bzw. Hirnfunktionen und/oder Sinnesorgane. Die Reflexe des Neugeborenen unterscheiden sich in vielen Punkten von denen des älteren Kindes und des Erwachsenen. Viele Reflexe bestehen nur in bestimmten Entwicklungsphasen (▶ **Tab. 3.5**), verschwinden also wieder, und ein längeres Persistieren würde die weitere Entwicklung erschweren. So könnten wir z. B. bei einem weiter vorhandenen Fußgreifreflex nicht laufen lernen.

▶ **Tab. 3.5** Die wichtigsten Reflexe bei Neugeborenen.

Reflex	ab SSW	bis LM
Moro-Reflex	32./36.	3.–4.
automatisches Gehen	37.	2.
Galant-Reflex	<35.	2.–3.
Puppenaugenphänomen	ca. 38.	2.–3.
Suchreflex	(28.)/34.	3
Saugreflex	26.	4., im Schlaf bis 6.
ATNR	37.	6.
Handgreifreflex	<30.	4.–6.
Fußgreifreflex	<30.	8.–10.

ab SSW: Ab welcher Reife/Schwangerschaftswoche auslösbar?
bis LM: Bis zu welchem Lebensmonat normalerweise vorhanden?

Die Reflexe werden folgendermaßen geprüft:

- **Moro-Reflex:** Das Kind wird in Rückenlage (mit Unterstützung des Kopfes) angehoben und dann plötzlich leicht fallen gelassen. In der ersten Phase (ab 32. SSW) werden die Arme ausgebreitet, in der zweiten, unmittelbar folgenden Phase wieder an den Körper herangeführt (ab 36. SSW). Der Reflex lässt sich auch durch Erschütterung, Geräusche oder andere Schreckreaktionen auslösen (▶ **Abb. 3.1**).
- **Automatisches Gehen:** Das Kind wird am Oberkörper gefasst und aufrecht gehalten, sodass die Fußsohlen leicht die Unterlage berühren. Es führt Schreitbewegungen aus, wobei die Beine sich meist überkreuzen. Vergleichbar ist das automatische Kriechen, bei dem das Kind in Bauchlage an den Fußsohlen etwas unterstützt wird (▶ **Abb. 3.2**).
- **Galant-Reflex:** Das Kind hängt in Bauchlage auf der Hand des Untersuchers. Mit einem Finger (nicht dem Nagel!) wird parallel der Wirbelsäule von oben nach unten entlanggefahren. Das Kind krümmt sich dann seitlich zur getesteten Seite.
- **Puppenaugenphänomen:** Beim wachen Kind wird der Kopf seitlich gedreht. Die Augen bleiben stehen oder drehen sich leicht zur anderen Seite.
- **Suchreflex:** Im hungrigen Zustand dreht das Kind den Mund zum Finger, wenn dieser leicht die Wange berührt. Je nach Hunger dehnt sich der Reflex auch auf andere Gesichtspartien aus, beim satten Kind ist er nicht auslösbar.

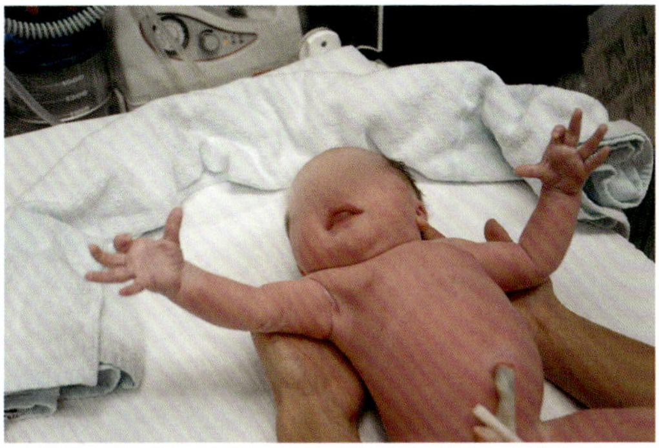

▶ **Abb. 3.1** Moro-Reflex. (Kerstin Steiner, Stuttgart)

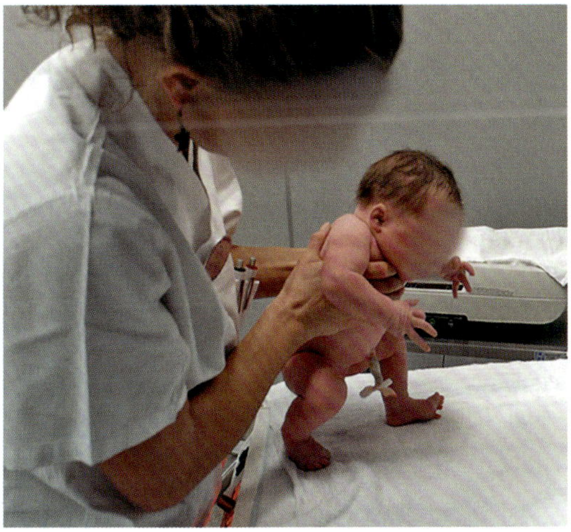

▶ **Abb. 3.2** Automatisches Gehen. (Kerstin Steiner, Stuttgart)

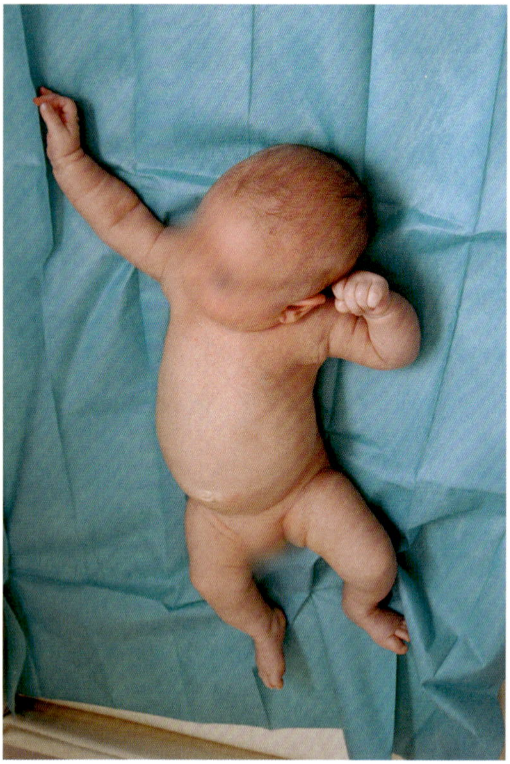

► **Abb. 3.3** Asymmetrischer tonischer Nackenreflex (ATNR). (Hellstern G, Bald M, Blattmann C et al. Kurzlehrbuch Pädiatrie. Stuttgart: Thieme; 2012)

- **Saugreflex:** Das Kind führt saugende Bewegungen aus, sobald ein Gegenstand (Sauger, Finger) in den Mund gesteckt wird.
- **ATNR** (asymmetrischer tonischer Nackenreflex): Das Kind liegt auf dem Rücken. Wenn der Kopf passiv zu einer Seite bewegt wird, werden auf der „Gesichtsseite" Arm und Bein gestreckt, auf der anderen Seite gebeugt gehalten (► **Abb. 3.3**).
- **Handgreifreflex:** Wenn ein Gegenstand (Finger) die Handinnenfläche berührt, schließt sich die Hand, das Kind hält zumindest für einige Sekunden fest (► **Abb. 3.4**).
- **Fußgreifreflex:** Beim Berühren der Fußsohle im Bereich des Vorfußes führen die Zehen eine umgreifende Bewegung aus (► **Abb. 3.5**).

Neben diesen wichtigsten Reflexen gibt es zahlreiche weitere für Neugeborene typische Reaktionen, die zu einer differenzierten neurologischen Untersuchung herangezogen werden, wenn der Verdacht auf eine Störung besteht. Ferner gibt es Reflexe, die erst im Säuglingsalter auftauchen und nach einigen Monaten wieder verschwinden.

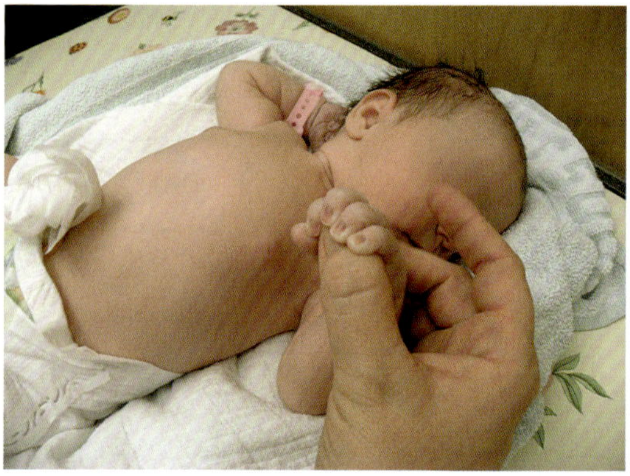

► **Abb. 3.4** Handgreifreflex. (Kerstin Steiner, Stuttgart)

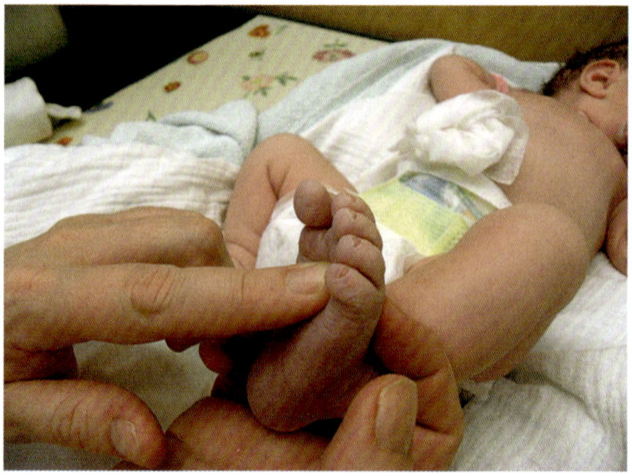

► **Abb. 3.5** Fußgreifreflex. (Kerstin Steiner, Stuttgart)

3.4 Harmlose Auffälligkeiten und Abweichungen

3.4.1 Gewichtsverlust

Ein Gewichtsverlust von 7 bis 10 % des Geburtsgewichts ist völlig normal. Ursachen sind der Abgang von Mekonium und Urin und der im Vergleich langsame Beginn der Nahrungszufuhr. Viele Neugeborene verlieren allerdings auch in den ersten Lebenstagen nicht nennenswert an Gewicht. Das Geburtsgewicht sollte um den 10. Lebenstag wieder erreicht werden.

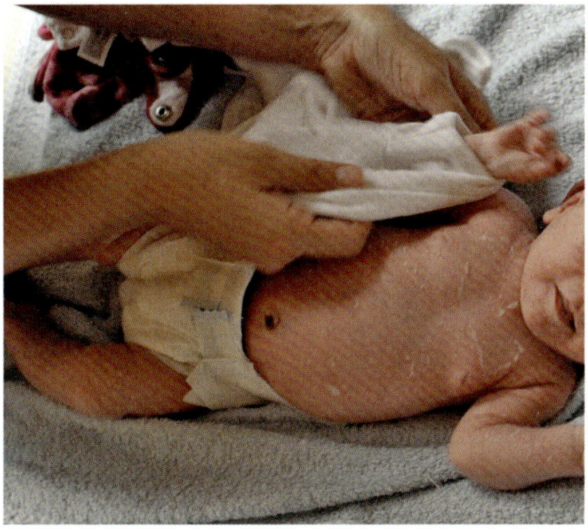

▶ **Abb. 3.6** Hautschuppung. (Kerstin Steiner, Stuttgart)

3.4.2 Hautschuppung

Vor allem bei übertragenen Kindern kommt es zu einer ausgedehnten Schuppung der Haut am ganzen Körper. Meistens sind die Schuppen sehr klein, sodass sie kaum bemerkt werden. Gelegentlich kann die oberste Hautschicht aber in zentimetergroßen weißen Schuppen abgehen. Dies hat keine besondere Bedeutung und lässt auch keine Rückschlüsse auf die spätere Hautbeschaffenheit zu (▶ **Abb. 3.6**).

Unterschieden werden muss eine solche groblamelläre Schuppung von blasenbildenden Krankheiten (Staphylodermie, Kap. 24.7.10; Epidermolysis, Kap. 18.5.2).

3.4.3 Erythema toxicum (Neugeborenenexanthem)

Bei sehr vielen Neugeborenen entstehen über die ganze Haut und vermehrt an Kopf und oberem Stamm feine weißliche und gelbliche millimetergroße „Pickel“, die von einem roten Hof umgeben sind. Besonders intensiv ist dies bei einem verstärkten Ikterus. Wenn man die Haut genau beobachtet, ändern die „Pickel“ die Stelle und tauchen woanders wieder auf. Es handelt sich um ein kleines umschriebenes Ödem, durch das die Haut an einer Stelle so aufquillt, dass sie weiß erscheint und erhaben ist. Daher tritt auch keine Flüssigkeit aus und deshalb können diese Stellen „springen“. Eine Behandlung ist nicht nötig (▶ **Abb. 3.7**).

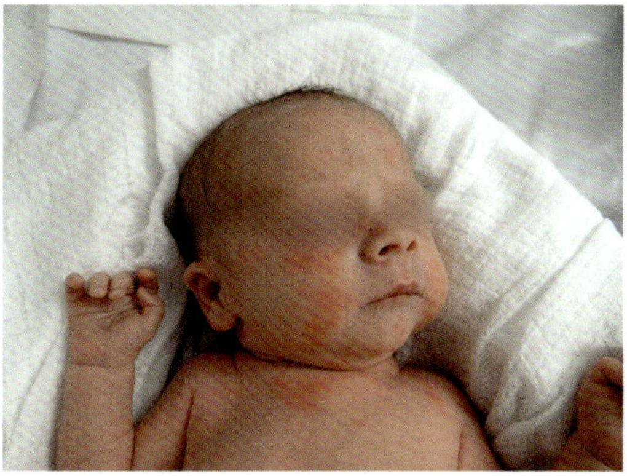

▶ **Abb. 3.7** Erythema toxicum. (Kerstin Steiner, Stuttgart)

3.4.4 Neugeborenenakne

Nach einigen Tagen kann ein Ausschlag beginnen, der meist in der zweiten und dritten Lebenswoche den Höhepunkt erreicht: Es bilden sich feine Pusteln, die etwas Talg enthalten und sich entzünden können. Das klinische Bild sieht im Grund genauso aus wie eine Akne bei Jugendlichen, nur dass die Veränderungen auf der zarten Haut des Neugeborenen etwas kleiner sind und auch nicht so viel Talg produziert wird. Es handelt sich um eine Folge der hormonellen Umstellung, die nicht bei allen Neugeborenen, sondern nur bei einer bestimmten Reaktionsbereitschaft der Haut auftritt. Meist haben auch die Eltern eine verstärkte Akne gehabt, und das Kind wird in der Jugend wahrscheinlich verstärkt mit dieser Hautkrankheit zu tun haben.

3.4.5 Milien

Milien sind 1 bis 2 mm große gelblich weiße Pünktchen, die bei der Hälfte aller Kinder auftreten. Es handelt sich um kleine Zysten in Talg- oder Schweißdrüsen (▶ **Abb. 3.8**).

3.4.6 Urin

Urin wird oft unmittelbar nach der Geburt gelassen. Dann kann eine längere Pause, die gelegentlich sogar 24 Stunden oder noch etwas länger dauert, eintreten bis zur nächsten Portion, ohne dass eine weitere Abklärung erfolgen muss.

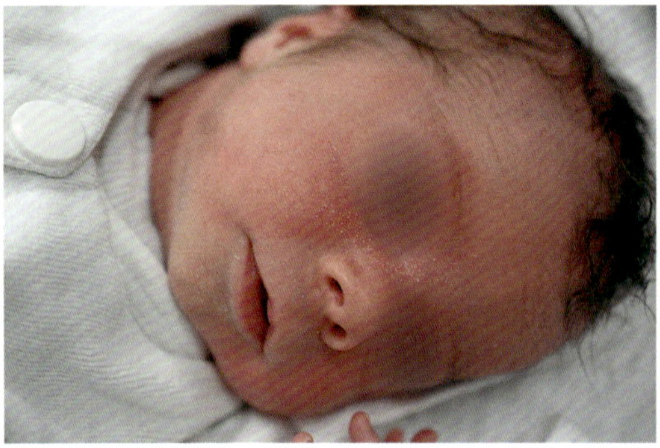

▸ **Abb. 3.8** Milien. (Kerstin Steiner, Stuttgart)

3.4.7 Mekonium

Mekonium muss immer innerhalb der ersten 24 Stunden abgehen. Wenn die erste Portion unmittelbar nach der Geburt übersehen bzw. nicht protokolliert wurde, sollte das Neugeborene auf jeden Fall beobachtet werden (Atresie/Stenosen, Kap. 14.4; Mukoviszidose, Kap. 14.12).

3.4.8 Stuhlhäufigkeit

Die Stuhlhäufigkeit kann bei gestillten Kindern sehr schwanken. Normalerweise werden mehrere kleine Stuhlportionen pro Tag entleert. Es kann aber durchaus auch vorkommen, dass länger als eine Woche gar kein Stuhl entleert wird. Solange das Kind sich wohlfühlt und weiter trinkt, hat dies keine Bedeutung. Künstlich ernährte Säuglinge haben meist ein bis zwei wesentlich festere Stühle täglich.

3.4.9 Zyanose

Eine Zyanose wird oft durch eine Polyglobulie (vermehrte Erythrozytenzahl im Blut) vorgetäuscht, vor allem, wenn Hände und Füße etwas kalt sind. Im Unterschied zur echten Zyanose, z. B. durch Hypoxie oder Herzfehler, sind die zentralen Bereiche (Lippen, Zunge) bei einer Polyglobulie rosig, und das Kind bietet sonst keine Krankheitszeichen.

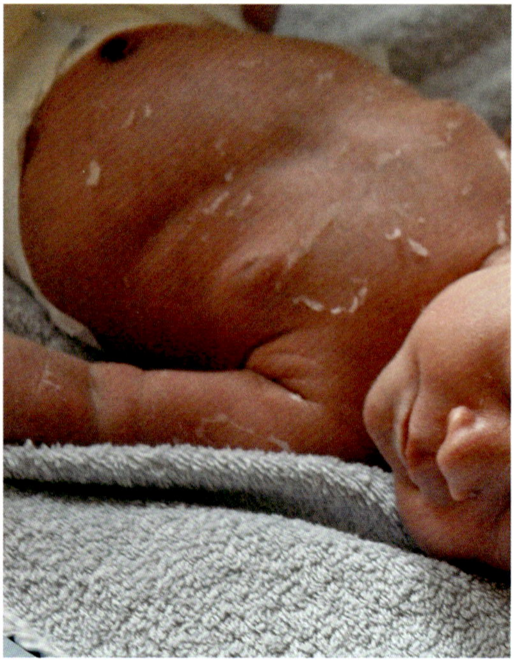

▸ **Abb. 3.9** Brustdrüsenschwellung. (Kerstin Steiner, Stuttgart)

3.4.10 Brustdrüsenschwellung

Eine Schwellung der Brustdrüsen (▸ **Abb. 3.9**) kommt nicht selten vor, auch bei männlichen Neugeborenen. Grund ist der Einfluss der mütterlichen Hormone. Die Schwellung ist am Ende der ersten Lebenswoche oft besonders intensiv ausgeprägt und kann beidseits Haselnussgröße erreichen. Dies hat keinerlei pathologische Bedeutung. Auch die Absonderung von Milchtröpfchen hat keinen Krankheitswert. Die harmlose beidseitige Schwellung wird nicht behandelt, allenfalls kann man durch Watteeinlagen oder eine entsprechende Lagerung dem Kind Unannehmlichkeiten ersparen.

Eine **einseitige** Brustdrüsenschwellung ist dagegen immer sehr genau zu beobachten, da sich ein Abszess dahinter verbergen kann. Dann ist eine antibiotische Therapie nötig. Bei Mädchen kann ein Abszess zum Verlust des Brustdrüsengewebes führen, was natürlich erst in der Pubertät bemerkt wird.

3.4.11 Genitalblutungen und Schleimabsonderungen

Genitalblutungen und Schleimabsonderungen größeren Ausmaßes, auch regelrechte Schleimpfröpfe, kommen bei weiblichen Neugeborenen meist um den 3. bis 6. Lebenstag häufig vor. Es handelt sich um eine Abbruchblutung, die durch den Entzug der mütterlichen Hormone bedingt ist. Vor der Geburt ist der Uterus des Fetus größer als beim zweijährigen Kind! Innerhalb weniger Tage beginnt die Umwandlung in die infantile Ruhephase, verbunden mit Blutung und Schleimabsonderung. Eine Behandlung ist nicht nötig.

3.4.12 Zungenbändchen (Ankyloglossum)

Das „Zungenbändchen“ ist von der Struktur her kein Band, sondern eine Faszie, die den Mundboden mit dem Zungengrund verbindet und die Zunge mittig stabilisiert. Diese Faszie ist von Nerven durchzogen. Am Zungengrund verlaufen größere Blutgefäße. Wenn die Zunge nicht gut vorgestreckt werden kann oder sogar eingekerbt ist, wird das oft mit Stillproblemen in Verbindung gebracht. Früher spielte noch eine gute Portion Magie eine Rolle, weil eine „gespaltene Zunge“ mit verschiedenen ungünstigen Charakterzügen in Verbindung gebracht wurde.

Die **Frenotomie**, d. h. Durchtrennung des Zungenbändchens, erfreut sich unterschiedlich großer Beliebtheit. Leider gibt es kaum wissenschaftliche Daten bezüglich der Wirkung auf Stillprobleme, Spracherwerb und weitere vermutete Folgen. Einzig Schmerzen beim Stillen lassen sich im Einzelfall reduzieren. Bei einer qualifizierten und geduldigen Stillanleitung werden sehr viel weniger solcher Eingriffe durchgeführt. Der günstigste Zeitpunkt für eine Frenotomie ist im Alter von 2 bis 4 Wochen. Es muss eine spezielle, vorne stumpfe und aufgebogene Schere verwendet werden, um Blutungskomplikationen zu vermeiden.

4 Ernährung und Pflege des Neugeborenen und des Säuglings

4.1 Stillen

Merke

Die beste Ernährung für einen gesunden Säugling (und bis auf wenige Ausnahmen auch für den kranken Säugling) in den ersten 6 Monaten ist die Muttermilch (Empfehlung der WHO). Diese weltweit geltende Empfehlung schützt die Säuglinge nicht nur vor Infektionen, sondern auch vor Fehl- und Unterernährung und vielen anderen Risiken. In Ländern mit industrieller Lebensweise wie in Mitteleuropa spielt das Allergierisiko eine sehr viel größere Rolle als in anderen Weltregionen. Es ist wissenschaftlich klar bewiesen, dass ein später Beginn des Zufütterns die Häufigkeit von Allergien erhöht. Das „immunologische Fenster", durch das möglichst wenig Allergien induziert werden, liegt zwischen dem vollendeten 4. und dem vollendeten 6. Lebensmonat. Innerhalb dieser Spanne sollte mit dem Zufüttern begonnen werden, und zwar mit einer zunehmend großen Palette altersentsprechender Nahrungsmittel. Daher ist die deutsche Empfehlung zum ausschließlichen Stillen und dem Beginn des Zufütterns entsprechend formuliert. Dem hat sich auch die Nationale Stillkommission (NSK) angeschlossen.

Der Organismus des Neugeborenen muss sich innerhalb weniger Tage von der plazentaren Ernährung auf die enterale Nahrungszufuhr umstellen und gleichzeitig viel mehr Leistungen erbringen, vor allem für Atmung und Verdauung. Daher steigt der Nährstoffbedarf stark an. Im Vergleich zu älteren Kindern und Erwachsenen haben das Neugeborene und der junge Säugling einen proportional viel **höheren Nährstoffbedarf** (▸ Tab. 4.1).

Muttermilch bzw. Stillen hat **zahlreiche Vorteile**:

- Muttermilch ist in ihrer Zusammensetzung einzigartig und **genauestens auf die Bedürfnisse des Babys abgestimmt**.
- Stillen fördert die **Mutter-Kind-Bindung**.
- Muttermilch ist **keimarm** und steht jederzeit in der richtigen Temperatur und (meist auch) Menge zur Verfügung und muss nicht extra zubereitet werden.
- Muttermilch ist kostengünstig.
- Muttermilch hat einen hohen **Schutzstoffgehalt** (vor allem IgA). Im Kolostrum ist die Konzentration am höchsten.
- Die langkettigen mehrfach ungesättigten Fettsäuren in der Muttermilch sorgen für die **optimale Entwicklung des Zentralnervensystems**.
- humane Milch-Oligosaccharide (HMO) fördern gezielt ein stabiles und **vor Infektionen schützendes Mikrobiom** im Darm.
- Ausschließliches Stillen während der ersten 4 Lebensmonate verringert die Häufigkeit **allergischer Erkrankungen**.

▸ **Tab. 4.1** Nährstoffbedarf bei Säuglingen.

Alter	kcal/kg	Eiweiß g/kg/Tag	Fettanteil* in % (von allen aufgenommenen Kal.)	Wasser ml/kg/Tag
0–3 Monate	116	1,86	45–50	130–180
3–6 Monate	99	1,8	45–50	130–180
6–9 Monate	95	1,65	35–45	120–150
9–12 Monate	101	1,48	35–45	120–145
Erwachsen	40	0,6	35	40–60

- Stillen wirkt sich positiv auf die **Zahn- und Kieferstellung** aus.
- Gestillte Kinder leiden im ersten Lebensjahr seltener an **Infektionskrankheiten** der oberen Luftwege, der Ohren und des Magen-Darm-Traktes. Später haben sie seltener Diabetes und Übergewicht.
- Stillen reduziert das Risiko des **plötzlichen Kindstods** (SIDS).
- Stillen unterstützt die **Uterusrückbildung**.
- Stillen trägt zum **Umweltschutz** bei, weil nichts industriell hergestellt, verpackt, transportiert und entsorgt werden muss.

! Merke

Nachteile für das Neugeborene gibt es keine. Der Schadstoffgehalt der Muttermilch ist in den letzten Jahrzehnten durch die bessere Kontrolle aller Nahrungsmittel bei normaler Stilldauer unerheblich.

Der **Vitamin-K-Gehalt** der Muttermilch ist etwas geringer als der Zusatz in künstlicher Ersatznahrung. Daher haben gestillte Kinder ein etwas erhöhtes Hirnblutungsrisiko, was durch die Prophylaxe ausgeglichen wird.

4.1.1 Zusammensetzung der Muttermilch

Die Zusammensetzung der Muttermilch verändert sich im Laufe der Stillzeit. Zu Beginn wird das sehr gehaltvolle, mengenmäßig relativ geringe **Kolostrum** gebildet. Es enthält relativ viele Abwehrstoffe, vor allem IgA-Antikörper, die auf den Schleimhäuten wirksam werden und das Eindringen von Keimen in den Körper des Neugeborenen verhindern sollen. Kolostrum ist eiweiß- und mineralstoffreich, dagegen zucker- und fettarm und so für das Neugeborene leicht verdaulich.

Nach wenigen Tagen wird die **Übergangsmilch** gebildet. Sie enthält weniger Eiweiß, dafür mehr Fett und Kohlenhydrate. Von nun an verringert sich der Eiweißgehalt beständig und die Fett- und Kohlenhydratanteile in der Muttermilch nehmen zu. Diese Milch verändert sich in Farbe, Menge und Zusammensetzung besonders in den ersten 8 Lebenstagen und stabilisiert sich etwa ab dem 30. Tag post partum.

Die **reife Frauenmilch** wird etwa ab dem 10. postpartalen Tag gebildet. Die Bestandteile und Eigenschaften schwanken innerhalb vergleichsweise geringer Grenzen. Die wichtigsten Bestandteile sind:

- **Wasser:** Die Wassermenge aus der Muttermilch reicht in aller Regel aus, um den Flüssigkeitsbedarf des Säuglings zu decken.
- **Eiweiß:** Den größten Anteil haben leicht verdauliche Milcheiweiße, die alle essenziellen Aminosäuren enthalten und zum Aufbau der Körperstrukturen notwendig sind. Zur Eiweißfraktion zählen auch Immunglobuline und Enzyme, die für die Immunfunktionen zuständig sind und vor allem in den ersten 4 bis 6 Monaten große Bedeutung haben.
- **Fett:** Rund die Hälfte des Nährwertes der Muttermilch ist auf ihren Fettgehalt zurückzuführen. Fett wird einerseits für den Unterhalt des Stoffwechsels, aber auch für den Aufbau der Körperstrukturen, z. B. für das Nervensystem, benötigt.
- **Kohlenhydrate:** Der zweitwichtigste Energielieferant für das Kind ist Milchzucker (Laktose). Unverdauliche humane Milch-Oligosaccharide (HMO) dienen dem Aufbau und Erhalt eines gesunden Mikrobioms. Sie werden von etwa 80 % Frauen in relevanter Menge produziert.
- **Mineralien:** Die Muttermilch enthält im Vergleich zu den meisten Tiermilchen relativ geringe Mengen an Mineralien (z. B. Kochsalz, Kalium, Magnesium), weil u. a. der Knochenaufbau langsamer erfolgt als bei Tieren, die von Geburt an laufen müssen.
- **Vitamine:** Alle Vitamine sind in ausreichender und leicht resorbierbarer Form enthalten, mit der einzigen Ausnahme der relativ geringen Vitamin-K-Menge.
- **Eisen:** Das Eisen wird durch Laktoferrin gebunden, ist auf diese Weise gut resorbierbar und kann zu einem wesentlich höheren Prozentsatz verwertet werden als anderweitig zugeführtes Eisen.

Muttermilch ist ein **Nahrungsmittel** und kein Heilmittel. Sie sollte daher weder für die Nabelpflege noch für entzündete Augen oder alle möglichen anderen Zwecke verwendet werden. Die magische Wirkung ist zwar unbestreitbar, aber mit Muttermilch können auch Bakterien an ungeeignete Stellen verbracht werden. Das IgA in der Muttermilch wirkt nur auf Schleimhäuten optimal und ist ansonsten kein Ersatz für Desinfektionsmittel oder Antibiotika.

4.1.2 Empfehlungen zur Stillförderung

Die Weltgesundheitsorganisation (WHO) und UNICEF entwickelten die Initiative „Stillfreundliches Krankenhaus“ mit den **„Zehn Schritten zum erfolgreichen Stillen“**, die sich sowohl an der Praxis in Krankenhäusern als auch an den Bedürfnissen der Mütter und Neugeborenen orientieren. In Anlehnung an diese „Zehn Schritte“ hat die Nationale Stillkommission Deutschlands folgende Empfehlungen formuliert:

1. **Schriftliche Richtlinien:** Die Einrichtung sollte schriftliche Richtlinien zur Stillförderung haben und sie dem gesamten Pflegepersonal in regelmäßigen Abständen nahebringen.
2. **Regelmäßige Schulungen:** Das gesamte Mitarbeiter-Team sollte in Theorie und Praxis so geschult sein, dass es diese Richtlinien zur Stillförderung mit Leben erfüllen kann.
3. **Informationen in der Schwangerschaft:** Alle schwangeren Frauen sollen bereits während der Vorsorge oder bei der Geburtsanmeldung über die Vorteile und die Praxis des Stillens informiert werden.
4. **Frühes Anlegen:** Müttern sollte ermöglicht werden, ihr Kind innerhalb der ersten Lebensstunde anzulegen.
5. **Praktische Stillhilfe:** Den Müttern soll das korrekte Anlegen gezeigt und ihnen erklärt werden, wie sie ihre Milchproduktion aufrechterhalten können, auch im Falle einer Trennung von ihrem Kind.
6. **Zufütterung nur aus ärztlicher Indikation:** Neugeborenen soll weder Flüssigkeit noch sonstige Nahrung zusätzlich zur Muttermilch gegeben werden, außer wenn es aus gesundheitlichen Gründen angezeigt scheint. Die Indikation für eine Ergänzung der Muttermilch durch andere Nahrung muss der behandelnde Arzt stellen.
7. **Förderung der Mutter-Kind-Einheit:** Die Einrichtung sollte 24-Stunden-Rooming-in praktizieren.
8. **Stillen nach Bedarf:** Die Mütter sollten zum Stillen nach Bedarf ermuntert werden.
9. **Sauger und Schnuller:** Gestillten Kindern sollen weder Gummisauger noch Schnuller oder Brusthütchen angeboten werden; es sollen alternative Fütterungsmethoden gezeigt werden (Becher-, Finger- oder Löffelfütterung).
10. **Selbsthilfe:** Die Entstehung von Stillgruppen sollte gefördert und die Mütter bei der Entlassung aus der Klinik oder Entbindungseinrichtung mit diesen Gruppen in Kontakt gebracht werden.

Merke
Ein Stillkind sollte nach Bedarf gestillt werden, also immer dann, wenn es Hunger hat und so lange, bis es satt ist.

Bei den meisten Säuglingen entwickelt sich innerhalb der ersten 2 bis 4 Wochen ein relativ stabiler Zeitrhythmus mit durchschnittlich 7 bis 8 Stillmahlzeiten in 24 Stunden.

4.1.3 Stillprobleme/Stillhindernisse

In einigen wenigen Fällen kann es zu vorübergehenden oder dauerhaften Stillhindernissen kommen. Wenn die Mutter nur vorübergehend nicht stillen darf, ist eine gute Anleitung zum Abpumpen der Muttermilch notwendig, damit nach dem Wegfall des Hindernisses das Stillen erfolgreich fortgeführt werden kann.

Vorübergehende Stillhindernisse können sein:

- einige Medikamente, die in die Muttermilch übergehen und dem Kind schaden können (Kap. 26)
- intensivmedizinische Behandlung des Neugeborenen
- Fehlbildungen
- muttermilchinduzierter Ikterus (S. 232)

Dauerhafte Stillhindernisse mit Notwendigkeit zum Abstillen sind:

- manche Infektionen (Hinweise in Kap. 24)
- manche schweren chronischen Erkrankungen der Mutter
- einige Stoffwechselerkrankungen des Kindes, z. B. die klassische Form der Galaktosämie

Gibt es vorübergehende Stillhindernisse aus kindlicher oder mütterlicher Ursache, muss die Muttermilch **regelmäßig abgepumpt** werden, wenn später (wieder) gestillt werden soll. Dieses Abpumpen erfolgt am besten mit einer elektrischen MM-Pumpe (Doppelpumpset) regelmäßig alle 3 bis 4 Stunden für jeweils 10 bis 15 Minuten. Für ein erfolgreiches Abpumpen benötigt die Mutter vor allem zu Beginn sehr viel Unterstützung und eine ruhige angenehme Umgebung. Wenn sie das Kind vorher gehalten oder gesehen hat (oder zumindest ein Bild des Kindes vor sich stehen hat), klappt es oft besser.

Frisch **abgepumpte Milch** kommt in ausgekochte Kunststoff- oder Glasbehälter. Muttermilch kann bei nicht unterbrochener Kühlkette 48 h bei 2 bis 6 °C (nicht in der Kühlschranktür!) aufbewahrt werden. Im Gefrierschrank kann sie bei -12 °C für 3 Monate und bei -18 °C maximal 6 Monate aufbewahrt werden. Wird die Milch in der Klinik abgepumpt, ist jede Probe mit einem gut lesbaren Namensschild sowie Datum und Uhrzeit zu kennzeichnen.

Gefrorene Milch wird in der Flaschenwärmebox bei 37 °C aufgewärmt und sofort verwendet. Daheim kann die Milch bei Zimmertemperatur aufgewärmt werden. In der Mikrowelle sollte auf keinen Fall aufgetaut bzw. erwärmt werden, da dann Immunglobuline und andere wichtige Inhaltsstoffe zerstört werden.

4.1.4 Abstillen

Das Abstillen bzw. der Ersatz der Muttermilch durch andere Milchnahrungen erfolgt üblicherweise ab ca. dem 6. Lebensmonat, wobei aus allergologischen Gründen schon ab dem 4. Lebensmonat zugefüttert werden sollte. Die Säuglinge sind sehr unterschiedlich in der Akzeptanz einer neuen Nahrung, und auch die Mütter sind nicht alle gleich, sodass ein „optimaler“ Zeitpunkt nicht angegeben werden kann, sondern nur ein Zeitfenster. Stillen hat über den ersten Geburtstag hinaus ernährungsphysiologisch keine Vorteile.

Das Abstillen benötigt in der Regel einige Wochen. Es sollte nicht mehr als eine Brustmahlzeit pro Woche durch eine andere Nahrung ersetzt werden. Zusätzliches Ausmassieren oder Abpumpen ist in diesem Fall nicht nur unnötig, sondern kontraindiziert, weil es die Milchmenge wieder steigern würde.

Merke
Die Milchmenge reduziert sich bei geringerer Nachfrage von allein.

Will eine Mutter dauerhaft nicht stillen, sollte sie nicht unter Druck gesetzt werden. Eine Frau ist nicht alleine deshalb eine schlechte Mutter, weil sie nicht stillen möchte, warum auch immer. Ein nachdrücklich ausgeübter Stillzwang kann ebenso zu einer gestörten Mutter-Kind-Interaktion führen wie andere Störungen von außen. Die Hebamme sollte daher mit freundlicher Konsequenz zum Stillen raten und anleiten. Ist dies erfolglos, muss eine gut funktionierende und für das Kind geeignete Ersatznahrung gefunden werden.

4.2 Künstliche Säuglingsnahrung

In verschiedenen Situationen kann es notwendig oder sinnvoll sein, die Muttermilch ganz oder teilweise durch eine industriell hergestellte Nahrung zu ersetzen:

- bei Stillhindernissen
- bei starker Gewichtsabnahme des Neugeborenen und unzureichender Milchmenge
- wenn die Mutter aus anderen Gründen nicht stillen kann oder will
- am Ende der normalen Stillzeit, also nach ca. 6 Monaten als schrittweiser Übergang

Bei Neugeborenen und jungen Säuglingen sollte gleichzeitiges Stillen und Zufüttern von Muttermilchersatznahrung möglichst vermieden werden. Oft geht dann die Muttermilchmenge zurück, da die natürliche Regelung der Milchmenge außer Kraft gesetzt wird.

Muss trotzdem **in den ersten Lebenstagen** kurzfristig und vorübergehend zugefüttert werden, empfehlen sich hydrolysierte (= hypoallergene) Formulanahrungen.

Wird dagegen zu einem **späteren Zeitpunkt** und dauerhaft von Muttermilch auf Formulanahrung umgestellt, können normale Säuglingsnahrungen verwendet werden, wenn keine speziellen Risiken bestehen.

Grundsätzlich wird bei Säuglingsnahrungen zwischen **Anfangsnahrungen** (meist als „1“ bezeichnet) und **Folgenahrungen** („2“) unterschieden. Es handelt sich um eine EU-einheitliche Richtlinie, die nicht ganz mit den früher üblichen Einteilungen übereinstimmt. Die einzelnen Nahrungen sind bezüglich der Inhaltsstoffe so definiert:

- **Säuglingsanfangsnahrung:** alle Produkte, die für die Ernährung in den ersten 6 Lebensmonaten bestimmt sind und alle benötigten Nährstoffe enthalten. In der Regel handelt es sich um Pulver, die mit Wasser zubereitet werden. Diese Nahrungen können neben Laktose auch andere Kohlenhydrate enthalten, was früher als „teiladaptierte Säuglingsnahrung“ bezeichnet wurde.
- **Pre-Nahrung:** ist eine Anfangsnahrung, die als einziges Kohlenhydrat Laktose enthält und der in Deutschland früher verwendeten Definition „adaptierte Säuglingsmilchnahrung“ entspricht.
- **Folgenahrung** für Säuglinge sind alle Lebensmittel, die für Säuglinge ab dem vollendeten 4. Monat bestimmt sind und eine flüssige Konsistenz haben. Meist sind mehr Kohlenhydrate in Form von Stärke enthalten und weniger Laktose.
- **Folgemilch** ist die in Deutschland übliche Bezeichnung für Folgenahrungen, die ausschließlich auf der Basis von Kuhmilch hergestellt werden.

Die Vorschriften für die Zusammensetzung der Anfangs- und vor allem der Pre-Nahrungen sind besonders eng gefasst. Deshalb unterscheiden sich die 1er-Nahrungen verschiedener Hersteller nur gering. Größere Unterschiede gibt es bei den Folgenahrungen, weil der Gesetzgeber dort mehr Spielraum lässt.

Einigen meist hochpreisigen Säuglingsnahrungen sind Probiotika und HMOs (humane Milch-Oligosaccharide) zugefügt, um eine möglichst natürliche Bifidus-Flora im Darm zu erreichen. Dadurch kommen diese Nahrungen der Muttermilch immer näher.

Anfangsnahrung:

- Pre, 1er
- alleinige Nahrung für die ersten 4 bis 6 Monate

Folgenahrung:

- 2er
- mit Beikost die Nahrung ab dem 5. Monat

Der Muttermilch am ähnlichsten ist also die **Pre-Nahrung.** Sie enthält als einziges Kohlenhydrat Laktose, ist in der Regel gut verdaulich und kann nach Bedarf gefüttert werden. Anfangsnahrungen **müssen** nicht ab einem bestimmten Alter durch die Folgenahrung ersetzt werden, sondern können analog zur Muttermilch über die gesamte Zeit der Flaschenernährung verwendet werden.

Zum Schutz vor Allergien werden **HA-Milchen (hypoallergen)** hergestellt. Bei Säuglingen mit erhöhtem Risiko für Allergien werden solche Nahrungen für die ersten 4 Lebensmonate empfohlen, wenn nicht gestillt werden kann.

Säuglingsnahrungen aus Soja sind kuhmilchfrei und enthalten neben Soja-Eiweiß noch Pflanzenfett und Maisstärke. Sie eignen sich weniger zur Allergieprophylaxe, denn ein Teil der Kinder entwickelt dadurch eine Allergie gegen Soja. Soja-Nahrungen eignen sich höchstens für Eltern, die ihre Kinder vegan ernähren möchten. Es dürfen dann aber nur Säuglingsnahrungen auf Soja-Basis verwendet werden, keine Soja-Drinks etc., denn Letztere sind ernährungsphysiologisch für die ersten 2 Lebensjahre nicht geeignet und führen zu teilweise schweren Mangelerscheinungen.

Bei **Stoffwechselstörungen** (z. B. Phenylketonurie, Kap. 21.2.1) müssen Spezialnahrungen nach einem individuellen Diätplan gefüttert werden.

Tiermilchen (egal von welchem Tier) sind aus hygienischen und ernährungsphysiologischen Gründen nicht zur Herstellung von Babynahrung geeignet. In ihrer Zusammensetzung unterscheiden sie sich fundamental von der Muttermilch (▶ Tab. 4.2).

Auch **andere selbst hergestellte Milchen**, z. B. auf der Basis von Mandel- oder Sojamilch oder auch auf Kuhmilchbasis mit Getreidestärke und Öl, eignen sich nicht als Nahrung für junge Säuglinge. Diese „Milchersatz-Nahrungen“ weichen in ihrer Zusammensetzung stärker von der Muttermilch ab als industriell hergestellte. Zusätzlich besteht die Gefahr einer Mangelernährung für das Baby, ganz abgesehen von dem hygienischen Risiko. Es gibt Säuglingsnahrungen aus Ziegenmilch, die prinzipiell den Anforderungen entsprechen. Sie haben keine Vorteile gegenüber den Nahrungen auf Kuhmilchbasis.

▸ **Tab. 4.2** Frauenmilch und Tiermilchen (jeweils g/100 mo bzw. kcal/100 ml).

Herkunft	Eiweiß	Fett	Milchzucker	Salze	kcal
Frauenmilch	0,9–1,2	3,8–4,2	7,0	0,2	63
Kuhmilch	3,3	3,7	4,7	0,7	65
Ziegenmilch	2,9	4,5	4,1	0,8	63
Schafsmilch	5,5	7,4	4,8	1,0	85
Stutenmilch	2,5	1,9	6,2	0,5	52

4.3 Beikost

Merke

Ab dem vollendeten 4. Monat sollte allmählich begonnen werden, dem Kind zusätzlich zur Muttermilch etwas anzubieten, meist mit dem Löffel.

Die Ernährungsumstellung sollte **langsam** erfolgen. Zunächst bekommt das Baby nach der Brustmahlzeit ein paar Löffel zum Kennenlernen und Ausprobieren angeboten. Dazu eignen sich verschiedene Gemüse, Kartoffeln, Obstsorten und später auch Fleisch. Das sehr späte Einführen von Beikost nach dem 6. Lebensmonat und die Beschränkung auf eine kleine Palette verstärkt das spätere Allergierisiko. Man kann also eine breite Palette altersentsprechend zubereiteter Nahrungsmittel zuführen.

Dabei kann man auf die im Handel erhältlichen Fertignahrungsmittel (Gläschen) zurückgreifen. Bezüglich Schadstoffen und Verunreinigungen sind dies die am besten kontrollierten Nahrungsmittel. Für das künftige Ernährungsverhalten ist es eventuell sinnvoller (▸ **Tab. 4.3**), die Nahrung überwiegend selbst zuzubereiten. Der Säugling bekommt so andere Geschmacksrichtungen und nicht immer dieselbe Konsistenz angeboten (Geschmacksprägung!). Bei der Selbstzubereitung sollte nicht zu stark gewürzt und vor allem wenig Salz zugegeben werden.

Nüsse etc. sind in den ersten Lebensjahren nur in gemahlener Form erlaubt, da sie oft aspiriert werden: Sie geraten beim Erschrecken, Niesen, Stolpern etc. sehr leicht in die Lunge und müssen dann in der Klinik wieder entfernt werden.

▸ **Tab. 4.3** Vor- und Nachteile selbst hergestellter Beikost.

Selbst hergestellte Beikost	Gekaufte Babykost
Vorteile	
sehr gut mit normaler Familienernährung zu kombinieren	praktisch (auch für unterwegs)
„Man weiß, was drin ist."	extrem gut kontrolliert auf Schadstoffe
eigene Auswahl	keine Hygieneprobleme
viele Geschmacksrichtungen (auch das Gleiche schmeckt nicht immer gleich)	Inhalt der „Gläschen" ernährungsphysiologisch gut zusammengesetzt
Preiswert	
Nachteile	
umständlicher und zeitaufwendiger	Kind bekommt etwas anderes als die restliche Familie
höhere Belastung mit Bakterien (allerdings fast immer harmlos)	Besonders Fertigbreie enthalten viel Zucker und weitere unnötige Zutaten.
bei Nahrungsmitteln aus dem eigenen Garten keine Kontrolle auf Schadstoffe etc.	begrenzte Palette
mehr Aufmerksamkeit bei Zusammensetzung/Würzen etc. nötig	vergleichsweise teuer

4.4
Hygiene in der Klinik

Neugeborene haben keine gute Immunabwehr und sind daher besonders **infektionsgefährdet**. Der Nestschutz bezieht sich fast nur auf Viruskrankheiten, z. B. einige der sogenannten Kinderkrankheiten, betrifft aber leider nicht die meisten bakteriellen Infektionen.

Das Neugeborene wird sehr schnell von Bakterien besiedelt. Bakterien, die von den Familienmitgliedern kommen, sind in aller Regel harmlos, wenn keine akuten Erkrankungen oder infektiösen Hauterkrankungen bestehen. Einige Keime in den Geburtswegen (B-Streptokokken) stellen ein besonderes, nicht bei allen Kindern vorhandenes Problem dar.

Merke
Die wichtigsten Risikofaktoren treten dann auf, wenn viele Neugeborene gleichzeitig gepflegt werden, also in der Regel in der Klinik.

Dann können sich pathogene Keime sehr schnell ausbreiten und eine größere Gruppe von Kindern infizieren. Daher sind besonders auf Entbindungsstationen, Säuglingsstationen und in Kinderheimen hygienische Maßnahmen wichtig.

Merke
Der Hauptrisikofaktor ist das Klinikpersonal. Die allermeisten Keime werden durch die Hände übertragen, sodass die Händedesinfektion die erfolgreichste Maßnahme ist, um Infektionen einzudämmen.

Dazu gehört besonders auch Disziplin bei der **Berührung des eigenen Körpers, der natürlich ein Keimträger ist**. Wenn die Pflegenden oder die Ärzte sich an die Nase, in die Haare oder an die Brille fassen, muss die Händedesinfektion wiederholt werden. Wenn man ein Kind versorgt, sollte nicht im Vorbeigehen einem anderen Kind der Schnuller in den Mund geschoben werden.

Eine oft vergessene Infektionsquelle (besonders für Staphylokokken) sind **Geräte**. Das Stethoskop ist in dieser Hinsicht das gefährlichste Instrument im Haus. Es sollte vor jeder Benutzung bei einem Säugling oberflächlich, z. B. mit Alkohol, desinfiziert werden (nur die Membran). In Säuglingsstationen und Kinderkliniken ist es sogar am besten, wenn jedes Kind sein eigenes desinfiziertes Stethoskop bekommt. Andere Instrumente, die mit dem Kind in Berührung kommen, können natürlich ebenfalls Infektionen übertragen helfen (Sonografie etc.).

Muttermilch wird immer wieder als „Desinfektionsmittel“ empfohlen (für Augen, Nabel und alle möglichen anderen Anwendungen). Kolostrum hat gegen einige Bakterien eine gewisse Wirksamkeit, die aber geringer ist als die jedes Antibiotikums und sehr viel geringer als die von Desinfektionsmitteln. Reife Muttermilch hat dagegen keine relevante antibakterielle Aktivität.

4.4.1 Händedesinfektion

Bei der Versorgung von Säuglingen reicht die **„hygienische Händedesinfektion“**, im Unterschied zur chirurgischen Desinfektion, wie sie im Operationssaal notwendig ist. Ziel ist nicht die völlige Keimfreiheit der Hände, sondern die wirksame Reduktion pathogener Keime.

- Bei **grober Verschmutzung** werden die Hände mit einem Seifengemisch gewaschen und dann mit einem Einmalhandtuch abgetrocknet. Durch häufiges Waschen wird die Haut gereizt, sodass nach dem Anfassen eines Kindes ohne sichtbare Verschmutzung die Hände vor der Desinfektion nicht gewaschen werden müssen. „Desinfizierende“ Seifen sind unsinnig und täuschen einen Schutz vor, der nicht ausreichend ist.
- **Nach jedem Patientenkontakt** wird die **alkoholische Desinfektion** durchgeführt. Sie ist nur bei sauberen Händen möglich, wenn entweder keine neue Verschmutzung vorliegt oder die Hände zuvor gewaschen wurden. Wichtig ist das vollständige Abtrocknen vor der Verwendung des Alkohols, sonst wird die Desinfektionswirkung durch Verdünnung aufgehoben, bei gleichzeitig verstärkter Hautreizung. Das Alkoholpräparat wird auf den Händen verteilt und soll verdunsten, also nicht abgewischt werden. Die Desinfektionswirkung hängt von einer ausreichenden Einwirkzeit ab, die im Desinfektionsplan genannt ist und beachtet werden muss. Die Desinfektionslösungen sind bei sachgerechter Anwendung fast immer gut verträglich und kaum

allergieauslösend. Außerdem stehen in den Kliniken Alternativpräparate bei individueller Unverträglichkeit zur Verfügung. Ferner kann man rückfettende Cremes verwenden.
- Bei bestimmten Viruserkrankungen (z. B. Rotaviren, Noroviren) sind die gängigen Desinfektionsmittel schlechter wirksam, sodass bei **Epidemien** ein spezielles virustatisches Mittel zu verwenden ist, das dann aber weniger wirksam gegen einige wichtige Bakterien ist. Bei Massenerkrankungen sollten daher die Spezialisten für Klinikhygiene hinzugezogen werden.

4.4.2 Flächendesinfektion

Zur Desinfektion von Oberflächen (Wickelplatz, Untersuchungsliege, Betten etc.) in Kliniken sollte man sich an die entsprechenden Hygienerichtlinien halten und die vorgeschriebenen Substanzen in der richtigen Verdünnung und entsprechend der notwendigen Einwirkzeit verwenden. Alkoholische Händedesinfektionsmittel sind für die Flächendesinfektion nicht geeignet, da sie rückfettende Substanzen enthalten, die auf Oberflächen einen Schmierfilm hinterlassen, der wiederum das Infektionsrisiko langfristig erhöht.

Bei der Flächendesinfektion von Inkubatoren ist auf die Materialverträglichkeit des Desinfektionsmittels zu achten, sonst können die Plastikhauben „blind“ werden.

4.4.3 Milchpumpen, Flaschen und Sauger

Abgepumpte Milch darf nicht mit Bakterien kontaminiert werden. Daher sind die Ansatzstücke bzw. die Auffanggefäße in der Klinik steril aufzubewahren und müssen nach jedem Gebrauch sterilisiert werden.

Merke
Im Privathaushalt und bei der sofortigen Verwendung der Muttermilch sind die Hygienerisiken deutlich geringer, als wenn die Milch aufbewahrt wird oder in der Klinik bei vielen Frauen parallel abgepumpt wird.

Bei **Flaschen** und vor allem **Saugern** ist in Kliniken weitgehend Einmalmaterial üblich. Wenn aus ökonomischen oder ökologischen Gründen die Sauger wiederverwendet werden, ist darauf zu achten, dass diese nicht für verschiedene Kinder genommen werden. Die teils noch üblichen „Desinfektionsbäder“ mit Natriumhypochlorit-Lösung führen nicht zu einer zuverlässigen Keimabtötung und sind daher nicht zu empfehlen. Die sicherste Methode der Sauger-Sterilisation ist nach wie vor das Auskochen. Die dabei nicht erreichten Sporen (Milzbrand, Gasbrand, Tetanus) spielen praktisch keine Rolle.

4.4.4 Nahrungszubereitung

Auf Neugeborenen- und Säuglingsstationen wird fast nur noch fertig gelieferte Flüssignahrung verwendet, was zu einer gleich bleibenden Qualität bei gleichzeitiger Entlastung des Personals führt. Dies dient weniger der Bequemlichkeit, sondern schaltet vielerlei Fehlerquellen und Hygienerisiken aus, sodass diesen Flüssignahrungen der Vorzug gegeben werden sollte.

Bestehen noch Milchküchen, sind hier besonders sorgfältiges Arbeiten und regelmäßige bakteriologische Kontrollen nötig. Für das Zumischen von Supplementen oder das Anrühren von Pulvernahrung sind die einschlägigen Hygienerichtlinien zu beachten.

4.4.5 Rooming-in

In vielen Kliniken ist das Neugeborene ganztags bei der Mutter und wird von ihr versorgt, ist also der Kontrolle des Klinikpersonals weitgehend entzogen. Hier ist es besonders wichtig, die Wöchnerin in einige grundlegende **hygienische Prinzipien** einzuweisen.
- Die Mutter sollte nach jeder Toilettenbenutzung, jedem Vorlagenwechsel etc. eine hygienische **Händedesinfektion** durchführen.
- Dies sollte auch vor jedem Anlegen in den ersten Lebenstagen geschehen.
- Die **Brust** selbst sollte nicht desinfiziert werden, da dies keine hygienischen Vorteile bringt, sondern zur Reizung und Entzündung führen kann.

- Die Übertragung von Infektionen der Mutter (natürlich auch des Vaters, der Geschwister, der Besucher) muss vermieden werden. Bei **aktivem Lippenherpes** darf kein direkter Kontakt der Bläschen zum Kind bestehen, die betreffende Person darf das Kind nicht küssen, die Hände müssen nach der Berührung der Bläschen desinfiziert werden (Kap. 24.6.5).

4.4.6 Maßnahmen bei Infektionen

Wenn Klinikinfektionen aufgetreten sind, d. h., wenn mehrere Säuglinge gleichzeitig die gleiche Infektion haben, müssen so schnell wie möglich Maßnahmen ergriffen werden, um die Infektionsquelle zu lokalisieren bzw. Hygienemängel abzustellen, aber vor allem auch, um die weitere Ausbreitung der Infektion zu verhindern. Dazu dienen:

- **Information der Hygienebeauftragten/der Klinikhygiene**, um die Maßnahmen abzustimmen und sachlich richtig durchzuführen.
- **Kohortensystem,** um die Infektionskette zu unterbrechen, dabei auch getrenntes Personal! Es werden also alle Kinder zu einer Gruppe zusammengefasst, alle nachkommenden Kinder zu einer zweiten Gruppe, und diese beiden „Kohorten" sind pflegerisch bzw. personalmäßig streng voneinander zu trennen.
- **Rooming-in,** um Kreuzinfektionen zu vermeiden. Die infizierten Kinder werden zu ihren Müttern verlegt und dürfen deren Zimmer bis zur Entlassung nicht verlassen.
- Intensivierte **Überwachung der Händedesinfektion.**
- ggf. Untersuchungen auch beim Personal und Gerätschaften etc., um die Infektionsquellen zu lokalisieren.

4.5 Hygiene im Haushalt

Im **Haushalt** ist das Desinfizieren der Hände überflüssig. Es reicht, vor und nach dem Stillen die Hände gründlich zu waschen. Auch andere Personen sollten sich vor der Versorgung des Neugeborenen oder jungen Säuglings die Hände waschen. Desinfektionsmittel gehören nur in wenigen Ausnahmefällen in den Haushalt, z. B. wenn Erwachsene Infektionen mit besonders resistenten und hochansteckenden Erregern haben.

Bei der Wochenbettbetreuung sollte sich die Hebamme allerdings die Hände desinfizieren, wenn sie von einem Haushalt in den anderen geht.

> **! Merke**
> **Beim Kontakt der Mutter mit ihrem Kind und auch für andere Personen gilt: Gründliches Händewaschen mit Wasser und Seife reicht aus.**

Auch der **Wickelplatz** und die **Babywanne** müssen nicht mit Desinfektionsmitteln behandelt werden. Und die **Babywäsche** muss auch nicht separat in der Waschmaschine gekocht werden. Sie kann mit der anderen 60-Grad-Wäsche gewaschen werden, sie kommt praktisch steril aus der Waschmaschine.

4.6 Körperpflege

> **! Merke**
> **Eine wichtige Grundregel für die Körperpflege lautet: So wenig wie möglich, so viel wie nötig!**

4.6.1 Baden und Waschen

Ein Neugeborenes muss nicht täglich gebadet werden. Durch übertriebenes Baden wird das Hautmilieu verändert, die Haut ausgetrocknet und sie entzündet sich leichter. Zum Baden und Waschen reicht klares Wasser ohne Zusätze. Seife ist praktisch nie nötig, und wenn, dann allenfalls „Babyseife", die wenig entfettend wirkt. Badezusätze sind unnötig. Wenn der Kopf stark schuppt, können für diese Altersgruppe geeignete Shampoos verwendet werden. Das immer noch empfohlene „Kleopatra-Bad" mit einer Milch-Olivenöl-Mischung ist nicht geeignet und kann obendrein Allergien auslösen.

Tipps fürs Babybad:

- Die Wassertemperatur sollte ca. **37 °C** betragen. Wenn man kein Badethermometer hat, ist der Ellenbogen ein besserer Temperaturfühler als die Hand.

- In der Wanne (oder im Badeeimer) fühlen sich die meisten Babys wohler, wenn sie Kontakt mit dem Boden und den Seiten haben. Mit einer Hand (meist der linken) wird unter dem Nacken des Kindes dessen Oberarm umfasst, mit der anderen Hand wird das Kind gewaschen.
- Das Bad ist kurz, ca. 5 Minuten reichen aus, zumal das Wasser sich schnell abkühlt.
- Nach dem Bad wird das Baby in das **vorgewärmte Handtuch** eingewickelt und dann gut abgetrocknet.

Creme und Öl sind nach dem Baden im Normalfall nicht notwendig. Bei hautempfindlichen Kindern mit sehr trockener Haut kann eine Pflegecreme verwendet werden. Sie sollte dann auf die noch minimal feuchte Haut aufgetragen und verteilt werden. Kosmetikahaltige Pflegemittel sind nicht nur unnötig, sondern sie können sogar frühzeitig zu Allergien führen.

4.6.2 Wickeln

Merke

Ein gesundes Neugeborenes sollte möglichst 6- bis 8-mal am Tag gewickelt werden, vielfach auch nachts – vor allem dann, wenn es eine empfindliche Haut hat.

Es ist ratsam, beim Wickeln, Baden oder Waschen alle benötigten Utensilien einschließlich Ersatzkleidern in Reichweite zu haben, damit man nicht in Versuchung kommt, wegzulaufen, um etwas zu holen. Der Raum darf nicht zu kalt, die Tür sollte geschlossen sein (keine Zugluft).

Man sollte sich angewöhnen, beim Wickeln mindestens einmal am Tag nicht nur die Windel zu wechseln, sondern das ganze Kind ausgezogen anzuschauen, um Hautveränderungen, Ausschläge etc. festzustellen.

Beim Wickeln (und erst recht beim Baden) ist ein **Föhn** gefährlich. Todesfälle sind durch elektrischen Schlag vorgekommen, weil das Baby mit einem Urinstrahl in den Föhn getroffen hat. Außerdem kommen immer wieder Verbrennungen durch zu geringen Abstand vor. Ein Föhn hat deshalb am Wickelplatz nichts zu suchen!

Cave

Ein Säugling gleich welchen Alters sollte niemals (und auch nicht für einen kurzen Moment) unbeaufsichtigt auf dem Wickeltisch liegen bleiben.

Gewickelt wird meist **nach der Mahlzeit**. Ein hungriges Baby zu wickeln macht keine Freude. Und ein voller Magen regt die Darmperistaltik an, sodass kurz nach der Mahlzeit die Windel oft voll ist. Wenn das Kind Stuhl entleert hat, sollte es bald gewickelt werden, da es sonst recht schnell zu Reizungen der Haut kommt.

Normalerweise wird am ersten Lebenstag **Mekonium** entleert. Dieses „Kindspech“ ist schwarz bis dunkelgrünlich, klebrig und zäh, weil es eine Mischung aus eingetrocknetem Schleim, Gallenflüssigkeit, verschluckten Haaren und Epithelien etc. ist.

In den nächsten Tagen wird **Übergangsstuhl** gebildet, der allmählich heller wird, bis dann beim gestillten Kind nach einer halben Woche reiner **Muttermilchstuhl** entleert wird. Er enthält die typische Bifidusflora, also andere Bakterien als der Stuhl größerer Kinder. Muttermilchstuhl ist gelblich, riecht typisch und ist meist flüssig bis krümelig.

Merke

Voll gestillte Kinder können täglich mehrere kleine Stuhlportionen haben („in jeder Windel“) oder im Extremfall nur alle 1 bis 2 Wochen große Portionen absetzen – was alles normal ist, solange das Kind gut trinkt.

Flaschenkinder haben meist 1 bis 2 Stühle am Tag, die in Aussehen und Konsistenz eher dem Stuhl älterer Kindern entsprechen.

Innerhalb der ersten Stunden nach der Geburt scheidet ein gesundes Neugeborenes **Urin** aus. Danach kann es 1 (bis 2) Tage dauern, was an der geringen Flüssigkeitsaufnahme in den ersten 48 Stunden liegt.

4.6.3 Windeldermatitis

Sehr viele Säuglinge haben in den ersten Lebensmonaten mindestens eine Episode mit einer Windeldermatitis. **Ursachen** sind neben der empfindlichen Haut die Einwirkungen von Urin und Stuhl, der Luftabschluss in der Windel und verschlimmernde Faktoren, z. B. Infekte.

Die wichtigste Maßnahme ist die Vermeidung schädigender Faktoren. Ist der Po wund, muss möglichst viel Luft dran zur schnellen Abheilung. In einem warmen Zimmer und auf einer geeigneten Unterlage kann das Baby einige Zeit ohne Windel verbringen. Wenn die wunden Stellen bluten oder viel Flüssigkeit absondern, ist die kinderärztliche Untersuchung ratsam.

Bei manchen gestillten Kindern kann die **Ernährung der Mutter** eine gewisse Rolle spielen (Zitrusfrüchte werden oft dafür verantwortlich gemacht, aber auch andere Nahrungsmittel). Da sich dies aber nicht bei allen Mutter-Kind-Paaren in gleicher Weise auswirkt, wird man in dieser Frage nie Einigkeit erzielen. Also kann die Mutter probehalber auf potenzielle Verursacher verzichten.

Babys, die wund sind, haben häufiger **Superinfektionen der Haut**, z. B. durch Soor (Kap. 24.8.1), wobei die Unterscheidung zwischen Soor und einer einfachen Windeldermatitis nicht immer einfach ist.

Die **Scheide** sollte nur vorsichtig äußerlich gereinigt werden, wobei z. B. Stuhlreste von vorne nach hinten abgewaschen werden. Manchmal ist im Scheidensekret in den ersten 2 Lebenswochen etwas **Blut**. Es handelt sich um eine Abbruchblutung ähnlich wie bei der Monatsblutung erwachsener Frauen, weil die mütterlichen Hormone nach dem Durchtrennen der Nabelschnur nicht mehr vorhanden sind.

Der **Penis** wird nur äußerlich gereinigt. Die Vorhaut ist im ersten Lebensjahr mit der Eichel verwachsen. Ein Zurückschieben kann zu Verletzungen (und Vernarbungen) führen und so eine Phimose verursachen. Stuhlreste am Penis werden mit reichlich Wasser entfernt.

4.6.4 Nabelpflege

Der **Nabelschnurrest** sollte trocken sein, denn Feuchtigkeit fördert Infektionen. Darüber hinaus werden im Normalfall keine Pflegemittel gebraucht. Die Nabelklemme kann entfernt werden, sobald der Nabelschnurrest eingetrocknet ist. Man darf das Neugeborene durchaus baden, solange der Nabelschnurrest noch nicht abgefallen ist, vergleichsweise kurz und mit gutem Abtrocknen der Nabelgegend.

Wenn der **Nabel nässt**, kann er vorsichtig desinfiziert werden. Dafür eignet sich z. B. Octenidin, das wenig toxisch und gut hautverträglich ist. Verwendet man Alkohol(tupfer), so sollte der Alkohol unbedingt verdunstet sein, bevor man die Windel anlegt bzw. das Neugeborene anzieht, sonst kann es zu erheblichen Hautirritationen kommen.

! Merke
Der Nabel muss abtrocknen! Feuchtigkeit fördert Infektionen.

Puder ist noch weit verbreitet, sollte jedoch nicht verwendet werden. Es bilden sich sehr leicht Krusten, die dann zu einem Infektionsherd werden können. Auf wunder Haut können sich Granulome bilden. Ältere Säuglinge greifen immer wieder nach der Puderdose, und wenn sie es schaffen, den Deckel zu entfernen, schütten sie sich den Puder ins Gesicht, was zu einer lebensbedrohlichen Puderaspiration führen kann und die Lunge nachhaltig schädigt.

Nabelbinden etc. gehören ins Museum, weitere Maßnahmen sind nicht nötig. Wenn man Stoffwindeln verwendet und der Nabelrest immer wieder durchnässt wird, sollte man ihn mit einer trockenen Kompresse abdecken.

Ist die **Haut um den Nabel gerötet**, kann dies durch falsche Pflege bedingt sein, aber auch den Beginn einer schicksalshaft auftretenden schweren Infektion darstellen. Daher muss ein geröteter Nabel sehr genau und in kurzen Abständen beobachtet werden. Wenn die Rötung sich ausbreitet oder eine Schwellung hinzukommt, muss das Neugeborene unverzüglich ärztlich untersucht werden. Es entwickelt sich sehr schnell eine septische Allgemeininfektion, daher ist meist eine Antibiotikabehandlung indiziert.

Kleinere (tropfenweise) **Blutungen aus dem Nabel** sind harmlos. Bei ungewöhnlichen Blutungen ist eine ärztliche Untersuchung nötig. Dasselbe gilt, wenn sich aus dem Nabel eine urinartige Flüssigkeit entleert (kann eine Fehlbildung sein).

5 Entwicklung des Kindes und Vorsorgemaßnahmen

5.1 Entwicklung im ersten Lebensjahr

Entwicklung bedeutet zum einen die rein körperlichen Fortschritte, von Länge und Gewicht bis zur Ausdifferenzierung der noch unreifen Organe. Entwicklung bedeutet aber auch den Erwerb von Funktionen, insbesondere der motorischen und psychischen sowie sozialen Fähigkeiten. Alle diese Faktoren gehen bei der Entwicklung des Kindes Hand in Hand, und sie bedingen sich zum großen Teil gegenseitig. Neben den körperlichen Voraussetzungen sind selbstverständlich auch die sozialen Faktoren der Umgebung, also ein liebevolles und erzieherisch kompetentes Umfeld, von außerordentlicher Bedeutung für eine ungestörte und zeitgerechte Entwicklung des Kindes.

5.1.1 Körperliche Entwicklung

Für die körperliche Entwicklung gibt es Durchschnittswerte, die aus Messungen zahlreicher Kinder erstellt sind. Bezogen auf das Alter entstehen **Normwertkurven**. Dabei werden die normalen Schwankungsbereiche durch parallel angeordnete Kurven symbolisiert, die man als Perzentilenkurven bezeichnet (▶ **Abb. 5.1**). Wenn der aktuelle Wert eines Kindes eingetragen wird, kann man sehen, ob es nahe dem Durchschnitt oder näher an den Extremwerten liegt.

> **Praxis**
> Werte unterhalb der 3. bzw. oberhalb der 97. Perzentile gelten als auffällig. Solange ein Ausgangswert innerhalb der Perzentilenkurven liegt, ist dies kein Anlass zur Sorge, wenn das weitere Wachstum parallel zu den Perzentilenkurven erfolgt. Dagegen ist ein „Kreuzen“ mehrerer Perzentilen ein Alarmzeichen!

Wenn beispielsweise der Kopfumfang bei der Geburt an der 10. Perzentile liegt und nach 4 Wochen an der 90., weist dies auf einen Hydrozephalus hin, obwohl jeder Wert für sich innerhalb des Normbereiches liegt. Oder wenn das Gewicht von der 75. Perzentile unter die 10. fällt, entspricht dies einem mangelnden Gedeihen. Der Eintrag der Werte in solche Kurven erleichtert die Beurteilung der Entwicklung eines Kindes.

Diese Normwertkurven sind natürlich nur auf die Bevölkerungsgruppe anwendbar, die für diese Stichprobe zur Verfügung stand. Die bisherigen und in den meisten Kliniken sowie im Untersuchungsheft verwendeten Kurven beruhen auf der „Zürcher Longitudinalstudie“. Sie spiegeln das tatsächliche Wachstum dieser Stichprobe wider. Bei **Kindern mit Migrationshintergrund** gelten eventuell andere Normwerte. Man kann leicht einer Fehlinterpretation unterliegen, wenn man diese ethnischen Besonderheiten missachtet.

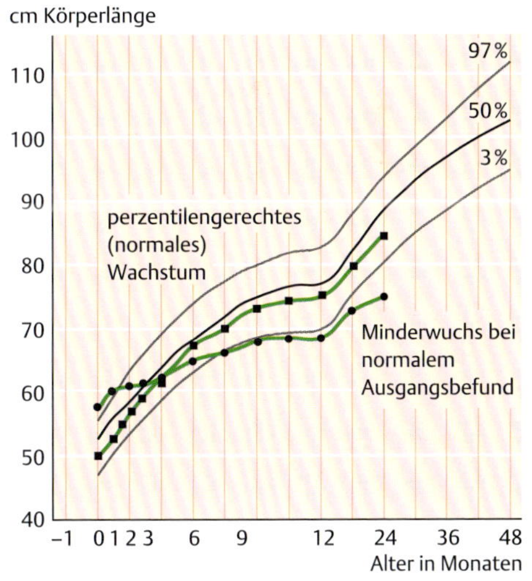

▶ **Abb. 5.1** Beispiele für Perzentilenverläufe (Wachstumskurven).

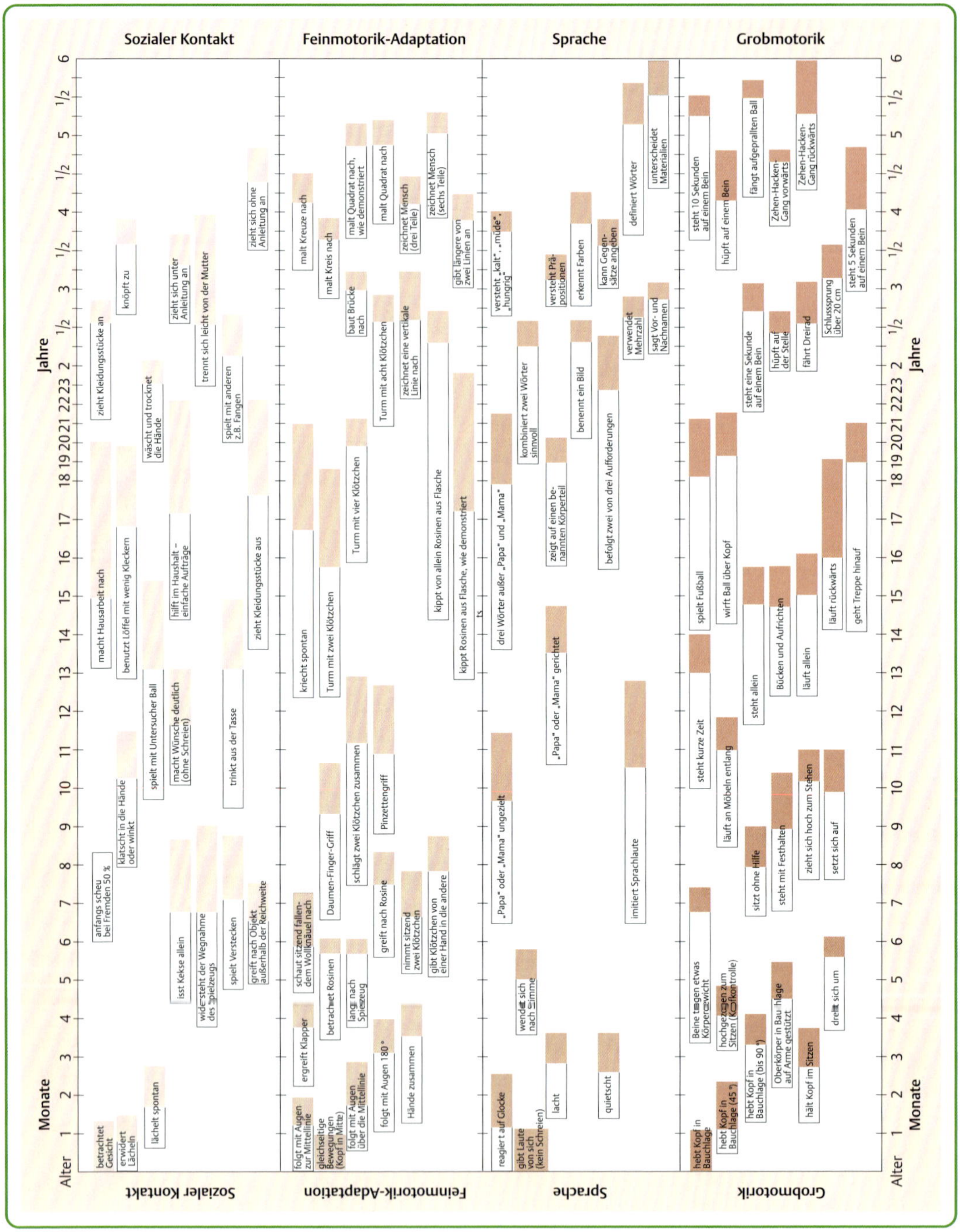

▸ **Abb. 5.2** Denver-Entwicklungstest.

Für die ersten **6 Monate und ausschließlich gestillte Kinder** hat die WHO weltweit gültige Perzentilenkurven erstellt, für Jungen und Mädchen getrennt (Gewicht und Body-Mass-Index, siehe www.who.int). Für die Körperlänge und das Gewicht jenseits des Kleinkindalters gibt es solche weltweit gültigen Normalwerte nicht, da dann ethnische Unterschiede deutlicher zum Tragen kommen.

5.1.2 Psychomotorische Entwicklung

Auch für die Entwicklung von motorischen Fähigkeiten und für die soziale Entwicklung gibt es Normbereiche und entsprechende Schemata, die dazu dienen sollen, eine standardisierte Untersuchung und Beurteilung zu erleichtern. Jedoch darf man gerade hier die Normen nicht überbeanspruchen. Die Ergebnisse sind nicht wie Größe und Gewicht einfach reproduzierbar, sondern hängen von verschiedenen störenden oder modifizierenden Einflüssen ab. Während einer Infektion oder in anderen körperlichen oder seelischen Stresssituationen kann ein Entwicklungstest auch bei einem altersentsprechend normalen Kind pathologisch ausfallen. Daher sind diese Tests im Zweifelsfall zu wiederholen und die Umgebungsbedingungen und Störfaktoren müssen erfragt, berücksichtigt und am besten auch dokumentiert werden.

Es zählt auch nicht die einzelne „Leistung", sondern der allgemeine Eindruck. Von keinem Kind kann verlangt werden, dass es auf Kommando alles „richtig" macht. Vor allem sollte man solche Entwicklungstests nicht als Prognose für Schulnoten oder gar Karriere hinstellen, wie es leider oft geschieht. Eine diesbezüglich einigermaßen sichere Aussage ist im Säuglingsalter niemals möglich. Ein dauerhaft pathologischer Testausfall muss jedoch zu einer gezielten Diagnostik führen und dann in einer Förderung des Kindes oder Beseitigung der störenden Faktoren münden.

Der am häufigsten verwendete und am besten dokumentierte Entwicklungstest ist der **Denver-Entwicklungstest** (*Denver development screening test*, DDST; ▸ **Abb. 5.2**).

5.2 Prophylaxe

Vielfach ist es möglich, durch vergleichsweise einfache und vor allem unschädliche Maßnahmen Krankheiten zu verhindern. Manche dieser Krankheitsrisiken können alle Neugeborenen betreffen (z. B. Vitamin-K-Mangel), bei anderen gibt es spezifische Risikofaktoren (z. B. Allergie).

5.2.1 Vitamin K

Vitamin K ist u. a. für die Bildung von Gerinnungsfaktoren in der Leber notwendig. Es wird im Darm von Bakterien gebildet und dann aufgenommen. Über die Muttermilch kann das Kind Vitamin K nicht in wirksamen Mengen erhalten. Daher haben gestillte Kinder ein höheres Risiko, innerhalb der ersten drei Monate eine Vitamin-K-Mangel-Blutung zu erleiden, meist in Form einer Hirnblutung (Kap. 19.7.2).

Merke
Da die Darmflora des Neugeborenen noch im Aufbau ist und Vitamin K schnell verbraucht wird, sind Neugeborene oft schlecht mit Vitamin K versorgt. Dies kann zu lebensbedrohlichen Blutungen führen.

Nach der Geburt, bei der U2 und der U3, erhält ein Neugeborenes jeweils 2 mg Vitamin K (2 Tropfen oral). Damit kann das Risiko von schweren Blutungen, insbesondere Hirnblutungen, erheblich verringert werden. Bei bestehendem Mangel, also Blutungskomplikationen, wird Vitamin K i. m. gespritzt.

Für Frühgeborene und kranke Neugeborene gelten spezielle Regeln für die Vitamin-K-Prophylaxe.

5.2.2 Vitamin D

Vitamin D ist im Kalziumstoffwechsel entscheidend und wird zum Aufbau einer gesunden stabilen Knochensubstanz benötigt. Es wird einerseits über die Nahrung aufgenommen, andererseits aus Vorstufen durch Sonnenlicht in der Haut gebildet. Im mitteleuropäischen Klima und bei der typischen Lebensweise in industrialisierten Ländern besteht ein erhöhtes Risiko für einen Vitamin-D-Mangel, nicht nur im Säuglingsalter.

Die Prophylaxe besteht aus der **täglichen Gabe von 400 bis 500 IE (Tropfen) bzw. 500 IE (Tabletten) Vitamin D**, was den normalen Tagesbedarf abdeckt, auch wenn die Gabe immer wieder einmal vergessen wird. In besonderen Fällen ist eine Erhöhung der Dosis auf 1000 IE oder mehr nötig, meist wenn Risikofaktoren bestehen (z. B. Frühgeburt).

Die Prophylaxe ist im ersten Lebensjahr besonders wichtig. Sie wird normalerweise nach dem ersten Geburtstag beendet, sollte aber noch über den Winter fortgesetzt werden, wenn das Kind im Herbst geboren ist.

Ist die stillende Mutter mit Vitamin D unterversorgt, kann dies ohne Prophylaxe zu einem Mangel beim Kind führen. Manche Mütter wollen durch eigene Einnahme von Vitamin D den Gehalt in der Muttermilch erhöhen, damit das Kind keine eigene Prophylaxe braucht. Dies ist selbst bei einer mütterlichen Einnahme von mehr als 6000 IE Vitamin D/Tag nicht gewährleistet, der Gehalt in der Muttermilch steigt nur unwesentlich an.

Vergiftungen mit Vitamin D kommen nur dann vor, wenn extrem hohe Dosen (> 100 000 IE) einmalig oder stark erhöhte Mengen (z. B. 5000 IE) täglich gegeben werden. Der immer wieder behauptete vorzeitige Fontanellenschluss und die dadurch ausgelöste Entwicklungsstörung durch Vitamin D gehören ins Reich der Legenden.

5.2.3 Fluoridprophylaxe

Zahnschmelz kann nur reifen, wenn genügend Fluorid zur Verfügung steht. In den meisten Regionen ist Fluorid nur zu geringen Teilen in der Nahrung vorhanden. Es wird daher gleichzeitig mit Vitamin D in einer Tablette zugeführt. Dies ist die Empfehlung der kinderärztlichen Fachgesellschaften. Die offizielle zahnärztliche Empfehlung beinhaltet ausschließlich die Fluoridgabe über die Zahnpflege. Es ist nicht klar bewiesen, dass dies gleichwertig mit der kombinierten Prophylaxe (erst Fluorid oral, dann nach dem Zahndurchbruch mittels Zahnpflege) ist. In Ländern, in denen von einer oralen Fluoridprophylaxe ausschließlich auf fluoridhaltige Kinderzahnpasta umgestellt wurde, hat die Karies wieder zugenommen.

Ganz wichtig ist die lokale Fluoridgabe: Man sollte ab dem Durchbruch der ersten Zähne mit der regelmäßigen Zahnpflege beginnen, und zwar mit einer fluoridhaltigen Kinderzahnpasta. Dabei müssen nur sehr kleine Mengen verwendet werden, bei einem Säugling so wenig, dass die Zahnpasta zwischen den Borsten ein kleines Depot bildet, ein Klecks auf den Borsten ist zu viel.

Durch die Fluoridprophylaxe ist die Zahngesundheit bedeutend angestiegen. Leider wird dieser Erfolg durch das unkontrollierte und dauerhafte Trinken teilweise wieder zunichtegemacht. Werden die Zähne laufend von gesüßten Getränken umspült, entwickelt sich sehr schnell eine Karies, die zum völligen Verlust des Milchgebisses führen kann. Gesüßte industrielle Kindertees sind dabei genauso gefährlich wie verdünnter natürlicher Apfelsaft. Auch manche Zuckeraustauschstoffe können kariogen sein. Kinder sollten sich nicht mit der Flasche selbst bedienen, sondern nur trinken, wenn sie durstig sind, und nicht die getränkehaltige Flasche als Einschlafhilfe benutzen.

5.2.4 Atopieprophylaxe

Allergische oder atopische Erkrankungen sind sehr häufig. Etwa 10 bis 15 % aller Kinder haben zumindest zeitweise eine Neurodermitis (einschließlich leichterer Formen), etwa 10 % der Kleinkinder haben mindestens einmal eine „spastische“ Bronchitis, etwa 5 % der Schulkinder haben Asthma und jeder 6. junge Erwachsene hat Heuschnupfen oder eine andere Allergie. Insofern sind viele Neugeborene gefährdet, später auch eine allergische oder atopische Krankheit zu entwickeln.

Leider ist es nicht zuverlässig möglich, diese Kinder von den Nichtatopikern im Voraus zu unterscheiden. Man kann zwar schon im Nabelschnurblut immunologische Hinweise auf eine spätere Atopie finden. Diese Befunde sind aber nicht genau genug, um die späteren Allergiker mit Sicherheit zu identifizieren, sodass sich daraus kein allgemeines Screening entwickelt hat.

! Merke

Als besonders gefährdet gelten Neugeborene, deren Eltern Allergiker sind, vor allem wenn beide Eltern die gleiche allergische Erkrankung haben.

Die **Atopieprophylaxe** soll die Entstehung einer atopischen Erkrankung möglichst verhindern oder zumindest hinauszögern. Die Atopieprophylaxe besteht nicht nur in einer speziellen Ernährung, sondern aus mehreren Maßnahmen. Trotzdem muss man feststellen, dass es eine generelle und eindeutig wirksame Atopie- bzw. Allergieprophylaxe nicht gibt. Sinnvoll ist:

Empfohlene Maßnahmen zur Allergieprophylaxe

Während der Schwangerschaft:

- Nicht rauchen, denn Neugeborene rauchender Mütter kommen bereits mit einem in Richtung Allergieentstehung programmierten Immunsystem auf die Welt. Dies gilt auch, wenn die Schwangere nennenswert passiv raucht! (A).
- Spezielle Diätmaßnahmen in der Schwangerschaft sind sinnlos (A).

Nach der Geburt:

- Möglichst kein intermittierendes Zufüttern von Fremdeiweiß, d. h. kein Zufüttern einer künstlichen Milchnahrung bis zum Milcheinschuss. Ist ein Zufüttern unvermeidbar, müssen Vollhydrolysate (S. 59) verwendet werden (B).
- Ausschließliches Stillen bis zum vollendeten vierten Lebensmonat (A).
- Danach sollte schrittweise eine breite Palette altersgeeigneter Nahrungsmittel eingeführt werden. Eine allgemeine Diät zur Allergieprävention kann nicht empfohlen werden (A).
- Wenn nicht gestillt werden kann, sollte bis zum vollendeten vierten Lebensmonat eine hypoallergene Säuglingsnahrung verwendet werden (A).
- Verzicht auf Rauchen in der Wohnung (A).
- Kein Schimmel in der Wohnung (B).
- Keine Haustiere in der Wohnung halten (B).
- Milbensanierung (waschbares Bettenmaterial) (B).
- Es gibt keine Belege, dass Impfungen das Allergierisiko erhöhen, aber Hinweise, dass Impfungen das Allergierisiko senken können (A).
- Antibiotika scheinen das Allergierisiko nicht zu erhöhen, Probiotika scheinen es nicht zu verringern (B).

(A = wissenschaftlich bewiesen, B = wahrscheinlich: Evidenzgrad der Leitlinie siehe www.awmf.org)

Die **„hypoallergenen Nahrungen“** lassen sich in zwei Gruppen einteilen:

- **Teilhydrolysate** aus Milcheiweiß-Bestandteilen: Durch eine enzymatische Aufspaltung der Ausgangsstoffe werden diese für das Immunsystem nicht mehr so gut erkennbar. Reste des verwendeten Milcheiweißes sind aber noch enthalten, sodass es tatsächlich vorkommt, dass ein Kind gegen eine solche Nahrung allergisch wird und darauf genauso reagiert wie auf eine Standard-Milchnahrung.
- **Vollhydrolysate** (extensive Hydrolysate) aus verschiedenen Ausgangsstoffen: Hier sind die Eiweißbestandteile des Ausgangsproduktes sehr stark aufgespalten, sodass keine nennenswerte Restantigenität besteht.

Für die Atopieprophylaxe scheinen die Teilhydrolysate ausreichend zu sein, sicherer sind die Vollhydrolysate. Wenn bereits eine Allergie gegen Kuhmilch besteht, muss als Milchersatz ein Vollhydrolysat verwendet werden.

Da zur Entstehung einer Atopie auch andere Faktoren außer der Ernährung von Bedeutung sind, hat eine solche Spezialernährung keinen wesentlichen Einfluss über das zweite bis dritte Lebensjahr hinaus. Die Allergiehäufigkeit bei Klein- und Schulkindern ist also mehr von anderen Umgebungsfaktoren abhängig als von der Säuglingsernährung.

Kinder, die in einer sehr sterilen Umgebung aufwachsen, scheinen ein größeres Allergierisiko zu besitzen. Hingegen haben Kinder, die schon als Säuglinge regelmäßig in den (Kuh-)Stall mitgenommen werden, also ganz wie früher mitten auf einem Bauernhof aufwachsen, ein geringeres Allergierisiko. Es ist noch nicht eindeutig geklärt, welche Faktoren dabei entscheidend sind. Neben der Vielfalt der Antigene und Abbauprodukte scheinen nicht denaturierte Proteine aus der Kuhmilch, die auch im Stallstaub auftauchen, eine wesentliche Rolle zu spielen. Dieser frühe Schutzeffekt lässt sich später nicht mehr nachholen, etwa durch Urlaub auf dem Bauernhof oder ähnliche Aktivitäten.

5.3 Vorsorgeuntersuchungen

Die körperliche, motorische, und soziale Entwicklung des Säuglings und Kleinkindes ist besonders wichtig, aber auch störanfällig. Daher gibt es für alle Kinder ein abgestuftes Vorsorgeprogramm. Es wird von allen Krankenkassen bzw. Kostenträgern übernommen. **Ziel ist die rechtzeitige Erkennung und damit Behandlung von Erkrankungen und Entwicklungsstörungen**. Das Vorsorgeprogramm wurde von Kinderärzten entwickelt und wird laufend verbessert. Es lenkt zum jeweils sinnvollsten Zeitpunkt die Aufmerksamkeit auf bestimmte körperliche, motorische und psychische Entwicklungsschritte.

Bei jeder Untersuchung gibt es verschiedene Abschnitte. Zunächst ist ein Gespräch mit der Mutter/den Eltern zu führen, um diejenigen Entwicklungsvorgänge und Probleme zu erfassen, die durch die Untersuchung allein nicht festgestellt werden können. Dazu gehört bei der U2 vor allem die Frage nach Trinkstörungen bzw. der Ernährung allgemein sowie nach Atemproblemen und Krämpfen. Die erhobenen Befunde erfassen tabellarisch die körperliche Untersuchung und den Stand der Motorik bzw. das Ergebnis der neurologischen Untersuchung (▶ **Abb. 5.3**, ▶ **Abb. 5.4**). Ergänzende Angaben sollen auf weitere Vorsorgemaßnahmen wie Neugeborenen-Screening, Impfungen, Rachitisprophylaxe etc. hinweisen. Ferner wird festgehalten, ob pathologische Befunde bzw. Hinweise aus der vorangehenden Untersuchung abgeklärt oder weiterverfolgt wurden bzw. eine Behandlung eingeleitet oder abgeschlossen wurde.

Jede Vorsorgeuntersuchung gibt auch die Gelegenheit, mit den Eltern ein Gespräch zu führen, um Fragen zu beantworten und Ängste abzubauen. Dazu gibt es in der aktuellen Version des Untersuchungsheftes eine Seite mit typischen Fragestellungen, die schon im Vorfeld von den Eltern ausgefüllt werden sollen, damit keine Fragen offen bleiben. Die Eltern sollten z. B. im Rahmen der U2 auch über Maßnahmen aufgeklärt werden, die sie ergreifen sollten, um das Risiko eines plötzlichen Kindstods (Kap. 25) zu senken, sowie über Symptome bei ihrem Baby, die einen sofortigen Kinderarztbesuch erfordern. Zur Vorsorgeuntersuchung U2 gehört auch das Neugeborenen-Screening auf angeborene Stoffwechselkrankheiten (Kap. 21).

Die Untersuchungen U1 und U2 können von Hebammen durchgeführt werden.

3.-10. Lebenstag **U2**

Anamnese

❗ ***Zutreffendes bitte ankreuzen!***

Schwangerschafts- und Geburtsanamnese: Erhebung und Dokumentation in der U1 prüfen und ggf. nachtragen.

Aktuelle Anamnese des Kindes:

- ☐ schwerwiegende Erkrankungen seit der letzten Untersuchung, Operationen
- ☐ Schwierigkeiten beim Trinken, Schluckstörungen
- ☐ Stuhlfarbe (mit Farbtafel erfragen)
- ☐ auffälliges Schreien
- ☐ Risikofaktoren für Hüftdysplasie

Familienanamnese:

- ☐ Augenerkrankungen (z. B. Strabismus, Amblyopie, erbliche Augenkrankheit)
- ☐ angeborene Hörstörungen oder Ohrfehlbildungen
- ☐ Immundefekte
- ☐ Hüftdysplasie

Sozialanamnese
(unter Berücksichtigung der Schwangerschafts- und Geburtsanamnese): ☐

Untersuchung

❗ ***Nur Auffälligkeiten ankreuzen!***

Haut

- ☐ auffällige Blässe
- ☐ Zyanose
- ☐ Ikterus
- ☐ Hämangiome
- ☐ Naevi und andere Pigmentanomalien
- ☐ Ödeme
- ☐ Anhalt für Verletzungen (z. B. Hämatome, Petechien, Verbrennungen, Narben)
- ☐ Hydratationszustand

Thorax, Lunge, Atemwege

- ☐ Auskultation
- ☐ Atemgeräusch
- ☐ Atemfrequenz
- ☐ Einziehungen
- ☐ Thoraxkonfiguration
- ☐ Schlüsselbeine

Abdomen, Genitale (inkl. Analregion)

- ☐ Anomalien
- ☐ Nabelveränderungen
- ☐ Leber- und Milzgröße
- ☐ Hernien

Herz, Kreislauf

Auskultation:

- ☐ Herzfrequenz
- ☐ Herzrhythmus
- ☐ Herztöne
- ☐ Herznebengeräusche
- ☐ Femoralispulse

Ohren

- ☐ Fehlbildungen (z. B. Ohrfisteln, Anhängsel, Atresie)

▸ **Abb. 5.3** Untersuchungsheft U2, linke Seite. (Gemeinsamer Bundesausschuss, G-BA)

U2 3.-10. Lebenstag

Bewegungsapparat (Knochen, Muskeln, Nerven)

Inspektion des ganzen Körpers in Rücken- und Bauchlage und aufrecht gehalten:

- ☐ Asymmetrien
- ☐ Schiefhaltung
- ☐ Spontanmotorik
- ☐ Muskeltonus
- ☐ Opisthotonus
- ☐ passive Beweglichkeit der großen Gelenke
- ☐ Moro-Reaktion
- ☐ Galant-Reflex
- ☐ Schreitautomatismus
- ☐ klinische Frakturzeichen

Kopf

- ☐ Fehlhaltung
- ☐ Dysmorphiezeichen
- ☐ Schädelnähte
- ☐ Kephalhämatom
- ☐ Fontanellentonus
- ☐ Crepitatio capitis

Mundhöhle, Kiefer, Nase

- ☐ Auffälligkeiten der Schleimhaut und des Kieferkamms
- ☐ Kiefer- Gaumenanomalie
- ☐ Verletzungszeichen
- ☐ abnorme Größe der Zunge
- ☐ behinderte Nasenatmung

Augen

Inspektion:

- ☐ morphologische Auffälligkeiten (z. B. Ptosis, Leukokorie, Bulbusgrößenauffälligkeiten, Kolobom)
- ☐ Nystagmus

Prüfung im durchfallenden Licht:

- ☐ Transilluminationsauffälligkeit bei Trübung der brechenden Medien

Eltern sind unzufrieden mit der Entwicklung und dem Verhalten des Kindes, weil:

Beratung

! ***Bei erweitertem Beratungsbedarf bitte ankreuzen!***

Beratung vor allem zu folgenden Themen:

- ☐ Stillen/Ernährung
- ☐ plötzlicher Kindstod
- ☐ Vitamin-K-Prophylaxe prüfen und wenn nötig durchführen
- ☐ Information zu Rachitisprophylaxe mittels Vitamin D und Kariesprophylaxe mittels Fluorid
- ☐ Informationen zu regionalen Unterstützungsangeboten (z. B. Eltern-Kind-Hilfen, Frühe Hilfen)

Bemerkung:

▶ **Abb. 5.4** Untersuchungsheft U2, rechte Seite. (Gemeinsamer Bundesausschuss, G-BA)

▶ **Tab. 5.1** gibt einen Überblick über das derzeitige Untersuchungsprogramm.

▶ **Tab. 5.1** Vorsorgeprogramm.

	Alter	Wichtigste Gesichtspunkte neben der allgemeinen Untersuchung
U1	Geburt	Zustandsbeurteilung, Reife, Gewicht, Größe, äußere Fehlbildungen
U2	3.–10. Tag	gründliche körperliche Neugeborenen-Untersuchung, Geburtsverletzungen, Vitalität und Motorik, Neugeborenen-Screening
U3	4.–6. Woche	körperliche Entwicklung, beginnende Sozialentwicklung, Motorik, Hüft-Sonografie
U4	3.–4. Monat	Hüftgelenke, beginnende Funktion der Sinnesorgane, motorische Entwicklung
U5	6.–7. Monat	ähnlich U4, weitere Entwicklungsschritte, Greifen, evtl. schon Sitzen
U6	10.–12. Monat	beginnende Sprachentwicklung, Übergang über Sitzen und Krabbeln zum Stehen
U7	21.–24. Monat	Wirbelsäule und Beine, Sprachentwicklung, Laufen, Sozialentwicklung
U7a	24.–36. Monat	Verhaltensstörungen und Sozialentwicklung, allergische Erkrankungen, Zahn-, Mund-, Kieferanomalien
U8	3½–4 Jahre	körperliche und psychomotorische Weiterentwicklung
U9	5–5 ½ Jahre	objektive Prüfung der Sinnesorgane, Hinweis auf Störungen bezüglich Schulfähigkeit
U10*	7.–8. Jahr	Lese-/Rechtschreibschwäche, motorische Entwicklung, ADHS, Schulprobleme
U11*	9.–10. Jahr	Erkennen von Sozialisations- und Verhaltensstörungen Erkennen von Zahn-, Mund- und Kieferanomalien
J1	10–13 Jahre	körperliche Entwicklung, einschl. Pubertät, Sucht- und Sexualberatung
J2*	16–17 Jahre	internistische und orthopädische Untersuchung Erkennen von Verhaltens- und Sozialisationsstörungen Fragen der Sexualität

* Diese Untersuchungen sind keine generelle Kassenleistung.

5.4 Impfungen

Definition

Von einer **aktiven Impfung** spricht man, wenn der Körper nach Kontakt mit einem abgeschwächten Erreger oder vergleichbaren Substanzen selbst eine Abwehr entwickelt.

Passive Immunität bedeutet hingegen, dass Abwehrstoffe aus anderen Quellen (Spendern) gegeben werden, um so vorübergehend die Abwehr von bestimmten Erkrankungen zu verstärken.

Der passive Schutz ist zwar schnell zu erreichen, aber je nach Zeitpunkt und Menge der übertragenen Abwehrstoffe auf wenige Tage bis einige Monate begrenzt und nicht in allen Fällen sicher. Der **„Nestschutz" des Neugeborenen** durch mütterliche Antikörper entspricht einer passiven Immunisierung. Eine aktive Impfung braucht etwas Zeit, ist dafür aber dauerhafter und sicherer.

Ziel einer aktiven Impfung ist, eine dauerhafte Abwehr gegen einen bestimmten Erreger oder seine Giftstoffe bilden zu lassen. Im Prinzip erfolgt dieselbe Abwehrreaktion wie bei der „natürlichen" Infektion. Bei Toxoiden oder Kapselantigenen wird durch die Impfung sogar eine zuverlässigere und belastungsfähigere Abwehr erzeugt. Die einzelnen Impfungen unterscheiden sich bezüglich der immunologischen Mechanismen:

- **Lebendimpfungen** entsprechen bezüglich der Funktion des Immunsystems sehr exakt der natürlichen Infektion. Es werden abgeschwächte Erregerstämme verwendet, die zwar dieselben Immuneigenschaften haben, also für den Körper äußerlich genauso aussehen, aber die schädigenden Auswirkungen der Original-Erreger nicht besitzen. Beispiele: Masern, Mumps, Röteln, Varizellen.
- **Totimpfstoffe** lassen sich in mehrere Gruppen einteilen: viele Totimpfungen enthalten Teile des Erregers in gereinigter Form (z. B. Grippe, FSME). Bei **Konjugatimpfstoffen** sind diese Bestandteile an immunstimulierende Substanzen gebunden, weil die Bakterienbestandteile selbst nur eine schwache Immunität auslösen (z. B. HiB, Pneumokokken, Meningokokken). Bei den **Toxoid-Impfstoffen** (z. B. Tetanus, Diphtherie) wird der Körper gegen ein Bakteriengift (Toxin) immunisiert, indem man ein verändertes Toxin spritzt, das zwar für das Immunsystem genauso aussieht wie das echte, aber keine Giftwirkung hat, daher auch der Name Toxoid.
- **weitere Impfstofftypen (mRNA-Impfung, Vektorimpfung)** kommen gegen COVID-19 erstmalig zum Einsatz, betreffen zunächst jedoch keine Säuglinge und Kleinkinder.

Praktisch alle Impfungen werden als **Injektion** verabreicht, entweder ins Unterhautfettgewebe oder in den Muskel. Um die Zahl der Spritzen möglichst gering zu halten, werden bei der Erstimmunisierung von Kindern meist mehrere Impfungen gleichzeitig vorgenommen, d. h., man verwendet **Mehrfachimpfstoffe**. Dabei ist natürlich gewährleistet, dass die Wirkung genauso zuverlässig ist, als wenn alle Komponenten einzeln verabreicht werden würden. Entgegen häufig vorgetragenen Vermutungen ist das Immunsystem damit nicht überfordert, sondern kann regelmäßig und zuverlässig eine Immunität gegen alle verabreichten Komponenten bilden.

5.4.1 Empfohlene Impfungen

Zur **Grundimmunisierung** zählen folgende Impfungen:

- **Rotavirus**: Rotaviren führen in den ersten Lebensmonaten häufig zu schweren Durchfallerkrankungen. Mit dieser Schluckimpfung können sie zum großen Teil verhindert werden. Die Impfung ist nur für die ersten Lebensmonate zugelassen.
- **Tetanus** (Wundstarrkrampf): Die Krankheit ist zwar selten, hat aber ein hohes Todesfallrisiko, da sie kaum behandelbar ist. Die Impfung wird gut vertragen und ruft nur leichtere Komplikationen hervor.
- **Diphtherie:** Die Diphtherie ist zwar derzeit selten, tritt aber seit Jahrhunderten immer wieder epidemieartig auf. Die gut verträgliche Impfung schützt vor schweren Krankheitsverläufen. Die Diphtherie-Todesfälle der letzten Jahre betrafen nur Ungeimpfte!

- **Pertussis** (Keuchhusten): Diese Erkrankung ist nicht nur lästig, sondern für kleine Kinder sehr gefährlich. Sie fördert in allen Altersstufen die Asthmaentstehung und führt in seltenen Fällen zu bleibenden Hirnschäden. Bei Säuglingen können lebensbedrohliche Atempausen auftreten, die dann oft als Plötzlicher Kindstod fehlinterpretiert werden. Die meisten jungen Säuglinge wurden von ihren nicht geimpften älteren Geschwistern oder von Erwachsenen angesteckt. Die seit ca. 1992 verwendete azelluläre Impfung ist gut verträglich und ruft keine schweren Komplikationen hervor.
- **HiB:** Haemophilus influenzae führte früher bei einem von 500 Kindern zu einer Hirnhautentzündung oder Kehldeckelentzündung, beides oft mit tödlichem Ausgang oder Dauerschädigungen. Durch die Impfung sind HiB-bedingte schwere Infektionen äußerst selten geworden. Die Impfung ist nur im Kleinkindalter (bis 5. Lj.) sinnvoll, da ältere Kinder und Erwachsene eine natürliche Immunität gegen den Erreger aufbauen können.
- **Polio** (Kinderlähmung): Die Polio ist in Mitteleuropa inzwischen zur Import- und Reisekrankheit geworden, wobei es immer wieder durch eingeschleppte Erreger zu Ausbrüchen kommt. Nur bei einem kleinen Teil der Erkrankten kommt es zu den typischen Lähmungen, dann aber oft mit Dauerschädigungen (Beinverkürzung und andere orthopädische Folgen) oder Todesfällen (Atemlähmung). Die Impfung schützt gegen alle drei Erregertypen. Es wird ein ungefährlicher und gut verträglicher Totimpfstoff verwendet. Die Lebendimpfung führt durch die Ausscheidung des Virus zu einer Auffrischungsimmunität bei den Familienmitgliedern und wird in Ländern mit nennenswertem Wildvirusbestand weiterverwendet. Da es in sehr seltenen Fällen, z. B. bei Menschen mit angeborenen Immundefekten, durch das Impfvirus zu versehentlichen Schäden durch Übertragung vom geimpften Kind gekommen ist (einmal auf 15 Millionen Impfungen!), hat man die Schluckimpfung 1998 hierzulande durch die Totimpfung ersetzt.
- **Hepatitis B:** Die Hepatitis B wird durch Blutkontakt und Geschlechtsverkehr übertragen, bei der Geburt auch auf das Neugeborene, wenn die Mutter ansteckend ist. Die Erkrankung ist nur schwer und mit zahlreichen Nebenwirkungen behandelbar und führt häufig zu schweren Folgeerscheinungen (Leberkoma, Leberzirrhose, nach Jahrzehnten als Spätfolge Leberkarzinom). Der Schutz ist umso sicherer und langdauernder, je früher die Impfung vorgenommen wird. Kinder HbsAg-positiver (also ansteckungsfähiger) Mütter sollten innerhalb der ersten 12 Lebensstunden aktiv und passiv geimpft werden. Geimpfte Kinder dürfen dann von ihren HbsAg-positiven Müttern gestillt werden.
- **Mumps:** Mumps ruft häufig Hirnhautentzündungen hervor, bei Jungen ab der Pubertät durch Infektion der Hoden auch Sterilität. Die Lebendimpfung gegen Mumps wird gut vertragen, wobei manchmal nach einigen Tagen eine Art Impfkrankheit auftritt, die aber harmlos ist.
- **Masern:** Die Erkrankung ruft häufig vorübergehende, seltener bleibende Hirnschäden hervor, darüber hinaus viele andere Komplikationen, die bei einem schlechten Ernährungszustand, aber auch bei Jugendlichen und Erwachsenen häufiger sind. Die Impfung ist gut verträglich. Sie kann bei einigen Personen nach einer Woche leichte und harmlose „Impfmasern“ hervorrufen.
- **Röteln:** Sie sind als Erkrankung relativ harmlos, wenn man von den seltenen Hirnerkrankungen absieht. Das Hauptrisiko ist die Rötelnembryopathie, wobei die meisten Schwangeren von ungeimpften Kleinkindern angesteckt wurden. Die Impfung wird von Kindern besser vertragen als von Erwachsenen, bei denen es in ca. 1 % zu längerdauernden Gelenkbeschwerden kommen kann.
- **Windpocken:** Sie können eine Kleinhirnentzündung mit neurologischen Schäden hervorrufen. Außerdem verlaufen die Windpocken bei Neurodermitis besonders schwer und sind bei Patienten mit eingeschränkter Immunität extrem gefährlich.
- **Pneumokokken:** Pneumokokken verursachen häufig Atemwegsinfektionen bis hin zu Lungenentzündungen, selten auch septische Erkrankungen und Hirnhautentzündungen. Da sie die zweithäufigsten Erreger einer bakteriellen Meningitis mit sehr häufigen Folgeschäden sind, wurde diese Impfung als Routineimpfung in den Impfkalender aufgenommen. Die Impfung rich-

tet sich gegen die häufigsten Erregertypen, kann aber nicht gegen alle Pneumokokken schützen. Die gefährlichen Erkrankungen werden durch die Impfung also wesentlich seltener, verschwinden aber nicht ganz.

- **Meningokokken:** Diese Bakterien verursachen nicht nur Hirnhautentzündungen, sondern vor allem auch schwere septische Erkrankungen, die aufgrund des sehr schnellen Verlaufes häufig tödlich enden und beim Überleben sehr oft entstellende Narben bzw. Amputationen von Fingern, Zehen oder ganzen Extremitäten nach sich ziehen. Von den Untergruppen der Meningokokken (A, B, C, W, Y) sind die C-Meningokokken hierzulande zwar nicht die größte, aber vom Verlauf her die gefährlichste Erregergruppe. Daher ist der Meningokokken-C-Impfstoff in die allgemeine Empfehlung aufgenommen worden. Gegen die in Europa häufigsten B-Meningokokken kann man ebenfalls impfen.
- **HPV (humanes Papilloma-Virus):** HPV-Viren werden durch Geschlechtsverkehr übertragen, spielen also ab der Pubertät eine Rolle. Einige Typen rufen Präkanzerosen im Genitalbereich hervor und führen über Vorstufen zum Gebärmutterhalskrebs. Die Impfung richtet sich gegen die gefährlichsten HPV-Stämme, die am ehesten mit Tumoren assoziiert sind. Sie wird in der Frühpubertät vorgenommen und ist nur sinnvoll, bevor der erste Geschlechtsverkehr stattfindet.

▸ **Tab. 5.2** Impfkalender (Standardimpfungen) für Säuglinge und Kleinkinder bis 2 Jahre (Empfehlungen der Ständigen Impfkommission (STIKO) am Robert-Koch-Institut, 2020/21).

Impfung	**Alter in Wochen**	**Alter in Monaten**								
	6	**2**	**3**	**4**	**5–10**	**11***	**12**	**13–14**	**15**	**16–23**
			U4		**U5**	**U6**				**U7**
Rotaviren	G1[a]		G2	(G3)						
Tetanus[b]		G1		G2		G3[c]				
Diphtherie[b]		G1		G2		G3[c]				
Pertussis[b]		G1		G2		G3[c]				
Hib[b], H. influenzae Typ b		G1		G2		G3[c]				
Poliomyelitis[b]		G1		G2		G3[c]				
Hepatitis B[b]		G1		G2		G3[c]				
Pneumokokken[b]		G1		G2		G3[c]				
Meningokokken							G1			
Masern						G1			G2	
Mumps, Röteln						G1			G2	
Varizellen						G1			G2	

Erläuterungen:
G Grundimmunisierung (in bis zu 3 Teilimpfungen G1–G3)
[a] Erste Impfstoffdosis bereits ab dem Alter von 6 Wochen, je nach verwendetem Impfstoff 2 bzw. 3 Impfstoffdosen im Abstand von mind. 4 Wochen
[b] Frühgeborene: zusätzliche Impfstoffdosis im Alter von 3 Monaten, d. h. insgesamt 4 Impfstoffdosen
[c] Mindestabstand zur vorangegangenen Dosis: 6 Monate
* Impfungen können auf mehrere Impftermine verteilt werden. MMR und V können am selben Termin oder in 4-wöchigem Abstand gegeben werden

Für die Erstimmunisierung gibt es einen **Impfplan** (▶ Tab. 5.2). Dieser wird von einer Expertengruppe (Ständige Impfkommission = STIKO) erarbeitet und den jeweiligen Notwendigkeiten angepasst. So werden unnötige Impfungen herausgenommen und nicht mehr empfohlen (z. B. Pocken, Tuberkulose), andere neu aufgenommen, wenn eine allgemeine Impfung sinnvoll ist (z. B. HiB, HPV) oder Änderungen vorgenommen (Austausch der Polio-Schluckimpfung gegen die parenterale Impfung). Die **STIKO-Empfehlungen** werden in kurzen Abständen überprüft, ggf. überarbeitet und in den Fachzeitschriften veröffentlicht, in der Regel jährlich im Sommer (aktuelle Richtlinie: www.rki.de). Diese empfohlenen Impfungen werden von den Krankenkassen bezahlt, während darüber hinausgehende Impfungen (z. B. Gelbfieber vor Fernreisen) privat zu zahlen sind.

Impfungen wurden schon immer kritisch bewertet. Hundert Jahre nach der Einführung der Pockenimpfung wurde immer noch ernsthaft behauptet, dass andere Erkrankungen wie Cholera durch die Pockenimpfung hervorgerufen würden, und es gab Ärzte, die ausgerechnet haben, dass die Bevölkerung durch die Pockenimpfung schrittweise ausgerottet werde. Inzwischen sind die Pocken ausgerottet und die Menschen leben noch. Heute kann man in alternativmedizinischen Publikationen lesen, dass AIDS, Multiple Sklerose, Autismus und vieles andere mehr eine Folge von Impfungen wären, und dass durch die vielen Impfungen das Immunsystem so weit geschwächt werde, dass die Menschheit daran zugrunde gehe. Bei genauer Betrachtung haben also die Argumentationen und Behauptungen über Hunderte von Jahren nicht gewechselt. Vorsorge gleich welcher Art wird offensichtlich von einem Teil der Bevölkerung grundlegend abgelehnt.

Davon muss man natürlich **ernsthafte Argumente gegen einzelne Impfungen** unterscheiden. So ist die Kritik an der Tuberkulose-Impfung seit Jahrzehnten vorgetragen worden, aber erst 1998 wurde endgültig entschieden, diese Impfung in Deutschland nicht mehr zu empfehlen. Vor gut 100 Jahren gab es zudem eine Art Impfeuphorie, und man stellte unkritisch vermeintliche Impfstoffe gegen mancherlei Erkrankungen her, wobei diese „Impfstoffe" oft nicht ausreichend wissenschaftlich erprobt waren (z. B. die „Scharlach-Impfung" in den 1930er-Jahren).

Die **Einführung neuer Impfungen** erfolgt mehrstufig: Nach den Voruntersuchungen wird an einer kleinen Zahl freiwilliger Personen die Verträglichkeit und Wirksamkeit geprüft. Treten schon bei der geringen Zahl der Probanden nennenswerte Komplikationen auf, hat der Impfstoff keine Chance auf Weiterentwicklung. Ist die Schutzwirkung zu schlecht oder werden zu wenige der gewünschten Antikörper gebildet, gilt dasselbe. Hat der Impfstoff eine erste Zulassung, wird bei einer großen Zahl geimpfter Personen die Verträglichkeit überprüft und laufend verfolgt, sodass dann auch seltene Komplikationen auffallen. So stellte man z. B. bei einem früheren Rotaviren-Impfstoff fest, dass es bei einer sechsstelligen Zahl von Impfungen „gehäuft" Invaginationen des Dünndarms gab, d. h., es traten in den ersten Wochen nach der Impfung mehr dieser Notfälle auf, als es spontan zu erwarten wäre, insgesamt bei einer Handvoll Kindern. Das wäre niemandem aufgefallen, wenn es nicht diese konsequente und gezielte Beobachtung gäbe.

Die Fehler der Vergangenheit darf man nicht pauschal auf die heutige Zeit übertragen. Die Zeit unqualifizierter Impfexperimente ist vorbei, und in den meisten Industrieländern gibt es sehr gute epidemiologische Zahlen, d. h., man weiß über die infektiösen Erkrankungen und ihre Komplikationen Bescheid und kann diese ins Verhältnis zu den Impfungen und ihren Folgen setzen. Insofern sind viele Vorbehalte gegen Impfungen irrational. Die Argumentation wird trotzdem oft mit sogenannten Fakten geführt, die bei genauerer Überprüfung falsch verstanden oder lückenhaft sind. So wurde in Deutschland die Komplikationsrate der Keuchhustenimpfung bis vor wenigen Jahren viel zu hoch angegeben, was auf einer fehlerhaften Begutachtung sogenannter Schadensfälle beruhte, wie man heute weiß.

5.4.2 Häufige Argumente von Impfgegnern und -skeptikern

Natürliche Krankheiten gehören zur Entwicklung des Kindes und sollten nicht unterdrückt werden

Kommentar: Bisher ist niemals nachgewiesen worden, dass z. B. Kinder sich nach einer Masernerkrankung besser entwickeln als nach der Masernimpfung. Diese Behauptung entbehrt jeder Grundlage. Der oft beschriebene „Entwicklungsschub" ist nichts anderes als die Erholung nach einer schweren Erkrankung, die auch das Gehirn betrifft. Ähnliches gilt für andere Erkrankungen. Für die normale Entwicklung eines Kindes sind diese Infektionen nicht nötig, und das Erlebnis Krankheit kann man auch mit wirklich harmlosen Erkrankungen haben.

Kinderkrankheiten wären völlig ungefährlich, wenn wir nur wieder zu einer natürlichen Lebensweise zurückkehrten

Kommentar: Diese Argumentation ignoriert völlig, dass die sogenannten Kinderkrankheiten in den Ländern mit „natürlicher" nichtindustrieller Lebensweise wesentlich komplikationsreicher verlaufen. In vielen Entwicklungsländern stellen z. B. die Masern die dritthäufigste Todesursache dar. Auch in den Industrieländern kann man Krankheitskomplikationen z. B. der Masern nicht durch eine wie auch immer geartete Lebensweise vermeiden.

Naturheilkundliche/homöopathische Behandlung kann Impfungen überflüssig machen

Kommentar: Bisher gibt es keine einzige Untersuchung, die eine solche Behauptung stützen würde. Abgesehen davon, dass kein homöopathischer Notfalldienst zur Verfügung steht, der die Krankheiten dann auf harmlose Weise „heilt", traten bei bisherigen Versuchen in diese Richtung genauso viele Komplikationen auf wie ohne Behandlung, und eine im Voraus schützende Behandlung zur Vermeidung impfpräventibler Erkrankung wird nicht einmal von Naturheilern propagiert.

Komplikationen treffen nur Geschwächte

Kommentar: Viele Komplikationen (z. B. Lähmung bei Polio, Hirnentzündung bei Masern) sind nicht vorhersehbar und treten unabhängig von individuellen Bedingungen ein. Personen mit Störungen der Abwehr oder in schlechtem Ernährungszustand etc. sollten natürlich besonders gut geschützt sein.

Impfungen schwächen das Immunsystem

Kommentar: Das Immunsystem als solches kann kaum geschwächt oder gestärkt werden, es ist viel zu komplex. Eine dauerhafte immunologische Veränderung ist bei keiner der bisher bekannten Impfungen je beobachtet worden. Bei der Masernimpfung kann es zu einer vorübergehenden Reduktion der zellulären Immunität kommen, welche jedoch wesentlich geringer ist als nach den echten Masern. Das Immunsystem reagiert auf eine Lebendimpfung in derselben Weise wie auf die echte Krankheit. Bei den Tot- oder Toxoidimpfungen reagiert das Immunsystem sogar stärker und anhaltender als nach einer echten Infektion.

Impfschäden sind häufiger als Krankheitsschäden

Kommentar: Dieses Vorurteil wird häufig benutzt. Da die Erkrankungen dank der Impfung kaum noch auftauchen, kennt z. B. fast niemand mehr Polio-Kranke aus eigener Anschauung. Dadurch bekommen die sehr seltenen Impfkomplikationen ein anderes Gewicht und werden sehr intensiv wahrgenommen. Die verhinderten Krankheitskomplikationen kann man sich als Laie nur sehr schwer bildhaft vorstellen. Insgesamt sind Impfschäden bei allen Impfungen wesentlich seltener als Krankheitskomplikationen.

Impfungen lösen Allergien aus

Kommentar: Allergische Reaktionen auf Impfstoffe sind extrem selten. Bei genauer Überprüfung bzw. Testung stellen sich meist andere Ursachen heraus. Dass allergische Erkrankungen wie Heuschnupfen oder Asthma als Impffolge entstehen können, ist immunologisch kaum denkbar und wurde auch noch niemals nachgewiesen. Es gibt sogar sehr eindeutige Untersuchungen, dass nach Plan durchgeführte Routineimpfungen das Allergierisiko etwas senken.

Mehrfachimpfungen stellen eine zu große Belastung für das Immunsystem dar

Kommentar: Die Antigenbelastung durch banale Infekte ist meist höher als bei einer Mehrfachimpfung. Im Gegensatz zu einer „natürlichen" Infektion werden vor allem bei den Totimpfstoffen nur gereinigte einzelne Antigene geimpft und nicht der gesamte Erreger. Das Immunsystem ist außerdem sehr gut in der Lage, gleichzeitig mehrere Antigene zu erkennen und immunologisch zu verarbeiten. Dies ist bei allen Impfstoffkombinationen untersucht.

Impfungen enthalten zu viele Zusatzstoffe

Kommentar: Dieses Argument ist nicht (mehr) zutreffend, denn Impfstoffe sind immer besser gereinigt, und gerade die bessere Herstellungsqualität hat z. B. bei der Keuchhustenimpfung dazu geführt, dass alle Nebenwirkungen deutlich zurückgegangen sind. Die im Beipackzettel erwähnten Stabilisatoren, Antibiotika etc. werden aus juristischen Gründen aufgeführt. In der Praxis bereiten sie nie Probleme, weil die Mengen so gering sind. So werden aus anderen Quellen (Nahrungsmitteln, Muttermilch) viel größere Mengen dieser Substanzen aufgenommen.

Impfungen werden nur durchgeführt, weil die Pharmaindustrie dahintersteckt

Kommentar: Diese Behauptung ist insofern absurd, weil die Industrie weder direkt noch indirekt entscheidet, wogegen geimpft wird. Bei jeder Impfung ist der volkswirtschaftliche Nutzen berechnet. Ein nicht impfender Arzt rechnet für die Behandlung unkomplizierter Masern mehr ab als ein normal impfender Kinderarzt für die Masernimpfung des ganzen Kindergartens. Insofern steht dieses Argument auf dem Kopf. Dass einige Impfstoffe hierzulande extrem viel teurer sind als in der Dritten Welt (teils mehr als das 100-Fache), steht auf einem anderen Blatt. Dies kann aber kein Argument gegen die Impfung sein, sehr wohl aber ein politisches Argument für eine andere Gesundheitspolitik den Impfstoffherstellern gegenüber.

! Merke

Insgesamt kann man feststellen, dass Impfungen eine extrem erfolgreiche medizinische Intervention darstellen. Sie haben dazu geführt, dass viele Krankheiten und vor allem die dadurch verursachten Schädigungen und Todesfälle aus unserem Blickfeld verschwunden sind.

Teil 2
Das kranke Neugeborene

6 Erkennen von Risikokindern

Merke

Etwa 97 % aller Kinder kommen ohne perinatale Probleme zur Welt, und in den ersten Lebenswochen treten bei 95 % der Kinder keine wesentlichen Probleme auf.

Aufgrund des hohen Anteils ambulanter Geburten und frühzeitiger Klinikentlassung haben Hebammen eine hohe Verantwortung für das Neugeborene und damit auch für die Früherkennung und Einschätzung von Krankheitssymptomen. Deshalb ist es wichtig, die Tragweite einer fehlerhaften Beurteilung oder verspäteten Behandlung zu kennen. Die meisten Erkrankungen der Neugeborenen-Periode sind bei rechtzeitiger Erkennung gut und ohne Dauerfolgen zu heilen. Bei Fehlbildungen oder manchen schwereren Erkrankungen hilft das rechtzeitige Erkennen, zusätzliche Schäden zu vermeiden.

6.1 Hinweise auf Risikogeburten bzw. -neugeborene

Komplikationen bei der Geburt kommen sehr oft nicht unerwartet. Bei der Beachtung von Warnzeichen und anamnestischen Hinweisen lassen sich viele Risikofaktoren im Voraus erkennen. Damit wird die Geburt für diese Kinder gefahrloser, denn man kann einer erwarteten Komplikation weitaus besser begegnen, als wenn man von ihr überrascht wird. Das Management während oder nach der Geburt kann dann z. B. besser geplant werden, ggf. muss die Schwangere in ein Perinatalzentrum verlegt werden.

6.1.1 Vor der Schwangerschaft bestehende Risikofaktoren

- Alter der Mutter: Ist die Schwangere jünger als 16 Jahre oder älter als 40 Jahre, steigt die kindliche Komplikationsrate bei der Geburt an, auch bei Erstgebärenden über 35 Jahren.
- Mütter mit schlechtem sozialen Status
- Alkohol-, Nikotin- oder Drogenabusus
- Unterernährung
- Spontane (Spät-)Aborte, vorangegangene Frühgeburten und perinatale Probleme bei früheren Kindern bedeuten ein erhöhtes Risiko.
- Akute und vor allem chronische Krankheiten der Mutter: Diabetes mellitus, Asthma, Herz- und Kreislauferkrankungen, Thrombophilie, Epilepsie, Autoimmunerkrankungen und Erbkrankheiten wie Mukoviszidose erhöhen das perinatale Risiko für das Kind. Risiken können auch von Medikamenten ausgehen, die die Mutter wegen dieser Erkrankungen während der Schwangerschaft einnehmen muss (Kap. 26).

6.1.2 Risikofaktoren und pathologische Befunde während der aktuellen Schwangerschaft

- Mehrlingsschwangerschaft: Typische Probleme sind erhöhte Frühgeburtenrate, gehäuftes Auftreten von Untergewicht, häufiger Fehllagen, erhöhte Asphyxiegefahr bei den nachkommenden Mehrlingen. Die Sterblichkeit bei Zwillingen ist 4- bis 10-mal so hoch wie bei Einlingen.
- dystrophe oder makrosome Kinder
- Infektionen
- EPH-Gestose
- Plazentainsuffizienz: gehäuftes Auftreten von Dystrophie, Asphyxie
- Zervixinsuffizienz/vorzeitige Wehen
- Medikamente, Rauchen, Alkohol, Drogen
- bekannte oder vermutete Fehlbildungen und Erkrankungen des Fetus
- Oligohydramnion: Lungenhypoplasie, Arthrogryposis, Nierendysplasie
- Polyhydramnion: Ösophagusatresie, andere Atresien im Magen-Darm-Trakt, neuromuskuläre Erkrankungen (Schluckstörung).

6.1.3 Risikofaktoren bei der Geburt

- Unreife
- Übertragung
- Plazenta: Lageanomalien, vorzeitige Lösung
- Nabelschnur: Umschlingung, Abriss, Vorfall, Knoten
- Geburtsmodus: Forzeps, Vakuumextraktion, Sectio
- pathologisches CTG bzw. Hinweis auf perinatale Asphyxie, pathologischer Dopplerbefund
- Geburtsdauer: Eine protrahierte Geburt erhöht das Risiko der Asphyxie, Hypoglykämie und Infektionsgefahr. Sturzgeburt: erhöhtes Risiko der Hirnblutung
- vorzeitiger Blasensprung: Infektion, besonders mit B-Streptokokken
- Fieber der Mutter unter der Geburt bzw. Amnioninfektionssyndrom: meist erhöhte Infektionsgefahr mit verschiedenen Erregern
- Fruchtwasser: grün: Gefahr von Mekoniumaspiration und Infektionen; gelb: Hyperbilirubinämie, Hydrops; stinkend: Infektion
- Verabreichung von Schmerzmitteln/Narkotika an die Mutter

6.2 Beachtenswerte klinische Symptome beim Neugeborenen

6.2.1 Apathie

Reagiert das Neugeborene nicht auf Umgebungsreize, lässt es sich nicht wecken und wacht es auch durch Hunger nicht auf (verhält es sich also apathisch), so ist dies ein ganz allgemeines Krankheitszeichen, das auf vielerlei Störungen hinweisen kann. Daher ist immer eine gründliche Untersuchung des Kindes angezeigt. Apathie ist ein häufiges Symptom bei Atemnotsyndrom, Sepsis, Stoffwechselerkrankungen, Hyperbilirubinämie, Sauerstoffmangel durch vielerlei Ursachen, Anämie und vielen neurologischen Erkrankungen.

6.2.2 Unruhe

Bei Neugeborenen beobachtet man dieses Symptom nicht selten. Erscheint das Kind sehr unruhig und ist nicht zufriedenzustellen, stecken meist banale Ursachen dahinter (Hunger, Wundsein etc.). Wenn sich aber keine Ursache finden lässt oder das Neugeborene auffällig **hochfrequent oder schrill schreit**, ist eine Abklärung nötig. Selten kann eine Hirnhautentzündung oder eine andere schwere Erkrankung dahinterstecken. Bei älteren Säuglingen ist dieses Zeichen wichtiger.

6.2.3 Atemsynchrone Einziehungen am Thorax

Bei allen Atemnotzuständen, vor allem beim Atemnotsyndrom, gibt der noch weiche Thorax des Neugeborenen bei der Einatmung nach, sodass an verschiedenen Stellen atemsynchrone Einziehungen entstehen. Besonders gut lässt sich dies am Brustbein beobachten, auch zwischen den Rippen und am Hals. Einziehungen bedeuten, dass das Kind sehr viel Kraft für die Atmung verwendet und damit wenig erreicht, sodass mit Erschöpfung zu rechnen ist, vor allem bei Frühgeborenen. Aus diesem Grunde sollten alle Kinder, die ein erhöhtes Risiko für ein Atemnotsyndrom oder andere Atemstörungen haben (z. B. Kinder diabetischer Mütter), in den ersten Lebensstunden im Inkubator überwacht werden, damit man die äußeren Zeichen der Ateminsuffizienz frühzeitig genug feststellen kann.

6.2.4 Schnelle Atmung (Tachypnoe)

Eine beschleunigte Atmung ist ebenfalls ein unspezifisches Symptom. Die normale Atemfrequenz des Neugeborenen liegt in Ruhe bei 40 bis 50/Min., kann aber beim Schreien sehr stark ansteigen.

Cave

- **Wenn die Ruhe-Atemfrequenz über 60/Min. steigt, muss das Kind kontinuierlich überwacht werden.**
- **Wenn die Atemfrequenz 100/Min. erreicht hat, liegt ein Notfall vor, der eine unmittelbare intensivmedizinische Versorgung erfordert.**

Dann sind die Kinder meist auch erkennbar dyspnoisch und haben andere Zeichen des Sauerstoffmangels. Eine Tachypnoe kann auf ein Atemnotsyndrom, eine Pneumonie bzw. Sepsis, vor allem durch Streptokokken (Kap. 24.7.12), auf Fehlbildungen der Atemwege, Pneumothorax und andere akute Erkrankungen der Atemwege sowie Herzfehler hinweisen. Seltene Ursachen sind Stoffwechselerkrankungen und Skelettfehlbildungen.

6.2.5 Atempausen (Apnoen)

Treten bei einem reifen Kind Atempausen von mehr als 15 Sekunden auf oder sieht das Kind während der Atempausen blass, grau oder zyanotisch aus, sollte eine sofortige weitere Abklärung erfolgen.

6.2.6 Stöhnen

Ist beim Ausatmen ein Stöhnen zu hören, atmet das Neugeborene gegen die verengten Stimmritzen aus. Dadurch wird bei der Ausatmung der Druck in den Atemwegen erhöht. Stöhnen ist ein Zeichen von schwerer Atemnot. Ursache ist meist eine Lungenentzündung oder ein Atemnotsyndrom.

6.2.7 Stridor

Pfeifgeräusche bei der Ein- oder Ausatmung weisen auf Einengungen der Atemwege hin. Heiserkeit spricht für ein Problem der Stimmbänder, das bald abgeklärt werden sollte.

> **Cave**
>
> **Läuft die Einatmung ruckartig mit Stopps ab oder ist eine Zyanose zu beobachten, handelt es sich um einen Notfall.**

6.2.8 Gelbes Aussehen

Erscheint das Kind bereits in den ersten zwei Lebenstagen sichtbar gelb, so liegt meist ein pathologischer Ikterus vor (Kap. 20.5). Dieser kann direkt ausgelöst sein oder auf anderen Erkrankungen, z. B. Sepsis, Stoffwechselstörungen und Fehlbildungen, beruhen.

6.2.9 Blaues Aussehen (Zyanose)

Periphere Zyanose: Hände und Füße sehen tiefblau aus, manchmal auch der Kopf und/oder das Munddreieck. Der Körper ist jedoch mehr oder weniger rosig. Oft liegen nur harmlose Ursachen wie Polyglobulie oder Auskühlung vor. Aber auch eine Sepsis kann zunächst eine solche Hautfärbung verursachen, vor allem wenn gleichzeitig eine Pneumonie vorliegt.

Zentrale Zyanose: Das ganze Kind erscheint blau, also auch der Körper und die Zunge. Hier liegt eine allgemeine Unterversorgung des Körpers mit Sauerstoff vor, z. B. bei zyanotischen Herzfehlern, zentraler Atemdepression, Lungenerkrankungen, die den Gasaustausch behindern, oder Fehlbildungen. Hier muss unverzüglich eine weitere Abklärung erfolgen.

6.2.10 Petechien (punktförmige Hauteinblutungen)

Nach schwierigen Geburten sind Petechien und eine Stauungszyanose am Kopf häufig, sie haben keine klinische Bedeutung. Nehmen die Petechien aber zu, treten sie in verschiedenen Körperregionen auf oder sind größere Hautblutungen zu beobachten, muss unverzüglich eine weitere Diagnostik durchgeführt werden (Kap. 19.6).

6.2.11 Hautausschläge

Bei sehr vielen Neugeborenen ist das harmlose Neugeborenenexanthem (Erythema toxicum) zu beobachten (Kap. 3.4.3), bei dem stecknadelkopfgroße gelbliche Erhebungen mit rotem Hof in wechselnder Lokalisation auftreten.

Alarmzeichen sind schlaffe Bläschen mit weißlich grauem, rahmigem Inhalt, die leicht platzen. Sie sind ein Hinweis auf eine Infektion mit Eitererregern (Staphylokokken, Kap. 24.7.10).

Gruppiert stehende millimetergroße weißliche Bläschen auf der Haut und den Schleimhäuten können auf eine Herpesinfektion hinweisen (Kap. 24.6.5).

6.2.12 Blassgraues Aussehen

Das erste diskrete Zeichen ist meist ein blasses Munddreieck. Wenn weitere Teile des Körpers betroffen sind oder das ganze Kind blassgrau aussieht, liegt meist eine **ernste Gesundheitsstörung** vor. Ursache dieses Aussehens ist eine verminderte Hautdurchblutung. Sie kann entweder durch eine verminderte Blutmenge bedingt sein oder durch eine Zentralisierung des Kreislaufs. Daher hat man primär an folgende Erkrankungsgruppen zu denken:

- **Anämie** (Kap. 19.2), vor allem bei einem Hb unter 13 mg%.
- **Hypoxämie** (Sauerstoffmangel): Bei manchen Fehlbildungen von Herz und Kreislauf kann es zu einer Zentralisation des Kreislaufs oder einer Minderdurchblutung mit und ohne gleichzeitige Zyanose kommen, wobei das Kind dann eher blass aussieht. Auch zentrale Atemstörungen, z. B. nach Hirnblutungen, oder Fehlbildungen können die Ursache sein.
- **Sepsis:** Dabei kann es zu ausgeprägten Störungen der Mikrozirkulation kommen. Ein typisches Zeichen sind weiße „Fingerabdrücke", die nach dem Anfassen des Kindes für einige Sekunden sichtbar bleiben.
- **Hypoglykämie**
- **Stoffwechselerkrankungen**, vor allem bei dadurch bedingter Azidose (z. B. Galaktosämie, Kap. 21.2.2).

6.2.13 Schlechte Kapillardurchblutung

Werden die Blutgefäße in der Haut an der Stirn, am Brustbein oder an der Schienbeinvorderkante mit dem Druck des Fingers leergepresst/ausgestrichen, dann füllt sich die Haut bei guter Durchblutung wieder innerhalb von 2 bis 3 Sekunden. Bleibt der „Fingerabdruck" länger bestehen, d. h., dauert es länger, bis die Gefäße wieder gefüllt sind und die Haut genauso wie die Umgebung aussieht, so ist dies ein wichtiger Hinweis auf eine Durchblutungsstörung, z. B. bei Sepsis oder Zentralisation aus anderer Ursache (Herzfehler).

6.2.14 Erbrechen

Erbrechen muss von Spucken unterschieden werden. Kleinere Nahrungsmengen werden von fast allen Kindern wieder gespuckt, und ein Nahrungsfleck von ca. 5 cm Durchmesser auf der Kopfwindel ist ohne Bedeutung. Wenn jedoch ganze Mahlzeiten erbrochen werden, vor allem mehrmals hintereinander, ist eine Ursachenabklärung nötig.

- Erfolgt das Erbrechen unmittelbar nach der Mahlzeit, kann eine Fehlbildung im Kehlkopf/Ösophagusbereich vorliegen, vor allem wenn die Nahrung gänzlich unverdaut ist.
- Wenn bereits angedaute Nahrung erbrochen wird, ist dies seltener ein Hinweis auf eine Fehlbildung, sondern meist ein unspezifisches Zeichen, das auf eine andere Gesundheitsstörung (z. B. bakterielle Allgemeininfektion, neurologische Erkrankung) hindeutet, es kann aber auch bei Atresien in den unteren Darmabschnitten ein wegweisendes Symptom sein. In diesem Falle ist der Bauch gleichzeitig massiv gebläht.
- Galliges Erbrechen bedarf immer einer weiteren Untersuchung.
- Blutiges/hämatinhaltiges Erbrechen wird meist durch Verschlucken mütterlichen Blutes (während der Geburt oder beim Stillen durch Rhagaden) verursacht.

Wiederholtes Erbrechen muss abgeklärt werden. Weitere Beobachtungen sind wichtig, um der Ursache näher zu kommen.

Bei sehr häufigem Erbrechen kann durch die fehlende Magensäure ein Ungleichgewicht bei den Salzen bzw. im Säure-Basen-Haushalt entstehen.

6.2.15 Geblähtes/ausladendes Abdomen

Bei Neugeborenen in den ersten Lebenstagen sind stärkere Blähungen ungewöhnlich. Wenn der Bauch sehr aufgetrieben ist, muss an eine Fehlbildung gedacht werden. Atresien am Anfang und Ende des Gastrointestinaltraktes werden meist direkt nach der Geburt erkannt. Bei Dünndarmatresien (Kap. 14.3) führt dagegen oft erst der aufgetriebene Bauch auf die richtige Spur. Wenn zusätzlich eine zunehmende Trinkunlust oder Erbrechen und geringe Stuhl-/Mekoniummengen beobachtet werden, sind dies weitere Alarmzeichen.

Eine Flankenrötung, eine vermehrte Venenzeichnung der Bauchhaut und eine livide oder dunkle Verfärbung des Bauches weisen auf eine Bauchfellentzündung hin. Eine sofortige ärztliche Untersuchung ist nötig.

6.2.16 Nabelveränderungen

Eine Rötung und Schwellung der Haut um den Nabel sowie eitriges Sekret oder ein stuhlartiger Geruch weisen auf eine Nabelinfektion hin. Sollte der Nabel ständig nässen, kann eine Fistel zur Blase bestehen.

6.2.17 Blutbeimengungen zum Stuhl

Sie bedürfen in jedem Fall der Abklärung. Mögliche Ursachen sind Analrhagaden, Darminfektionen und im schlimmsten Fall eine nekrotisierende Enterokolitis (Kap. 14.8). Jenseits der Neugeborenenperiode sind kleinere Blutbeimengungen im Stuhl meist harmlos und können auf eine Nahrungsmittelunverträglichkeit hinweisen, besonders auch bei gestillten Kindern.

6.2.18 Krampfanfälle

Krampfanfälle sind plötzlich auftretende Zustandsveränderungen der neurologischen Funktionen. Typisch für Anfälle sind rhythmische Zuckungen der Extremitäten, oft an mehreren Extremitäten synchron. Sie sind von normalen Zuckungen zu unterscheiden, welche fast alle Neugeborene haben. Diese harmlosen, Myokloni genannten Zuckungen kommen in der Regel im Schlaf vor. Sie wirken wie Schreckreaktionen und betreffen nie mehrere Extremitäten in genau gleicher Weise.

Auch Zittrigkeit ist ein häufig beim Neugeborenen beobachtetes Phänomen, das meist keine krankhafte Ursache hat. Jedoch sollten Hypoglykämie und Elektrolytstörungen ausgeschlossen werden.

Es gibt ferner subtile Neugeborenenkrämpfe, bei denen nur geringe stereotype Muster erkennbar sind, z. B. Blinzeln, Lidflattern, starrer Blick, Schmatzen (Kap. 15.8).

Zur Unterscheidung müssen die beobachteten Phänomene genau beschrieben werden.

- Bei **Krampfanfällen** haben die Zuckungen eher eine langsame Frequenz (2 bis 3/Sekunde), eine schnelle und eine langsame Komponente und lassen sich durch Festhalten nicht unterbrechen. Häufig sind bei Krampfanfällen auch Veränderungen der Vitalparameter zu beobachten (Tachykardie, Änderung des Atemrhythmus, Blässe, Zyanose).
- Bei **Zittrigkeit** ist die Oszillationsfrequenz eher schnell (5 bis 6/Sekunde). Zittrigkeit und harmlose Myoklonien sind z. B. durch laute Geräusche auslösbar, durch Festhalten unterbrechbar und die Vitalparameter bleiben stabil.

6.2.19 Muskelspannung (Tonus)

Das Neugeborene bewegt seine Muskulatur spontan. Werden z. B. einzelne Extremitäten nicht oder kaum bewegt, oder ist der „Widerstand“ bei passiver Bewegung erniedrigt oder erhöht, kann dies ein Hinweis auf eine ernste Erkrankung sein.

- **verminderte Muskelspannung:** Erschöpfung, Sauerstoffmangel aus unterschiedlichster Ursache, Sepsis, bei lokalisiertem Befund echte oder scheinbare Lähmung
- **vermehrte Muskelspannung:** Schmerzen, neurologische Störungen, Folgeerscheinungen von Hirnschädigungen, Opisthotonus (Überstrecken) bei Meningitis

6.2.20 Trinkstörungen

Trinkstörungen kommen häufig vor. Ein gesundes Neugeborenes wird aber ab dem 2. Lebenstag zunehmend und mit Appetit trinken. Die Trinkmenge ist allerdings nicht jedes Mal gleich, sodass **eine** nicht oder schlecht getrunkene Mahlzeit nicht bedeutsam ist, wenn die nächste wieder normal ausfällt. Trinkt dagegen das Neugeborene **mehrere Mahlzeiten nacheinander** nicht, so fühlt es sich aus irgendeinem Grund nicht wohl. Trinkschwäche ist eine sehr häufige vorübergehende Begleiterscheinung bei der Neugeborenen-Gelbsucht. Ansonsten muss immer eine genaue Untersuchung und weitere Beobachtung des Kindes erfolgen. Trinkschwäche ist ein so allgemeines Zeichen, dass es bei fast allen Erkrankungen und zahlreichen Fehlbildungen vorkommt, sodass man aus diesem Symptom allein keinerlei Rückschlüsse auf die Ursache ziehen kann, sondern immer andere Zeichen mit herangezogen werden müssen.

6.2.21 Zunahme des Kopfumfangs

Ein sehr starker Anstieg des Kopfumfangs bedeutet meist, dass ein erhöhter Druck im Schädel vorliegt. Dies kann ein Hinweis auf einen Hydrozephalus (Kap. 15.2) sein. Vor allem bei Kindern mit Myelomeningozele (Kap. 15.3) kann nach dem operativen Verschluss der Fehlbildung der Hirndruck stark ansteigen. Bei sonst gesunden Kindern ist eine schnelle Zunahme des Kopfumfanges oft das erste Zeichen einer B-Streptokokken-Meningitis (Kap. 24.7.12), wobei dann allerdings rasch weitere klinische Zeichen wie Trinkschwäche und allgemeine Infektionszeichen folgen. Die Beurteilung des Kopfumfangs ist in den ersten Lebenstagen nicht immer einfach, wenn eine ausgeprägte Geburtsgeschwulst vorlag.

6.2.22 Temperaturinstabilität

Subfebrile Temperaturen (> 37,5 °C) und Fieber sind bei Neugeborenen ein seltenes Infektionszeichen. Untertemperatur unter 36,5 °C rektal oder unter 36 °C Hauttemperatur ist häufig ein Frühsymptom von Infektionen. Temperaturinstabilität sollte daher immer ernst genommen werden.

6.3 Erstmaßnahmen bis zum Eintreffen des Kinderarztes

Jedes Neugeborene, das verdächtige Symptome entwickelt, muss unverzüglich einem Kinderarzt vorgestellt werden. ► **Tab. 6.1** fasst die Maßnahmen zusammen, die in der Geburtsklinik bis zum Eintreffen des Kinderarztes ausgeführt werden sollten.

► **Tab. 6.1** Erstmaßnahmen bis zum Eintreffen des Kinderarztes.

Alarmsymptom	Maßnahmen
Apathie	BGA; BZ, Bilirubin, Überwachung mit Pulsoxymeter
Unruhe	BZ, BGA
thorakale Einziehungen	BGA; BZ, Überwachung mit Pulsoxymeter
Tachypnoe	BGA; BZ, Überwachung mit Pulsoxymeter*
Apnoen	BGA; BZ, Überwachung mit Pulsoxymeter*
Stöhnen	BGA; BZ, Überwachung mit Pulsoxymeter*
Stridor	Überwachung mit Pulsoxymeter
Ikterus	Bilirubin
Zyanose	BGA; BZ, Überwachung mit Pulsoxymeter Blutdruck am Bein und rechten Arm*
Petechien	*
blassgraues Aussehen	BGA; BZ, Überwachung mit Pulsoxymeter*, evtl. Laktat
Erbrechen	BGA, BZ, evtl. Magensonden*
Krampfanfälle	BGA, BZ, Elektrolyte*
schlechte Kapillarfüllungszeit	BGA; BZ, Überwachung mit Pulsoxymeter, Blutdruck am rechten Arm und am Bein, evtl. Laktat*
Muskelhypotonie	BZ, BGA*
Muskelhypertonie	*
Temperaturinstabilität	*

* bei langer Zeitspanne, bis das neonatologische Team eintrifft: Blutbild, CRP
BGA = Blutgasanalyse; BZ = Blutzuckerkontrolle

7 Erstversorgung und Reanimation des kranken Neugeborenen

Thomas Strahleck

Oberste Prinzipien

- **Kein falscher Ehrgeiz,** alles alleine zu können: Frühzeitig mögliche Hilfe holen und in Anspruch nehmen!
- **Keine Hektik:** Bei funktionierenden Geräten und guter Vorbereitung und Übung ist auch keine Hektik nötig!
- **Klare Aufgabenverteilung:** Wer „gibt das Kommando"? Wer assistiert? Wer führt Protokoll? Dies erleichtert die Orientierung, erspart späteres Rückfragen und auch Vorwürfe.
- **Gute Informationspolitik:** Erfragen und Einholen der relevanten Vorbefunde. Fragen nach Vorerkrankungen, Schwangerschaftsrisiken und Medikamenten. Welche Maßnahmen könnten sich daraus ergeben? Wer ist noch hinzuzuziehen (Kinderchirurg, Kardiologe)? Werden spezielle Materialien/Geräte/Medikamente benötigt?
- **Gute Kommunikation:** Pläne, Arbeitshypothesen und Gedanken aussprechen, „alle ins Boot holen", wichtige Gedanken und Bedenken laut aussprechen.
- **Gute technische Vorbereitung:** Geräte, Verbrauchsmaterial, Blutkonserven etc.
- Möglichst vor der Geburt Gespräch mit den Eltern, um sich vorzustellen und die Situation nach der Geburt anzusprechen. Laufende Information und Einbeziehung der Eltern.

7.1 Ziele der Erstversorgung

Primäres Ziel ist die Unterstützung der physiologischen Umstellungsvorgänge:

- Entfaltung und Eröffnung der Lungen durch Freimachen und Offenhalten der Atemwege
- Der fetale Kreislauf muss auf den postnatalen Kreislauf umgestellt werden. Entscheidend ist dabei die gute Lungendurchblutung, indem sich die Blutgefäße in der Lunge öffnen.
- Der Blutfluss aus dem Herzen in den Körper muss ausreichen und alle Organe und Gewebe müssen durchblutet und mit Sauerstoff versorgt werden.
- Der Sauerstoffgehalt in Blut und Gewebe muss auf die postnatalen Werte ansteigen, dies geschieht durch einen angemessenen Gasaustausch in den Lungenbläschen.
- Es muss sichergestellt werden, dass der Verbrauch von Sauerstoff und gespeicherten Nährstoffen (vor allem Glukose) geringgehalten wird.
- Vermeidung von Wärmeverlusten
- Die Mutter/Eltern-Kind-Bindung muss etabliert werden.

7.2 Organisatorische Voraussetzungen

Bei guter Betreuung durch Hebammen und Frauenärzte in der Schwangerschaft lässt sich ein **Risiko für das Neugeborene** oft anhand der Vorgeschichte erkennen. Die Planung des Geburtsortes muss dieses Risiko berücksichtigen. In Deutschland wird dies durch die Empfehlungen der Fachgesellschaften geregelt. Ist die Notwendigkeit einer neonatologischen Versorgung des Neugeborenen in einer Kinderklinik, eine Intensivbehandlungsbedürftigkeit oder die Notwendigkeit einer kinderchirurgischen Behandlung zu erwarten, so sind Einrichtungen zu wählen, die über die entsprechenden personellen, fachlichen und organisatorischen Möglichkeiten verfügen.

Die voraussehbaren Risiken werden erheblich vermindert, wenn die Schwangere **vor der Geburt** in ein solches Zentrum verlegt wird. Nur eine akute vitale Bedrohung von Mutter oder Kind rechtfertigt die Notfallversorgung in einer nicht für entsprechende Risikogeburten ausgestatteten Einrichtung. Bei der Planung von Hausgeburten sollen Eltern darauf hingewiesen werden, dass Reanimationsmaßnahmen aufgrund der schwierigen Verfügbarkeit im häuslichen Umfeld nicht in vollem Umfang durchgeführt werden können.

Selbstverständlich ist es für die Hebammen Pflicht, genau zu wissen, wo und in welcher Form Hilfe zur Verfügung steht und wie diese Hilfe schnell zu erreichen ist.

Zusatzinfo

Leitlinien bezüglich der Versorgung von Neugeborenen (www.awmf.org):

- 024–002 Verlegung von Früh- und Reifgeborenen in Krankenhäuser der adäquaten Versorgungsstufe
- 024–003 Neugeborenen-Transport
- 024–005 Betreuung des gesunden reifen Neugeborenen in der Geburtsklinik
- 024–006 Betreuung von Neugeborenen diabetischer Mütter
- 024–007 Hyperbilirubinämie des Neugeborenen – Diagnostik und Therapie
- 024–008 Bakterielle Infektionen bei Neugeborenen
- 024–011 Zerebrale Anfälle beim Neugeborenen
- 024–012 Neugeborenen-Screening auf angeborene Stoffwechselstörungen und Endokrinopathien
- 024–020 Sepsis bei Neugeborenen – frühe Form – durch Streptokokken der Gruppe B, Prophylaxe
- 024–022 Vitamin-K-Mangel-Blutungen bei Neugeborenen, Prophylaxe
- 024–027 psychosoziale Betreuung von Familien mit Früh- und Neugeborenen
- 087–001 strukturelle Voraussetzungen der perinatologischen Versorgung in Deutschland, Empfehlungen

7.3 Personelle Voraussetzungen

Bei Geburten mit kindlichen Risikofaktoren sollte mindestens eine in der Reanimation von Neugeborenen erfahrene Person anwesend sein. Ist das Kind kritisch oder reanimationsbedürftig, soll diese sich dann nur um das Kind kümmern und darf nicht auch noch für die (Notfall-)Versorgung der Mutter zuständig sein.

Bei **Risikoschwangerschaften/-geburten** ist die Anwesenheit dieser Person(en) gefordert. Optimal sind eine frühzeitige Information und gemeinsame Planung mit den Kinderärzten, damit eine gute Versorgung des Kindes gewährleistet ist. Bei extremer Frühgeburtlichkeit oder schwerwiegenden Fehlbildungen sollten zwei besonders erfahrene Neonatologen/Kinderärzte anwesend sein.

Für eine ordnungsgemäße und damit erfolgreiche Erstversorgung bei Risiko-Neugeborenen oder eine Reanimation muss man **mindestens zu zweit** sein (Arzt und Hebamme/Schwester). Die betreffende „Assistenzperson“ kann nur dann wirklich von Nutzen sein, wenn sie die Maßnahmen und Geräte kennt. Hilfreich ist, wenn zusätzlich jemand da ist, der Material zureichen und das Protokoll führen kann und die Räumlichkeiten kennt (Wo ist das Blutgasanalysegerät?, Wo ist die Notfallkonserve?).

Briefing/Planung: Das behandelnde Team soll sich möglichst **vor der Geburt** absprechen und dabei das Vorgehen und die Verteilung der Aufgaben und die einzelnen Schritte und nach ihrer Wichtigkeit ihre Reihenfolge planen.

Eine Reanimation kann **nur in Ruhe** gelingen. Wenn der Betreffende (z. B. Kinderarzt) unter Stress gesetzt wird (unzureihende äußere Bedingungen, zahlreiche kommentierende Zuschauer etc.), kann kaum eine optimale Versorgung des Neugeborenen gelingen.

Eine besondere Bedeutung kommt der Betreuung der Eltern zu. Es ist wichtig für Eltern, zu wissen und zu verstehen, was geschieht. Deswegen sollten anwesende Eltern möglichst durch eine zusätzliche Person begleitet werden. Ungünstig ist, wenn Eltern einfach bei einer Reanimation „dazugestellt“ oder umgekehrt einfach „außen vor gelassen“ werden, ohne dass ihnen erklärt wird, was geschieht. Hier soll im Team geklärt werden, wer sich um die Eltern kümmert. Dies sollte nach Möglichkeit nicht dem reanimierenden Kinderarzt überlassen werden, der seinen Fokus auf die medizinischen Maßnahmen richten muss.

Häufig wird in der Aufregung vergessen, **Protokoll** zu führen. Hinterher weiß dann keiner mehr, wann womit begonnen wurde und wann was gegeben wurde. Protokollblätter können und sollten vorbereitet sein, in Notfall genügt irgendein Zettel, wenn nichts anderes zur Verfügung steht. Alle wichtigen Informationen brauchen nur stichwortartig (Uhrzeit, Maßnahme, Menge eines verabreichten Medikamentes, Zustand und Vitalparameter des Kindes etc.) festgehalten zu werden. Für die Reinschrift ist später Zeit.

Wer bei Notfallsituationen an der Versorgung von Neugeborenen (ob hauptverantwortlich oder als Assistenzperson) beteiligt sein könnte, sollte regelmäßig mindestens jährlich die Reanimation **an Modellen trainieren**. Da Notfallsituationen auch bei jeder normalen Geburt unvorhergesehen eintreten können, betrifft dies alle bei der Geburt beteiligten Personen. Das gemeinsame Training ganzer Teams an Simulatoren wird in größeren Zentren zunehmend angeboten. Dabei werden nicht nur die Reanimationsalgorithmen geübt, sondern auch die Kommunikation der einzelnen Teammitglieder miteinander. Die **funktionierende Zusammenarbeit** ist entscheidend für den Erfolg einer Reanimation.

Debriefing: Regelmäßige Nachbesprechungen (**Debriefings**) von kritischen Situationen sollen in gegenseitig wertschätzender Atmosphäre erfolgen. Dabei liegt der Fokus nicht darauf, einen Schuldigen für Missverständnisse oder Fehler zu finden. Wichtig ist vielmehr anzusprechen, was gut verlief und wo die Ursachen von Problemen zu finden sind, damit diese in Zukunft vermieden werden können.

7.4 Apparative Voraussetzungen

Generell sollte die Reanimationseinheit ständig vorbereitet, überprüft und vorgewärmt sein, sodass eine sofortige notfallmäßige Versorgung eines gefährdeten Neugeborenen oder eines Frühgeborenen jederzeit erfolgen kann, ohne dass wichtige Zeit verloren geht, weil z. B. das Absauggerät nicht zusammengebaut ist.

7.4.1 Allgemeine räumliche Bedingungen und Voraussetzungen in der Geburtsklinik

- **Raum, in dem die Erstversorgung oder Reanimation stattfinden soll: Ständig vorgewärmter Raum** ohne Zugluft und Luftströme durch Klimaanlagen, Türen und Fenster geschlossen halten, Durchgangsverkehr vermeiden. Die Temperatur soll 23 bis 25 °C betragen, bei der Versorgung Frühgeborener über 25 °C. Möglichst keine kalten Gebäudeaußenwände oder großen Fensterflächen.
- **Reanimationseinheit: ständig vorgeheizt!** Heizstrahler, Wärmematratze, Beleuchtung, Uhr.
- **Sauerstoff:** Wenn ein Wandanschluss bereitsteht, müssen das Reduzierventil und bei Sauerstoffflaschen der Restinhalt überprüft werden.

Merke
Faustregel: Inhalt der Flasche in Litern x 10 = Zeitraum in Minuten, für den die Flasche mindestens ausreicht.

- **Apparative Möglichkeit CPAP und ggf. zusätzlich zu verabreichende Atemhilfe:** Perivent® oder ein T-Stück mit PEEP-Ventil mit kontinuierlichem Gasfluss einschließlich der Möglichkeit der Sauerstoff-Feindosierung über einen **Sauerstoffmischer** oder alternativ Neugeborenen-Beatmungsgerät einschließlich Zubehör. Das Personal, das diese Geräte bedient, muss eingewiesen sein. Die Geräte müssen regelmäßig überprüft werden.
- **Absaugung:** Wenn ein Wandanschluss mit Vakuum zur Verfügung steht, muss die Funktion des Reduzierventils überprüft werden, um keinen zu großen Sog auszuüben. Wenn Absauggeräte mit eigenem Sog verwendet werden: Funktion sicherstellen. Genügend Absaugkatheter in verschiedenen Größen bereithalten! Für den Notfall (Ausfall des Absauggerätes) sollte auch eine Sekretfalle zur Mundabsaugung zur Verfügung stehen.
- **Warme Tücher** sind in ausreichender Anzahl notwendig (das Äußerste muss immer trocken sein), um Auskühlung zu verhindern. Kleine

Frühgeborene werden bis auf das Gesicht in einen Folienbeutel eingebracht, um Auskühlung durch Luftzug und Verdunstung zu vermeiden. Mützchen für den Kopf bereithalten. Der Kopf hat bei Neugeborenen eine verhältnismäßig sehr große Fläche, sodass das Kind auch hier sehr viel Wärme verlieren kann.

- **Monitor mit EKG und Pulsoxymeter** zur Messung der transkutanen Sauerstoffsättigung, der Herzfrequenz und des Blutdrucks.

7.4.2 Geräte und Inhalt des Notfallkoffers

- **Stethoskop:** von der Größe her geeignet für Neugeborene, desinfiziert
- **Baby-Beatmungsbeutel** mit Ventil (möglichst auch PEEP-Ventil), Maske und Sauerstoffreservoir. Bei der Überprüfung auf die richtige Funktion des Ventils achten, Dichtigkeit überprüfen. Zur Vermeidung von Druckschäden an der Lunge sollte das Ventil einstellbar sein.
- **Atemmasken:** Zum Ambubeutel müssen passende Atemmasken bereitliegen (Größe 0 bis 2). Am besten geeignet sind runde weiche Masken aus Silikon.
- **Laryngoskop:** Gerade Spatel verschiedener Größen. Lampe und Zusammenpassen von Spatel und Griff bzw. festen Sitz des Spatels überprüfen! Akkugeräte werden oft nicht regelmäßig genug geladen, Batterien werden oft vergessen. Batteriegeräte versagen meist allmählicher und langsamer als Akkugeräte. Immer Ersatz für Spatel, Birnchen und Laryngoskopgriff gewährleisten! Zu empfehlen ist die Anwendung eines **Videolaryngoskops** mit den Spateln in der für Neugeborene geeigneten Größe. Die Intubation ist einfacher und verläuft meist schneller und häufiger erfolgreich.
- **Magill-Zange** zur Einführung des Endotrachealtubus
- **Larynxmaske** Größe 1
- **Bohrer** für intraossäre Kanülen zur Anlage eines Notfallzugangs, falls Venenpunktionen/Nabelzugang nicht gelingen (▶ **Abb. 7.1**), einschließlich der für Neugeborene geeigneten Intraossär-Nadeln (15 mm, rosa)
- **Kaltlicht** zur Diagnose eines Pneumothorax

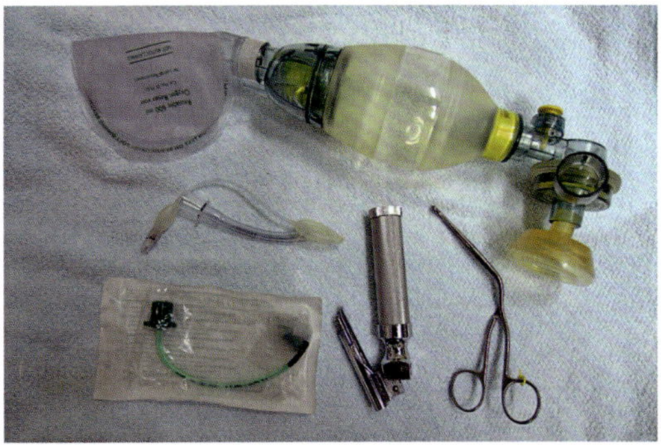

▶ **Abb. 7.1** Reanimationsbesteck. (Dr. Thomas Strahleck)

Verbrauchsmaterial

- Pflaster zum Fixieren von Infusion, Tubus etc.
- Schere
- Spritzen, Kanülen
- Infusionssysteme, Perfusorspritzen, Dreiwegehähne
- Monitorelektroden, Sensoren für Pulsoxymeter, (Einweg-)Blutdruckmanschetten
- Für Neugeborene geeignete Kapnographie oder kalorimetrischer CO_2-Detektor (z. B. Pedicap®)
- Tuben der Größen 2,0 mm (CH 10) bis 3,5 mm (CH 16), jeweils mit und ohne Surfactant-Kanal
- Absaugkatheter CH 5 bis CH 10
- Magensonde 1,0 mm und 1,5 mm
- Abstrich- und Blutkulturmaterial
- Nabelklemmen
- Set für Nabelvenen-/-arterienkatheter, Katheter CH 3,5 und CH 5
- Venenverweilkanülen 24 G, 26 G
- Set für Pleuradrainagen
- Kapillaren für die Blutgasanalyse
- Desinfektionsmittel, nichtalkoholisch (wegen der Gefahr toxischer Hautverbrennungen)
- Tupfer
- Handschuhe (steril und unsteril)
- Infusionslösungen: NaCl 0,9 %, glukosefreie Vollelektrolytlösung, Glukose 10 %
- NaCl 0,9 %
- Ca-Glukonat 10 %
- Glukose 5 %/10 %/20 %/40 %
- Natriumbikarbonat 8,4 % (Verdünnen mit Aqua ad inj.)
- Medikamente: Suprarenin, Atropin, Naloxon. Hypnotika und Relaxantien sollten mit den lokal für die Neugeborenen zuständigen Ärzten abge-

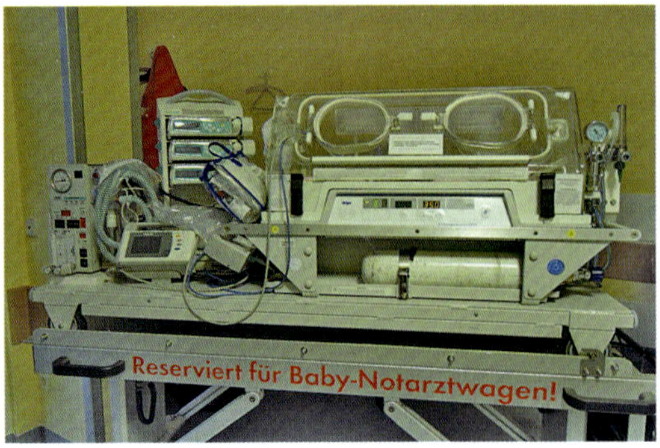

▶ **Abb. 7.2** Transportinkubator. (Dr. Thomas Strahleck)

sprochen werden, z. B.: Thiopental, Propofol, Diazepam, Phenobarbital, Pancuronium, Morphin, Naloxon, Dopamin
- Digitales Fieberthermometer
- Blutzuckerteststreifen und -gerät
- Lanzetten, Automatiklanzetten

Alle Geräte und Materialien müssen mehrfach vorhanden sein (Mehrlingsgeburten, Defekte etc.). Die Geräte und Materialien müssen regelmäßig auf Funktion, Vollständigkeit und ggf. Verfallsdatum geprüft werden. Mit Datum und Namen kennzeichnen, wer überprüft hat!

Praxis

Alles vorbereiten, nicht erst, wenn das Kind da ist, vor allem folgende Punkte:
- Heizstrahler muss eingeschaltet, Reanimationsplatz und Inkubator (▶ **Abb. 7.2**) müssen vorgeheizt sein!
- Sauerstoffquelle überprüfen (Vorrat!)
- Beatmungsbeutel auf Funktion überprüfen
- Laryngoskop überprüfen (Birne, Batterie)
- Absaugung überprüfen
- Infusion vorbereiten
- Sind besondere Medikamente oder besondere Ausrüstung notwendig (welche Probleme sind zu erwarten, was ist über Kind schon bekannt)?
- Wer sollte verständigt oder zusätzlich anwesend sein (z. B. Kinderchirurg bei rupturgefährdetem Steißbeinteratom)?

7.5

Abnabeln

Neugeborene, die keine Probleme haben, sollen frühestens nach einer Minute abgenabelt werden. Dann hat die Nabelschnur auch aufgehört zu pulsieren. Bevor abgenabelt wird, ist die Lunge durch die ersten Atemzüge schon entfaltet.

Nötige Wiederbelebungsmaßnahmen dürfen aber durch ein Hinauszögern des Abnabelns nicht verzögert oder in der Qualität beeinträchtigt werden. Sollte eine Reanimation nötig sein, wird das Kind unverzüglich abgenabelt.

Bei Frühgeborenen < 28 SSW kann die Nabelschnur vor dem Abnabeln zum Kind hin ausgestrichen werden. Bei geplanten Geburten von Frühgeborenen ohne Zeitdruck kann die Erstversorgung auch an der noch pulsierenden Nabelschnur erfolgen, wenn dabei die Anwendung von CPAP oder nichtinvasiver Beatmung und ohne wesentlichen Wärmeverlust stattfinden können. Hierzu gibt es Geräte, die bei einer Spontangeburt und unter sterilen Bedingungen auch bei einer Sectio direkt bei der Gebärenden platziert werden können.

Die Kreislaufsituation des Kindes verbessert sich wesentlich, wenn bei Eröffnung der Lunge und dem damit zusammenhängenden Beginn der normalen Lungendurchblutung noch Blut aus der Nabelschnur zum Kind fließen kann.

7.6

Initiale Beurteilung des Neugeborenen

Direkt nach Geburt muss jedes Neugeborene in Bezug auf nötige Reanimationsmaßnahmen eingeschätzt werden. Diese Beurteilung kann schon an der noch pulsierenden Nabelschnur erfolgen. Der **Apgar-Score** (Kap. 3.1) ist ursprünglich zur Zustandsbeurteilung von Neugeborenen entwickelt worden, er ist ungeeignet, um den Bedarf und das Ausmaß von Reanimationsmaßnahmen direkt nach Geburt festzulegen, da man schließlich nie eine Minute abwartet. Notwendige Maßnahmen müssen sofort ergriffen werden. Die Beurteilungskriterien sind dennoch richtig und wichtig. Im Wesentlichen werden anfangs folgende Kriterien erfasst:

Muskeltonus: Vitale Neugeborene haben einen guten Muskultonus. Ein schlaffes Kind bedarf immer der Unterstützung bis hin zur Reanimation.

Atmung: Atmet das Neugeborene? Wie sind die Atemexkursionen? Ist die Atmung regelmäßig? Stöhnt es? Schnappatmung?

Herzfrequenz: Schnell: > 100/Min. = normal

Langsam: 60 bis 100/Min.: überwachen, z. B. mit Monitor

Sehr langsam: < 60/Min. oder fehlend: Notfall

Die beste Methode ist das Abhören mit dem Stethoskop oder das EKG. Das Pulstasten an der Nabelschnur ist unsicher. Eine steigende Herzfrequenz ist der geeignetste Parameter für die Zustandsverbesserung im Verlauf einer Reanimation eines Neugeborenen.

Hautkolorit: Direkt nach Geburt ist das Kind im Regelfall zyanotisch so wie auch intrauterin. Erst nach der Eröffnung und Durchblutung der Lungen kann das Kind rosig werden. Bleibt die Zyanose längerfristig bestehen, ist die Kreislauffunktion meist ausreichend, die Lunge wird aber zu wenig durchblutet und (zyanotisches) Mischblut erreicht den Körper. Ist das Kind blass, kann dies verschiedene Ursachen haben (Gefäßkontraktion der Hautgefäße durch eine Übersäuerung, Kälte, Anämie, Flüssigkeitsmangel). **Ist das Baby blass und schlaff, sind Wiederbelebungsmaßnahmen dringlich.**

Hautdurchblutung: Der Kapillarfüllungstest ist ein gutes Maß für die Kreislauffunktion: Das Kapillarbett wird z. B. über dem Brustbein oder über der Stirn leergedrückt, die Hautgefäße sollten sich dann innerhalb von 3 Sekunden wieder füllen.

Die initiale schnelle Beurteilung dient dazu, rasch zu erfassen, ob ein Bedarf für Unterstützung oder sogar Reanimationsmaßnahmen nötig ist. Sie findet parallel zum Abtrocken bzw. Abreiben mit Tüchern statt, das gleichzeitig auch den Zweck der taktilen Stimulation erfüllt.

Die Neugeborenen können dann in 3 Gruppen eingeteilt werden:

- **Gesunde reife Neugeborene** mit regelmäßiger guter Atmung und gutem Muskeltonus. Diese Kinder werden abgetrocknet und unter Vermeidung von Wärmeverlust zur Mutter gegeben und **dort kontinuierlich weiter beobachtet.** Unreife Frühgeborene müssen auch in dieser Gruppe besonders überwacht und ggf. prophylaktisch mit weiteren Maßnahmen behandelt werden (CPAP, Surfactant, Infusion etc.).
- **Kinder, die nicht oder nicht ausreichend atmen, aber noch einen gewissen Muskeltonus und eine verminderte Herzfrequenz** (> 60/Min. aber < 100/Min.) **haben**. Diese Kinder erholen sich meist nach einer kurzen Unterstützung (um die Lunge zu eröffnen oder den ausreichenden eigenen Atemantrieb zu erreichen).
- **Kinder, die völlig schlaff, blass und ohne Eigenatmung** (gelegentlich vereinzelt Schnappatmung) **sind**. Die Herzfrequenz ist deutlich reduziert. Diese Kinder müssen beatmet werden und, falls sich unter einer wirksamen Beatmung die Herzfrequenz nicht erholt, auch Thoraxkompressionen erhalten.

7.7 Nabelarterien-pH und Blutgasanalyse

Zur Zustandsbestimmung des Neugeborenen ist der **Nabelarterien-pH obligat** und ein einfach zu erhebender Parameter.

Bei allen instabilen und kranken Neugeborenen sind darüber hinaus eine vollständige **Blutgasanalyse** und Laktat-Bestimmung wichtig und sinnvoll (► **Tab. 7.1**). Dabei kann beurteilt werden, ob die Azidose eines kranken Kindes vorwiegend durch einen Ausfall der Atmung (Ventilationsstörung) bedingt ist. Denn dann ist vorwiegend der Kohlendioxidpartialdruck pCO_2 erhöht (**respiratorische Azidose**). Besteht vorwiegend eine Sauerstoffunterversorgung im Körper durch Sauerstoffmangel oder durch eine fehlende Gewebsdurchblutung bei Kreislaufstillstand oder -depression, entsteht eine **metabolische Azidose.** Bei mangelndem Sauerstoffangebot kann Glukose nur noch zu Milch-

▶ **Tab. 7.1** Differenzierung der Azidoseformen zwischen Azidose und Alkalose.

	pH	pCO_2	BE	Beispiel
respiratorische Azidose	erniedrigt	erhöht	normal	Hypoventilation bei oberflächlicher Atmung
metabolische Azidose	erniedrigt	normal	erniedrigt	Sauerstoffmangel, Volumenmangel
gemischte Azidose	erniedrigt	erhöht	erniedrigt	Asphyxie
respiratorische Alkalose	erhöht	erniedrigt	normal	Hyperventilation bei Schmerzen
respiratorische Kompensation einer metabolischen Azidose	normal	erniedrigt	erniedrigt	Neugeborenes mit verstärktem Atemantrieb bei perinataler metabolischer Azidose

säure und nicht mehr zu Kohlendioxid und Wasser verbrannt werden. In der Blutgasanalyse ist dann der Basenüberschuss (BE) erniedrigt. Moderne Geräte messen auch direkt die Laktatkonzentration.

Häufig kommt auch eine **gemischte Azidose** bei Neugeborenen vor. Im Verlauf wird daher nicht nur ein Kontroll-pH gemessen, sondern auch eine Blutgasanalyse durchgeführt. Nur mit der Blutgasanalyse kann man beurteilen, in welchem Ausmaß die Atmungssituation und die Kreislaufsituation weiter therapiert werden müssen. Da auch der Hb-Wert bei der Blutgasanalyse angegeben wird, kann man erkennen, ob eine behandlungsbedürftige Anämie vorliegt. Dabei muss man beachten, dass bei einer akuten Blutung (z. B. Plazentalösung oder Nabelschnurabriss) der Hb zunächst noch normal sein kann, weil noch keine Verdünnung durch Gewebeflüssigkeit stattgefunden hat. Ein normaler Hb schließt eine Blutungsanämie nicht aus.

7.8 Durchführung der Erstversorgung/Reanimation

Wichtige Fragen:

- Ist das Fruchtwasser frei von Mekonium?
- Atmet oder schreit das Neugeborene?
- Hat es einen guten Muskeltonus?
- Ist es reif?

Können alle diese Fragen mit Ja beantwortet werden, wird das Neugeborene ganz normal der Mutter übergeben und weiter beobachtet.

Ist dies nicht der Fall, so muss das Neugeborene auf einem gewärmten Platz weiter untersucht und behandelt werden.

- Das Kind sollte auf den Rücken gelagert werden, vor allem der Kopf sollte richtig in einer Schnüffelstellung (Neutralstellung) positioniert werden, um eine optimale Öffnung der Atemwege zu gewährleisten. Gegebenenfalls muss der **Esmarch-Handgriff** angewendet werden (▶ Abb. 7.3). Die Lagerung sollte gleichzeitig atemerleichternd, aber auch stressreduzierend sein (Beugehaltung der Extremitäten, Begrenzung, Einwickeln).
- Das Kind wird abgetrocknet und dabei falls nötig auch stimuliert. Eine zu aggressive Stimulation soll vermieden werden.
- Herzfrequenz, Atmung und Muskeltonus müssen beurteilt werden.

Wenn das Kind nicht atmet oder nur unregelmäßige Schnappatmung vorliegt,

- wird es zunächst **mit Raumluft beatmet**. Um die Lunge zu eröffnen, sollten die ersten 5 Beatmungen über 2 bis 3 Sek./Atemzug verabreicht werden. Dabei ist genau darauf zu achten, dass der Brustkorb sich angemessen hebt und senkt. Sind die Thoraxexkursionen zu stark, überdehnen und schädigen die Atemzüge die Lunge, es be-

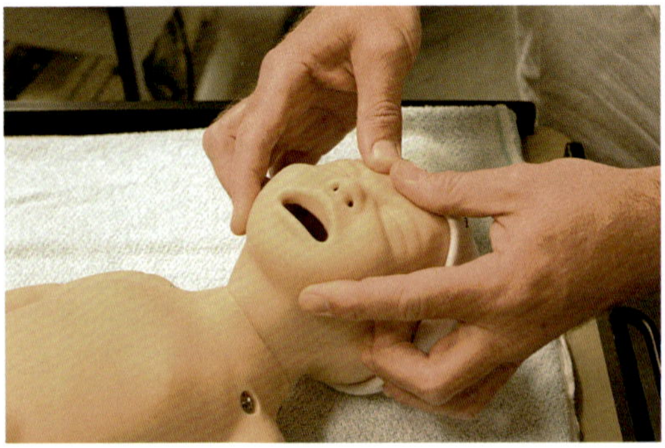

▶ **Abb. 7.3** Esmarch-Handgriff. (Dr. Thomas Strahleck)

steht die Gefahr eines Pneumothorax. Absaugen sollte nicht routinemäßig erfolgen, sondern nur wenn die Atemwege durch Mekonium, Blut oder Sekret verlegt sind. Absaugen darf den Beginn einer notwendigen Beatmung nicht verzögern.

Merke

Dies alles sollte in den ersten 60 Sekunden nach der Geburt erfolgen.

Hebt sich der Brustkorb nicht ausreichend, ist die Beatmung nicht effektiv. Dann muss die Kopf- und Kieferposition modifiziert werden, die Maske richtig und dicht sitzen und danach ggf. auch für einzelne Hübe ein höherer Beatmungsdruck verabreicht werden.

Lässt sich auch hierdurch keine effektive Beatmung erreichen, muss eine **andere Methode** der Atemwegssicherung durchgeführt werden. Alternativen sind die Beatmung über Larynxmaske, über einen Rachentubus oder die Intubation.

Merke

Bei funktionierender Maskenbeatmung ist eine Intubation nicht zwingend erforderlich. Im Gegenteil kann durch misslungene Intubationsversuche durch Ungeübte wertvolle Zeit verloren gehen oder sogar der Atemweg verletzt werden oder zuschwellen.

Atmet das Neugeborene annähernd regelmäßig, mit ausreichendem Atemantrieb und guter Herzfrequenz, sollte nicht beatmet werden. Zuerst werden CPAP (*continuous positive Airway pressure*, kontinuierlicher positiver Atemwegsdruck) bzw. PEEP (*positive endexpiratory Airway pressure*, positiver endexspiratorischer Atemwegsdruck) mit Raumluft verwendet. So wird das Neugeborene dabei unterstützt, seine Lunge zu eröffnen und vom Fruchtwasser zu befreien. Die Atemnot wird gelindert, die Atemarbeit reduziert. In der Regel wird ein PEEP von 5 cm H_2O angewandt. Wichtig: CPAP/PEEP kann ohne Beatmung nicht mit einem Beatmungsbeutel angewandt werden! Hierzu muss entweder ein Perivent® oder ein T-Stück mit PEEP-Ventil mit kontinuierlichem Gasfluss oder ein Neugeborenen-Beatmungsgerät benutzt werden.

Sehr kleinen/unreifen Frühgeborenen unter 32 vollendeten Wochen soll grundsätzlich primär CPAP/PEEP angeboten werden.

In den meisten Fällen wird durch eine effektive Beatmung erreicht, dass sich die Herzfrequenz des Neugeborenen stabilisiert.

Wenn trotz wirksamer Beatmung über 30 Sekunden die Herzfrequenz < 60 Herzschlägen/ Minute bleibt:

- In diesem Fall müssen zusätzlich Thoraxkompressionen durchgeführt werden. Dazu wird der Brustkorb des Neugeborenen mit beiden Händen umfasst, die Finger im Rücken des Kindes anliegend, die Daumen nebeneinander auf dem unteren Drittel des Brustbeines. Der Brustkorb wird von den Daumen um ca. ein Drittel seines Durchmessers in Richtung der Wirbelsäule eingedrückt. Danach wird wieder entlastet (Verhältnis ca. 1 : 1). Es sollten zwei Thoraxkompressionen pro Sekunde durchgeführt werden.

Bleibt die Herzfrequenz trotz wirksamer Beatmung und Thoraxkompressionen unter 60/Minute:

- Dann soll ein **Gefäßzugang** (Nabelvenenkatheter oder interossärer Zugang) angelegt werden und die Gabe von Adrenalin und/oder von Volumen erwogen werden.
- **Adrenalin** (10 bis 30 µg/kg KG, d. h. 0,1 bis 0,3 ml einer 1 : 10.000 verdünnten Lösung = 1000 µg in 10 ml) wird intravenös verabreicht. Bei fehlendem Venenzugang kann Adrenalin auch durch den Trachealtubus beim intubierten Kind verabreicht werden (50 bis 100 µg/kg KG bzw. 0,5 bis 1 ml der o. g. Lösung)
- Ferner ist auch **eine Volumengabe mit 10 bis 20 ml/kg Körpergewicht Vollelektrolytlösung** (oder physiologische Kochsalzlösung) nötig, keinesfalls glukosehaltige Lösung! Eventuell ist eine Notfalltransfusion mit Blutgruppe 0 Rhesus negativ (leukozytendepletiert) sinnvoll.
- Weitere Ursachen müssen ausgeschlossen werden. Eine Pufferung mit Natriumbicarbonat und die Verabreichung von intervenöser Glukoselösung kann nach längerer Reanimation bei ausbleibendem Reanimationserfolg nach einer Blutgasanalyse bei ausreichender Beatmung sinnvoll sein.
- Bei einer **längeren oder anhaltenden Beatmung mit dem Beutel** muss die Luft im Magen abgesaugt und eine offene Magensonde zur Ent-

lastung des Magens gelegt werden. Denn der stark mit Luft gefüllte Bauch drückt das Zwerchfell nach oben und hindert die Ausdehnung der Lunge.

Ursachen für ein fehlendes Ansprechen bei einer Reanimation:

- Anämie (Volumenmangel)
- Pneumothorax, Pneumoperikard
- Pleuraerguss, Perikarderguss (z. B. Hydrops)
- Zwerchfellhochstand (Aszites, Tumoren, Luft im Magen)
- Fehlbildungen, die die Herz- und Lungenfunktion beeinträchtigen (z. B. Zwerchfellhernie, angeborene Lungen- oder Atemwegsfehlbildungen, selten auch Herzfehler)
- technische Probleme (Tubus durch Sekret verlegt, versehentliche Extubation, technische Probleme am Beatmungsbeutel oder -gerät)

7.9 Die Reanimationstechniken im Einzelnen

Reanimation jenseits der Neugeborenen-Periode siehe Kap. 25.4.

7.9.1 Freimachen der Atemwege

Lagerung: Das Neugeborene wird in der sogenannten Schnüffelstellung auf eine feste Unterlage auf den Rücken gelagert. Der Kopf liegt achsengerecht zum Körper, er wird nicht überstreckt, darf aber auch nicht gebeugt werden. Gegebenenfalls müssen je nach Kopfform der Kopf oder aber auch die Schultern z. B. mit einer Windel unterlegt werden (Esmarch-Handgriff siehe ▸ **Abb. 7.3**). Der Unterkiefer des Kindes wird am Kieferwinkel und an der Kinnspitze nach vorn gezogen. Hierdurch wird auch die Zunge nach vorne gezogen und gibt die Öffnung des Kehlkopfes frei.

Absaugen: Absaugen soll nicht routinemäßig durchgeführt werden. Eine notwendige Beatmung soll nicht verzögert werden. Absaugen ist **keine** Maßnahme, die der Stimulation dient, im Gegenteil kann Absaugen zu einer Vagusreizung führen, die dann einen Atemstillstand und eine Bradykardie auslöst. Nur wenn eine Verlegung der Atemwege durch Schleim, Blut oder Mekonium vorliegt, sollte abgesaugt werden. Dies muss möglichst unter Sicht geschehen, d. h. bei geöffnetem Mund und bei tiefem Absaugen auch laryngoskopisch.

7.9.2 Nichtinvasive Techniken zur Beatmung

Beutelbeatmung

Masken-Beutel-Beatmung: Gewählt werden muss die **korrekte Maskengröße**, sodass weder die Augen eingedrückt werden noch die Maske unter den Unterkiefer rutscht. Die Maske muss Mund und Nase vollständig umfassen. Günstig sind weiche runde Masken aus Silikon. Die Maske muss dicht auf der Gesichtshaut aufliegen, am besten mit dem **C-Griff**. Dabei bilden Daumen und Zeigefinger ein C und drücken die Maske auf das Gesicht. Die anderen drei Finger dieser Hand heben den Unterkiefer wie beim Esmarch-Handgriff. Dadurch entsteht ein Widerlager für den Druck der Maske. Wird Letzteres nicht beachtet, wird durch den alleinigen Druck der Maske der Unterkiefer nach hinten gedrückt und die Atemwege dadurch komprimiert. Eine effektive Beatmung ist so nicht mehr möglich.

Der **Beatmungsbeutel** (▸ **Abb. 7.4**) wird mit der anderen Hand für eine Sekunde zusammengedrückt und die Ausatmung über eine Sekunde zugelassen, sodass eine Beatmung von ca. 30 pro Minute erreicht wird. Bei den ersten 5 Beatmungen soll die Inspiration 2 bis 3 Sekunden dauern, um die Lunge zu „öffnen". Wichtig ist, das Ausmaß

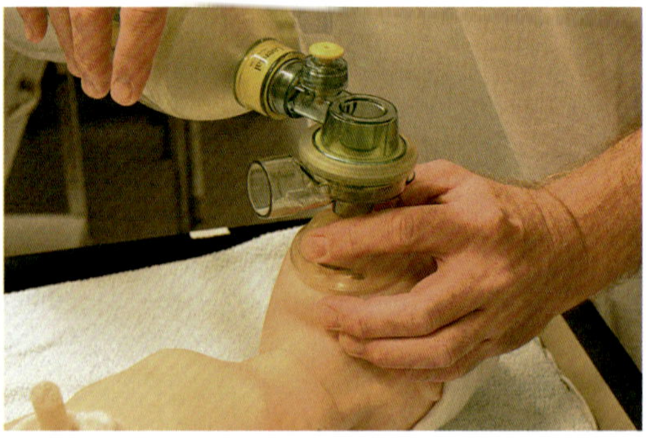

▸ **Abb. 7.4** Beatmung mit dem Beatmungsbeutel. (Dr. Thomas Strahleck)

der Thoraxexkursionen zu beachten, der Thorax sollte sich weder zu wenig noch übermäßig heben.

Der **Beatmungsdruck** kann durch den Einsatz mehrerer Finger bei Bedarf gesteigert werden. Sinnvoll ist die Benutzung eines Manometers am Beatmungsbeutel, sodass der Druck gezielt dosiert werden kann. Bei Neugeborenen mit 30 cm H_2O beginnen (bei Frühgeborenen evtl. 20 cm H_2O), bei ausbleibender Öffnung der Lunge schrittweise den Druck erhöhen. Sinnvoll ist auch der Einsatz eines Überdruckventils, damit Druckspitzen über 40 cm H_2O vermieden werden. Hebt sich der Thorax nicht, muss die Kopf-zu-Hals-zu-Körper-Position und die Position und Haltung der Maske überprüft und ggf. verändert werden. Es sollte ein Beutel mit PEEP-Ventil (PEEP 5) benutzt werden.

Als Alternative zum Beatmungsbeutel kann eine Beatmung über T-Stück (mit z. B. Perivent® oder NEO-TEE®) erfolgen. Vorteile sind hierbei eine sichere Druckbegrenzung und eine Verbesserung der Anwendung von PEEP, dies ist vor allem für Frühgeborene vorteilhaft.

Lässt sich das Neugeborene mit der Maske nicht beatmen, kann auch ein Beatmungstubus als **Rachentubus** 3 bis 4 cm tief in die Nase eingeführt werden. Das andere Nasenloch und der Mund müssen verschlossen werden.

Bei der Beatmung mit Maske oder über einen Rachentubus wird oft auch der Magen stark mit Luft gefüllt und sollte durch eine **Magensonde** oder durch **Absaugen** entleert werden, damit das Zwerchfell nicht zu stark nach oben drückt und die Lunge deswegen nicht belüftet werden kann.

Die Beatmung muss unter **ständiger Kontrolle** der Sauerstoffsättigung, des CO_2-Partialdruckes und von angemessenen Thoraxexkursionen durchgeführt werden. Erholt sich das Kind und zeigt suffiziente eigene Atembewegungen, kann die Masken-Beutel-Beatmung beendet werden.

Als akute Komplikation einer Beatmung mit zu hohem Druck kann ein Pneumothorax auftreten. Eine zu forsche oder zu schnelle Beatmung kann zu einer Hypokapnie (zu geringer Kohlendioxidgehalt im Blut) führen. Dies kann die Hirndurchblutung beeinträchtigen.

! Merke

Neugeborenen, die mit gutem eigenen Atemantrieb Atemnot oder eine Zyanose zeigen, soll nicht primär eine Beatmung, sondern CPAP angeboten werden.

Larnyxmaske Wenn es Probleme mit der Beatmung mit der Gesichtsmaske gibt, ist bei reifen Neugeborenen die Beatmung über eine Larnyxmaske (Größe 1) eine wirksame Alternative. Die Larnyxmaske wird mit der Öffnung am Gaumen entlang eingeführt und beim Vorschieben um 180 Grad gedreht. Sie kommt dann im Rachen über dem Kehlkopfeingang zu liegen und dichtet die Speiseröhre und den Rachen ab, wenn der aufblasbare Wust mit Luft geblockt wird.

Zum Einführen der Larnyxmaske ist etwas Übung nötig. Dies kann sinnvollerweise zunächst an Modellen geübt werden.

7.9.3 Sauerstoffgabe

Eine Erstversorgung oder Reanimation des reifen Neugeborenen sollte primär mit Raumluft ohne zusätzlichen Sauerstoff begonnen werden. Ziel ist, die Anpassung zu erleichtern oder zu verbessern oder einen bestehenden krankhaften Befund (z. B. nasse Lunge, Atelektasen, Surfactant-Mangel) ursächlich zu beseitigen.

Wenn sich kein Reanimationserfolg auf eine effektive Beatmung einstellt, muss Sauerstoff pulsoxymetriegesteuert verabreicht werden. Dabei gilt es, sowohl eine Hypoxie als auch eine Hyperoxie zu vermeiden, denn beides kann Schäden verursachen.

Sind im Verlauf einer Reanimation Thoraxkompressionen nötig, soll mit 100 % Sauerstoff beatmet werden, bis pulsoxymetrisch akzeptable Werte für die Sauerstoffsättigung erreicht werden.

Die sofortige Anwendung von Sauerstoff wird nicht mehr **empfohlen**, da nach der Reanimation eines asphyktischen Neugeborenen mit hohen Sauerstoffkonzentrationen anschließend zu viele Sauerstoff-Radikale gebildet werden, die das Gehirn zusätzlich schädigen können.

Der **Sensor des Pulsoxymeters** wird im Kreißsaal möglichst an der **rechten Hand** angebracht, damit die präduktalen Werte gemessen werden.

▶ **Tab. 7.2** Sauerstoffsättigungswerte.

Akzeptable Sauerstoffsättigungswerte	Präduktale Messung (rechte Hand)
2 Min.	65 %
5 Min	85 %
10 Min	90 %

Die postduktalen Sauerstoffsättigungswerte sind meist in den ersten Lebensminuten aufgrund eines noch physiologischen Rechts-links-Shunts durch den noch offenen Ductus arteriosus deutlich niedriger, weil sauerstoffarmes Blut teilweise die Lunge umgeht. Dies ändert sich erst im Verlauf der ersten Lebensminuten. Ein reifes gesundes Neugeborenes hat bei der Geburt eine Sauerstoffsättigung von 60 %. Diese steigt bis zur 10. Lebensminute auf 90 % an (Zielwerte ▶ **Tab. 7.2**).

7.9.4 Intubation

Die Notfall-Intubation sollte **nur durch Geübte** erfolgen. Mehrere erfolglose Intubationsversuche benötigen kostbare Zeit, in der das Kind nicht beatmet wird und die Schädigung zunimmt, wenn nicht stattdessen mit der Maske weiter beatmet wird. Außerdem sind Verletzungen der Atemwege möglich, die zu zusätzlichen Problemen führen können, wie z. B. zu einer Schwellung, die wiederum die Eigenatmung oder die Maskenbeatmung weiter erschwert.

Ziel ist die Platzierung eines Plastiktubus in der Luftröhre. Dabei müssen eine Fehllage in der Speiseröhre, das Herausrutschen aus dem Kehlkopf und eine zu tiefe Lage mit Abweichung meist in die rechte Lunge vermieden werden.

- **Vorbereiten:** Tubus (immer zusätzlich auch eine Größe kleiner), Absauger, Laryngoskopgriff und Spatel, Magill-Zange, Pflaster zur Fixierung des Tubus, Stethoskop, Möglichkeit zur Kapnographie, z. B. kalorimetrischer CO_2-Detektor. Ein **Videolarnygoskop** mit geeigneter Spatelgröße bietet bei der Intubation bessere Sicht, die Intubation ist häufiger erfolgreich.
- Lagern des Patienten achsengerecht in Mittelstellung, den Kopf in Normalposition (Schnüffelstellung), Überwachung an EKG-Monitor und Pulsoxymeter (möglichst akustischen Herzton einstellen)
- Ein lebloses Kind wird im Notfall ohne vorherige Prämedikation intubiert. Hat das Kind einen Atemantrieb und wehrt es sich, ist eine vorbereitende Verabreichung von analgosedierenden und ggf. relaxierenden Medikamenten sinnvoll. Diese sollte je nach den Vorgaben durch klinikeigene Richtlinien oder nach Anordnung des Kinderarztes vorbereitet werden, auch ein Gefäßzugang zur Verabreichung sollte gelegt werden.
- Es sollte der **größtmögliche Tubus** gewählt werden: Reife normalgewichtige Kinder ID 3,5; Kinder mit 2000 bis 3000 g 3,0; Kinder mit 750 bis 2000 g 2,5; darunter falls möglich auch 2,5 oder dann 2,0 als Richtgröße. Bei Neugeborenen werden Tuben ohne Cuff-Blockung verwendet.
- Vor der Intubation muss eine Absaugung vorbereitet werden. Während der Intubation kann erneut unter Sicht abgesaugt werden.
- Der Tubus wird beim Neugeborenen meist durch ein Nasenloch eingeführt, mit einer Magill-Zange durch den Mund hindurch im Rachenraum gefasst und unter Sicht durch die Stimmritze in die Luftröhre eingeführt. Alternativ wird der Tubus durch den Mund eingeführt, wobei er sich dann schlechter fixieren lässt.
- Für den direkten Moment des Vorschiebens des Tubus durch die Stimmritze kann es nötig sein, dass Thoraxkompressionen auf Anweisung der intubierenden Person kurzfristig unterbrochen werden müssen.
- Der regelrecht liegende Tubus wird mit einer Pflasterbandage am Nasenloch fixiert. Ein Pflasterstreifen wird von der Stirn aus über die Nase geführt, fest um den Tubus geschlungen und zur Seite auf der Oberlippe fixiert.
- Liegt der Tubus zu tief, droht die Gefahr eines einseitigen Emphysems oder Pneumothorax. Endet der Tubus zu hoch, droht die akzidentelle Extubation und dadurch eine möglicherweise kritische Situation durch Versagen der Oxygenierung.
- Die **korrekte Lage des Tubus** wird mittels Auskultation über dem Magen (Fehllage im Ösophagus?) und über beiden Lungenflügeln überprüft. Es besteht beim Neugeborenen wegen der kurzen Luftröhre auch die Gefahr der einseitigen Intubation der rechten Lunge, wenn der Tubus zu tief vorgeschoben wird. Die Lage des Tubus in

der Lunge soll auch mit einem Kapnografie-Sensor (z. B. Pedicap® CO_2-Detektor) überprüft werden. Hierbei wird der Kohlendioxidausstrom aus den Lungen gemessen, was nur möglich ist, wenn der Tubus in der Luftröhre liegt.

- Während der Intubation müssen Herzfrequenz und Sauerstoffsättigung kontinuierlich überwacht werden. Fallen deren Werte in einen kritischen Bereich ab, soll der Intubationsversuch abgebrochen werden und mit der Maske oder dem Rachentubus zwischenbeatmet werden, bis sich die Werte wieder erholt haben.
- Gelingt die Intubation nach 2 bis 3 Versuchen nicht, muss eine alternative Strategie erwogen werden. Eine **Alternative** zum Intubieren ist die Platzierung einer **Larynxmaske (LAMA),** was technisch einfacher ist, wenn man mit dem Verfahren vertraut ist.
- Nach der Intubation wird der Beatmungsbeutel oder das Beatmungsgerät mit dem Tubus verbunden. Es wird weiter beatmet. Herzfrequenz und Sauerstoffsättigung sollten jetzt ansteigen. Es muss auf adäquate Thoraxexkursionen geachtet werden.

7.9.5 Thoraxkompression (Herzmassage)

- Es gibt **zwei Techniken** der Thoraxkompression:
  - Der Brustkorb des Kindes wird mit den Händen umfasst, sodass die Daumen sich auf dem Brustbein und die übrigen Finger auf dem Rücken des Kindes berühren und ein Widerlager für die Kompressionen bieten. Diese Methode ist die effektivere (▶ **Abb. 7.5**).
  - Das Brustbein wird im unteren Drittel am unteren Rand der Verbindungslinie zwischen den Brustwarzen und oberhalb des Schwertfortsatzes mit zwei Fingern (Zeige- und Mittelfinger oder Mittel- und Ringfinger) senkrecht komprimiert (▶ **Abb. 7.6**). Diese Methode sollte dann angewendet werden, wenn z. B. parallel ein Nabelvenenkatheter gelegt werden muss.

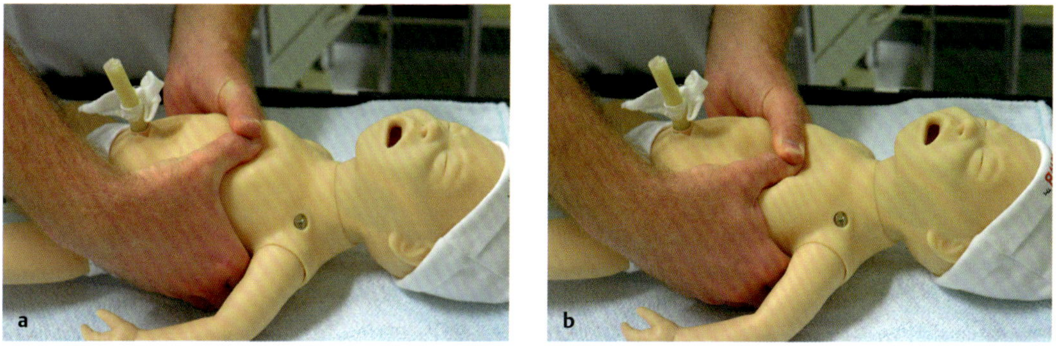

▶ **Abb. 7.5** Technik der Thoraxkompressionen beim Neugeborenen (Hand). (Dr. Thomas Strahleck)

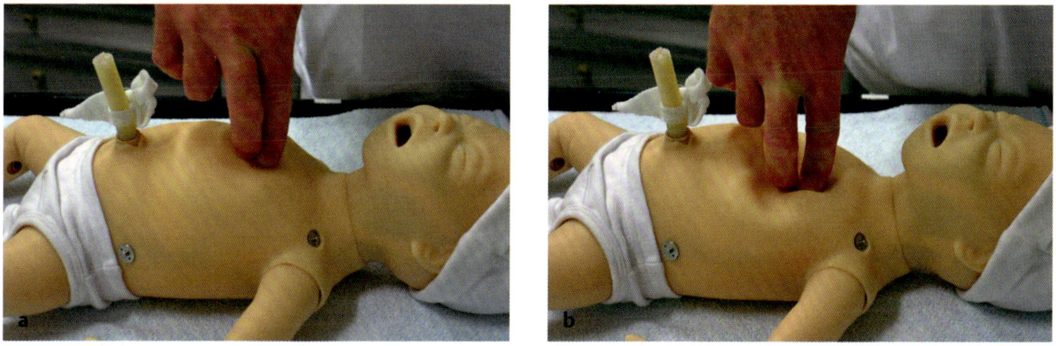

▶ **Abb. 7.6** Technik der Thoraxkompressionen beim Neugeborenen (Finger). (Dr. Thomas Strahleck)

- Der Brustkorb muss ca. um ein Drittel seines Durchmessers zusammengedrückt werden.
- Bei den Thoraxkompressionen muss schnell und stark gedrückt werden, **ca. 120-mal pro Minute**, und der Thorax soll sich nach jeder Kompression wieder völlig entfalten. Das Verhältnis Kompression zu Entlastung sollte ungefähr 1 : 1 sein.
- Die Finger sollten nie den Kontakt mit dem Brustbein verlieren.
- Thoraxkompressionen müssen **immer in Kombination mit Beatmung** durchgeführt werden.
- Wird mit einer Maske beatmet, gilt der Rhythmus von Thoraxkompressionen zu Beatmung 3 : 1, und die Thoraxkompressionen werden bei der Einatmung nur für die Dauer des Atemhubes kurz unterbrochen. Ist das Kind intubiert, sollen die Thoraxkompressionen kontinuierlich verabreicht werden. Das Verhältnis Thoraxkompressionen zu Beatmung von 3 : 1 gilt nur für Neugeborene nach der Geburt. Für ältere Neugeborene, Säuglinge und Kinder bis zur Pubertät gilt 15 : 2, für Erwachsene dann 30 : 2.
- Die Thoraxkompressionen dürfen möglichst nicht unterbrochen werden, bis eine sichere Kreislauffunktion mit einer Herzfrequenz über 100/Min. wiederhergestellt ist.
- Evaluation der Situation alle 30 Sekunden.

Da praktisch bei jeder Reanimation Medikamente und Flüssigkeit gegeben werden müssen, ist es notwendig, zügig einen **Gefäßzugang** zu haben. Ist es in einer Reanimationssituation nicht möglich, innerhalb kürzester Zeit (15 bis 30 Sekunden) einen peripheren Venenzugang zu legen, sollte ein Nabelvenenkatheter oder ein intraossärer Zugang gelegt werden. Die schnellstmögliche Alternative sollte gewählt werden. Beatmung und Thoraxkompressionen dürfen dabei nicht unterbrochen werden.

7.9.6 Anlage eines Nabelvenenkatheters

- Ein steriles Nabelbändchen wird nach Desinfektion um die Nabelschnur direkt oberhalb des Hautnabels gelegt, die Nabelschnur wird ca. 2 cm oberhalb durchtrennt. Wenn es blutet, wird das Nabelbändchen sofort fester gezogen.

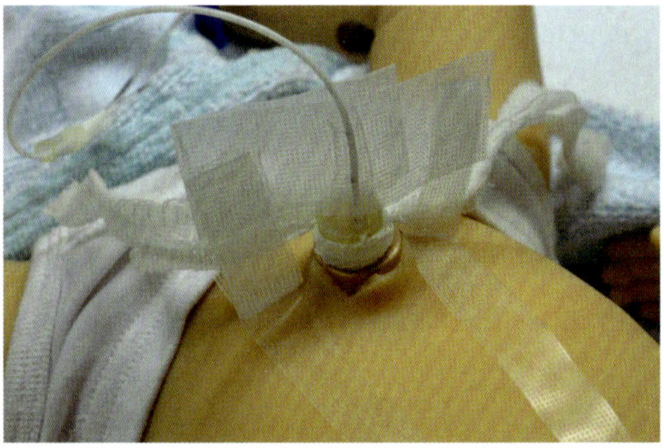

▸ **Abb. 7.7** Fixieren eines Nabelvenenkatheters. (Dr. Thomas Strahleck)

- Die Nabelgefäße werden dargestellt und in die Vene ein Plastikkatheter je nach Größe des Kindes eingeführt, der mit Kochsalz- oder Glukoselösung gefüllt ist. In lebensbedrohlichen Notfallsituationen kann auch eine größere Venenverweilkanüle ohne Mandrin verwendet werden, falls kein geeigneter Katheter zur Verfügung steht.
- Der Katheter wird dann auf der Bauchhaut fixiert und kann für Medikamente und Volumengaben verwendet werden.
- In Notfallsituationen sollte der Nabelvenenkatheter nur etwa 2 bis 3 cm unter Hautniveau liegen, um eine Fehlposition in der Leber zu vermeiden.
- Der Nabelvenenkatheter muss sicher fixiert werden (▸ **Abb. 7.7**).
- Der Nabelvenenkatheter muss immer mit einer Spritze, einem Dreiwegehahn, einem Verschlussstopfen oder Injektionsverschlussstopfen verschlossen sein, damit es nicht zu Blutungen oder zur Luftaspiration und Luftembolie kommt. Auf Luftfreiheit bei den Medikamenten und Infusionslösungen ist zu achten.
- Aus dem Nabelvenenkatheter kann nach Abziehen von 2 bis 3 ml Vorlauf Blut für Laboranalysen, z. B. Blutgase, Blutzucker, Hb und Elektrolyte abgenommen werden.

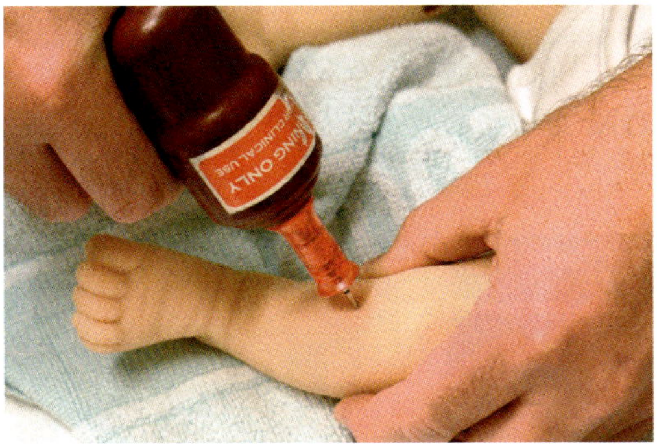

▶ **Abb. 7.8** Legen eines intraossären Zugangs mit dem Schraubbohrer EZ-IO®. (Dr. Thomas Strahleck)

7.9.7 Intraossärer Zugang

Das Knochenmark ist extrem gut durchblutet und kann daher Infusionslösungen und Medikamente gut in den Kreislauf abgeben, was gerade im Notfall sehr nützlich ist. Ist ein peripherer Venenzugang oder die Anlage eines Nabelvenenkatheters nicht rasch genug möglich, soll **eine intraossäre Kanüle** gelegt werden, da alle Notfallmedikamente auch intraossär verabreicht werden können. Mit der intraossären Kanüle wird das Knochenmark des Schienbeins an der einwärtsgerichteten Fläche ca. 2 cm unterhalb des Kniegelenks punktiert, die direkt unter der Haut liegt. Infundiert wird dann über die Kanüle in der Knochenhöhle, die in Verbindung mit dem Blutgefäßsystem steht. Eine intraossäre Kanüle kann manuell eingedreht- und gedrückt werden (Cook®-Nadel, 18 G). Hier muss beachtet werden, dass die Nadel an der Markierung mit den Fingern geführt wird, um ein zu tiefes Eindringen und die Durchstoßung der Knochenrückwand zu vermeiden. Einfacher und schonender kann ein intraossärer Zugang mit dem Schraubbohrer EZ-IO® mit der roten Kindernadel (3 bis 39 kg/KG) gesetzt werden. Dazu wird die auf den Bohrer aufgesteckte Spezialnadel durch die Haut gestochen, die Knochenwand durchbohrt, der Bohrer abgezogen und die Verschlusskappe mit dem Trokar aus der Kanüle geschraubt (▶ **Abb. 7.8**). Jetzt können eine Spritze aufgesetzt, Medikamente verabreicht oder eine Infusionsleitung angeschlossen werden. Die intraossäre Nadel muss dann gut fixiert werden, damit sie nicht herausrutscht.

7.9.8 Medikamente und Flüssigkeitstherapie

Ist das Neugeborene nach 30 Sekunden effektiver Beatmung und Thoraxkompression weiterhin bradykard, muss die Gabe von Adrenalin und Volumen erwogen werden. **Adrenalin** (Suprarenin) wird intravenös verabreicht. Es werden 10 bis 30 µg/kg KG verabreicht, d. h. z. B., die übliche Suprareninampulle (1 ml = 1 mg) wird auf 10 ml Lösung verdünnt und hiervon 0,1 bis 0,3 ml/kg KG verabreicht. Dies soll bei fortlaufender Reanimation alle 3 bis 5 Minuten wiederholt werden. Man sollte immer mit einigen Millilitern Kochsalzlösung nachspülen, damit das Adrenalin den zentralen Kreislauf auch erreicht. Die Gabe über den Tubus sollte nur bei fehlendem Gefäßzugang erwogen werden, dann sollten 0,5 bis 1 ml der oben genannten Lösung verabreicht werden.

Dass bei einem Neugeborenen Adrenalin gegeben werden muss, ist eine Seltenheit. Daher muss vorher geklärt werden, ob Beatmung und Thoraxkompressionen effektiv sind (Sitzt die Maske korrekt? Ist der Kopf/Hals gut positioniert? Liegt der Trachealtubus richtig?). **Habe Zweifel und überprüfe genau!**

Häufig ist ein **Volumenmangel** oder eine akute Anämie die Ursache für den schlechten Zustand des Kindes: Wenn das Kind blass ist oder eine schlechte Hautdurchblutung zeigt oder auf eine Reanimation nicht reagiert, sollte eine kristalloide isotone Flüssigkeit (z. B. physiologische Kochsalzlösung) 10 (bis 20) ml/kg KG gegeben werden. Steht die Anämie im Vordergrund, muss natürlich Blut (aus einer Notfallkonserve Blutgruppe Null Rhesus negativ) gegeben werden.

Bei einer verlängerten Reanimation kann erwogen werden, 2,5 ml/kg KG einer 10 %igen Glukoselösung zu verabreichen, um eine Hypoglykämie zu vermeiden. Bei sichergestellter Beatmung kann in dieser Situation dann auch 1 bis 2 mmol/kg KG einer Natriumbicarbonatlösung erwogen werden. (Dies entspricht 2 bis 4 ml einer 4,2 %igen Lösung.)

Zu finden sind die jeweils aktuellen Leitlinien zur Neugeborenen-Erstversorgung und -Reanimation auch auf der Website des deutschen Rates für Wiederbelebung.

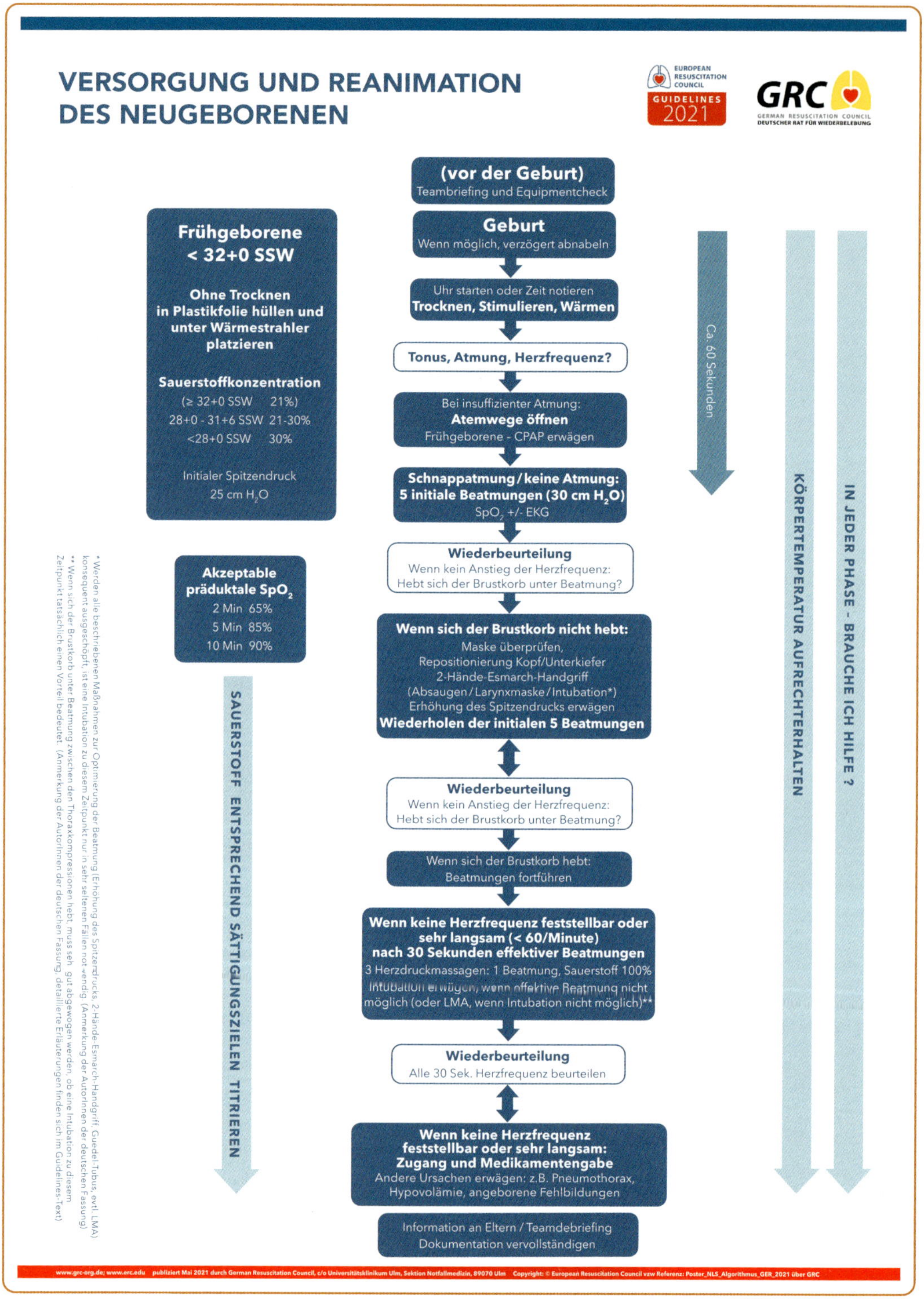

▶ **Abb. 7.9** Algoritmus der Neugeborenenreanimation nach den Leitilinie des Europäischen und deutschen Rates für Wiederbelebung. (© German Resuscitation Council [GRC] und Austrian Resuscitation Council [ARC] 2021)

7.10
Behandlung nach einer Reanimation

Nach der erfolgreichen Reanimation gilt es, sämtliche Vitalparameter stabil und innerhalb des Normalbereiches zu halten. Dazu müssen Atmung, Herzfrequenz, Blutdruck und Sauerstoffsättigung kontinuierlich überwacht werden. Zusätzlich werden regelmäßig in kurzen Abständen Blutzucker, Blutgase und Temperatur kontrolliert.

Folgende Parameter können zu einer zusätzlichen Hirnschädigung führen:

- Hyperthermie > 37,5 °C – steigert die Erregbarkeit von Nervenzellen.
- Hyperoxie – durch die Bildung von freien, die Nervenzellen schädigenden Sauerstoffradikalen. Eine zusätzliche Sauerstoffzufuhr muss reduziert und ggf. beendet werden, wenn die Sauerstoffsättigung 95 % überschreitet.
- Hypokapnie (niedriges CO_2) durch Überbeatmung und zu niedrige Blutdruckwerte führen zur Minderdurchblutung und somit zu Unterversorgung in bestimmten Hirnarealen.
- Hyperkapnie (zu hohes CO_2) und zu hohe Blutdruckwerte führen zu vermehrter Blutfülle und Blutdruckspitzen im Gehirn, die Gefäßeinrisse in bestimmten Hirngefäßen und Hirnblutungen auslösen können.
- Hypoglykämie kann zum Energieversagen in den Nervenzellen und deren Absterben führen.

Das Blutbild mit dem Hämoglobin- und dem Thrombozytenwert sowie die Gerinnung müssen untersucht werden und ggf. mit der Verabreichung von Erythrozytenkonzentrat, Thrombozytenkonzentrat oder Frischplasma korrigiert werden. Elektrolytverschiebungen sollen ausgeglichen werden. Eine therapeutische Hypothermie ist bei einer Asphyxie und dem Bild einer hypoxisch-ischämischen Enzephalopathie sinnvoll (siehe Kap. 8.4)

7.11
Spezielle Situationen der Erstversorgung

7.11.1 Frühgeborene

Bei Frühgeborenen ist nach Geburt die Wahrscheinlichkeit höher, dass Maßnahmen zur Unterstützung der Anpassung oder eine Reanimation benötigt werden. Das Überleben und die gesundheitliche Beeinträchtigung von Frühgeborenen hängen stark von der Erfahrung des Teams ab. Daher muss angestrebt werden, dass die Mutter präventiv noch vor Geburt in eine Einrichtung verlegt wird, die Struktur und Qualifikation zur Behandlung kritisch kranker Frühgeborener vorhält. Wenn aber Mutter oder Kind akut gefährdet sind, kann eine Verlegung eventuell nicht stattfinden. Daher müssen in jeder Geburtsklinik Kenntnisse und Ausrüstung zur Versorgung von Frühgeborenen vorhanden sein. Dazu siehe die Empfehlungen der Fachgesellschaften (über http://www.awmf.org):

- 087/002 Indikationen zur Einweisung von Schwangeren in Krankenhäuser der adäquaten Versorgungsstufe (in Vorbereitung)
- 087/001 Empfehlungen für die strukturellen Voraussetzungen der perinatologischen Versorgung in Deutschland

Grundsätzlich sollte bei Frühgeborenen immer vorausschauend eine Unterstützung der unreifen Organsysteme erwogen und nicht erst gehandelt werden, wenn schon Probleme aufgetreten sind. Auf spätes Abnabeln sollte Wert gelegt werden, außer in einer Reanimationssituation: Bei Frühgeborenen ist es dann sinnvoll, die Nabelschnur auszustreichen.

Wegen der unzureichenden Glykogenspeicher ist bei Frühgeborenen mit **Hypoglykämien** zu rechnen. Eine Frühfütterung sowie meist auch eine Infusion sind also indiziert. Langanhaltende Hypoglykämien können zu bleibenden Hirnschädigungen führen. Der Verlust von Körperwärme muss in jedem Fall vermieden werden. Durch Wärmeverlust steigt der Glukose- und Sauerstoffverbrauch, sodass Auskühlung die Probleme noch verstärkt. Bei sehr unreifen Frühgeborenen steigt durch Auskühlung auch die Gefahr von Hirnblutungen.

Frühgeborene, die unreifer als 32 SSW sind, sollten direkt nach Geburt in einen Folienbeutel aus Polyethylen eingebracht werden, ohne sie vorher abzutrocknen und unter Aussparung des Gesichts. Dies kann schon vor dem Abnabeln geschehen. Danach sollen Sie unter einen Heizstrahler positioniert werden.

Kleine Frühgeborene benötigen im Kreißsaal wegen der Lungenunreife bei geringerem Gestationsalter häufiger eine prophylaktische **Unterstützung der Atmung**. Die Eröffnung der Lunge und der Erhalt des eröffneten Lungenvolumens bei unreifen Frühgeborenen muss mit kontinuierlicher Anwendung von **CPAP** (*continuous positive airway pressure:* Aufrechterhaltung eines positiven Drucks in den Atemwegen, um ein Zusammenfallen der Atemwege zu verhindern) erreicht werden. Wird dies nicht gewährleistet, kann dies zu einer Verschlechterung der Atemnot und der Notwendigkeit intensiverer Maßnahmen führen.

Wichtig: CPAP/PEEP kann ohne Beatmung nicht mit einem Beatmungsbeutel angewandt werden! Hierzu muss entweder ein Perivent® oder ein T-Stück mit PEEP-Ventil mit kontinuierlichem Gasfluss einschließlich der Möglichkeit der Sauerstofffeindosierung über einen Sauerstoffmischer oder ein Neugeborenen-Beatmungsgerät benutzt werden (Kap. 7.8). Bei unzureichendem Atemantrieb des Frühgeborenen können zusätzlich zum PEEP möglichst synchronisierte Atemhübe angeboten werden.

Bei **extrem unreifen Frühgeborenen < 27 SSW** sollte Surfactant möglichst frühzeitig bei Atemnot oder bei zusätzlichem Sauerstoffbedarf verabreicht werden, um Schaden von der Lunge abzuwenden. Dies gelingt geschultem Personal ohne Intubation durch eine intratracheale Gabe über eine Sonde am CPAP.

Zunächst wird man immer versuchen, eine invasive Beatmung zu vermeiden, d. h. mittels PEEP die Spontanatmung zu unterstützen. Müssen Frühgeborene **beatmet** werden, ist sehr genau darauf zu achten, dass dies nicht mit zu hohen Beatmungsdrücken oder Atemhubvolumen geschieht, damit die unreife Lunge nicht geschädigt wird. Schon wenige Atemhübe mit einem zu großen Volumen führen zu einer Verletzung der Lunge und zum narbigen Umbau, zum Austritt von Plasma in die Alveolen, zur Surfactant-Inaktivierung und begünstigen die Entwicklung einer chronischen Lungenkrankheit.

Zur **Behandlung an der Grenze der Lebensfähigkeit** (Kap. 27.3).

7.11.2 Mekoniumhaltiges Fruchtwasser

Mekonium im Fruchtwasser kann ein Hinweis auf eine pränatale Hypoxämie sein. Ist das Fruchtwasser grün oder erbsbreiartig oder bestehen weitere Hinweise auf eine intrauterine Zustandsverschlechterung (suspektes oder pathologisches CTG), sollte man auf Probleme bei der Adaptation bis hin zur Reanimation vorbereitet sein. Ein erfahrenes Team mit der entsprechenden Ausrüstung muss rechtzeitig vor der Geburt hinzugerufen werden. Ein sofort einsatzbereites Absauggerät und ein Laryngoskop müssen einsatzbereit zur Verfügung stehen, die Möglichkeit zur Anwendung von CPAP und zur Beatmung muss gegeben sein.

Ein routinemäßiges Absaugen wird inzwischen nicht mehr empfohlen, da dadurch die Oxygenierung des Kindes verzögert wird und ein Schaden durch eine Hypoxie droht. Das Kind sollte stimuliert und bei fehlendem Atemantrieb mit der Maske beatmet werden. Besteht der Verdacht auf eine Sekretobstruktion durch Verlegung der Atemwege, sollte das Absaugen möglichst unter laryngoskopischer Sicht durchgeführt werden (nur durch geübtes Fachpersonal!). Falls dort Mekonium sichtbar ist, wird die Trachea abgesaugt und danach wird, wenn notwendig, beatmet. Fängt das Kind selbst an zu atmen, wird bei Dyspnoe zunächst CPAP angewandt. Sauerstoff wird pulsoxymetergesteuert verabreicht. Muss das Kind bei anhaltendem Fehlen des Atemantriebs oder bei Versagen der CPAP-Therapie intubiert werden, ist das intratracheale Absaugen nach Anspülen mit physiologischer Kochsalzlösung ggf. auch mehrfach sinnvoll. Auch die Verabreichung von Surfactant oder die Spülung damit ist meist sinnvoll. Als Komplikationen einer Mekoniumaspiration können ein Pneumothorax oder eine persistierende pulmonale Hypertension PPHN (= persistierende fetale Zirkulation, PFC) auftreten.

7.11.3 Pneumothorax

Ein Pneumothorax entsteht durch ein Leck in der Pleura (Rippenfell), durch das Luft in den Spaltraum zwischen der Lunge und der Brustwand eindringt (Kap. 12.4). Dies geschieht besonders häufig in der Phase direkt nach der Geburt, da bei der Eröffnung der Lunge sehr starke Scherkräfte wirksam werden, die durch Erkrankungen der Lunge wie Surfactant-Mangel, Mekonium-Aspiration oder eine angeborene Lungenentzündung zusätzlich verstärkt werden. Ebenso kann eine Verletzung der Lunge durch Beatmung entstehen, insbesondere, wenn mit zu hohem Druck oder zu hohem Volumen beatmet wird oder ein Trachealtubus zu tief in den rechten Stammbronchus eingeführt wurde. Besonders gefährlich ist der Spannungspneumothorax, bei dem die Lunge durch Überdruck zusammengedrückt wird. Hier kommt es rasch zur Hypoxie und zur Bradykardie, die ohne Behandlung tödlich verlaufen kann. Die schnellste Möglichkeit, einen Pneumothorax im Rahmen der Erstversorgung festzustellen, ist die Diaphanoskopie (Durchleuchtung mit Licht); am besten wird Kaltlicht benutzt, im Notfall kann man aber auch eine andere kleine Lichtquelle benutzen (Licht des Laryngoskops). Das Raumlicht muss dazu kurz ausgeschaltet werden. Wenn man dann die Lichtquelle seitlich an die Brustwand hält, leuchtet bei einem Pneumothorax der gesamte Brustkorb auf dieser Seite auf. Die Luft muss bei einem Spannungspneumothorax sofort abpunktiert werden, damit sich die Lunge wieder entfalten kann. Bei schweren Formen muss noch im Kreißsaal eine Thoraxdrainage zur dauerhaften Absaugung gelegt werden.

7.11.4 Anämie

Ist aufgrund der Vorgeschichte eine relevante Blutarmut zu erwarten (z. B. fetale Anämie bei intrauteriner Hämolyse, Placenta-praevia-Blutung), sollte möglichst schon vor der Geburt eine Notfallblutkonserve bereitstehen (Blutgruppe Null, Rhesus negativ, leukozytendepletiert oder CMV-negativ).

Bei einer akuten Blutung kann der Nabelschnur-Hb noch normal sein, da das Blut noch nicht durch Gewebsflüssigkeit verdünnt ist. Ist das Kind nicht stabil, muss mit der Notfalltransfusion begonnen werden. Ist Blut nicht rasch verfügbar, muss zunächst Vollelektrolytlösung als Volumenersatz verabreicht werden.

7.11.5 Fehlbildungen und angeborene Erkrankungen, die bei der Erstversorgung eine besondere Bedeutung haben

An dieser Stelle werden nur die für Erstversorgung bedeutsamen Aspekte erwähnt. Zur ausführlichen Beschreibung der Diagnostik, Therapie und Prognose wird auf die entsprechenden Organkapitel verwiesen.

Zwerchfellhernie

Wenn eine Zwerchfellhernie (Kap. 12.2.2) bekannt ist oder das Kind Atemnot und einen eingefallenen Bauch hat und Darmgeräusche über dem Brustkorb zu hören sind, sollte der Magen soll möglichst rasch mit einer großlumigen Sonde entlastet werden, um Luft und Sekret aus dem Magen abzusaugen. Bei leichteren Formen ist der Versuch einer Stabilisierung mit CPAP zu erwägen, um eine Intubation zu vermeiden. Bei schweren Formen oder wenn sich eine Stabilisierung nicht in kurzer Zeit erreichen lässt, sollte möglichst nicht mit der Maske beatmet, sondern sofort intubiert werden, damit Magen und Darm im Brustkorb nicht aufgeblasen werden, was die Lungenfunktion noch zusätzlich beeinträchtigt. Hier wird grundsätzlich zunächst mit 100 % Sauerstoff bis zur Stabilisierung beatmet, damit der Lungengefäßwiderstand rasch sinkt.

Lungenhypoplasie

Eine Lungenhypoplasie (Kap. 12.2.1) entsteht meistens durch ein in der Fetalzeit eingeschränktes Lungenwachstum, selten durch eine primär zu kleine Lunge. Damit die fetale Lunge normal wachsen kann, muss das Kind intrauterine Atembewegungen machen können und die Lunge muss Flüssigkeit produzieren, die ins Fruchtwasser abgegeben wird. Ursachen für die Hypoplasie sind: ein ausgeprägtes Oligohydramnion oder ein Anhydramnion, durch einen langfristig bestehenden vorzeitigen Blasensprung oder durch fehlende Fruchtwasserproduktion (z. B. bei der Potter-Sequenz oder bei Harnwegsfehlbildungen), Kompression der Lunge durch Tumoren oder thorakal verlagerte Bauchorgane, ein zu kleiner Brustkorb bei Skelettdysplasien oder Syndromen, intrauterine Infektionen oder bei langfristig reduzierten Kindsbewegungen neurologische oder muskuläre Erkrankungen. Die Lungenhypoplasie wird pränatal oft nur indirekt durch diese Hinweise entdeckt, kann aber dann auch im Ultraschall und im MRT ausgemessen werden. Wichtig ist, auf schwerwiegende postnatale Probleme vorbereitet zu sein. Die Geburt eines Kinds mit Lungenhypoplasie muss in einem Perinatalzentrum der höchsten Versorgungsstufe stattfinden.

Arthrogryposis und Skelett-Dysplasien

Hier ist die Skelettbeweglichkeit (Kap. 17.3, Kap. 17.7) durch unterschiedliche Ursachen eingeschränkt. Es kommt zu Kontrakturen und Gelenkfehlstellungen. Durch mangelnde intrauterine Atembewegungen können der Brustkorb und die Lunge zu klein für eine ausreichende Atmung sein. Es muss mit schweren Atemproblemen gerechnet werden. Durch Kontrakturen in Kiefergelenk und Mundboden kann das Einstellen des Kehlkopfes zur Intubation erschwert oder sogar unmöglich sein. Die Geburt muss in einem Perinatalzentrum der höchsten Versorgungsstufe erfolgen.

Pierre-Robin-Sequenz

Es liegt eine Gaumenspalte (Kap. 12.2.5) vor, ein zu kurzer Unterkiefer und dadurch eine Verlagerung der Zunge. Deswegen ist die Atmung deutlich behindert. In schweren Fällen führt dies zu lebensbedrohlichen Atemwegsobstruktionen. Für diese Kinder ist die Bauchlage günstig, da die Zunge dann nach vorn fällt. Mit einem Guedel-Tubus kann die Zunge evtl. nach vorn geholt werden, mit einem tiefliegenden Rachentubus das Hindernis der Zunge umgangen werden. Mit dem Esmarch-Handgriff können der Unterkiefer und die Zunge nach vorne gezogen und die Atemwege etwas erweitert werden. Die Kinder nehmen oft spontan eine Haltung mit überstrecktem Kopf ein, was die Atmung begünstigt. Mit einer Larnyxmaske lässt sich oft eine Stabilisierung erreichen. Eine Intubation ist sehr schwierig, z. T. sogar ohne andere Hilfsmittel unmöglich, sodass dafür Anästhesie und HNO-Kollegen zur Hilfe gerufen werden müssen. Videolaryngoskopie oder fiberoptische Intubation sind mögliche Optionen, unter Umständen ist eine Notfalltracheotomie nötig. Auch wenn die Atmung bei einem Kind mit Gaumenspalte bei Pierre-Robin-Sequenz zunächst nicht auffällig erscheint, ist eine Monitorüberwachung zum Ausschluss von Sauerstoffsättigungsabfällen oder Obstruktion notwendig. Die Verlegung in eine Kinderklinik ist nötig. Bei pränatalem Verdacht bei zu kleinem Unterkiefer muss die Geburt in einem Perinatalzentrum der höchsten Versorgungsstufe erfolgen.

Choanalatresie

Die hinteren Öffnungen der Nase zum Rachen hin sind verschlossen, sodass eine Nasenatmung nicht stattfinden kann. Neugeborene sind aber zwingend auf die Atmung durch die Nase angewiesen, die Mundatmung funktioniert nur beim Schreien. Es kommt zu Atemnot und obstruktiven Atempausen bis hin zum völligen Atemstillstand. Die Geburt eines Kindes mit Choanalatresie (Kap. 12.2.4) ist eine Notfallsituation. Zur Stabilisierung kann ein Guedel-Tubus helfen, der den Mund zur Atmung öffnet. Reicht dies nicht aus, muss eine Larynxmaske eingelegt oder das Kind intubiert werden. Die Choanalatresie muss dann in den ersten Lebenstagen operativ eröffnet werden. Ständige Pulsoxymetrieüberwachung ist nötig

Ösophagusatresie

Bei einer Ösophagusatresie (Kap. 14.2) ist die Speiseröhre unterbrochen, der obere Anteil endet in einem Blindsack (häufigste Form). Der untere Anteil endet über eine Fistel in der Luftröhre. Manchmal besteht vor Geburt ein Polyhydramnion. Die Kinder fallen durch Speicheln und Schäumen auf, da Speichel und auch Nahrung nicht geschluckt werden können. Sie husten oft, vor allem beim Anlegen. Der Magen kann nicht sondiert werden. Stillen und Füttern müssen gestoppt werden. Der

Rachen und der obere Anteil der Speiseröhre müssen regelmäßig abgesaugt werden, eine Schlürfsonde zur Dauerabsaugung muss eingelegt werden. Pulsoxymetrische Überwachung und sofortige Verlegung in eine Kinderklinik mit Kinderchirurgie sind nötig. Eine Maskenbeatmung oder Intubation sollte möglichst bis direkt vor Intubation vermieden werden, um ein Aufblasen des Magens zu verhindern, der nicht entlüftet werden kann.

Ductusabhängige Herzfehler

Die meisten Herzfehler (Kap. 13) machen direkt nach Geburt keine Probleme. Bei einem Teil der Herzfehler ist aber die Durchblutung des Körpers oder der Lunge davon abhängig, dass der Ductus arteriosus offen bleibt. Dies lässt sich durch eine medikamentöse Therapie mit Aldoprostil (Minprog®) erreichen. Ist ein Herzfehler durch die Pränataldiagnostik bekannt, sollte geklärt sein, welche Maßnahmen direkt nach der Geburt nötig und sinnvoll sind. Die Geburt sollte in einem Perinatalzentrum der höchsten Versorgungsstufe mit angeschlossenem Kinderherzzentrum erfolgen. Bei Kindern, die nach der Geburt trotz Atemunterstützung nicht stabilisieren, sollte immer sofort auch nach Herzfehlern gesucht werden.

Bauchwanddefekte (Gastroschisis, Omphalozele)

Liegt ein Bauchwanddefekt vor, soll das Kind möglichst nicht mit der Maske beatmet werden, damit die ausgetretenen Darmabschnitte nicht noch ausgedehnt werden. Bei Atemnot kann ein Versuch mit CPAP erfolgen, bei unzureichender Atmung müssen diese Kinder intubiert werden. Es sollte rasch eine Magensonde gelegt werden, um Magensaft und Luft abzuziehen.

Die Erstversorgung muss unter sterilen Bedingungen stattfinden, bis der Darm bzw. die Omphalozele (Kap. 14.6) versorgt ist. Eine sterile Unterlage und sterile Handschuhe sind Pflicht. Auf **latexfreie Materialien** soll geachtet werden!

Das Kind muss so gelagert werden, dass die Blutgefäße nicht unter Spannung stehen oder abgeknickt sind, also entweder auf die Seite oder auf den Rücken, wenn die Darmschlingen mit Polstern unterstützt auf dem Bauch gelagert werden. Die Darmschlingen bzw. die Omphalozele müssen steril behandelt werden. Am besten wird das Kind bis zu den Achseln in einen sterilen Folienbeutel eingebracht, ohne dass die Zele bzw. Eingeweide direkt berührt werden. Der Omphalozelensack sollte möglichst nicht reißen. Alternativ kann der Defekt im Notfall mit sterilen Kompressen abgedeckt werden, deren innerste Schicht mit Kochsalz 0,9 % getränkt wird. Es sollte sofort eine Infusion gelegt und Flüssigkeit gegeben werden. Das Kind darf keinesfalls zum Stillen angelegt werden.

Neuromuskuläre Erkrankungen und Muskelerkrankungen

Bei diesen Erkrankungen kommt es durch verschiedenste Ursachen zur Schwäche der Muskulatur und dadurch auch zu Problemen mit der Atmung. Die Kraft reicht für eine normale Atmung nicht aus, sodass die Kinder oft auf eine Atemunterstützung/CPAP oder sogar auf eine invasive Beatmung nach Intubation angewiesen sind. Anamnestisch sind teilweise verminderte Kindsbewegungen und ein Polyhydramion bekannt. Durch verminderte Atembewegungen intrauterin kann es zur Lungenhypoplasie (Kap. 12.2.1) kommen. Eine Intubation ist oft schwierig.

Meningomyelozele

Hier liegt eine Fehlbildung der Wirbelsäule und des Rückenmarks (Kap. 15.3) vor. Das dysplastische Rückenmark liegt nur durch einen dünnen verletzlichen Zelensack bedeckt oder offen an der Körperoberfläche und muss steril mit kochsalzgetränkten Tupfern abgedeckt werden, wobei der Zelensack möglichst nicht beschädigt wird. Auf **latexfreie Materialen** soll geachtet werden! Das Neugeborene wird in Bauchlage gelagert. Eine lückenlose Monitorüberwachung und die sofortige Verlegung in eine Kinderklinik mit angeschlossener Kinder-Neurochirurgie ist notwendig. Die Arnold-Chiari-Fehlbildung am Stammhirn und der sehr oft begleitende Hydrozephalus können zu zentral ausgelösten Apnoen führen.

7.12

Apparative Überwachungstechniken

Merke

An einem Reanimationsplatz für Neugeborene sollten eine Uhr/Apgar-Uhr, ein EKG- und Atemmonitor, ein Pulsoxymeter und die Möglichkeit der nichtinvasiven Blutdruckmessung vorhanden sein.

Pulsoxymeter: Rotes und infrarotes Licht werden von sauerstoffbeladenem Hämoglobin in einem anderen Verhältnis absorbiert, als das bei sauerstofffreiem Hämoglobin geschieht. Mit jedem Pulsschlag ändert sich das Verhältnis von sauerstoffbeladenem und -freiem Hb, sodass mit einem Signalalgorithmus der konstante Anteil, der durch das venöse Blut und Pigmente im Gewebe bedingt ist, berechnet werden kann. So kann der pulsatile Anteil, der aus sauerstoffreichem arteriellem Blut besteht, gemessen und daraus die arterielle Sauerstoffsättigung berechnet werden. Am günstigsten wird das Pulsoxymeter bei der Erstversorgung an der rechten Hand angebracht (präduktal). Erniedrigte Sauerstoffwerte lassen sich schnell und gut erkennen. Hyperoxien, d. h. Überdosierungen von Sauerstoff, kann man mit dem Pulsoxymeter nicht sicher erkennen. Deswegen sollen auch die gewünschten oberen Sättigungs-Grenzwerte (▸ **Tab. 7.2**) beachtet werden.

EKG-Monitor: Durch Aufkleben von Elektroden am Körper des Kindes wird die Dauerableitung einer EKG-ähnlichen Kurve ermöglicht. Moderne Geräte können nicht nur die Herzaktion an sich, sondern auch Rhythmusstörungen und abnorme Reizabläufe feststellen und gezielt Alarm geben.

Atmungsmonitor: Dieser ist oft mit dem EKG-Monitor verknüpft, meist im selben Gehäuse. Ausgenutzt wird in der Regel die Widerstandsänderung im Thorax während der Ein- und Ausatmung. Meist wird die Atmung über die EKG-Elektroden gleichzeitig registriert.

Atemfunktionsmonitoring (Flowsensor): Hiermit lassen sich bei Maskenbeatmung oder invasiver Beatmung Atemzugvolumina und Atemflussgeschwindigkeiten messen.

Transkutane O_2-Sonde: Eine Elektrode kann den durch die Haut diffundierenden Sauerstoff messen, also den Sauerstoffdruck im Kapillarstrombett. Die Elektrode ist beheizt, um die Durchblutung anzuregen, damit konstante Messverhältnisse herrschen. Mit der O_2-Sonde lassen sich erniedrigte und erhöhte Sauerstoffwerte erkennen.

Transkutane pCO_2-Sonde: Das Gerät funktioniert nach einem ähnlichen Prinzip wie die transkutane O_2-Messung. Da die transkutane Sonde eine gewisse Zeit benötigt, bis stabile Werte gemessen werden, und für eine exakte Messung eine normale Hauttemperatur und -durchblutung Voraussetzung ist, kann dieses Verfahren nur zur längeren Überwachung dienen. Für die unmittelbare Reanimationssituation ist die Methode ungeeignet.

Kapnografie: Die Kapnografie misst den Kohlendioxidgehalt in der Ausatemluft. Hierzu wird ein Messgerät oder ein Sensor zwischen den Tubus und den Beatmungsbeutel oder das Beatmungsschlauchsystem eingebaut. Der Kalorimetrische Sensor (z. B. Pedicap®) misst halbquantitativ den Säuregehalt der Ausatemluft. Ein Messgerät misst das CO_2 direkt.

Blutzuckermessung: Gerade kranke Neugeborene, Früh- und Mangelgeborene haben wenig Glukosereserven und einen hohen Verbrauch, sodass häufige Messungen des Blutzuckers nötig sind. Unterzuckerungen sind gefährlich für zahlreiche Organe, besonders das Gehirn. Zu hohe Werte können durch hohe Osmolarität auch Hirnblutungen und andere Komplikationen begünstigen, daher ist das genaue Monitoring des Blutzuckers wichtig.

Temperatur: Bei jeder länger dauernden Erstversorgung oder Reanimation muss die Körpertemperatur des Kindes regelmäßig kontrolliert werden. Bei der Erstversorgung eines Neugeborenen sind sowohl Auskühlung als auch Überwärmung zu vermeiden, da sich dadurch jeweils der Sauerstoffverbrauch erhöht. Ausnahme ist die therapeutische Hypothermie nach schwerer Asphyxie (Kap. 8.4).

Selbstverständlich müssen die Benutzer in den Gebrauch der Geräte eingewiesen sein.

7.13 Transport von kranken Neugeborenen

Der Transport darf nur von qualifiziertem Personal durchgeführt werden. Die Bedingungen sind in der AWMF-Leitlinie 024/003 „Neugeborenen-Transport" beschrieben.

Bei der Anmeldung des Transportes muss klar sein, ob das Neugeborene kritisch krank ist, ob die Vitalfunktionen gestört sind oder dies zu erwarten ist und wie dringlich der Transport ist. Es muss geklärt werden, wohin das Kind gebracht werden soll und wer das Kind begleitet.

Vor Transportbeginn sollte das Kind ausreichend stabilisiert sein. Bei beeinträchtigten Vitalfunktionen muss ein neonatologisch versierter Arzt den Transport leiten, begleitet von einer Pflegekraft mit Erfahrung in neonatologischer Intensivmedizin. Sind die Vitalparameter stabil, kann der Transport nur von der erfahrenen Pflegekraft durchgeführt werden. Gesunde Neugeborene können auch von anderem Fachpersonal (Pflegekräfte, Rettungsdienst) begleitet werden. Eine geeignete Ausrüstung zur Überwachung und Therapie muss vorhanden sein. Im Regelfall wird auch ein Transportinkubator für den Neugeborenentransport benötigt.

Die Eltern sollten Gelegenheit haben, ihr Kind vor dem Transport zu sehen. Ferner erhalten sie Informationen zu Krankheitssymptomen, Diagnosen, geplanter Diagnostik und Therapie und zur aufnehmenden Einrichtung. Wünschenswert ist, dass auch die Mutter in diese Einrichtung weiterverlegt wird, um nahe bei ihrem Kind zu sein.

Praxis

Im Anschluss an die Erstversorgung bzw. Reanimation sind verschiedene Fragen zu klären bzw. dürfen einige Dinge nicht vergessen werden:

- **Therapeutische Maßnahmen?** Welche Behandlungen/Medikamente/Eingriffe müssen sofort oder zeitnah erfolgen, wie wird das geplant und sichergestellt?
- **Verbleib des Kindes?** Je nach Zustand muss das Kind oft auf eine Neugeborenenintensiv- oder -überwachungsstation verlegt werden. Hat sich der Zustand des Kindes stabilisiert und sind keine akuten therapeutischen Maßnahmen nötig, sollte das Neugeborene unter Sicherstellung der Überwachung zum Bonding bei der Mutter/den Eltern bleiben.
- **Transport?** Vor dem Transport muss der Zustand des Kindes stabil sein, denn während der Fahrt sind die Bedingungen mit Sicherheit ungünstiger als im Kreißsaal.
- **Papiere?** Das Kind muss vor der Verlegung namentlich gekennzeichnet werden, Informationen über den bisherigen Verlauf der Schwangerschaft, der Geburt und der Maßnahmen nach Geburt und die Kontaktdaten der Eltern (Handynummer) müssen mitgegeben werden.
- Wenn **mütterliches oder Nabelschnur-/ Plazentablut** zur Verfügung steht, jeweils ein Röhrchen mitgeben. Dies könnte z. B. bei einem verstärkt auftretenden Ikterus oder anderen Fragestellungen von Bedeutung sein.
- Es kann sinnvoll sein, die Plazenta für eine histologische Untersuchung zu asservieren.
- Vor dem Transportbeginn sollte ein **Gespräch mit den Eltern** erfolgen. Der Zustand des Kindes, der Grund der Verlegung und wo sie es wiederfinden bzw. an wen sie sich bei Fragen wenden können, müssen angesprochen werden. Dagegen sollte man sich nicht dazu verleiten lassen, detaillierte Auskünfte über die Chancen des Kindes und den weiteren Verlauf zu geben, weil man diese Fragen meist nicht sicher genug beantworten kann. Wenn der Zustand des Kindes und der Mutter es zulassen, sollte auf jeden Fall ein kurzer körperlicher Kontakt mit der Mutter ermöglicht werden. Den Eltern muss der Weg/die Anfahrt zur aufnehmenden Station und die Telefonnummer am besten schriftlich mitgeteilt werden.

7.14 Eltern und Bonding

Direkt nach Geburt befinden sich die Eltern und das Neugeborene in einer besonderen Situation. Die Eltern haben Sorge, ob ihr Kind gesund ist, und es findet eine intensive Begegnung der Eltern mit dem Kind statt, die für die Bindung extrem wichtig ist. Auch bei Frühgeborenen und kranken Neugeborenen muss darauf geachtet werden, dass diese Bindung unterstützt wird. Es muss beachtet werden, dass Eltern und Kind nicht unnötig und nur so kurz wie möglich voneinander getrennt sind. Viele Maßnahmen, wie z. B. die Erstuntersuchung können im Beisein der Eltern erfolgen. Für die Eltern beginnt nun ein Prozess der Neuorientierung, sie wandeln sich vom Paar zu Eltern, die Verantwortung für ein Kind haben. Hier bietet sich für das behandelnde Team die Chance, Ängste der Eltern aufzunehmen und anzusprechen, oft zu entkräften und den Kontakt und die Wahrnehmung des Kindes durch die Eltern zu unterstützen. Wann immer möglich, sollte ein Körperkontakt zwischen Mutter/Vater und Kind stattfinden. Dies ist nötig, um im wahrsten Sinne des Wortes die Elternwerdung zu begreifen, und dieser Prozess ist gerade bei frühgeborenen oder kranken Kindern sehr wichtig. Es ist bekannt, dass Mütter, die ihr Kind in den ersten 3 Stunden nach der Geburt nicht sehen konnten, Schwierigkeiten im Bindungsaufbau haben, was sich ungünstig auf das Verhalten des Kindes und die Fähigkeit zu stillen auswirkt. Bei Eltern von Frühgeborenen kommt es bei einem hohen Prozentsatz zu posttraumatischen Belastungsstörungen, die auch zu Verhaltens- und Entwicklungsproblemen beim Kind führen. Gerade für diese Eltern spielt es eine große Rolle, wie sie die Situation der Erstversorgung bei ihrem Kind erleben. Dieses Erleben wird nicht nur durch die Erkrankung ihres Kindes, sondern auch durch unseren Umgang mit ihnen und ihrem Kind beeinflusst, sodass eine eventuelle traumatische Erfahrung durch unser Verhalten verstärkt oder gemildert erlebt werden kann. Zum Beispiel ist es problematisch, eine offensichtliche Wahrheit zu verschweigen oder nur die Probleme und nicht auch die Fähigkeiten und Ressourcen eines Neugeboren anzusprechen. Bei allem, was gesagt und getan wird, müssen die Eltern merken, dass sie und ihr Kind ernst genommen und mit Wertschätzung behandelt werden.

7.15 Schmerztherapie

Merke
Neugeborene und Frühgeborene empfinden Schmerzen, auch wenn sie sich nicht so differenziert dazu äußern können. Bei kranken Neugeborenen summieren sich die diagnostischen und therapeutischen Maßnahmen zu zahlreichen schmerzhaften Ereignissen.

Schmerzen lösen eine Stressreaktion des Körpers aus. Dies äußert sich in einem erhöhten Muskeltonus, entsprechenden Bewegungsmustern, einem Puls- und Blutdruckanstieg, einer Zunahme der Atemfrequenz und Schwankungen der Sauerstoffsättigung. Selbst ein lautes Öffnen des Inkubators oder ein Abstellen von Gegenständen auf dem Inkubator, plötzliches grelles Licht etc. sind für das Neu- oder Frühgeborene unangenehm und können diese vegetativen Reaktionen auslösen. Die Stressreaktion führt zu erhöhtem Sauerstoff- und Nährstoffverbrauch. Anhaltende und chronisch wiederkehrende Schmerz- und Stresssituationen können zu dauerhaften Beeinträchtigungen führen: Gedeihstörung, Bluthochdruck, Verhaltensauffälligkeiten und Entwicklungsstörungen, sogar Hirnblutungen.

Die adäquate Behandlung von Schmerzen bei Neugeborenen ist auch langfristig von immenser Bedeutung. Wiederholte und anhaltende Schmerzreize können zu einer Sensibilisierung und zur **Entwicklung eines Schmerzgedächtnisses** führen. Die schmerzhemmenden Anteile des Nervensystems entwickeln sich bei Frühgeborenen erst nach den Anteilen für die Empfindung. Dadurch können Frühgeborene Schmerz zwar schlechter äußern, die Wahrnehmung ist aber stärker.

In fortschrittlichen neonatologischen Abteilungen gibt es daher nicht nur einen Verhaltenskodex (*minimal handling* bzw. *optimal handling*), sondern auch ein Konzept zur Schmerztherapie.

7.15.1 Schmerzmessung

Um Schmerzen standardisiert zu erfassen, gibt es viele **Skalen**. Da Neu- und Frühgeborene sich nicht selbst äußern können, müssen wir die Schmerzen anderweitig erfassen. Dies ist jedoch umso schwieriger, je kleiner und unreifer die Kinder sind. Es gibt Messinstrumente wie die KUSS-Scale, den Berner Schmerzscore und die EDIN-Skala, um Schmerzen standardisiert zu erfassen. Dabei werden Verhaltensparameter (z. B. Schrei-Lautstärke und -Frequenz, Kommunikationsfähigkeit, Muskeltonus, Bewegung) und physiologische Paramater (z. B. Herzfrequenz, Schlafdauer) eingesetzt.

Bei invasiven Eingriffen (z. B. Blutentnahme, Impfung) muss von Schmerzen ausgegangen und entsprechend davor behandelt werden. Grundsätzlich sollte bei allen Erkrankungen überlegt werden, ob das Kind Schmerzen hat und eine Schmerzerfassung durchgeführt werden soll, um eine adäquate Therapie rechtzeitig und ausreichend zu beginnen.

7.15.2 Nichtmedikamentöse Schmerztherapie

Die Schmerzwahrnehmung wird durch Veränderungen der Umgebung stark beeinflusst. Ist man z. B. erschöpft, müde und hungrig, befindet sich in einer kalten und lauten Umgebung mit vielen grellen Lichtreizen, empfindet man eine Verletzung als viel schmerzhafter, als wenn die gleiche Verletzung eintritt, wenn man ausgeschlafen und satt in einer warmen und ruhigen Umgebung ist.

Bei Neugeborenen ist es wichtig, dass **Körperkontakt und Begrenzung** bestehen, die Gliedmaßen in Beugung sind und das Neugeborene **saugen** kann (Schnuller, Brust). Die Geschmacksempfindung **süß** führt auch zur Schmerzlinderung, sodass den Kindern zusätzlich einige Tropfen Glukose oder Sucrose auf die Zungenspitze gegeben werden sollten.

Auch **Stillen** und der Geschmack von Muttermilch lindern Schmerzen. Da aber das Stillen nicht mit unangenehmen Reizen verknüpft werden soll, muss im Einzelfall gut abgewogen werden, ein Kind vor Blutentnahmen oder Punktionen gezielt anzulegen. Das Neugeborene sollte sich an der Brust der Mutter jederzeit sicher fühlen.

Zusätzliche Stressfaktoren wie Lärm, grelles Licht, Kälte oder rasche, abrupte Bewegungen müssen in Schmerzsituationen möglichst vermieden werden.

7.15.3 Pharmakologische Schmerztherapie

Bei lokalen schmerzhaften Eingriffen kann eine Lokalanästhesie durch Injektion oder durch eine anästhesierende Creme (EMLA®, Tapfi®) erfolgen, die nur auf kleine Bezirke, nicht großflächig wegen der Gefahr einer Methämoglobinämie mit einem Okklusivverband aufgetragen wird. Bei anhaltenden oder starken Schmerzen benötigen Früh- und Neugeborene eine angemessene Schmerztherapie (WHO-Stufenschema). Da schwache Opioide beim Neugeborenen nicht eingesetzt werden können, fällt die Stufe 2 des WHO-Schemas weg. Für stärkere Schmerzen wird nach Stufe 3 vorgegangen.

WHO-Stufenschema Schmerztherapie

1. Nichtopioid (+ ggf. Adjuvans)
2. schwaches Opioid + Nichtopioid (+ ggf. Adjuvans)
3. starkes Opioid + Nichtopioid (+ ggf. Adjuvans)
   (Nichtopioid: z. B. Paracetamol, Opioid: z. B. Morphin, Fentanyl)

Grundsätzlich erfolgen zusätzlich nichtpharmakologische Maßnahmen zur Schmerzreduktion.

Selbstverständlich gehört zur Schmerztherapie auch die Überwachung, vor allem bei Stufe 2 und 3 kann eine Atemdepression auftreten. Deshalb ist ein Monitoring (Herzfrequenz, Atmung, Sauerstoffsättigung, Blutdruck) notwendig und die Möglichkeit zur unmittelbaren Notfallbeatmung muss bestehen.

7.16 Abbruch der Reanimation

Trotz aller Bemühungen ist nicht jedes Neugeborene zu retten. Wird ein Neugeborenes ohne nachweisbare Herzfrequenz geboren und lässt sich **innerhalb von 10 Minuten keine eigene Herzaktion** nachweisen, so kann die Beendigung der Reanimationsmaßnahmen erwogen werden. Ist 20 Minuten nach Geburt nie eine Herzaktion des Neugeborenen nachgewiesen, sollte die Reanimation beendet werden, wenn alle Reanimationsmaßnahmen korrekt durchgeführt waren und keine reversiblen Ursachen (z. B. Pneumothorax) vorliegen.

Lässt sich eine anhaltende **tiefe Bradykardie** des Kindes durch Reanimationsmaßnahmen nicht stabilisieren, ist die Situation weniger klar. So kann hier nach 20 bis 30 Minuten der Abbruch der Reanimationsmaßnahmen in Erwägung gezogen oder aber die Aufnahme auf eine Intensivstation erwogen werden. In diesem Falle ist von einem anhaltenden schweren Sauerstoffmangel mit schwerster Hirnschädigung auszugehen. Nach Möglichkeit sollte in die Entscheidung immer ein erfahrener Kinderarzt einbezogen und die Vorstellungen und Werte der Eltern möglichst mitbeachtet werden, da viele verschiedene Faktoren die Prognose beeinflussen und bei der Entscheidung berücksichtigt werden müssen.

Es wird empfohlen, die Anwesenheit von Eltern bei einer Reanimation bei vitaler Gefährdung eines Kindes zuzulassen, da dies einen günstigen Einfluss auf den Trauerverlauf beim Versterben des Kindes hat. Natürlich brauchen die Eltern in dieser schweren Situation Begleitung. Idealerweise widmet sich eine schon im Vorfeld (während der Aufgabenverteilung bei der Erstversorgung/Reanimation) benannte Person des Behandlungsteams nur dieser Aufgabe. Grundsätzlich muss dies auch mit dem reanimierenden Team abgesprochen sein.

7.17 Verzicht auf Reanimation

Auch bei Frühgeborenen und bei Kindern mit Fehlbildungen muss von einem Lebenswillen des Kindes ausgegangen werden und eine Reanimation im Regelfall begonnen werden, selbst wenn die Eltern dies nicht wünschen.

Im Fall extremer Unreife, schwersten genetischen Störungen oder schwersten Fehlbildungen ist eine Reanimation in der Regel nicht angemessen (Bsp. FG < 22 + 0 SSW, Trisomie 13, Trisomie 18, Anenzephalus). Der Bereich der Frühgeburtlichkeit zwischen 22 + 0 und 23 + 6 und bei hypotrophen Kindern bis 24 + 6 wird als Grauzone gesehen. Dasselbe gilt für schwerste Organschäden oder Fehlbildungen. Hier muss das Behandlungsteam der Geburtshilfe und der Neonatologie gemeinsam mit den Eltern eine **individuelle Entscheidung im Interesse des Kindes** treffen. Mangelnder Konsens ist schädlich. Psychologen, Seelsorger und Sozialarbeiter sollten möglichst hinzugezogen werden. Hier kann es sinnvoll sein, ein pränatales Advance Care Planning durchzuführen (siehe Kap. 27.7).

Im Zweifelsfall kann eine **Therapie unter Vorbehalt** (*provisional care*) eingeleitet werden, um mehr Informationen zu sammeln und in Ruhe eine begründete ethische Entscheidung zu treffen. Der Verzicht auf eine Reanimation und der Abbruch von Intensivmaßnahmen werden als ethisch gleichwertig bewertet (Kap. 27.3).

8 Perinatale Azidose, perinatale Depression, Asphyxie

Thomas Strahleck

Es gibt verschiedene Grade von schweren neonatalen Problemen, deren gemeinsames Merkmal Sauerstoffmangel und damit ein Mangel an Energie in den Zellen aller Organe und Gewebe ist. Ursache ist eine verminderte Sauerstoffaufnahme und/oder eine generalisierte Kreislaufstörung beim Fetus oder Neugeborenen. Die Kreislaufstörung führt indirekt zu mangelhaftem Sauerstoffangebot in den Organen.

Eine **perinatale Azidose** entsteht durch den unvollständigen Abbau von Glukose zur Energiegewinnung. Ursache ist der Sauerstoffmangel. Die Glukose-Verwertung bleibt auf der Stufe der Bildung von Milchsäure stehen. Der pH-Wert in der Nabelarterie oder im Blut des Kindes ist erniedrigt. Über Organfunktionsstörungen oder Schädigungen sagt dieser Begriff alleine jedoch nichts aus. Die in der Glukose vorhandene Energie kann nur zu Bruchteilen genutzt werden. Daher kommt es meist zu einem Energiemangel in den Körperzellen, der zur Zellschädigung führen kann, wenn er ausgeprägt ist.

Eine **perinatale Depression** bedeutet, dass die Kreislauffunktion des Neugeborenen bei der Geburt vermindert (= deprimiert) ist. Dies kann sich z. B. als Apnoe, Schnappatmung, Bradykardie, schlechte Hautdurchblutung und Blässe äußern. Die Symptome sind die Folge der Kreislaufstörung. Es kann eine Azidose vorliegen, muss aber nicht. (Nicht verwechseln: Eine peri**partale** Depression ist im Gegensatz dazu eine psychiatrische Erkrankung der Mutter.)

Eine **perinatale Asphyxie** beschreibt den Zustand des Fetus oder Neugeborenen, bei dem die Kreislaufstörung und der Sauerstoffmangel zu schwerwiegenden Funktionsstörungen der Organe führen mit dem Risiko bleibender Organschäden und schlimmstenfalls dem Versterben des Kindes. **Die Diagnose „Asphyxie"** sollte nur nach strengen Kriterien gestellt werden: Es müssen bei einem unmittelbar perinatalen Ereignis mit Anzeichen von fetalem Disstress eine Azidose pH < 7,0 oder BE < –16 mmol/l oder ein 5-Minuten-Apgar < 5 **und** Zeichen einer Hirnfunktionsstörung (Enzephalopathie) vorliegen.

Die **Enzephalopathie** (Kap. 15.5) ist eine Funktionsstörung mit evtl. bleibender Schädigung des Gehirns als Folge einer Asphyxie. Das Neugeborene ist neurologisch auffällig, hyperexzitabel oder schläfrig bis komatös und nicht weckbar. Eventuell können Krampfanfälle auftreten. Komplexe Reflexe sind abgeschwächt oder fehlen (z. B. Saug- und Schluckreflex, Mororeflex, Hustenreflex). Die Eigenatmung kann unregelmäßig werden, Apnoen können auftreten oder es kann zum völligen Erliegen des Atemantriebs kommen.

Mit einer Asphyxie muss bei 0,2 bis 0,6 % aller Neugeborenen gerechnet werden. Bei bestimmten Risikogruppen steigt diese Zahl erheblich an. Trotz moderner Geburtshilfe und Intensivmedizin und der meist guten Reanimationsbedingungen stellt die Asphyxie nach wie vor ein großes Risiko für das Kind dar und ist die Ursache von etwa 20 % aller **neonatalen Todesfälle** (bzw. von 50 %, wenn Totgeburten mitgerechnet werden).

8.1 Ursachen

Die Ursache einer Asphyxie kann in einer **Beeinträchtigung** an jeder Stelle der „Kette" **der kindlichen Sauerstoffversorgung** begründet sein:

- O_2-Aufnahme durch die Mutter
- O_2-Transport über das mütterliche Blut und den mütterlichen Kreislauf zur Plazenta
- O_2-Weitergabe in der Plazenta an den kindlichen Kreislauf über die Nabelschnur
- Blut und Kreislauf des Kindes
- nach der Geburt: Atmung und Kreislauf des Kindes

Die wichtigsten **Risikofaktoren** lassen sich in 5 Bereiche einteilen:

- **mütterliche Erkrankungen:** Infektionen, arterielle Hypotension, schwere Allgemeinerkrankungen (Diabetes mellitus, Herzfehler, Anämie u. a.), Drogen, Medikamente u. a.
- **schwangerschaftsbezogene Erkrankungen:** hypertensive Erkrankungen in der Schwangerschaft, Präeklampsie, HELLP-Syndrom, Plazentainsuffizienz.
- **geburtsbedingte Risiken:** Frühgeburt/Übertragung, Narkose (z. B. Blutdruckabfall bei Spinal- oder Periduralanästhesie, ITN mit verzögerter Intubation), Flüssigkeitsmangel der Mutter, Lageanomalie (z. B. Querlage), Anomalie der Gebärorgane, lange Geburtsdauer, Plazentastörungen (vorzeitige Plazentalösung, Placenta praevia), Nabelschnurkomplikationen (z. B. Knoten, Vorfall) u. a.
- **fetale/kindliche Ursachen:** Sepsis, Mangelgeborenes, Makrosomie, Mehrlinge, Anämie, neuromuskuläre Erkrankung, Hydrops, Fehlbildung u. a.
- **Organisationsfehler:** ungeschultes Personal, Personalmangel, unzureichende Ausrüstung, mangelnde Vorbereitung, postnataler Transport schwerkranker Kinder u. a.

Um das Risiko einer Asphyxie zu vermindern, sollten Risikoschwangere grundsätzlich in Perinatalzentren betreut und entbunden werden. Auch bei unkomplizierten Schwangerschaften ist es wünschenswert, dass bei der Geburt bei plötzlichen Notfällen alle notwendigen Maßnahmen zur Vermeidung einer Asphyxie und zur Reanimation eines Kindes durchgeführt werden können.

Ein neuerdings immer relevanter werdendes Problem ist, dass Kreißsäle für die Aufnahmen von Gebärenden (teilweise) gesperrt werden müssen, weil zu wenige Hebammen vor Ort sind, zu wenig ärztliches Personal oder zu wenig Kapazität in den Wochenstationen oder der Neonatologie vorhanden ist. Hier muss eine akute Notfallversorgung trotz Überlastung gewährleistet werden, damit keinesfalls eine akute Schädigung bei der Schwangeren oder beim Feten eintritt. Notwendig sind regionale und überregionale Systeme, die zuverlässig regeln, wohin und durch wen eine Gebärende und ihr Kind in eine andere Geburtseinrichtung sicher verlegt werden und weiterversorgt werden kann. Dies muss in Zusammenarbeit der Geburtseinrichtungen und Kinderkliniken und auch der regionalen Politik und der der Kostenträger geregelt werden.

8.2 Klinische Zeichen

Leicht deprimierte Kinder oder Kinder mit einem Vagusreiz müssen nur kurz stimuliert oder mit der Maske beatmet werden und atmen dann spontan („primäre Apnoe"). Ist die Depression stärker, zeigt das Neugeborene eine ineffektive Schnappatmung.

Bei einer manifesten Asphyxie kommt es zur sekundären Apnoe und zur Bradykardie. Das Neugeborene zeigt keine Aktivität. Es ist schlaff und reagiert nicht auf Reize. Eine Stimulation führt nicht zum Einsetzen regelmäßiger Spontanatmung.

Je nach der Kreislaufsituation ist das Neugeborene blau (wenn noch eine Durchblutung der Haut stattfindet) oder blass (wenn der Kreislauf so weit beeinträchtigt ist, dass keine wirksame Durchblutung mehr zustande kommt; ▶ **Abb. 8.1**).

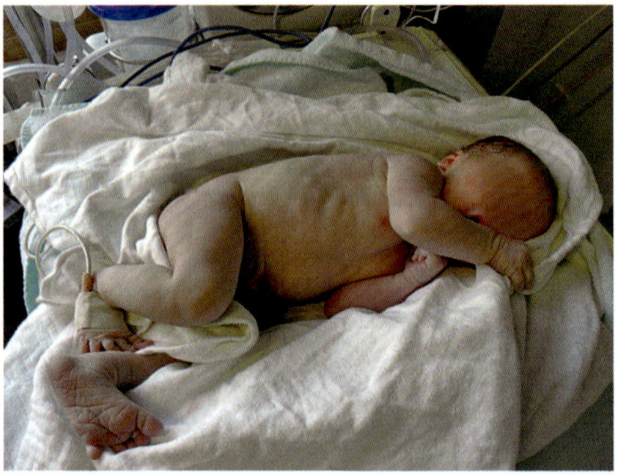

▶ **Abb. 8.1** Neugeborenes mit Asphyxie. (Kerstin Steiner, Stuttgart)

Definition

Symptome einer Asphyxie

- schwere metabolische oder gemischte Azidose: Nabelarterien-pH < 7,0
- Apgar nach 5 Minuten und später unter 5
- neurologische Symptome beim Neugeborenen: Krämpfe, Koma, Zeichen einer hypoxisch-ischämischen Enzephalopathie (HIE), muskuläre Hypertonie
- Symptome einer Multiorgandysfunktion in den ersten Lebenstagen

Die klinischen Zeichen werden auch im Asphyxie-Index (Apgar) bewertet. Da eine Asphyxie aber auch pränatal abgelaufen sein kann und sich das Kind vor der Geburt wieder etwas erholt haben kann, ist auch bei einem spontan atmenden Neugeborenen eine asphyktische Schädigung möglich. Dies kann dann im Nabelarterien-pH und anhand von Folgeerkrankungen erfasst werden.

Neben den klinischen Zeichen muss das Laktat dokumentiert werden (Kap. 8.5). Auch der pH-Wert im Nabelschnurblut ist wichtig. Bei der Dokumentation müssen außerdem Base Excess (BE) und pCO_2 festgehalten werden sowie der Verlauf der Laktatwerte.

Merke

Ein normaler Nabelarterien-pH widerspricht einer intrauterinen oder perinatalen Asphyxie nicht. Ist der Kreislaufstillstand in der Nabelarterie abrupt eingetreten (z. B. vollständige Kompression beim Vorfall), bleibt das Blut in der Nabelschnur stehen und zeigt Normalwerte, obwohl das Kind nicht mehr vom Sauerstoff erreicht wird.

8.3 Auswirkung der Asphyxie auf die Organe

Bei einer hypoxisch-ischämischen Schädigung sind in der Regel **mehrere Organe gleichzeitig** betroffen (Postasphyxiesequenz). Am häufigsten finden sich Auswirkungen auf die Niere (50 %), das Gehirn (ca. 30 %), auf Herz und Kreislauf (25 %) und die Lunge (ca. 20 %).

Die typischen Schäden bzw. Funktionsstörungen nach einer durchgemachten Asphyxie sind organspezifisch:

- **Gehirn:**
  Das Ausmaß einer hypoxisch-ischämischen Enzephalopathie (Kap. 15.5) kann von einer völligen Erholung der neurologischen Funktion ohne bleibende Schäden über Teilleistungsstörungen bis zum schwersten Hirnschaden (mit fehlender psychomotorischer Entwicklung, Spastik und anderen Bewegungsstörungen, Schluckstörung mit Aspirationsgefahr, mit oder ohne Krampfanfälle) und im Extremfall bis zum Hirntod reichen. Neben dem reinen Sauerstoffmangel kann eine Hirnblutung oder ein Hirninfarkt weitere Schäden nach sich ziehen.
- **Niere:**
  Eine Verschlechterung der Nierendurchblutung im Rahmen der Asphyxie führt zu einer Einschränkung der glomerulären Filtration. Sauerstoffmangel zieht eine akute Tubulusnekrose nach sich, Ausscheidungsfunktion, Rückresorption und Regulation des Elektrolyt- und Säure-Basen-Haushaltes der Nieren werden gestört bis unterbrochen. Zunächst besteht meist eine Anurie, die mehrere Tage anhalten kann, mit der Folge von Elektrolytentgleisungen und Überwässerung mit Ödemen. Anschließend folgt eine polyurische Phase, in der ein sehr verdünnter Urin ausgeschieden wird, mit dem unkontrolliert große Mengen an Salzen und anderen wichtigen Substanzen verloren gehen. Ferner kann es nach einer Asphyxie zu Nierenvenenthrombose und Niereninfarkten kommen. Selten resultiert daraus eine chronische Niereninsuffizienz, die in Dialysepflichtigkeit einmünden kann. Die Überwachung von Menge und Konzentration des ausgeschiedenen Urins, die Kontrolle des Körpergewichts und die wiederholte Untersuchung der Serumelektrolyte sind in den ersten Tagen nach einer Asphyxie zwingend notwendig.
- **Herz:**
  Es kann zu einem meistens vorübergehenden Herzmuskelschaden kommen. Eventuell ist eine medikamentöse Unterstützung der Herzfunktion mit Katecholaminen (z. B. Adrenalin oder vergleichbaren Substanzen) nötig. Durch die

schlechte Auswurfleistung des Herzens kommt es ohne Behandlung zu weiteren Durchblutungsstörungen der Organe und zur Übersäuerung des Gewebes (Laktatazidose).

- **Leber:**
  Sauerstoffmangel und Kreislaufschock können (meist vorübergehendes) Leberversagen bewirken. Die wichtigste Folge ist eine unzureichende Bildung von Gerinnungsfaktoren, was wiederum die Blutungsgefahr in den anderen Organen erhöht. Außerdem ist die Ausscheidung von Gallenflüssigkeit (Cholestase) vermindert, dadurch kann es zur Gelbsucht mit indirekter Hyperbilirubinämie kommen.
- **Darm:**
  Eine längerdauernde Asphyxie erhöht die Gefahr einer nekrotisierenden Enterokolitis aufgrund von Durchblutungsstörungen in der Darmwand (Kap. 14.8). Daher sollte nach einer schweren Asphyxie mit dem Nahrungsaufbau gewartet bzw. nur vorsichtig begonnen werden.
- **Lunge:**
  Je nach dem Schweregrad der Asphyxie kommt es zum Lungenversagen, zur Schocklunge, zum Lungenödem und aufgrund einer Surfactant-Inaktivierung zum Atemnotsyndrom sowie diffusen Lungenblutungen. Beim Absetzen von Mekonium ins Fruchtwasser und nachfolgender Aspiration kann sich das schwere Krankheitsbild der Mekoniumaspirationspneumonie entwickeln (Kap. 12.3). Durch Sauerstoffmangel in der Lunge erhöht sich der Kapillarwiderstand. Es kann zur persistierenden pulmonalen Hypertension des Neugeborenen (PPHN) kommen, was wiederum das Herz zusätzlich belastet. Durch den Rechts-links-Shunt über den Ductus botalli und das Foramen ovale wird die Lungendurchblutung drastisch reduziert mit der Folge einer schweren Zyanose. Schlimmstenfalls kann das Lungenversagen lebensbedrohlich werden.
- **Blut:**
  Häufig kommt es durch die Organminderdurchblutung zur Gerinnungsaktivierung, also zum Verbrauch von Thrombozyten und Gerinnungsfaktoren. Folgen sind einerseits Blutungen (Gehirn, Magen, Darm, Lunge, Niere) und andererseits Thrombosen und Mikrothrombosierungen in Organen.
- **Stoffwechsel:**
  Neben den direkten Organwirkungen können weitere physiologische Abweichungen auftreten, z. B. zentral bedingte Temperaturregulationsstörungen, Laktatazidose, Hyper- und Hypoglykämie, Hypokalzämie, Hyponatriämie. Daher ist eine sehr genaue Überwachung dieser Parameter notwendig.

Merke
Eine Hypoglykämie kann die Schädigung des Gehirns unter Umständen zusätzlich verstärken.

8.4
Therapie

Die Behandlung eines asphyktischen Neugeborenen muss **sofort** beginnen. Die ersten Ziele sind die Wiederherstellung der Atmung, eine normale Sauerstoffversorgung des Kindes und die Stabilisierung des Kreislaufs.

- Ist das Neugeborene leblos, wird eine sofortige **Reanimation** durchgeführt (Kap. 7.8, Kap. 7.9). Besteht eine **Azidose,** muss deren Ursache beseitigt bzw. behandelt werden: Bei einer **respiratorischen Azidose** sollte die Ventilation verbessert werden, das Kind ggf. eine Atemhilfe bekommen, es sollte **beatmet und ggf. intubiert** werden. Das Ziel ist ein normaler Kohlendioxidpartialdruck im Blut (pCO_2), denn ein erhöhter Wert vermehrt die Hirndurchblutung und das Hirnödem wird verstärkt. Ist der CO_2-Druck zu niedrig, kommt es zur Gefäßverengung im Gehirn mit der Folge erneuter oder zusätzlicher Durchblutungsstörungen.
- Bei fehlendem oder **stark reduziertem Atemantrieb oder bei Lungenversagen** durch die oben beschriebenen Arten der Lungenschädigungen muss nichtinvasiv oder invasiv beatmet werden.
- Besteht eine **metabolische Azidose**, muss in erster Linie die Gewebedurchblutung verbessert werden. Eine rein symptomatische Pufferung zur Anhebung des pH- Werts wird nicht empfohlen, da sich dadurch nur die Laborwerte, aber nicht der Zustand des Kindes verbessern. Es

kann dabei sogar zu einer Verstärkung der Azidose im Liquor und in den Nervenzellen kommen.

- Hat das Neugeborene keinen ausreichenden Atemantrieb, zeigt es Apnoen oder Hinweise auf eine schlechte Lungenfunktion, benötigt es eine **Atemhilfe** (CPAP) oder muss beatmet werden. Gegebenenfalls sollte auch pulsoxymeter**kontrolliert Sauerstoff** zugeführt werden. Dabei kommt es darauf an, sowohl eine Hypoxie (anhaltender Sauerstoffmangel) als auch eine Hyperoxie (Gefahr zusätzlichen Schadens durch freie Radikale) zu vermeiden (Kontrolle durch Pulsoxymetrie).
- Die **Kreislaufstabilisierung** sollte zügig erfolgen. Hier wird in den meisten Fällen zunächst kristalloide isotone Infusionslösung verabreicht (am besten **Vollelektrolytlösung**, Ringer-Acetat oder notfalls physiologische Kochsalzlösung). Zur Kreislaufstabilisierung dürfen keinesfalls glukosehaltige Lösungen verabreicht werden. Wird zu wenig Volumen verabreicht, bleibt eventuell eine Durchblutungsstörung bestehen. Zu viel Volumen kann dagegen ein asphyktisch geschädigtes Herz mit schlechter Funktion überfordern oder zu einem raschen Blutdruckanstieg führen, der das Risiko für Hirnblutungen erhöht. Außerdem wird evtl. das Hirnödem verstärkt. Es ist sinnvoll, das eingesetzte Volumen fraktioniert zu verabreichen und den Effekt regelmäßig zu überprüfen. Eine **frühzeitige Echokardiographie** hilft, die Herzfunktion und den Bedarf an zu verabreichenden Volumen besser einzuschätzen. Ist das Kreislaufvolumen aufgefüllt, muss auf den Erhaltungsbedarf begrenzt werden (sonst besteht die Gefahr eines verstärkten Hirnödems). Je nach kardialer Situation werden auch Medikamente (Katecholamine) notwendig, die den Blutdruck durch eine Stärkung der Herzkraft oder durch eine Steigerung der Spannung der Blutgefäße erhöhen.
- Eine **Hypoglykämie** soll behandelt, aber zu hohe Blutzuckerkonzentrationen müssen vermieden werden (also keine Überkorrektur durch zu rasche Glukoseinfusion!). Mit Insulin kann gegengesteuert werden, was aber neue Probleme nach sich ziehen kann.
- Das asphyktische Neugeborene muss zunächst **nüchtern** bleiben oder darf nur wenige ml Muttermilch erhalten. Flüssigkeit und Glukose werden über die Infusion zugeführt.
- Kinder sollten nach einer Asphyxie so gelagert werden, dass weder der arterielle Zufluss zum Gehirn noch der venöse Abfluss beeinträchtigt werden. Am besten ist die **Lagerung** auf dem Rücken in Mittelstellung mit leicht erhöhtem Oberkörper.
- **Hypothermiebehandlung:** Überwärmung führt zu zusätzlichen Schäden vor allem im Gehirn, muss also strikt vermieden werden. Zur Reduktion des zusätzlichen sekundären Absterbens von Nervenzellen wird auf der Intensivstation eine kontrollierte Kältebehandlung für 48 bis 72 Stunden durchgeführt. Dadurch wird der Ablauf des programmierten Zelltodes (Apoptose) und das Absterben von Nervenzellen durch Exzitotoxizität (erregende Selbstvergiftung) deutlich vermindert und somit die Häufigkeit und auch Schwere bleibender Hirnschäden reduziert. Die Kinder werden mit einer Kühlmatte und möglichst servogesteuert auf 33 bis 34 °C gekühlt. Potenzielle Nebenwirkungen der Hypothermie sind vermehrte Blutungsneigung, Bradykradie, niedriger Blutdruck und pulmonale Hypertension (PPHN).
- **Schmerztherapie:** Besonders bei einer Hypothermiebehandlung benötigt das kranke Neugeborene eine angemessene Schmerztherapie und Sedierung mit Morphin o. Ä. Unruhezustände sind schädliche Stressfaktoren und müssen ggf. medikamentös behandelt werden.
- Bei **Krampfanfällen** werden die Kinder mit **Antiepileptika** behandelt.
- Die Kinder werden **intensivmedizinisch überwacht**: EKG, Atmung, Pulsoxymetrie, Blutdruck, Blutgase, Elektrolyte, Blutbild, Gerinnung, kontinuierliche Überwachung der Hirnaktivität (amplitudenintegriertes EEG, Online-EEG), regelmäßige Schädelsonografien und Echokardiographien. Sinnvoll sind auch ein Nabelvenen- und Nabelarterienkatheter zur ZVD- und arteriellen Blutdrucküberwachung. Grundsätzlich gilt für alle Vital- und Laborparameter, dass möglichst physiologische Werte angestrebt werden.

- **Elterngespräche:** Mit den Eltern sollte in Ruhe über den Zustand des Kindes und die möglichen Auslöser gesprochen werden. Vorschnelle Festlegungen von Ursachen sollten nicht getroffen werden, nötig ist jetzt eine sorgfältige Analyse aller Faktoren, die zu dem Ereignis geführt haben. Prognostische Äußerungen können und sollen anfangs nur mit großer Vorsicht gemacht werden, wobei eine bestehende Lebensgefahr und auch die möglicherweise bleibenden Hirn- und Organschädigungen nicht verschwiegen werden dürfen. Wichtig ist die Fokussierung auf das Kind und nicht die Suche nach Schuldigen. Oft haben die Eltern auch selbst Schuldgefühle. Den Eltern soll die Ursache der Asphyxie ihren Bedürfnissen entsprechend erklärt werden. Wenn Fehler oder Zwischenfälle geschehen sind, muss zu einem passenden Zeitpunkt das direkte Gespräch mit den Eltern gesucht werden.
- Es ist immer wichtig, auch bei unklarer oder eher ungünstiger Prognose die Eltern-Kind-Bindung zu stärken, die Nähe der Eltern zum Kind zu unterstützen und den Eltern Möglichkeiten zu geben, mit denen sie ihrem Kind etwas Gutes tun können (z. B. Abpumpen von Muttermilch, Mundpflege, körperliche Nähe zur Stresslinderung usw.) Die Elterngespräche sollten offen und ehrlich sein, die Fragen und Sorgen der Eltern aufnehmen, wichtig ist die Kontinuität der Gesprächsführung. Wer mit den Eltern spricht und was gesagt wird, muss im Team besprochen sein, die Gesprächsinhalte werden stichwortartig protokolliert. Die zusätzliche Unterstützung durch ein psychosoziales Team ist unverzichtbar.

Je nach der **Asphyxie-Ursache** muss auch diese behandelt werden. Solche spezielle Asphyxie-Situationen sind z. B.:

- **Akute Massenblutung unter der Geburt** (z. B. vorzeitige Plazentalösung, Nabelschnurruptur oder geburtstraumatische Blutungen): Wichtig ist hier die rasche Gabe von Volumen und vor allem von Blut, damit genügend Sauerstoffträger vorhanden sind. Entscheidend ist, dass das Reanimationsteam über den Blutverlust informiert wird, da die klinischen Anämiezeichen Blässe und Tachykardie auch bei anderen Asphyxie-Situationen zu beobachten sind.
- **Mekoniumaspiration** (Kap. 12.3): Zusätzlich zu den sonstigen Maßnahmen muss auch das pulmonale Problem sofort behandelt werden. Die Gefahr einer anhaltenden Hypoxie durch die pulmonale Hypertension ist hier besonders groß.
- Eine Asphyxie kann auch durch **Erkrankungen des Nervensystems oder der Muskulatur** vorgetäuscht oder mitbedingt sein (z. B. myotone Dystrophie, spinale Muskelatrophie). Die Kinder sind dann schlaff und atmen nicht ausreichend oder gar nicht. Die Versorgung erfolgt bis zur Klärung der Ursache letztlich genauso wie bei anderen Neugeborenen.

8.5 Prognose

Die Sterblichkeit reifer Kinder mit Asphyxie ist abhängig vom Schweregrad der Enzephalopathie und des Multiorganversagens und liegt zwischen 17 und 31 %. Prognostisch ungünstig sind ein Apgar von 0 bis 3 nach 20 Min., eine Multiorganstörung und Krampfanfälle vor der 12. Lebensstunde, eine ausgeprägte Laktaterhöhung und Azidose, die sich nur zögerlich normalisieren, und ein über mehrere Tage anhaltend supprimiertes EEG. Ist das Neugeborene nach einer Woche klinisch und neurologisch unauffällig und sind auch sein EEG und Schädelsonogramm unauffällig, darf auf eine gute Prognose gehofft werden.

Erholt sich das Neugeborene nicht und bleibt von Intensivmaßnahmen dauerhaft abhängig, müssen erreichbare Therapieziele und alle möglichen und zulässigen Behandlungsoptionen mit den Eltern ausführlich besprochen und die Eltern in die Entscheidungsfindung integriert werden. Unter Umständen ist eine ethische Fallberatung nötig und ein Palliativplan nötig (s. Kap. 27). Erholt sich das Neugeborene nur teilweise, müssen das Kind und die Familie in einem multimodalen Therapiekonzept behandelt, unterstützt und gefördert werden (medizinisch, pflegerisch, Physiotherapie, Logopädie, Frühförderung, Sozialberatung und psychologische Unterstützung für die Eltern). Die Eltern müssen in die Pflegemaßnahmen eingelernt werden und es muss ein Hilfsnetzwerk zur häuslichen Unterstützung etabliert werden, z. B. ambulante Therapeuten, häusliche Kinderkrankenpflege, zusätzliche Hebammenbetreuung für die Mutter, Familienhilfe, sozialmedizinische Nachsorge, ggf. Kinderpalliativteam.

Es ist wichtig, sowohl die auffälligen wie die zunächst unauffälligen Kinder nach einer perinatalen Asphyxie in einem speziellen Nachsorgeprogramm in regelmäßigen Abständen nachzuuntersuchen. Dies geschieht in der Regel in einem sozialpädiatrischen Zentrum.

9 Frühgeborene

Definition

Ein Frühgeborenes ist durch seine Unreife charakterisiert, d. h., die Geburt erfolgte vor der vollendeten 37. SSW.

Frühgeborene mit einem sehr geringen Geburtsgewicht (unter 1500 g) werden auch als **VLBW** (*very low birth weight*), solche mit einem extrem geringen Geburtsgewicht (unter 1000 g) als **ELBW** (*extremely low birth weight*) bezeichnet.

Die **Grenze der (Über-)Lebensfähigkeit** liegt im Bereich der 22+0 und 23+6 SSW. Ein Frühgeborenes, das die 22. SSW noch nicht vollendet hat, kann nicht überleben. Wenn es nach der Geburt trotzdem Lebenszeichen zeigt, muss es als Mensch im Sterben begleitet werden, eine leidensverlängernde Intensivtherapie ist nicht indiziert und immer erfolglos. Im Bereich von 22 bis 24 vollendeten Wochen steigt die Überlebenschance von 10% auf 50% an, jedoch ist in einem sehr hohen Prozentsatz mit einer schweren Behinderung zu rechnen. Ob bei einem solchen Frühgeborenen Intensivmaßnahmen begonnen werden sollen oder nicht, muss im Einzelfall unter Berücksichtigung der speziellen medizinischen und familiären Situation erwogen werden (Kap. 7.9, Kap. 27.3).

In Mitteleuropa sind 6 bis 8% der Neugeborenen frühgeboren (▶ **Abb. 9.1**).

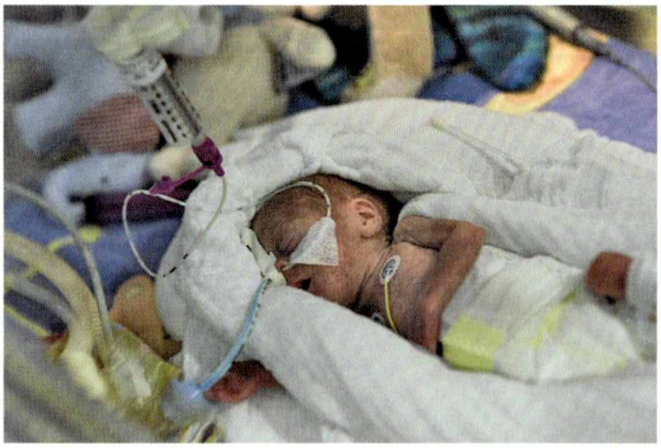

▶ **Abb. 9.1** Frühgeborenes. (Esther Mauersberger)

9.1 Ursachen der Frühgeburtlichkeit

Bei etwa einem Drittel der Frühgeborenen lässt sich die Ursache der Frühgeburt nicht ermitteln. Es gibt offenbar besonders disponierte Mütter bzw. sogar familiäre Häufungen. In den meisten Fällen wird man allerdings eine oder mehrere Ursachen finden. Da einige davon weiterwirken können bzw. eine spezifische Therapie des Kindes nach der Geburt erfordern, ist die Suche nach der Ursache sinnvoll.

9.1.1 Mütterliche Ursachen

- Zervixinsuffizienz
- hypertensive Schwangerschaftserkrankung (Gestose)
- gynäkologische Vorerkrankungen (z. B. Konisation oder andere Operationen an Zervix oder Uterus, Myome)
- Anomalien des Uterus
- pränatale Infektionen (z. B. Zytomegalie, Kap. 24.6.15)
- Rauchen (sehr häufig zusätzlich dystrophe Kinder)
- kurzer Geburtsabstand (bei < 1 Jahr deutliche Häufung)
- Lebensalter (bei Müttern unter 16 Jahren häufiger)
- Parität (bei Erstgebärenden etwas häufiger)
- Allgemein- und Ernährungszustand (wirken sich erst bei relativ starker Beeinträchtigung aus, in Europa meist kein Problem)

9.1.2 Plazentare Ursachen

- **Plazentainsuffizienz** aus verschiedensten Gründen. Meist ist eine Dystrophie die Folge. Es kommt aber auch gehäuft zu vorzeitigen Wehen und einer vorzeitigen Plazentalösung. Bei drohendem intrauterinem Absterben des Fetus erfolgt dann die vorzeitige Entbindung. In solchen Fällen handelt es sich oft um eine Kombination von Früh- und Mangelgeburt.

- **Anomalien der Plazenta**

9.1.3 Kindliche Ursachen

- **Mehrlinge** Je mehr Feten existieren, desto früher setzen im Durchschnitt die Wehen ein. Zwillinge sind häufig, Drillinge meist frühgeboren. Ab Vierlingen aufwärts handelt es sich meist um eine extreme Frühgeburt. Nachdem es in der Folge von Fertilitätsbehandlungen häufiger zu Mehrlingsschwangerschaften kam, wurde die Anzahl der Embryonen pro Implantation gesetzlich begrenzt. Häufig müssen Mehrlinge auch vor der Vollendung der 37. SSW entbunden werden, da die Kinder nicht mehr ausreichend wachsen können und im Extremfall Hypoxiezustände und der intrauterine Fruchttod drohen.
- **Fehlbildungen:** z. B. Ösophagusatresie (wegen des Hydramnions) oder Hydrozephalus (bei großem Kopfumfang)

9.1.4 Umgebungsfaktoren

- psychischer Stress
- körperlicher Stress (schweres Heben, z. B. bei der Pflege von Angehörigen; Umzug)
- soziale Probleme
- Klimawechsel, Reisen
- Unfälle: Verkehrsunfälle können z. B. Wehen auslösen oder zu einer vorzeitigen Plazentalösung führen.

9.2 Folgen der Unreife

Die Unreife eines Kindes äußert sich an verschiedenen Organen. Hier kommt es sehr darauf an, in welcher Schwangerschaftswoche das Frühgeborene zur Welt kam. Ab der 35. SSW kann man davon ausgehen, dass die meisten Organfunktionen ohne größere Probleme auf normale Weise in Gang kommen. Unreife Kinder vor der 32. SSW bereiten sehr viel größere Schwierigkeiten und entwickeln sehr häufig Komplikationen.

9.2.1 Kreislauf

Nach der Geburt stehen zunächst die **Funktionen von Kreislauf und Lunge** im Mittelpunkt des Interesses. Der Kreislauf funktioniert schon in der frühen Fetalzeit praktisch genauso wie kurz vor der Geburt, sodass von dieser Seite keine besonderen Unreifezeichen zu erwarten sind, mit einer Ausnahme: Der Ductus arteriosus schließt sich bis ca. zur 34. SSW noch nicht so zuverlässig wie bei reifen Kindern. Als Folge entwickelt sich eine teils erhebliche Herzinsuffizienz mit Rückwirkungen auf andere Organe (Kap. 13.4.3).

9.2.2 Atemsystem

Das **Atemnotsyndrom** (ANS, Kap. 12.1) ist umso häufiger, je unreifer ein Frühgeborenes ist. Während ab der 34. SSW nur etwa 10 % der Frühgeborenen ein ANS entwickeln, sind es vor der 30. SSW über 90 %. Bei leicht unreifen Kindern kann man daher zunächst einmal den Spontanverlauf abwarten, bei extrem unreifen Frühgeborenen muss bereits unmittelbar nach der Geburt das aktive Management zur Behandlung des Atemnotsyndroms beginnen.

Dabei werden gerade sehr unreife Frühgeborene möglichst nicht invasiv beatmet, sondern mittels CPAP stabilisiert. Entscheidend ist die frühe Gabe von Surfactant, damit die periphere Lunge einen besseren Gasaustausch gewährleisten kann.

Durch das Atemnotsyndrom kann trotz Behandlung eine Unterversorgung anderer Organe mit Sauerstoff auftreten. Ein schweres ANS führt zu einem hohen Durchflusswiderstand in den Lungen, was Rückwirkungen auf das Herz hat und die Tendenz verstärkt, dass sich der Ductus arteriosus nicht schließt oder sich sogar wieder öffnet.

9.2.3 Gehirn und Nervensystem

Von größter Bedeutung ist die **Unreife des Gehirns**. Das Stützgewebe, vor allem aber die Blutgefäße haben noch nicht die Stabilität wie beim reifen Kind, sodass es sehr leicht zu einer Hirnblutung (Kap. 15.6) oder zu einem hypoxischen Hirnschaden (Kap. 15.5) kommen kann. Die Gefahr einer solchen Schädigung wird durch Sauerstoffmangel, Blutdruckschwankungen, Stress, Anämie und Infektionen vergrößert, auch durch vorge-

Wenn möglich, soll die Geburt eines sehr unreifen Frühgeborenen in einem qualifizierten Zentrum mit großer Erfahrung erfolgen. Der Transport der Schwangeren ist meist ungefährlicher als die Erstversorgung durch ein wenig erfahrenes Team und der nachfolgende Transport des Frühgeborenen.

Ein Vermeiden der Frühgeburtlichkeit um jeden Preis ist aber trotzdem nicht sinnvoll. So steigt z. B. bei einer schweren Plazentainsuffizienz das Risiko einer Totgeburt und bei einer fortgeschrittenen Chorioamnionitis das Risiko einer periventrikulären Leukomalazie (Kap. 15.7), sodass die Risiken individuell gegeneinander abgewogen werden müssen.

9.4 Versorgung des Frühgeborenen

9.4.1 Leicht unreife Kinder ab der 35. SSW

Bei der Versorgung leicht unreifer Kinder, etwa ab der 35. SSW, treten meist keine wesentlichen Probleme auf, da die spontane Atmung in aller Regel gut ausreicht. So kann die Versorgung zügig, aber ohne Hektik erfolgen. Eine Verlegung in die Kinderklinik ist aber bis auf einige Grenzfälle trotzdem sinnvoll, da Frühgeborene unter der 35. SSW unreifebedingt Apnoen haben können, die ohne Intervention und Überwachung lebensbedrohlich sein können.

Besonders zu beachten ist:

- **Auskühlung vermeiden!** Zum Beispiel auf das übliche Bad verzichten, das Kind nicht unbedingt im zugigen Kreißsaal ohne Kleidung auf dem Bauch der Mutter liegen lassen. Nicht in einen kalten Inkubator legen, die Geräte müssen immer ausreichend vorgeheizt sein! Ferner sollte man immer an eine Mütze denken, denn über den Kopf kann sehr viel Wärme verloren gehen.
- **Überwachung der Atmung:** Auch wenn das Kind in der ersten Stunde stabil ist, bedeutet dies noch nicht, dass sich kein Atemnotsyndrom entwickeln wird. Wenn die Atemfrequenz ansteigt: Monitorüberwachung! Wenn nach 24 Stunden keine klinischen Zeichen aufgetreten sind, ist die Entwicklung eines ANS unwahrscheinlich.
- **Glukosezufuhr:** Je unreifer und kleiner das Kind ist, desto eher wird es Hypoglykämien (BZ unter 30 mg/dl) bekommen. Stabile, nur gering unreife Kinder können primär oral ernährt werden, mit Glukosezufuhr in den ersten Stunden und vorübergehender Zufütterung in den ersten Lebenstagen. Bei bestehender Hypoglykämie trotz Zufütterung sollte unbedingt eine Infusion angelegt werden oder die Ernährung über eine Magensonde erfolgen.

9.4.2 Frühgeborene vor der 35. SSW

Bei Frühgeborenen vor der 35. SSW ist immer die Primärversorgung durch ein neonatologisches Team zu fordern. Kinderarzt und Kinderkrankenschwester sollten zur Geburt anwesend sein (und nicht erst nachträglich gerufen werden).

In der Geburtsklinik werden nur die **Erstmaßnahmen bis zur Stabilisierung** des Kindes vorgenommen, also:

- **Freimachen der Atemwege, schonendes Absaugen:** da Husten- und Schluckreflex, die zur Beseitigung des Sekrets dienen, noch unreifebedingt schwach oder erloschen sein können
- **minimal handling:** d. h., das Frühgeborene wird so wenig wie möglich durch Untersuchungen oder Manipulationen gestört
- Sauerstoff/CPAP/Intubation/Surfactant-Gabe/Beatmung je nach Unreife und Zustand
- Infusion mit Glukose- und Kalzium-Zusatz
- Pulsoxymeter und EKG/Atmungsmonitor
- **Wärmeschutz**, deswegen sobald wie möglich Versorgung im (Transport-)Inkubator; sehr kleine Frühgeborene sollten zur besseren Stabilisierung der Temperatur nach der Geburt in einen Folienbeutel gelegt werden
- **Vitamin-K-Gabe!**

Am günstigsten ist es, wenn die Frühgeborenen-Station direkt neben dem Kreißsaal liegt. Sehr viele Frühgeborene müssen leider immer noch transportiert werden, meist über die Straße, bei größeren Entfernungen auch mit einem Rettungshubschrauber. Dieser Transport muss so schonend wie möglich erfolgen. Es sind also keine Rallye-Fahrer gefragt! Die Fahrer sollten vielmehr trotz Sondersignal langsam und umsichtig fahren, denn jedes Schlagloch führt dazu, dass der Kopf des

Kindes herumgeschleudert wird, was die Hirnblutungsgefahr erhöht.

Nach der Akutversorgung sind **in der Kinderklinik** folgende therapeutische Punkte von Bedeutung:

- Inkubatorpflege (zur Überwachung und Zustandsbeurteilung, Wärmeregulation, Flüssigkeitshaushalt)
- Atemhilfen (Kap. 7.8, Sauerstoff, CPAP, Beatmung, Medikamente)
- Flüssigkeits- und Elektrolyt-Bilanzierung
- Zufuhr von Kalorien und Nahrungsstoffen, Infusion mit parenteraler Ernährung, Nahrungsaufbau, evtl. zunächst über eine Magensonde als Dauerzufuhr, später Einzelmahlzeiten, zum Schluss Trinkversuche und Übergang zum Stillen oder normaler Flaschennahrung, um ein bestmögliches Gedeihen zu erreichen
- antibiotische Therapie bei Infektionsverdacht
- Therapie eventueller Komplikationen

Generell wird versucht, die Vitalparameter des Kindes möglichst stabil und ohne große Schwankungen zu halten. Besonders wichtig ist die Optimierung der Ernährung, damit das Wachstum, speziell das Hirnwachstum, der Reife gemäß verläuft. In dieser Phase befindet sich das **Gehirn** in einer sehr aktiven Entwicklungsphase. Deswegen ist auch die sensorische Reizung des Kindes zu beachten. Über- und Fehlstimulation durch Stationslärm, Alarme, grelles Licht, unangenehme und schmerzhafte Prozeduren sind zu reduzieren oder durch Schmerztherapie abzumildern. Auf der anderen Seite darf das Kind nicht von den Reizen, die seine Entwicklung fördern, vollkommen abgeschirmt werden. Insgesamt wird in der modernen Neonatologie Wert darauf gelegt, das Frühgeborene möglichst wenig zu stressen und mit möglichst wenig Technik auszukommen.

Stabile Frühgeborene werden regelmäßig der Mutter oder dem Vater auf die Brust gelegt (**Känguru-Pflege**). Durch den direkten Hautkontakt wird die Eltern-Kind-Beziehung verstärkt (Nachholen des postpartalen Bondings). Die Kinder gedeihen besser und sind weniger unruhig. Das Atemmuster ist weniger periodisch, Apnoen treten seltener auf. Auch die Oxygenierung verbessert sich manchmal.

Merke

Känguru-Pflege ist auch unter Beatmung oder CPAP-Atemhilfe möglich und sinnvoll.

Vor der Entlassung kommen noch einige weitere Punkte hinzu:

- Anleitung der Eltern in der Pflege
- Krankengymnastik bei Bewegungsstörungen
- Vermittlung sozialer Hilfen
- Festlegen des Nachsorgeprogramms, vor allem, wenn das Kind bei der Entlassung aus der Klinik nicht völlig gesund und unauffällig ist, z. B. entwicklungsneurologische Kontrollen, Atemüberwachungsmonitor, Augenarzt nach O_2-Langzeittherapie etc.

Spezifische psychosoziale Probleme der Familien mit Frühgeborenen siehe Kap. 27.3.

Sehr unreife Frühgeborene (< 28. SSW) haben nach **Impfungen** ein erhöhtes Apnoe-Risiko (wie auch bei Infekten!), sodass die erste Grundimmunisierung noch stationär unter Monitorüberwachung durchgeführt werden soll. Wenn dabei innerhalb von 48 bis 72 Stunden Apnoen oder Bradykardien auftreten, soll auch die zweite Impfung mit stationärer Überwachung durchgeführt werden.

Stillberatung

- Frühgeborene können und sollen gestillt werden.
- Vor der 34. Woche muss die Muttermilch abgepumpt und über eine Sonde gefüttert werden. Danach ist bei zunehmender Reife schrittweise ein normales Anlegen möglich.
- Die Hygienevorschriften sind zu beachten, besonders beim Abpumpen und Aufbewahren der Muttermilch (Kap. 4.1.3).

9.5
Prognose

Das **körperliche Wachstum** ist bei extremen und sehr kranken Frühgeborenen zunächst eingeschränkt. Viele Kinder holen diesen Rückstand zumindest teilweise wieder auf, vor allem, wenn keine weiteren Organkomplikationen hinzukommen.

Die **psychomotorische Entwicklung** ist wesentlich schwerer zu beurteilen. Vor allem bei leichten Auffälligkeiten lässt sich kaum mit Sicherheit feststellen, ob sie auf die zu frühe Geburt zurückgeführt werden können. Neurologische Folgeschäden treten aber umso häufiger und schwerer auf, je geringer die Schwangerschaftsdauer bzw. das Geburtsgewicht war.

Bedeutsame **neurologische Folgeerscheinungen** sind z. B. Entwicklungsstörungen, Epilepsie oder die infantile Zerebralparese (ICP). Hinzu kommen Schwerhörigkeit und Sehstörungen bis zur Blindheit. Bei sehr unreifen Kindern steigt die Häufigkeit von Behinderungen exponentiell an. Bei Geburt vor der 26. SSW ist bei ca. 20 % der Kinder mit schwerer geistiger Behinderung und bei weiteren 30 % mit unterdurchschnittlicher Leistungsfähigkeit (IQ 70 bis 84) zu rechnen. Grundsätzlich kann man leichte Intelligenzdefizite, Konzentrationsstörungen, Lernstörungen und Verhaltensauffälligkeiten erwarten. Die Prognose ist aber sehr stark davon abhängig, welche medizinischen Probleme bestehen. Nach einer höhergradigen Hirnblutung, einem Hirninfarkt, einer periventrikulären Leukomalazie, einem posthämorrhagischen Hydrozephalus oder einer schweren hypoxisch-ischämischen Enzephalopathie (Kap. 15.5) ist das Risiko einer Behinderung stark erhöht.

Entscheidend wird der weitere Verlauf auch durch die **soziale Situation** und damit die Qualität der Förderung beeinflusst. Auch wenn durch Frühförderung psychomotorische und neurologische Folgen nicht komplett korrigiert werden können, so spielt das Umfeld doch eine große Rolle dafür, wie die verbliebenen Funktionen entwickelt werden.

Andererseits darf eine infantile Zerebralparese nicht automatisch auf die Frühgeburtlichkeit zurückgeführt werden, sondern es muss sorgfältig auch nach anderen Ursachen (z. B. angeborene Stoffwechseldefekte, postnatale Infektionen) gesucht werden.

Die **Morbidität** ehemaliger Frühgeborener ist überdurchschnittlich hoch. Sie werden häufiger als andere Kinder wegen Atemwegsinfektionen, Magen-Darm-Erkrankungen, Gedeihstörungen oder neurologischen Erkrankungen stationär aufgenommen.

Kindesmisshandlungen sind bei ehemaligen Frühgeborenen häufiger, wobei in vielen Fällen dieselben sozialen Auslöser zu Frühgeburt und Misshandlung führen. Gerade in diesem Zusammenhang erscheint es wichtig, Eltern den Zugang zur Frühgeborenen-Station zu ebnen und sie dort auch in die Pflege einzubinden. Eine entspannte, liebevolle Atmosphäre kommt immer auch dem Kind zugute. Eine gezielte Nachsorge („Risikosprechstunde") ist hier ebenfalls von Bedeutung.

Eine **individuelle Voraussage** über die weitere Entwicklung ist immer problematisch, zumal sich die Frühgeborenen deutlich unterscheiden. Bei der Beurteilung der Erfolge der Neugeborenen-Medizin, vor allem bei Frühgeborenen, muss man letztlich zwischen Überlebenswahrscheinlichkeit und Überlebensqualität unterscheiden. Letztere ist schwer in Zahlen messbar und wird subjektiv äußerst unterschiedlich beurteilt.

Zusatzinfo

Gute Informationen für „Profis" und Eltern:
http://www.fruehgeborene.de

Risikofaktoren für Störungen in der weiteren Entwicklung sind:

- extreme Unreife (< 30 SSW)
- sehr geringes Geburtsgewicht (< 800 g)
- ausgedehnte kardiopulmonale Reanimation (die Überlebenschancen sind insgesamt gering, die überlebenden reanimierten Frühgeborenen sind sehr häufig psychomotorisch behindert)
- Transport/Geburt außerhalb eines Perinatalzentrums
- schwere Komplikationen (z. B. nekrotisierende Enterokolitis, Hirnblutung, Pneumothorax)
- schwere Infektionen
- Schwangerschafts- und Geburtskomplikationen (z. B. vorzeitige Plazentalösung, Infektionen)

10 Dystrophe Neugeborene

Definition

Als dystrophes Neugeborenes oder Mangelgeborenes wird ein reifes Kind unter der reifebezogenen 5. Gewichtsperzentile bezeichnet. Bei einem reifen Kind entspricht dies etwa 2500 g.

Gebräuchlich ist auch die Bezeichnung **SGA** (*small for gestional age*) für dystrophe Neugeborene.

10.1 Ursachen

Ursache ist eine intrauterine Wachstumsbeschränkung (*intrauterine growth restriction,* IUGR). Man unterscheidet eine **symmetrische IUGR**, bei der Länge, Gewicht und Kopfumfang proportional erniedrigt sind, und eine **asymmetrische IUGR**, bei der die Kopfgröße weniger stark beeinträchtigt ist.

Der Begriff „Retardierung" sollte nicht verwendet werden, da die Reifung bei diesen Kindern nicht regelmäßig verzögert ist.

Mütterliche Faktoren:

- sehr junges oder fortgeschrittenes Alter der Schwangeren
- geringe Körpergröße und geringes Körpergewicht der Schwangeren
- mütterliche Erkrankungen in der Schwangerschaft (auch Diabetes mellitus)
- mangelnde Schwangerenvorsorge
- niedriger sozioökonomischer Status
- Mehrlinge
- Anomalien von Uterus und Plazenta
- Polyhydramnion
- Präeklampsie
- intrauterine Infektionen
- Zigarettenrauchen, Missbrauch von Kokain und anderen Drogen

Fetale Faktoren:

- genetische Erkrankungen
- Chromosomenstörungen
- Fehlbildungen (z. B. Ösophagusatresie)
- familiär kleine Feten (keine Dystrophie im eigentlichen Sinne!)

Nicht nur aus allgemeinem Interesse, sondern wegen eventueller therapeutischer Konsequenzen sollte bei jedem dystrophen Kind eine Abklärung der Ursachen erfolgen. Man wird natürlich nicht in jedem Fall nach allen theoretisch möglichen Ursachen suchen können, sondern sollte durch Anamnese und Untersuchungsbefund ein sinnvolles Diagnostikprogramm aufstellen. Dabei muss man sich der Tatsache bewusst sein, dass nicht in allen Fällen eine Ursache gefunden wird.

Bei **ethnischen Unterschieden** handelt es sich oft nicht um eine eigentliche Mangelentwicklung, sondern in bestimmten (z. B. asiatischen) Ethnien kann der Gewichtsdurchschnitt der Neugeborenen niedriger liegen, sodass fälschlich zu viele Kinder als dystroph eingestuft werden, wenn europäische Perzentilen als „Norm" herangezogen werden. Bei optimalem Ernährungs- und Gesundheitszustand unterscheiden sich die durchschnittlichen Geburtsgewichte in den einzelnen ethnischen Gruppen wenig.

Rein **mütterliche Faktoren** spielen selten eine Rolle, meist besteht eine Kombination mit einer Plazentainsuffizienz. Sehr junge und Mütter über 35 Jahren haben im Durchschnitt etwas kleinere Kinder. Auch hat die Körpergröße der Mutter einen stärkeren Einfluss auf die Größe und das Gewicht des Kindes als die entsprechenden Daten des Vaters.

Organerkrankungen der Mutter haben oft nur geringe Auswirkungen auf die Schwangerschaft. Bei chronischen Herz-, Lungen-, Nieren- und Gefäßerkrankungen muss jedoch mit einer Minderversorgung des Fetus gerechnet werden. Besonders wenn die arterielle Versorgung des Uterus beeinträchtigt ist, also bei sekundären Gefäßschäden, z. B. bei einem lange bestehenden und schlecht eingestellten Diabetes mellitus, kann es zu einer intrauterinen Wachstumsbeschränkung kommen, während normalerweise solche Kinder hypertroph sind.

Schwere bzw. langdauernde **Infektionen der Mutter** können zur intrauterinen Dystrophie führen, auch wenn es sich nicht um die klassischen pränatalen Infektionen handelt, also wenn keine gleichzeitige Infektion des Fetus erfolgt.

Merke
Einer der wichtigsten und häufigsten Faktoren sind „Genussgifte“, viel seltener eine Medikamenteinwirkung.

Das **Rauchen von Zigaretten** führt vor allem in den letzten Schwangerschaftswochen zu einem verlangsamten Körperwachstum des Fetus. Es müssen noch nicht einmal Gefäßschäden bei der Mutter bestehen, offenbar reicht auch die kurzzeitige Gefäßwirkung während des Rauchens aus.

Alkoholismus in der Schwangerschaft bzw. regelmäßiger Konsum größerer Mengen (z. B. mehr als 1 Glas Wein am Tag) führt nicht nur zur Dystrophie, sondern auch zu einer typischen Embryopathie (FAS = Kap. 15.9.3 (S. 190)). Betroffen ist vor allem das Nervensystem, was sich in einer Entwicklungsverzögerung und Intelligenzminderung unterschiedlichen Ausmaßes bemerkbar macht. Auch strukturelle Veränderungen am Gehirn bis hin zur Mikrozephalie kommen vor. Die Kinder haben einen charakteristischen Gesichtsausdruck, mit einem langen glatten Philtrum (d. h. wenig ausgeprägten Falten zwischen Oberlippe und Nase) und tief sitzende, wenig gefaltete Ohren. Die Zeichen dieser Embryopathie sind in sehr vielen Fällen sehr diskret.

Auch bei anderen **Suchtmitteln** (Heroin, Morphin und vor allem das gefäßverengende Kokain u. a.) sind die Kinder oft untergewichtig, wobei hier meist noch weitere Risikofaktoren wie Infektionen, Unter- und Fehlernährung der Mütter und schlechte soziale Verhältnisse hinzukommen.

Medikamente, vor allem Antikonvulsiva und Schlafmittel, können bei Dauergabe das Wachstum des Fetus beeinträchtigen, wobei auch hier die Effekte der Grunderkrankung, z. B. eine Epilepsie der Mutter, nicht klar von der Medikamentenwirkung getrennt werden können.

Plazentare Auffälligkeiten sind häufig bei dystrophen Kindern zu finden, sodass die Plazenta besonders genau angeschaut werden muss. In vielen Fällen gibt es klar erkennbare Gründe für die Plazentainsuffizienz.

Bei den kindlichen Ursachen für eine Dystrophie sind die intrauterinen Infektionen am bedeutendsten, sodass bei jedem untergewichtigen Kind danach gesucht werden sollte. Es handelt sich in erster Linie um Zytomegalie, Toxoplasmose, Röteln, Syphilis, selten auch andere.

Zwillinge wachsen etwa ab der 32. SSW langsamer als einzelne Feten, und das Geburtsgewicht liegt ca. 700 g unter dem sonstigen Durchschnitt. Bei höhergradigen Mehrlingsschwangerschaften verstärkt sich dieser Effekt noch.

Chromosomenstörungen, genetische Defekte und andere angeborene körperliche Defekte sind für einen relativ kleinen Teil der dystrophen Kinder verantwortlich. In diesen Fällen besteht bereits eine Anlagestörung, sodass das Wachstum von der Frühschwangerschaft an gegenüber der Norm zurückbleibt. Bei erworbenen oder äußeren Schädigungen ist das Wachstum zunächst normal und verlangsamt sich erst im Laufe der Schwangerschaft.

10.2 Klinische Zeichen

Bei der Untersuchung eines Mangelgeborenen fällt in den allermeisten Fällen (asymmetrische IUGR) der in Relation zum Körper recht große Kopf auf. Ferner hat das Kind sehr wenig Unterhautfettgewebe. Dadurch kann es einen fast greisenhaften Gesichtsausdruck bekommen. Das fehlende Körperfett führt zu vielen Falten, besonders am Gesäß, wo sie tabaksbeutelartig zusammenlaufen. Die Extremitäten sind faltig und „schrumpelig“ (▸ **Abb. 10.1**).

Die Haut ist rau, trocken und nicht rosig durchscheinend wie bei einem Frühgeborenen. Sie schuppt sich in der normalen Weise. Das reife

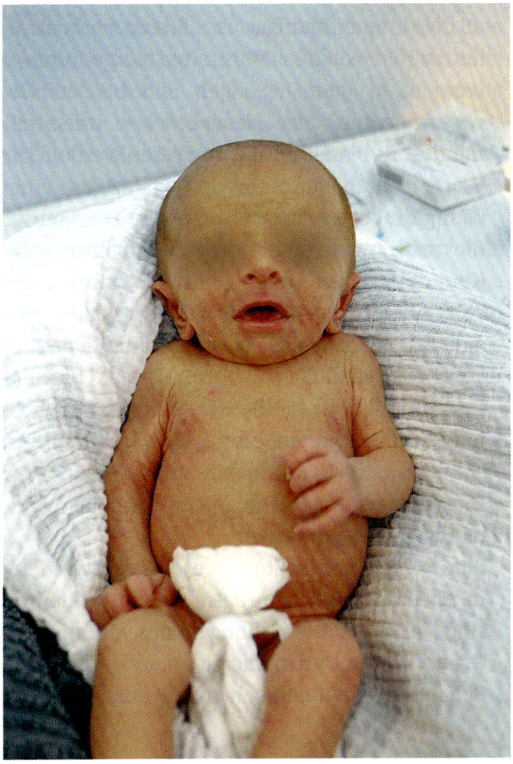

▸ **Abb. 10.1** Dystrophes Neugeborenes. (Kerstin Steiner, Stuttgart)

Mangelgeborene hat lange Fingernägel und verhältnismäßig große Hände und Füße, eine dünne Nabelschnur, reduziertes Wangenfett und häufig eine weite große Fontanelle. Das Haar ist licht.

10.3 Typische Probleme und Komplikationen

Merke

Die meisten dystrophen Kinder haben keine sehr schweren Anpassungsprobleme. Allerdings ist die Sterblichkeit wesentlich höher als bei normalgewichtig und reif geborenen Kindern.

- In den meisten Fällen sind alle Organe des Fetus untergewichtig, wobei das Gehirn eine Ausnahme darstellt und im Verhältnis zum Körper eine geringere Wachstumsbeschränkung zeigt. Dies erklärt auch, warum nur bei einer schweren Dystrophie die **geistige Entwicklung** beeinträchtigt ist, und erklärt außerdem den relativ hohen Bedarf an Energie und damit die Neigung zu Hypoglykämien. Andererseits können aber auch schwerwiegende genetische und chromosomale Veränderungen und Infektionen dazu führen, dass das Gehirnwachstum beeinträchtigt ist. Hier muss dann von einer besonders schlechten Prognose ausgegangen werden.
- Wenn alle Organe gleichmäßig betroffen sind (symmetrische IUGR), kann eine **familiäre Kleinwuchs-Disposition** vorliegen. Dies lässt sich durch die Anamnese bei den Eltern bezüglich deren Geburtsgewicht und Endgröße klären.
- Durch die Plazentainsuffizienz kommt es zur chronischen und/oder akuten **Hypoxie**. Das Risiko für eine vorzeitige Plazentalösung ist dadurch größer, sodass ein intrauteriner Fruchttod oder eine Asphyxie auftreten können. Durch die chronische Hypoxie kann es zu einer persistierenden pulmonalen Hypertension kommen.
- Ein Hauptproblem ist die **Auskühlungsgefahr**, denn je stärker die Dystrophie ist, desto ungünstiger ist das Verhältnis von Körperoberfläche zu Gewicht. Außerdem ist die isolierende Fettschicht zu dünn. Diese Kinder müssen daher noch mehr als andere Neugeborene vor Auskühlung geschützt werden.
- Ferner neigen dystrophe Neugeborene zu **Hypoglykämien**, vor allem wegen der unzureichenden Speicher. Hier macht sich die geringe Lebergröße bemerkbar. Ein anderer Grund ist der hohe relative Energieumsatz, vor allem der Verbrauch durch Wärmeverluste und Hypoxie. Die Insulinempfindlichkeit ist erhöht. Blutzuckersteigernde Hormone werden vermindert ausgeschüttet. Andererseits kann bei einer exzessiven Glukosezufuhr der Stoffwechsel das Angebot nicht verarbeiten, sodass Hyperglykämien auftreten können.
- Häufig tritt eine **Polyglobulie** (Kap. 19.4) auf, die wiederum die Auswirkungen der Hypoglykämie verstärkt.
- Durchblutungsstörungen aufgrund der Polyglobulie in Kombination mit Hypoxie erhöhen das **Risiko der Darmperforation**. Der Darm ist oft

11 Geburtsverletzungen

In Abhängigkeit vom Geburtsmechanismus können verschiedene typische Verletzungen auftreten. Einige davon sind harmlos und bedürfen keiner Behandlung, andere sind sehr ernst zu nehmen und müssen gezielt therapiert werden. Die richtige Einschätzung hilft auch, die Eltern sachgerecht zu informieren. Im Regelfall wird man sie beruhigen können, da zahlenmäßig die meisten Verletzungen harmlos sind.

Risikofaktoren sind:

- Makrosomie (Geburtsgewicht über 4000 g)
- großer Kopf des Kindes
- Erstgebärende
- mütterliche Beckenanomalien
- verlängerte oder extrem schnelle Wehen bzw. Geburt
- atypische Geburtslagen, besonders bei Geburtsstillstand
- Oligohydramnion
- Forzeps- oder Vakuumextraktion
- Wendung
- extreme Unreife
- fetale Anomalien (z. B. Fehlbildungen, krankhafte Organveränderungen, Skeletterkrankungen).

Bei Geburtsverletzungen wird nicht selten die Frage der Schuld gestellt. Viele dieser Ereignisse sind schicksalhaft und daher nicht einer bestimmten Ursache zuzuschreiben. Einige lassen auf bestimmte (vermeidbare oder unvermeidliche) Ereignisse im Geburtsverlauf schließen.

Merke

Daher sind eine genaue Anamneseerhebung und auch eine genaue Dokumentation wichtig, wenn schwerere oder folgenreiche Geburtsverletzungen festgestellt werden.

11.1 Hautverletzungen

11.1.1 Druckmarken

Druckmarken können vorkommen, wenn das Kind während des Geburtsvorganges längere Zeit z. B. am Becken aufgelegen ist. Die Marken sind meist livide verfärbt, in der Umgebung ödematös, sie bilden aber nur in den seltensten Fällen eine Nekrose, sodass sich eine Behandlung erübrigt.

Druckmarken **durch Zangen** sind relativ selten und bedürfen ebenfalls meist keiner Therapie. Die Fazialisparese als Nervenschädigung kommt bei Zangenentbindungen etwas häufiger vor (Kap. 11.4.4).

11.1.2 Ablederung bei Vakuumextraktion

Durch das Abrutschen des Gerätes unter Zug kann es zur großflächigen Hautablederung kommen. Dabei werden die obersten Hautschichten abgetrennt, ähnlich wie bei einer Schürfverletzung. Dies bedeutet eine große offene Wundfläche. Sie ist besonders infektionsgefährdet, muss also desinfizierend behandelt werden. Dabei muss man wissen, dass durch die offene Haut reichlich Desinfektionslösung in den Körper aufgenommen wird, sodass nur ungiftige Substanzen verwendet werden dürfen (z. B. Octenidin, kein Jod). Störungen des Haarwachstums nach einer solchen Ablederung kommen kaum vor, da die tiefer liegenden Haarwurzeln meist nicht beschädigt werden. Tiefere Ablederungen sind extrem selten.

11.1.3 Hautschnitte bei Sectio

Es kommt vor, dass das Kind bei einer (Not-)Sectio etwas „angeschnitten" wird. Meist sind diese Verletzungen sehr oberflächlich und bedürfen weder aus kosmetischer noch aus chirurgischer Sicht einer Behandlung. Ein Schnitt ist im Prinzip eine offene Verletzung mit Infektionsgefahr, sodass eine ausreichende Desinfektion erforderlich ist und man die Verletzung bis zur Abheilung im Auge behalten sollte.

11.2 Blutungen und Weichteilverletzungen

11.2.1 Geburtsgeschwulst (Caput succedaneum)

Die Geburtsgeschwulst ist keine Verletzung, muss aber von den Blutungen unterschieden werden: Durch den starken Druck bei der Geburt wird im engen Geburtskanal der Rückfluss von Gewebsflüssigkeit aus dem vorangehenden Teil, in der Regel dem Hinterhaupt, behindert. Es kommt zu einer manchmal sehr großen teigig-ödematösen Schwellung mit häufig livider Verfärbung und manchmal kleinen Einblutungen oder Spannungsblasen. Die Geburtsgeschwulst hält sich nicht an die Knochengrenzen (▶ **Abb. 11.1**, ▶ **Abb. 11.2**). Sie verschwindet spontan innerhalb von ein bis zwei Tagen und bedarf keinerlei Behandlung.

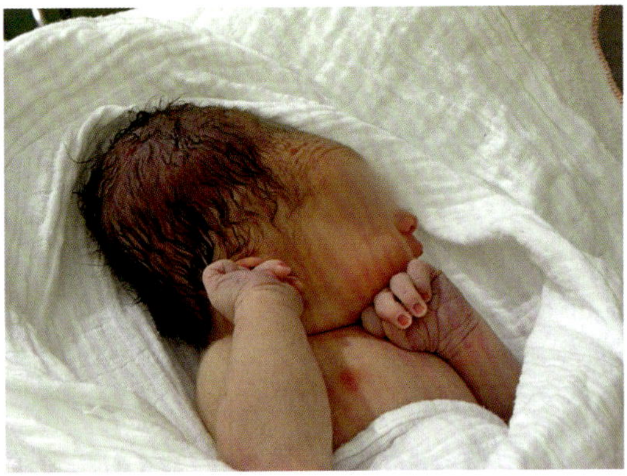

▶ **Abb. 11.1** Geburtsgeschwulst. (Kerstin Steiner, Stuttgart)

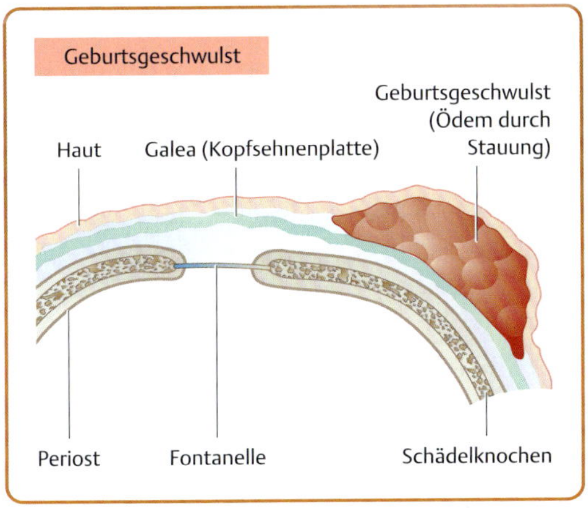

▶ **Abb. 11.2** Geburtsgeschwulst, Lokalisation.

11.2.2 Kephalhämatom

Während der Geburt kann es durch die seitlich ansetzenden Scherkräfte beim Durchtritt durch das knöcherne Becken geschehen, dass die Knochenhaut (= Periost) eines (oder mehrerer) Schädelknochen von der knöchernen Unterlage gelöst wird. Da das Periost sehr stark durchblutet ist, entsteht ein **Bluterguss zwischen Periost und Knochen**. Die Blutung kommt erst dann zum Stehen, wenn das Periost halbkugelig unter Spannung vom Knochen gelöst ist, sodass eine prallelastische Vorwölbung entsteht (▶ **Abb. 11.3**, ▶ **Abb. 11.4**).

Das Kephalhämatom kann sich aus anatomischen Gründen nur bis an die Grenze eines Schädelknochens ausdehnen. Es können mehrere Ke-

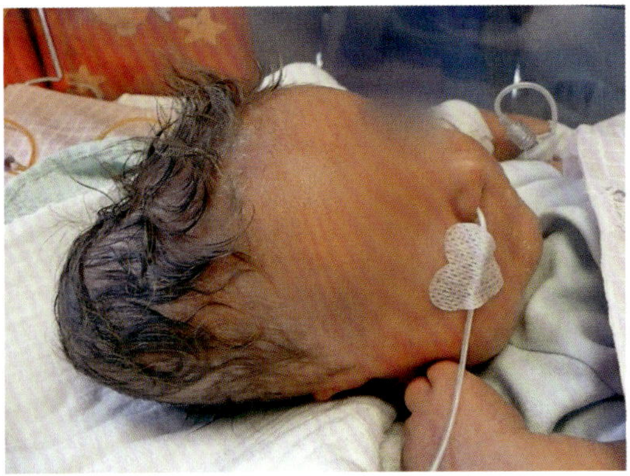

▶ **Abb. 11.3** Kephalhämatom. (Kerstin Steiner, Stuttgart)

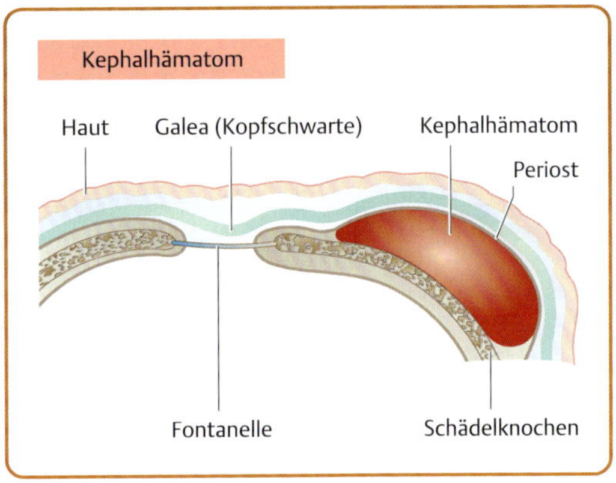

▶ **Abb. 11.4** Kephalhämatom, Lokalisation.

phalhämatome gleichzeitig bestehen. Am häufigsten betroffen sind die Scheitelbeine, seltener die Stirn- und Hinterhauptsbeine. Die Blutmenge beträgt bei einem Kephalhämatom ca. 20 ml, sodass dies bei der Gesamtmenge von ca. 350 ml Blut eines Neugeborenen nicht wesentlich ins Gewicht fällt. Innerhalb einiger Wochen wird die Flüssigkeit weitgehend resorbiert, sodass sich der Tastbefund entsprechend ändert. Am Rand bildet sich oft ein harter Wall, der dann beim Abtasten eine Vertiefung an der Stelle des Hämatoms vortäuscht. Durch die restliche Resorption des Hämatoms bleibt der betreffende Schädelknochen noch für einige Monate dicker.

Das Kephalhämatom wird nicht behandelt. Auf keinen Fall sollte es punktiert werden, denn dadurch steigt die Infektionsgefahr. Außerdem hat die Blutung die Tendenz, nachzulaufen, und auf diese Weise könnte man dem Kind nennenswert Blut entziehen. Da durch den Abbau des roten Blutfarbstoffes aus dem Kephalhämatom vermehrt Bilirubin entsteht, sollten Kinder mit einem Kephalhämatom besonders bezüglich einer Hyperbilirubinämie überwacht werden.

11.2.3 Subaponeurotische Blutung (Galeablutung)

Wenn es, wiederum durch Scherkräfte unter der Geburt, zu einer **Blutung oberhalb der Knochenhaut** und unter die Sehnenplatte (Galea) kommt, kann die Blutung sich erheblich ausbreiten, da die Sehnenplatte über den ganzen Schädel geht (▶ **Abb. 11.5**). Bei einer solchen Blutung nimmt der Kopfumfang erheblich zu, wobei unter der Kopfhaut schwappendes Blut zu tasten ist. Hier passen große Blutmengen hinein, 100 ml und mehr, sodass das Kind in der Regel gleichzeitig die Zeichen des Blutungsschocks entwickeln kann.

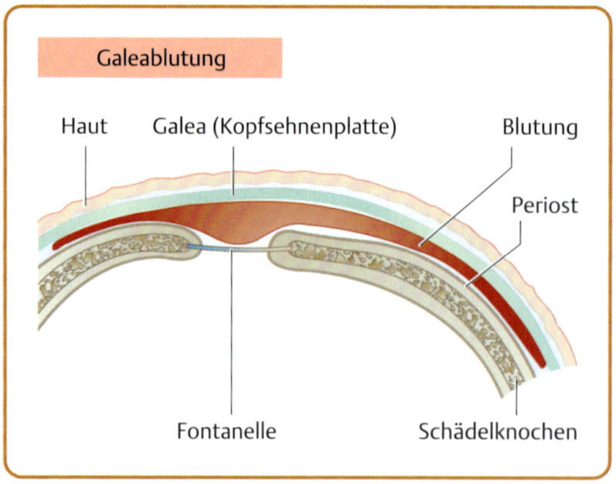

▶ **Abb. 11.5** Galeablutung, Lokalisation.

Diese Blutung ist relativ selten. Neben einer Transfusion kann es notwendig sein, dass die Blutungsquelle gesucht und chirurgisch versorgt werden muss, denn aufgrund der großen Blutmenge und der geringen Stoffwechselaktivität der Sehne ist die spontane Resorption nicht unbedingt gewährleistet. Oft findet sich eine Schädelfraktur als Ursache.

Wenn – was nicht selten der Fall ist – gleichzeitig Ablederungen der Kopfhaut oder eröffnete Spannungsblasen vorliegen, besteht die Gefahr einer Hirnhautentzündung. Ein Kind mit einer Galeablutung sollte immer auf einer Neugeborenen-Intensivstation überwacht werden.

11.2.4 Kopfnicker-Hämatom (Sternocleido-Blutung)

Durch Überdehnung oder Zerrung am Kopf kann es zur Einblutung in den M. sternocleidomastoideus („Kopfnicker“) kommen. Der Muskel ist dann als derber dicker Strang tastbar, der offenbar auch schmerzhaft ist. Das Kind neigt zu einer Schonhaltung, bei der es den Kopf schief zur verletzten Seite hält.

Nach der Organisation der Blutung kann das Muskelgewebe so weit geschädigt sein, dass es zu einer teilweisen bindegewebigen Umwandlung und anschließenden Narbenbildung kommt. Der Muskel verkürzt sich dann, und das Kind entwickelt eine dauerhafte schiefe Kopfhaltung. Dies kann wiederum eine Kopf- und Gesichtsasymmetrie zur Folge haben.

Um alle diese Folgeerscheinungen so weit wie möglich zu verhindern, ist eine krankengymnastische Behandlung notwendig. Sie sollte nicht unmittelbar nach der Geburt beginnen (Gefahr der Nachblutung), sondern erst nach ein bis zwei Wochen.

Kleinere Kopfnickerhämatome werden häufig erst in der 2. Lebenswoche festgestellt, wenn die narbige Verhärtung auftritt und dann ein derbes Knötchen im Muskelverlauf getastet wird.

11.2.5 Hämatome an anderen Stellen

Durch Druck- und Scherkräfte können an verschiedenen Körperstellen Hämatome auftreten. Dies ist speziell bei kleinen Frühgeborenen der Fall. Treten Hämatome ohne einen erkennbaren Grund auf, muss das Kind hinsichtlich einer möglichen Blutungsneigung überwacht werden.

11.2.6 Konjunktivale Blutungen

Bindehautblutungen können nicht nur bei der Mutter, sondern auch beim Neugeborenen beobachtet werden. Sie betreffen nur die Bindehaut und sind völlig harmlos, auch wenn sie nicht schön aussehen und die Eltern in der Regel stark beunruhigen.

11.2.7 Subkutane Fettnekrosen

Es handelt sich um harte, unregelmäßig begrenzte farblose, rote oder livide Bezirke, vor allem bei großen Neugeborenen und häufig im Schulter- oder Gesäßbereich. Sie werden meist erst nach Tagen oder Wochen entdeckt. Auslöser kann Druck und mangelnde Durchblutung sein. Eine Behandlung ist nicht nötig.

11.2.8 Hirnblutungen

Siehe Kap. 15.6.

11.3 Verletzungen von Knochen und Knorpel

Knochenbrüche kommen bei 1 bis 2 % aller Geburten vor. Hat ein Neugeborenes mehrere gebrochene oder stark deformierte Knochen, muss an eine Systemerkrankung gedacht werden, z. B. eine Arthrogryposis (Kap. 17.3) oder eine Osteogenesis imperfecta (Kap. 17.2). Solche Kinder sollten unverzüglich einem Neonatologen vorgestellt werden.

11.3.1 Klavikulafraktur (Schlüsselbeinbruch)

Sie tritt bei etwa 1 % der Geburten auf und ist damit die häufigste knöcherne Geburtsverletzung. Sehr große Neugeborene und Schulterdystokie sind Risikofaktoren. Oft wird die Fraktur direkt nach der Geburt gar nicht bemerkt. Die Klavikula bricht meist im mittleren Drittel. Bei Berührung oder wenn man auf der betroffenen Seite am Arm zieht, hat das Kind erkennbar Schmerzen. Das Neugeborene bewegt den Arm auf der betroffenen Seite weniger (Scheinlähmung). Innerhalb weniger Tage bildet sich an der Bruchstelle ein Hämatom und anschließend ein Kallusgewebe, das als derber Knoten zu tasten ist. Dieser Knoten wird dann spätestens bei der U2 bemerkt.

Die Fraktur verursacht normalerweise keine Komplikationen, also keine Gefäß- oder Nervenschädigungen. Die Abheilung erfolgt spontan innerhalb von 2 Wochen. Nach einigen weiteren Wochen ist auch der Kallus nicht mehr zu tasten. Fehlstellungen werden durch das Wachstum meist gut ausgeglichen. Aus diesen Gründen ist eine Behandlung nicht erforderlich.

Man sollte das Kind allerdings **vorsichtig lagern** und nicht auf die kranke Seite legen. Beim Anziehen nimmt man die kranke Seite zuerst, beim Ausziehen zuletzt, um dem Kind nicht zusätzlich weh zu tun.

11.3.2 Oberarmfraktur (Humerusfraktur)

Eine Oberarmfraktur kommt vor allem bei sehr großen Kindern und nach einer Armlösung vor. Der Humerus bricht meist im mittleren Drittel. Das Neugeborene hat Schmerzen, die sich auch in einer Schonhaltung mit scheinbarer Lähmung äußern können. Der Arm ist abnorm beweglich und beim Tasten spürt man die Fraktur, später auch ein Hämatom bzw. die Kallusbildung im Frakturbereich.

Die Fraktur verheilt innerhalb weniger Wochen spontan. Man sollte unnötige Manipulationen am Arm vermeiden. Am besten wird er mit einem Schlauchverband etc. an den Körper gebunden. Eine weitergehende Schienung ist meist nicht nötig. Kleinere Fehlstellungen (Achsen- und Dreh-

12 Erkrankungen und Fehlbildungen der Atmungsorgane

12.1 Atemnotsyndrom (ANS)

Leitsymptome

- **erhöhte Atemfrequenz (über 60/Min.)**
- **stöhnende Ausatmung**
- **Einziehungen**
- **(leichte) Zyanose**
- **Zeichen der Erschöpfung**
- **Nasenflügeln**

12.1.1 Ursachen

Ursache des Atemnotsyndroms ist die Unfähigkeit, die Lungenbläschen vollständig zu entfalten und die geöffneten Lungenbläschen stabil offenzuhalten. Bei sehr unreifen Kindern spielt dabei auch die ungenügende Alveolarisierung eine große Rolle: Die Lungenstruktur ist noch nicht ausgereift und die Lungenbläschen sind nur teilweise angelegt. Zusätzlich besteht oft das Problem, dass die Lunge Flüssigkeit unzureichend resorbieren kann, sie zum Teil sogar noch (wie intrauterin) sezerniert (▸ **Abb. 12.1**). Beim reifen Neugeborenen tritt das Atemnotsyndrom nur bei krankhaften Vorbedingungen auf, z. B. bei einem mütterlichen Diabetes.

Die Lunge kann sich nur entfalten, wenn die **Oberflächenspannung** herabgesetzt wird, d. h., wenn möglichst wenig Kraft gebraucht wird, um die feinsten Atemwege und Lungenbläschen mit Luft zu füllen. Die reife Lunge produziert für diesen Zweck den **Surfactant,** der auch im Fruchtwasser nachzuweisen ist. Er ist sehr komplex aus verschiedenen Lipiden, Eiweißstoffen und hoch-

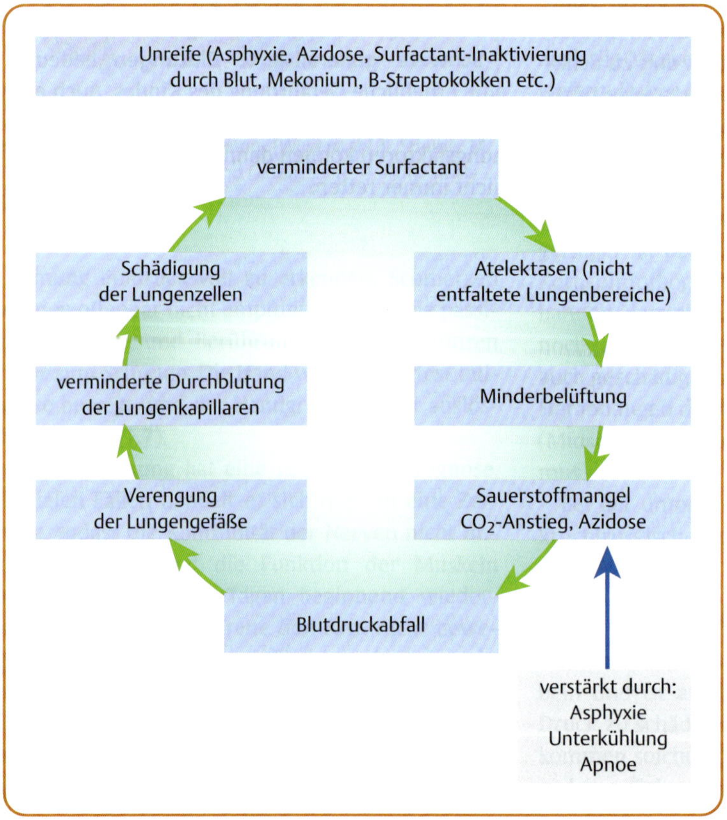

▸ **Abb. 12.1** Pathophysiologie des Atemnotsyndroms.

molekularen weiteren Bestandteilen zusammengesetzt. Seine Aufgabe scheint nicht allein in der Herabsetzung der Oberflächenspannung zu liegen. So haben wohl manche Surfactant-Proteine bei der unspezifischen Bakterienabwehr eine immunologische Bedeutung. Daher ist künstlich hergestellter Surfactant zwar ein riesiger Fortschritt, aber kein ganz vollwertiger Ersatz.

Beim Atemnotsyndrom kommt es zunächst zur **mangelnden Entfaltung** zahlreicher kleiner Bronchien und Lungenbläschen. Die Lunge ist starr und wenig dehnbar. Deswegen nimmt die Atemarbeit und damit auch der Sauerstoffverbrauch für das Neugeborene stark zu.

- Durch eine ungleichmäßige Luftverteilung und den verstärkten Sog des Kindes bei der Einatmung kommt es auch zum Zusammenfallen bereits eröffneter Bezirke. In den nicht entfalteten Bereichen ist der **Strömungswiderstand** für das Blut größer, sodass das Herz mehr Mühe hat, Blut durch die Lungen zu pumpen. Dies erhöht den Druck im rechten Herzen und hat zur Folge, dass über die fetalen Kreislaufwege Blut vom rechten zum linken Herzen fließt.
- Es tritt ein **Sauerstoffmangel** auf, der wieder zur Ansäuerung und zu Schockzeichen führen kann. Die Lunge wird ihrerseits durch diese Kreislaufverhältnisse und den Sauerstoffmangel geschädigt.
- Durch die sehr angestrengte Atmung des Kindes kommt es zu gesteigerten Scherkräften und dadurch zu einer Schädigung und Verletzung der Lunge. Als Folge werden die Alveolarmembranen durchlässiger, Flüssigkeit und Eiweißbestandteile entweichen aus den Gefäßen in die Bronchien und Alveolen. Aus diesen Gründen nimmt die Schwere eines Atemnotsyndroms über Stunden bis Tage zu, falls nicht eingegriffen wird. Diese Eiweißablagerungen nennt man wegen der Art der Anfärbung bei der histologischen Aufarbeitung auch **hyaline Membranen** (weswegen man früher das Atemnotsyndrom auch als Syndrom der hyalinen Membranen bezeichnete).
- Durch die vermehrte Atemarbeit beim Atemnotsyndrom werden mehr Sauerstoff und Glukose verbraucht. Der Sauerstoffmangel und die Azidose werden dadurch verstärkt, und es kommt zur **Hypoglykämie**.
- Surfactant wird durch Mekonium, Blut und bei Lungenentzündungen (vor allem B-Streptokokken) inaktiviert.

12.1.2 Risikofaktoren

Das Atemnotsyndrom ist eine **typische Erkrankung des Frühgeborenen**. Je unreifer das Kind ist, desto häufiger und ausgeprägter ist das Atemnotsyndrom. Neben der Unreife ist der mütterliche Diabetes mellitus der wichtigste Risikofaktor. Diese Kinder verhalten sich im Prinzip so, als wären sie einige Wochen unreifer als es der Schwangerschaftsdauer entspricht.

Weitere Risikofaktoren sind:

- Auskühlung nach der Geburt
- nachfolgende Mehrlinge, z. B. 2. Zwilling
- Sauerstoffmangel
- Azidose
- Hirnblutung
- Sectio, insbesondere ohne vorbestehende Wehen
- intrauteriner Stress des Kindes, z. B. durch Infektionen, Plazentainsuffizienz
- Jungen sind etwas häufiger betroffen als Mädchen.

Merke

Vor allem die Kombination dieser „kleineren" Risikofaktoren kann auch bei reifen Kindern zu einem schweren Atemnotsyndrom führen!

12.1.3 Klinische Zeichen

Klinische Zeichen, die auf ein Atemnotsyndrom hinweisen können, sind:

- Atemfrequenz über 60/Min. in Ruhe und länger als eine Stunde
- stöhnende Ausatmung
- Nasenflügeln
- sternale, interkostale, subkostale, juguläre und thorakale Einziehungen (▸ **Abb. 12.2**)
- Zyanose, wenn keine O_2-Gabe erfolgt
- Auftreten dieser klinischen Zeichen innerhalb der ersten vier Lebensstunden und Andauern über mindestens 24 Stunden

Wenn innerhalb der ersten 12 Lebensstunden keinerlei Anzeichen aufgetreten sind, ist nicht mehr mit der Entwicklung eines typischen Atemnotsyndroms zu rechnen!

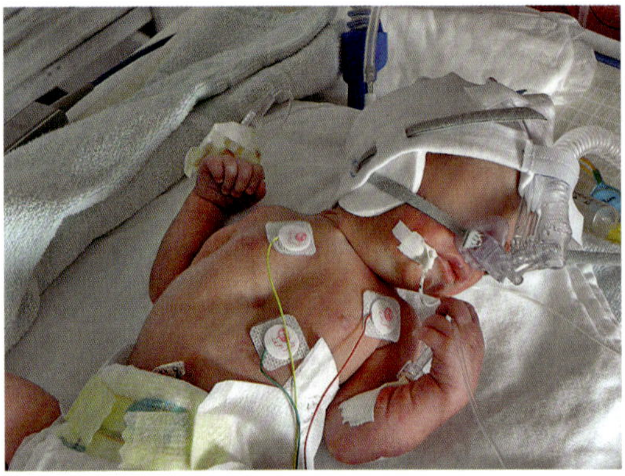

▸ **Abb. 12.2** Thorakale Einziehungen bei einem Neugeborenen mit Atemnotsyndrom. (Kerstin Steiner, Stuttgart)

Durch Aspiration, Lungenblutung und Lungenentzündungen sowie durch einen Kreislaufschock kann es aber auch später zu einem **atypischen Atemnotsyndrom** kommen.

Die Symptome des Atemnotsyndroms sind im Grunde unspezifisch und können auch auf andere Krankheiten hindeuten, z. B.:

- Streptokokken-Infektion (Kap. 24.7.12): Hier treten zusätzlich Infektionszeichen auf.
- Lungenentzündungen aus anderen Ursachen
- Wet-Lung-Syndrom (Syndrom der nassen Lunge)
- Aspiration
- Atelektase
- Fehlbildungen an Lunge, Thorax, Ösophagus
- persistierender fetaler Kreislauf (PFC-Syndrom)
- schwere metabolische Azidose, z. B. bei Stoffwechseldefekten

Die Symptomatik des Atemnotsyndroms nimmt meist innerhalb der ersten drei Lebenstage zu, sodass die atemsynchronen Einziehungen, die Tachypnoe und die Zyanose zunehmen. Bei einem schweren Atemnotsyndrom tritt dann der Tod im Sauerstoffmangel, durch Kreislaufschock bzw. durch Erschöpfung ein. Bei leichteren Verläufen bessert sich die Erkrankung etwa ab dem 4. Lebenstag wieder.

12.1.4 Prophylaxe

Merke
Durch eine Kortisongabe vor der Geburt (Kap. 9.3) kann das Atemnotsyndrom zwar nicht verhindert, aber in vielen Fällen abgemildert werden.

Kortison führt zu einer Zellreifung auf Kosten der Zellgröße. Wahrscheinlich kommt die normale Lungen- und Zellreifung, vor allem die Reifung des Surfactant-Systems, durch endogene Steroide zustande. Kinder mit Atemnotsyndrom haben im Durchschnitt niedrigere Kortison-Spiegel. Durch den Stress der Wehen wird Kortison ausgeschüttet, was bis zu einem gewissen Grad das höhere Risiko für ein Atemnotsyndrom bei einer Sectio erklärt. Intrauterine Stresssituationen führen u. a. durch eine Ausschüttung des Stresshormons Kortisol zu einer Lungenreife. Leider werden durch Kortison aber auch das Hirnwachstum und das Lungenwachstum (genauer: die Anzahl der Lungenbläschen) beeinträchtigt. Deswegen ist von einer mehrfachen Kortisonbehandlung abzuraten. Insulin ist ein Gegenspieler des Kortisons, deshalb sind die Lungen von Kindern diabetischer Mütter funktionell unreifer.

12.1.5 Therapie

- Besonders wichtig ist die **Vermeidung weiterer Risikofaktoren**. So sind Auskühlen, Sauerstoffmangel, Azidose und vermehrte Anstrengung zu verhindern. Ein normalisierter Stoffwechsel optimiert die Surfactant-Produktion und reduziert die Kreislaufprobleme.
- Bei Neugeborenen oder Frühgeborenen mit Atemproblemen muss die **Sauerstoffsättigung** lückenlos überwacht und ggf. Sauerstoff verabreicht werden.
- Bei deutlichen oder zunehmenden Zeichen von Atemnot sollte frühzeitig eine **CPAP-Atemhilfe** (*continuous positive airway pressure;* Kap. 7, Kap. 8) angewandt werden, da hierdurch eine Verschlechterung des Atemnotsyndroms aufgehalten oder zumindest reduziert werden kann, indem schon eröffnete Lungenbläschen dann besser stabilisiert werden.

- In der Regel wird dann auch therapeutisch **Surfactant** verabreicht. Surfactant wird aus Rinder- oder Schweinelungen gewonnen. Je nach Hersteller wird Surfactant als gebrauchsfertige Lösung oder als Trockensubstanz geliefert. Die fertige Lösung wird über eine Sonde oder den Tubus direkt in die Luftröhre und damit in die Lungen gespritzt.

Durch die Therapie mit Surfactant kann die Häufigkeit und vor allem die Dauer der Beatmungspflichtigkeit deutlich reduziert werden, mit entsprechend geringerer Schädigung der Lunge und Vermeidung anderer Komplikationen. Moderne Beatmungsformen tragen zu einer Verminderung der Lungenschädigung bei. Dabei ist nicht einmal so wichtig, welche der Methoden (konventionelle Beatmung, Hochfrequenzbeatmung, volumenkontrollierte Beatmung etc.) angewendet wird. Entscheidender ist die **richtige Einstellung und Überwachung der Beatmung** und damit die individuelle Anpassung an die Situation des Kindes.

In verzweifelten Fällen kann bei reifen Kindern versucht werden, durch **extrakorporale Membranoxygenierung** (ECMO) die Lunge vorübergehend zu ersetzen. Diese Methode ist jedoch nur in wenigen Zentren verfügbar und hat eine hohe Komplikationsrate. Die Anwendung erfolgt meist nur, wenn gleichzeitig eine Lungenhypoplasie vorliegt, z. B. bei einer Zwerchfellhernie.

Stillberatung
- Kein Stillhindernis!
- Bei Erschöpfung und Trinkschwäche kann vorübergehend Abpumpen und Sondieren nötig werden.

12.1.6 Komplikationen

Infektionen treten sehr häufig auf, da das Sekret in Lungenbläschen, Atemwegen und im Tubus eine gute Brutstätte für Bakterien darstellt. Bei sehr unreifen Kindern wird häufig eine antibiotische Behandlung nötig sein. Bei reiferen Kindern ist sehr genau auf eventuelle Infektionszeichen zu achten. Leider lässt sich im Röntgenbild das Atemnotsyndrom nicht immer zweifelsfrei von einer Lungenentzündung unterscheiden. Regelmäßige bakteriologische Kontrollen sind nötig.

Bei einem fortschreitenden Atemnotsyndrom kann es zum **Pneumothorax** oder zu anderen Luftaustritten in das Gewebe kommen. Dies passiert häufiger bei beatmeten Kindern, seltener bei Spontanatmung.

Sehr selten kommt es zu einer lebensbedrohlichen **Lungenblutung**.

12.1.7 Langzeitfolgen/Prognose

Trotz Surfactant-Substitution und Beatmung sind manche Kinder nicht zu retten. Doch die meisten Neugeborenen überleben das Atemnotsyndrom. Leichtere Formen, die keine oder nur eine kurze Beatmung erfordern, sind nicht nur am häufigsten, sondern bleiben auch fast immer folgenlos.

Bei einem **schweren Atemnotsyndrom mit Langzeitbeatmung** (mit hohen Spitzendrucken oder zu hohem Atemzugvolumen) oder hohen Sauerstoffkonzentrationen können Dauerfolgen eintreten:

- **bronchopulmonale Dysplasie** (BPD, chronische Lungenkrankheit des Frühgeborenen, **alte Form**): Infolge der Lungenschädigung bei der Langzeitbeatmung und durch die Atelektasen im Rahmen der Grunderkrankung kommt es zu ausgedehnten Umbauprozessen in der Lunge mit bindegewebiger Umwandlung vieler Abschnitte. Diese Folgeerscheinung wird als bronchopulmonale Dysplasie bezeichnet. Die Lungenkapazität ist bei diesen Kindern sehr klein, woraus eine verminderte Belastbarkeit resultiert. Eine leichtere bronchopulmonale Dysplasie kann im Laufe von Jahren ausheilen. Viele der Kinder entwickeln aber eine Überempfindlichkeit der Lunge, ähnlich wie bei Asthma bronchiale.
- **bronchopulmonale Dysplasie** (BPD, **neue Form**): Seit der Surfactant-Therapie hat sich der Mechanismus der BPD geändert und damit auch die Folgeerscheinungen. Diese Form tritt vor allem bei sehr kleinen Frühgeborenen auf und zeichnet sich durch eine verminderte Bildung von Alveolen aus. Dadurch fehlen auch Kapillaren für den Blutaustausch. Die Lunge ist später zwar vergleichsweise groß, es fehlt aber Gasaustauschfläche, wodurch die Belastbarkeit erheblich herabgesetzt ist. Außerdem wird das rechte Herz durch den höheren Lungengefäßwiderstand aufgrund der fehlenden Kapillaren ver-

stärkt belastet. Dies wirkt sich lebenslang aus, so dass bei Sport und Berufstätigkeit darauf geachtet werden muss. Rauchen und ähnliche Einflüsse sind besonders schädlich.

- **Gehirn:** Bei einem schweren Atemnotsyndrom und einer nachfolgenden chronischen Lungenkrankheit kommt es zwangsläufig zu mehr oder weniger langen Phasen mit Sauerstoffmangel. Daher kann sich eine hypoxische Hirnschädigung (Kap. 15.5) entwickeln. Auch Hirnblutungen treten gehäuft auf.
- **Augen:** Selbst bei einer genauen Dosierung des Sauerstoffs sind zeitweise Fehldosierungen nicht immer vermeidbar. Aber auch ohne diesen Risikofaktor kann es zu einer Retinopathie (Kap. 15.10.3) kommen.
- **Gedeihstörung:** Durch die vermehrte Atemarbeit ist der Kalorienverbrauch deutlich gesteigert. Da bei vielen Kindern mit BPD auch Ernährungsprobleme (häufiges Spucken, eingeschränkte Leistungsfähigkeit des Darmes etc.) bestehen, ist die Nahrungszufuhr oft nicht optimal.
- **Entwicklungsverzögerung:** Durch alle oben genannten Probleme und durch die erkrankungsbedingt eingeschränkten Möglichkeiten, die Kinder optimal zu stimulieren, ist die psychomotorische Entwicklung oft verzögert.

12.1.8 Wet-Lung-Syndrom (= Syndrom der nassen Lunge)

Diese Anpassungsstörung ist sehr häufig. Sie kommt bei ca. 5 % aller reifen Kinder vor, **vor allem nach einer Sectio aus dem wehenlosen Uterus**. Untergewichtige Neugeborene sind noch häufiger betroffen. Die Lunge enthält vermehrt Flüssigkeit, die normalerweise beim natürlichen Geburtsvorgang „ausgepresst" worden wäre. Es braucht 1 bis 3 Tage, bis diese Flüssigkeit resorbiert ist. Die Symptomatik kann sich in schweren Fällen mit der eines Atemnotsyndroms oder einer Pneumonie überschneiden.

Diese Kinder brauchen für einige Tage Sauerstoff, evtl. auch CPAP, Beatmung oder Surfactant. Manchmal müssen sie auch wegen Trinkschwäche mit der Sonde ernährt werden. Die Störung heilt ansonsten folgenlos aus.

12.2 Fehlbildungen der Atmungsorgane

Leitsymptome

- **Je nach der Art der Fehlbildung unterschiedliche Symptomatik**
- **atypische Atemnotsymptomatik**
- **asymmetrische Einziehungen/Überblähung etc.**
- **Zunahme der Symptome nach dem Bebeuteln**

12.2.1 Lungenhypoplasie und Lungenagenesie

Das beidseitige Fehlen der Lungen **(Agenesie)** ist mit dem Leben nicht vereinbar. Sehr selten ist **eine** Lunge nicht angelegt (eher links). Diese Kinder können oft ein mehr oder weniger normales Leben führen, wenn die vorhandene Lunge gesund bleibt. Bei der Untersuchung fallen die Herztöne an atypischer Stelle auf (am besten links am Rücken zu hören), und durch die seitliche Verdrängung des Herzens kann es zu Folgeproblemen kommen, immer aber zu einem asymmetrischen Thorax und einer mehr oder minder ausgeprägten Skoliose.

Eine **Lungenhypoplasie** (Unterentwicklung) kann mit oder ohne andere Fehlbildungen als eigenständiges Krankheitsbild bestehen (**primär**).

Eine Lungenhypoplasie kann aber auch **sekundär** durch andere Erkrankungen ausgelöst werden. Dabei wächst die Lunge des Fetus durch Faktoren von innen (z. B. Zwerchfellhernie) oder außen (z. B. Oligohydramnion) nicht optimal. Auch ein länger bestehender vorzeitiger **Blasensprung** mit „Trockenliegen" des Kindes beeinträchtigt das Lungenwachstum.

Einige **Skeletterkrankungen** (Arthrogryposis) oder **neuromuskuläre Krankheiten** können für eine Lungenhypoplasie verantwortlich sein, was zu postnatalen Problemen durch Ateminsuffizienz führt und später zu entsprechenden Folgeproblemen.

Bei allen Formen der Lungenhypoplasie fehlt Lungengewebe, was auch bedeutet, dass der Gesamtgefäßquerschnitt der Lungengefäße verringert ist. Durch den hohen Gefäßwiderstand wird das rechte Herz sehr stark belastet, und es kommt eventuell zu einem Rechts-links-Shunt über das Foramen ovale und den Ductus arteriosus. Es liegen also Kreislaufverhältnisse wie beim Fetus vor, daher die Bezeichnung **PFC-Syndrom** (persistierende fetale Zirkulation) oder persistierende pulmonale Hypertension des Neugeborenen (**PPHN**).

12.2.2 Zwerchfellhernie

Die wichtigste Fehlbildung der Atmungsorgane ist die Zwerchfellhernie. In den meisten Fällen ist sie mit einer Lungenhypoplasie auf der betroffenen Seite kombiniert. Diese Fehlbildung tritt bei 1 : 2000 bis 1 : 4000 Kindern auf, bei etwa 80 % auf der linken Seite. Bei fast der Hälfte der Kinder ist die Zwerchfellhernie ein Teil eines übergeordneten Syndroms bzw. mit anderen Fehlbildungen (z. B. der Wirbelsäule) kombiniert.

Klinische Zeichen

Die Kinder fallen bei großen Hernien sehr schnell nach der Geburt durch Ateminsuffizienz auf, weil nur eine Lunge funktionsfähig ist. Sobald der Darm mit Luft gefüllt ist, verdrängt er zusätzlich Raum im Thorax und drückt das Mediastinum weiter auf die gesunde Seite, was die Kapazität der Lunge weiter einschränkt (▸ **Abb. 12.3**). Fängt man jetzt an zu bebeuteln, wird man nicht nur in die Lunge Luft einblasen, sondern auch in Magen und Darm, wodurch sich die Situation der Kinder weiter verschlechtert. Daher müssen Kinder mit Zwerchfellhernie primär intubiert werden. Gleichzeitig ist eine offene Magensonde notwendig, damit die Luft wieder entweichen kann.

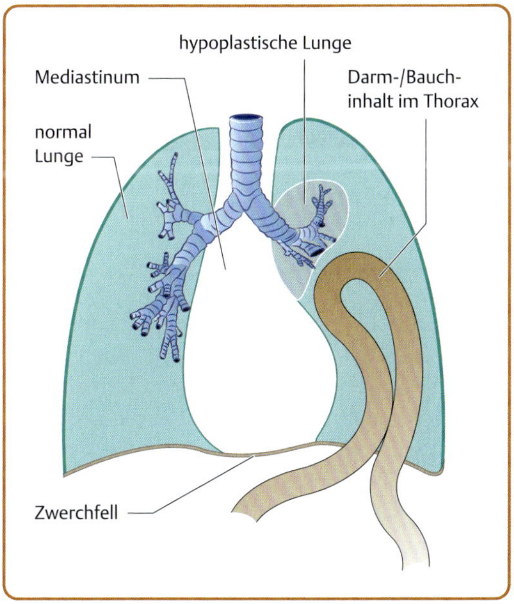

▸ **Abb. 12.3** Zwerchfellhernie.

Weitere Zeichen sind ein sehr eingefallener Bauch, weil dort die Eingeweide fehlen, die in den Thorax verlagert sind. Bei der Auskultation hört man auf der betroffenen Seite Darmgeräusche statt Atemgeräusche. Besonders ungünstig ist die Situation, wenn nicht nur Darmanteile, sondern auch die Leber im Brustkorb liegt. In solchen Fällen und wenn große Teile des Zwerchfells nicht angelegt sind, ist die Sterblichkeit immer noch hoch.

Kleine Hernien werden oft erst nach Tagen oder Wochen, im Extremfall nach Jahren entdeckt, und die Kinder entwickeln auch keine bedrohliche, sondern eher eine allmählich zunehmende Symptomatik. Allerdings kann es dann auch zu Einklemmungen des Darmes mit Ileus-Zeichen kommen.

Die **Diagnose** wird in den meisten Fällen bereits intrauterin (ca. 20. SSW) durch Ultraschall gestellt. Dabei lässt sich auch die Größe des Defekts und der Grad der Lungenhypoplasie abschätzen.

Therapie

- Bei **frühzeitiger intrauteriner Diagnose** einer großen Zwerchfellhernie kann man versuchen, die Prognose durch die viel zu kleine Lunge zu verbessern. In einem **fetalen Eingriff** ca. in der 22. SSW wird in die Luftröhre ein *plug* eingesetzt, d. h. ein weicher Verschlusspfropfen (FETO = fetale endoluminale Trachealobstruktion). Dadurch wird das Lungenwachstum verbessert. Dieser *plug* muss natürlich vor dem ersten Atemzug entfernt werden. Das Kind wird im Rahmen einer **Exit procedure** geboren, d. h., bei bereits geborenem Kopf wird die Geburt angehalten, das Kind hängt mit der Versorgung noch an der Nabelschnur, und dann wird der *plug* aus der Luftröhre entfernt, die Atmung bzw. Beatmung kann beginnen.

- Auch ohne diesen Eingriff sollten alle Kinder mit Zwerchfellhernien in einem neonatologischen Level-1-Zentrum geboren werden, bei großen Hernien ist die Verlegung der Schwangeren in eines der wenigen Zentren von Vorteil, die eine **ECMO** anbieten (extrakorporale Membranoxygenierung = künstliche Lunge).
- Nach der Stabilisierung wird das Neugeborene **operiert**, was in den allermeisten Fällen nicht am ersten Lebenstag geschieht.
- Bei der anschließenden chirurgischen Versorgung ist es das Ziel, den Defekt zu verschließen. Gelingt dies ohne Fremdmaterial, ist die Prognose günstig (Sterblichkeit unter 10 %). Wenn ein kleiner Patch ausreicht, geht es den meisten Kindern auch gut. Ist das ganze Zwerchfell zu ersetzen, ist die Prognose besonders bei rechtsseitiger Hernie schlecht mit einer Sterblichkeit von über 50 %.

Viele Kinder mit Zwerchfellhernie entwickeln neonatale Komplikationen, entweder durch die Folgen eines ausgedehnten Defektes, durch die begleitenden Fehlbildungen oder als Folge der medizinischen Maßnahmen. Nach ECMO treten z. B. relativ häufig Blutungen und andere zerebrale Folgen auf.

Typische Spätfolgen sind meist durch die Lungenhypoplasie bedingt: Die Gasaustauschfläche kann kleiner sein, sodass die Belastbarkeit geringer ist. Außerdem kann es durch die geringe Menge von Alveolen zu einem pulmonalen Hochdruck mit Rechtsherzbelastung kommen. Die Kinder sind vermehrt gefährdet, komplizierte Atemwegserkrankungen zu bekommen. Durch die Asymmetrie und auch als Operationsfolge entwickeln sich häufig Thoraxdeformierungen und Skoliosen. Daher ist ein interdisziplinäres Nachsorgekonzept nötig.

12.2.3 Weitere Fehlbildungen der Atemwege und der Lunge

In der Lunge kann es zu verschiedenen Arten **zystischer Fehlbildungen** kommen. Große **Lungenzysten** haben oft einen Ventilmechanismus, d. h., die Luft geht hinein und nur sehr schwer wieder hinaus. Sie dehnen sich daher in den ersten Lebenstagen auf und können durch Verdrängung den ganzen Thoraxraum auf der betroffenen Seite einnehmen. Die Neugeborenen entwickeln innerhalb von Tagen bis wenigen Wochen eine zunehmende Atemnot mit beschleunigter Atmung und einen sichtbar aufgeblähten Brustkorb. Der betreffende Teil der Lunge muss meist chirurgisch entfernt werden.

Kleine Zysten treten hingegen meist in großer Zahl auf („**Zystenlunge**"), dann sind einzelne Segmente der Lunge strukturell fehlgebildet. Anfangs sind die Kinder meist unauffällig, sie können aber auch Atemprobleme haben. Später füllen sich diese Bereiche zunehmend mit Sekret, sodass laufend „Lungenentzündungen" auftreten. Es fällt dann irgendwann auf, dass immer derselbe Teil der Lunge betroffen ist, und mittels erweiterter Bildgebung (MRT, CT) wird die Fehlbildung dann diagnostiziert. Diese Bereiche sollten chirurgisch entfernt werden, weil sie zu dauerhaften Infektionen führen, die auch Auswirkungen auf die gesunde Lunge haben. Außerdem besteht bei einigen dieser Zysten die Gefahr einer späteren bösartigen Entartung.

Lungensequester sind „Nebenlungen", die zum Teil gar keinen Anschluss an die Atemwege haben. Sie liegen oft in den unteren Bereichen im Brustkorb neben der Lunge und werden dann durch atypische Gefäße versorgt, die direkt aus der Aorta stammen. Manche dieser Sequester halten jahrzehntelang still, bis sie sich auf dem Blutwege infizieren und dann schwere Komplikationen hervorrufen. Manche Sequester liegen mitten in der Lunge und lassen sich schwer diagnostizieren und behandeln. Relativ häufig findet man solche Veränderungen im fetalen Ultraschall, die dann später „ausheilen" oder zumindest keine nennenswerten Probleme bereiten.

12.2.4 Choanalatresie

Bei dieser Atresie ist der hintere Ausgang der Nasengänge in den Rachenraum nicht durchgängig. Das Kind kann bei der beidseitigen Choanalatresie nur durch den Mund atmen. Da Neugeborene obligate Nasenatmer sind, entwickeln diese Kinder in der Regel eine massive Atemnot und Zyanose, die sich beim Schreien rasch bessert, weil dann durch den Mund geatmet wird. Die Nasengänge lassen sich nicht sondieren.

Als **Erstmaßnahme** muss ein Guedel-Tubus in den Mund und Rachen eingelegt werden. Mit der

Nahrungsaufnahme gibt es größere Probleme. Die Therapie besteht in der operativen Öffnung der Nasengänge.

12.2.5 Pierre-Robin-Sequenz

Diese Kinder haben einen sehr kleinen Unterkiefer und gleichzeitig eine Gaumenspalte bei sehr hohem Gaumen. Wegen der normal großen und zurückfallenden Zunge und der atypischen anatomischen Verhältnisse kommt es zur Atembehinderung.

Die **Behandlung** erfolgt durch Lagerung des Kindes auf die Seite oder noch besser in Bauchlage. Sehr oft treten Atem- und Fütterungsprobleme auf. Auch hier wird als Sofortmaßnahme, falls das Kind sich in Bauchlage nicht stabilisiert, ein Guedel-Tubus eingelegt. Bei beeinträchtigter Atmung kann man mit einer Gaumenplatte (Tübinger Platte) eine Verbesserung erreichen. Die weitere Versorgung und Planung eventueller Eingriffe erfolgt in entsprechend erfahrenen Zentren, ebenso die Einleitung einer eventuell notwendigen logopädischen Behandlung.

12.2.6 Konnataler Stridor

Definition

Als **Stridor** bezeichnet man ein röchelndes oder pfeifendes Atemgeräusch, das praktisch bei jedem Atemzug auftritt.
Ein **inspiratorischer Stridor** (bei der Einatmung) deutet auf eine Engstelle in den Atemwegen außerhalb des Brustkorbs hin, ein **exspiratorischer Stridor** (bei der Ausatmung) auf eine Engstelle unterhalb des Kehlkopfes.

In den **oberen Atemwegen** können Engstellen vor allem in der Nase (enge Choanen) und im Kehlkopfbereich (Spaltbildungen, viele andere Möglichkeiten der Fehlbildung) vorliegen.

In den **unteren Atemwegen** liegen entweder Fehlbildungen an der Luftröhre vor, z. B. enge oder weiche Knorpelspangen, oder ringförmige Knorpel, wobei dann der hintere elastische Teil der Luftröhre fehlt. Es kann aber auch Druck von außen auf die Luftröhre ausgeübt werden, z. B. durch einen doppelten Aortenbogen oder andere Fehlbildungen an den zentralen Blutgefäßen.

Bei solchen Kindern mit Stridor ist eine dauerhafte Monitorüberwachung nötig. Treten Zyanoseanfälle oder Apnoen auf, trinkt das Kind nicht richtig oder gibt es weitere Hinweise auf ein relevantes Problem, ist eine endoskopische Abklärung notwendig.

Sekundär kann ein Stridor durch Vernarbungen im Kehlkopf oder der oberen Luftröhre nach (Langzeit-)Intubation auftreten.

12.3 Mekoniumaspirationssyndrom (MAS)

Leitsymptome

- **grünes oder erbsbreiartiges Fruchtwasser**
- **Tachypnoe, Einziehungen, Stöhnen**
- **schwere Asphyxie bzw. Atemnot**

Betroffen sind überwiegend **reife übertragene Neugeborene**. Mekoniumhaltiges Fruchtwasser liegt bei ca. 12 % der Lebendgeborenen vor, selten vor der 38. SSW, bei Neugeborenen ab der 42. SSW dagegen in 30 % der Fälle.

12.3.1 Ursachen

Das intrauterine Absetzen von Mekonium ist mit einem **fetalen Sauerstoffmangel** und Asphyxie verknüpft. Sauerstoffmangel oder eine asphyxiebedingte Durchblutungsstörung des Darmes führen zur Hyperperistaltik des Darmes mit Erschlaffen des Anus, wodurch es zum Abgang von Mekonium kommt. Gleichzeitig kommt es zur Schnappatmung und zu einer vorzeitigen Atemtätigkeit, die zur Aspiration mekoniumhaltiger Partikel im Fruchtwasser führt. Häufig findet diese Aspiration jedoch auch während oder direkt nach der Geburt statt.

12.3.2 Klinische Zeichen

Zu den Symptomen der Mekoniumaspiration gehören

- mekoniumhaltiges (erbsbreiartiges) Fruchtwasser
- Grünverfärbung von Haut, Nägeln, Nabelschnur
- evtl. Zeichen der Asphyxie (Hypotonie, Blässe, Bradykardie etc.; Kap. 8)

- und ein weites Spektrum an Atemnotsymptomen (Tachypnoe, Einziehungen, Stöhnen, anstoßende Atmung, Stridor etc.) direkt nach Geburt, das von einer milden Atembeeinträchtigung bis zum Tod durch Atemversagen trotz massiver medizinischer Intervention reicht.

Zusätzlich findet man je nach dem Ausmaß Zeichen der Bronchialobstruktion (verlängerte Ausatmungsphase), der Sekretretention (Rasselgeräusche), evtl. auch eines Pneumothorax und eines Rechts-links-Shunts sowie eine Zyanose/Hypoxämie.

Im **Röntgenbild** finden sich Aspirationszeichen, Dystelektasen (d. h. stark unterschiedlich belüftete Lungenbezirke mit atelektatischen und überblähten Bezirken), grobfleckige Infiltrationen und Überblähung.

12.3.3 Prophylaxe

Vorbeugende Maßnahmen sind die Vermeidung fetaler Hypoxämien, fetales Monitoring, die sofortige Beendigung der Geburt bei Hinweisen auf eine fetale Gefährdung und die Vermeidung einer längeren Übertragung.

12.3.4 Therapie und Erstversorgung

Siehe Kap. 7.9.4.

12.3.5 Komplikationen

Als Komplikation droht eine **persistierende pulmonale Hypertension des Neugeborenen** (PPHN), so dass die Therapie auch in diese Richtung orientiert sein muss (optimale Sauerstoffversorgung, Anheben des arteriellen Blutdruckes, Sedierung).

Auch ein **Pneumothorax** ist gehäuft als Komplikation zu beobachten. Auf der Intensivstation können dann Surfactant-Gabe, Hochfrequenz-Oszillationsbeatmung, ggf. auch eine inhalative NO-Therapie nötig werden. Im Extremfall muss das Kind bei akutem Lungenversagen in ein spezielles Zentrum zur ECMO (extrakorporale Membranoxygenierung, vergleichbar mit der Herz-Lungen-Maschine) verlegt werden, was aber aus organisatorischen Gründen kaum rechtzeitig gelingt.

12.3.6 Prognose

Längerfristig besteht nach einem schweren Mekoniumaspirationssyndrom eine eingeschränkte Lungenfunktion und ein hyperreagibles Bronchialsystem, sodass gehäuft Pneumonien und Bronchitiden auftreten. Außerdem hängt die Langzeitprognose auch vom Ausmaß der asphyktischen Hirnschädigung und vom postnatalen Verlauf ab.

12.4 Pneumothorax

! Leitsymptome

- **plötzliche einsetzende Atemnot**
- **zunehmende Überblähung des Brustkorbs**
- **geringe Atembewegungen**
- **asymmetrische Atembewegungen**

12.4.1 Ursachen

Bei einem Pneumothorax ist Luft in den Pleuraraum eingedrungen. Dies führt dazu, dass die Lunge ihren elastischen Kräften nachgibt und zusammenfällt (▸ **Abb. 12.4**). Meist stammt die Luft des Pneumothorax aus einer Verletzung der Lunge, welche z. B. durch starke Scherkräfte bei der Beatmung oder durch eine gesteigerte Verletzlichkeit der Lungenstruktur bei Entzündungen, Pneumonien oder nach einer Mekoniumaspiration vorkommen kann. Ursache kann auch eine Fehlbildung sein, z. B. eine Zyste. Diese kann beim Schreien platzen, wenn sie nahe der Lungenoberfläche liegt.

Baut sich ein **Ventilmechanismus** auf, sodass Luft aus der Lunge in den Pleuraspalt gelangt, aber nicht mehr zurück kann, so verdrängt die Luft im Pneumothorax zunehmend die Thoraxorgane **(Spannungspneumothorax)**. Wenn der Austritt der Luft schneller erfolgt als die Resorption, was eigentlich immer der Fall ist, folgt die Verdrängung der verletzten Lunge auf die gesunde Seite. Die Lunge der Gegenseite wird dadurch zusammengedrückt, und es entsteht eine zunehmende Ateminsuffizienz. Daher handelt es sich um einen **dringenden Notfall**.

Bei einem Spannungspneumothorax beobachtet man also eine schnell zunehmende klinische Verschlechterung des Zustandes, vor allem eine zu-

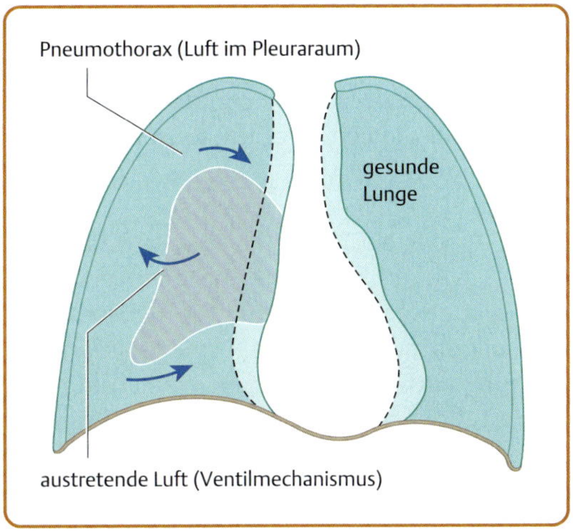

▸ **Abb. 12.4** Pneumothorax.

nehmende Ateminsuffizienz bzw. eine abnehmende Sauerstoffsättigung. Das Kind hat dann einen aufgeblähten Thorax, nur noch minimale Atembewegungen und zeigt eine ausgeprägte Zyanose und Tachykardie, im schlimmeren Falle auch Bradykardien.

Ein **spontaner Pneumothorax** kommt bei 1 bis 2 % aller Neugeborenen vor. Dabei handelt es sich in der Regel nicht um einen Spannungspneumothorax, sondern nur um relativ kleine Luftaustritte. Diese werden meist nur per Zufall gefunden und sind klinisch bedeutungslos.

12.4.2 Therapie

Die Behandlung des Spannungspneumothorax besteht im **sofortigen Abpunktieren** der Luft und im Legen einer **Thoraxdrainage**, mit der die austretende Luft dann kontinuierlich abgesaugt wird.

Eine solche Drainage ist meist über einige Tage nötig, bis das Leck zumindest so weit verklebt bzw. zugeheilt ist, dass es luftdicht ist. Man merkt dies daran, dass die Drainage keine Luft mehr „fördert". Dann wird sie versuchsweise für einige Stunden abgeklemmt. Wenn auf einem erneuten Röntgenbild der Pneumothorax nicht wieder entstanden ist, kann die Drainage entfernt werden.

12.5 Apnoen

Definition

Apnoen sind Atempausen von mindestens 20 Sekunden Dauer oder Atempausen, die von Symptomen wie Bradykardie oder Abfall der Sauerstoffsättigung begleitet werden.

Man unterscheidet **zentrale Apnoen**, bei denen der Impuls zur Atmung vom Atemzentrum fehlt, und **obstruktive Apnoen**, bei denen die Atemwege durch eine Schwäche der Muskulatur, durch starken Sog bei der Einatmung oder durch Verkrampfungen (z. B. Laryngospasmus) oder Sekret zusammenfallen und deswegen keine Atmung möglich ist, sowie **gemischte Apnoen** (beide Formen zusammen).

12.5.1 Ursachen

Die Ursachen von Apnoen sind sehr vielfältig:

- **Unreife:** Bei Frühgeborenen vor der 35./36. SSW sind eine periodische Atmung und Apnoen wegen der Unreife des Atemzentrums sehr häufig. Daher werden diese Kinder immer mit Monitor überwacht. Bei noch unreiferen beatmeten Frühgeborenen kommt es auch nach der Entwöhnung vom Beatmungsgerät sehr häufig zu Apnoen. Manchmal ist deshalb sogar eine erneute Atemhilfe nötig.
- **Infektionen (Sepsis):** Meist treten hier zusätzliche Symptome auf, z. B. Trinkschwäche, Apathie, evtl. Fieber.
- Lungenentzündungen.
- Unterkühlung bzw. Temperaturinstabilität, vor allem bei Früh- und Mangelgeborenen.
- **Stoffwechselkrankheiten** (z. B. Hypoglykämie): Weitere Symptome sind Unruhe, Ernährungsstörungen, Apathie, zentralnervöse Symptome, Erregbarkeit.
- **Medikamente**, vor allem Nachwirkungen von Narkotika und Schmerzmitteln, die der Mutter bei der Geburt gegeben wurden.
- **Erkrankungen des Gehirns**, besonders Hirnblutungen und Fehlbildungen. Zusätzlich beobachtet man in diesen Fällen neurologische Auffälligkeiten, evtl. Anfälle.

- **Anämie**: Sinkt das Hämoglobin unter 10g%, kann die Häufigkeit von Apnoen zunehmen.
- **Gastroösophagealer Reflux** (Rückfluss von Nahrung in die Speiseröhre): Hier kommt es reflektorisch zu Atempausen. Begleitend beobachtet man Ernährungsstörungen, plötzliches Schreien, auch aus dem Schlaf heraus, oder Unruhe.

12.5.2 Therapie

- Wichtig ist vor allem das Erkennen von Apnoen. Dann muss das Kind durch einen **Monitor** überwacht werden, da es bei längeren Atempausen zu Sauerstoff-Mangelzuständen und bei einer ausgeprägten Bradykardie auch zu Herzstillstand oder Tod kommen kann. Am besten ist die gleichzeitige Überwachung von Atmung, Herzfrequenz und Sauerstoffsättigung. Die meisten Apnoe-Episoden enden innerhalb von 30 Sekunden spontan, d. h., das Kind fängt wieder an zu atmen.
- Wenn die **Herzfrequenz** bei einer Apnoe-Episode **sinkt**, ist eine **Stimulation** indiziert, z. B. durch (sanftes) Drücken oder Reiben an der Fußsohle. Die nächsten Schritte sind die Gabe von Sauerstoff über eine Gesichtsmaske. Wenn das Kind sich daraufhin auch nicht unmittelbar erholt, sollte über eine Gesichtsmaske bebeutelt werden. Eine Intubation allein wegen Apnoen ist selten nötig, meist nur bei extremer Unreife und sehr häufigen Apnoen. Ansonsten ist nach dahinterliegenden anderen Ursachen zu suchen, um weitere Apnoen zu verhindern.
- Die weitere Behandlung richtet sich nach der **auslösenden Ursache**, d. h., die Ursache muss gesucht und so weit wie möglich ausgeschaltet werden.
- **Bauchlage mit 15° Kopfhochlage** kann die Häufigkeit und Schwere von Apnoen reduzieren.
- Wenn die Apnoen auf die Unreife des Kindes zurückzuführen sind, wird sich das Problem von selbst lösen. Man führt die Monitorüberwachung so lange fort, bis über 72 Stunden keine Apnoen mehr aufgetreten sind. Bei Frühgeborenen ist auch die CPAP-Atemhilfe eine sehr effektive Behandlungsmethode bei Apnoen. Die Atemwege werden offen gehalten, sodass obstruktive Apnoen reduziert werden. Eine medikamentöse Therapie ist bei rezidivierenden Apnoen möglich, besonders bei Unreife, evtl. auch bei neurologischen Ursachen. Dazu wird Koffein verwendet.

Wenn Apnoen noch sehr lange auftreten, ist es wichtig, eine Klärung der Ursache zu versuchen. Falls kein anderer Grund für eine stationäre Behandlung mehr vorliegt, kann eine **Monitorüberwachung auch daheim** vorgenommen werden. In diesen Fällen kann ein Monitor von der Krankenkasse ausgeliehen werden. Sehr wichtig ist, die Eltern nicht nur in die Funktion des Monitors einzuführen, sondern vor allem ein **Reanimationstraining** durchzuführen. Der Monitor alleine hilft nicht, wenn die Eltern Alarm und Fehlalarm nicht unterscheiden und bei einer echten Apnoe nicht schnell und zielgerichtet reagieren können (s. a. SIDS, Kap. 25).

12.6 Entzündliche Erkrankungen der Atemwege

! Leitsymptome
- **erhöhte Atemfrequenz (über 60/Min.)**
- **stöhnende Ausatmung**
- **Einziehungen**
- **Zeichen der Erschöpfung, z. B. Trinkschwäche**
- **Schwer vom Atemnotsyndrom zu unterscheiden!**

Infekte der Atemwege (Schnupfen, Bronchitis etc.) sind die häufigsten Infektionskrankheiten bei Kindern. Bei Neugeborenen kommen diese Erkrankungen jedoch recht selten vor, u. a., weil gegen viele Infektionen ein Nestschutz besteht. Bei gestillten Kindern sind Atemwegsinfektionen sogar bis zum Ende des ersten Lebensjahres seltener.

Auch **Pneumonien** (Lungenentzündungen) sind im Neugeborenenalter nicht allzu häufig (etwa 1 auf 300 Neugeborene), stellen aber ein gefährliches Krankheitsbild dar, dem früher zahlreiche Kinder zum Opfer fielen.

12.6.1 B-Streptokokken-Pneumonie

Im Neugeborenenalter ist insbesondere die Pneumonie durch B-Streptokokken relativ häufig. Dieser bakterielle Erreger (Kap. 24.7.12) ruft bei Erwachsenen kaum schwere Allgemeininfektionen hervor. Viele Frauen haben solche Keime in der Scheide, ohne krank zu sein, und in der Spätschwangerschaft können B-Streptokokken sogar die intakten Eihüllen durchwandern. Meist erfolgt aber eine Infektion des Fetus bei einem **vorzeitigen Blasensprung**. Das verbleibende Fruchtwasser wird sehr schnell von Streptokokken besiedelt und durch die Atembewegungen gelangen die Keime noch vor der Geburt in die Lunge. Hier breiten sie sich sehr schnell aus und rufen eine diffuse Lungenentzündung hervor.

Klinische Zeichen

Durch die Entzündung ist die Funktion der Lunge gestört, vor allem ist die Aufnahmekapazität für Sauerstoff eingeschränkt. Dadurch wird eine **Symptomatik** hervorgerufen, **die dem Atemnotsyndrom sehr ähnlich** ist: Die Kinder atmen schnell, haben Einziehungen, werden apathisch und schließlich zyanotisch. Im Unterschied zum Atemnotsyndrom treten Infektionszeichen wie Kreislaufstörungen, Leber- und Milzvergrößerung sowie typische Blutbildveränderungen auf.

Therapie

Eine B-Streptokokken-Pneumonie muss sehr schnell antibiotisch behandelt werden, denn die Sterblichkeit ist hoch, besonders bei Frühgeborenen. Im Zweifelsfall erfolgt immer eine Antibiotikatherapie, bis durch mehrfache Blutbildkontrollen und bakteriologische Kulturen eine Infektion sicher ausgeschlossen ist.

> **Merke**
> **Um eine Streptokokken-Pneumonie nicht fälschlicherweise als Atemnotsyndrom zu deuten, ist die Information über einen vorzeitigen Blasensprung oder Infektionszeichen besonders wichtig! Nur so kann in der Kinderklinik schnell genug und richtig gehandelt werden.**

Stillberatung

- In der Akutphase kann es evtl. Trinkprobleme geben.
- Normales Stillen ist möglich und immer erwünscht.

12.6.2 Chlamydien-Pneumonie

Eine weitere für Neugeborene typische Lungenentzündung ist die Infektion durch Chlamydien (Kap. 24.7.1). Die Erkrankung beginnt meist nicht direkt nach der Geburt, sondern oft erst nach einigen Wochen oder sogar Monaten. Die Atmung ist immer mehr beschleunigt, es kommen Hustenreiz und Apnoen hinzu, jedoch kein Fieber. Chlamydien sind eher problematisch durch eine Konjunktivitis, die in den ersten Lebenstagen auftritt. Behandelt wird antibiotisch.

12.6.3 Andere Pneumonien

Weitere Lungenentzündungen sind relativ selten. Sie sind oft die Folge invasiver intensivmedizinischer Maßnahmen, z. B. einer Langzeitbeatmung oder einer chronischen Lungenerkrankung des Frühgeborenen. Dabei spielen nicht nur Bakterien und Viren, sondern gelegentlich auch Pilze eine Rolle. Dann ist die Prognose sehr ungünstig.

13 Erkrankungen und Fehlbildungen von Herz und Kreislauf

13.1 Einteilung und Häufigkeit von Herzfehlern

Definition

Unter einem **Herzfehler** versteht man eine Fehlbildung in der Struktur des Herzens oder der großen herznahen Gefäße. Die Folge sind Veränderungen im physiologischen Ablauf. Entweder ist der Blutfluss behindert oder es treten abnorme Strömungen oder Durchmischungen von Blut auf.

Die Herzfehler kann man nach ihrer **Symptomatik** unterteilen:

- Wenn sauerstoffarmes Blut in den großen Kreislauf gelangt, entsteht eine **zentrale Zyanose**, also ein „blausüchtiges" Kind. Es handelt sich dann in aller Regel um einen Übertritt des Blutes vom kleinen in den großen Kreislauf ohne vorherige Lungenpassage, was man als **Rechts-links-Shunt** bezeichnet.
- Wenn Blut den umgekehrten Weg nimmt, wird im großen Kreislauf nur normal mit Sauerstoff angereichertes Blut fließen und im Lungenkreislauf eine zusätzliche Blutmenge (**Links-rechts-Shunt**).
- Bei **Herzfehlern ohne Shunt** liegt entweder ein Strömungshindernis vor (an Herzklappen oder Gefäßen) oder ein Klappenschluss ist unvollkommen, sodass das Blut zwar den richtigen Weg nimmt, es aber trotzdem durch eine Behinderung oder einen Rückfluss zur Beeinträchtigung des Kreislaufs kommt. Bei solchen Herzfehlern oder Klappendefekten tritt unter normalen Umständen keine Zyanose auf.

► **Abb. 13.1** zeigt die normalen Strömungsverhältnisse im Herzen zum Vergleich.

Angeborene Herzfehler sind mit knapp 1 % relativ häufige Fehlbildungen. Die meisten werden um die 5. bis 6. SSW angelegt, sodass bei Embryopathien sehr häufig Herz- und Gefäßfehlbildungen vorkommen. Herzfehler können isoliert auftreten, aber auch Zeichen eines allgemeinen Defekts oder Syndroms sein (► **Tab. 13.1**).

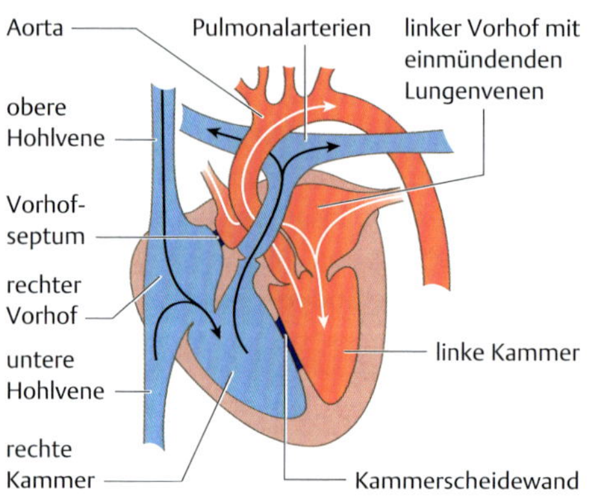

► **Abb. 13.1** Normale Strömungsverhältnisse im Herzen (nach der Geburt).

► **Tab. 13.1** Herzfehler bei verschiedenen Syndromen.

Syndrom	Häufigkeit	Art der meisten Herzfehler	Verweis
Trisomie 21	40 bis 50 %	AV-Kanal, VSD	Kap. 23.3
Trisomie 18	95 %	VSD, persistierender Ductus arteriosus	Kap. 23.4
Trisomie 13	80 bis 90 %	VSD, persistierender Ductus arteriosus	Kap. 23.5
Turner-Syndrom	30 %	Aortenisthmusstenose, Aortenklappenstenose	Kap. 23.6
Rötelnembryopathie	bis 50 %	periphere Pulmonalstenose	Kap. 24.6.11
Alkoholembryopathie	30 bis 40 %	VSD, ASD, Fallot	Kap. 15.9.3
Hydantoinembryopathie	10 %	verschiedene	–

Viele Herzfehler werden im Rahmen der Vorsorge schon während der Schwangerschaft festgestellt bzw. vermutet, weil es charakteristische Hinweise im Ultraschall gibt.

13.2 Klinische Zeichen

Leitsymptome im Säuglingsalter
Aufgrund der sehr unterschiedlichen Defekte gibt es keine sicheren allgemeinen Symptome, die einen Herzfehler beweisen.

Einige klinische Zeichen beim Neugeborenen weisen jedoch auf eine solche Fehlbildung hin. Beim Neugeborenen können sich diese Symptome rasch ändern oder neu auftreten. Ein Herzfehler kann manchmal erst symptomatisch werden, wenn sich der Ductus arteriosus verschlossen hat.

13.2.1 Zyanose

Hier ist genau zu unterscheiden, ob eine Zyanose Kreislauf- oder Lungen-bedingt ist oder auf anderen Faktoren, z. B. Auskühlung, beruht. Bei Herzfehlern mit Rechts-links-Shunt tritt in der Regel eine **zentrale Zyanose** auf, d. h., alle Körperbereiche sind gleichmäßig bläulich verfärbt. Am besten sieht man dies am oberen Thorax, an Lippen, Zunge, evtl. auch an den Fingernägeln. Da an den ersten Lebenstagen der Ductus arteriosus noch geöffnet sein kann und der Lungengefäßwiderstand noch abfällt, kann es vorkommen, dass auch bei „zyanotischen" Herzfehlern zunächst keine Zyanose zu beobachten ist, sondern nur uncharakteristische Symptome. Trotzdem ist die generelle Einteilung in zyanotische und nicht zyanotische Herzfehler im Prinzip sinnvoll, wobei einige (z. B. AV-Kanal) sich nicht eindeutig einordnen lassen.

Merke
Grundsätzlich muss bei einer Zyanose, die sich nicht auf Sauerstoffgabe normalisiert, immer an einen Herzfehler gedacht werden.

13.2.2 Herztöne

Bei der Auskultation sind die Herztöne normalerweise deutlich hörbar und etwa gleich laut. Die Herztöne sind durch die Schließung und Öffnung der Herzklappen und die damit verbundenen Druck- und Strömungsphänomene bedingt. Sehr leise oder laute oder gespaltene bzw. doppelte Herztöne weisen auf Störungen hin.

13.2.3 Herzgeräusche

Normalerweise treten neben den Herztönen keine Geräusche auf. Ein Herzgeräusch bedeutet im Prinzip, dass an einer Engstelle oder durch eine atypische Strömung Verwirbelungen des Blutes auftreten. Beim Neugeborenen ändern sich Geräuschphänomene oft recht kurzfristig, da die Druckverhältnisse noch nicht konstant sind. Besteht ein Herzgeräusch über mehrere Tage, sollte auch bei einem sonst völlig unauffälligen Kind eine Ultraschalluntersuchung des Herzens veranlasst werden.

Bei Kleinkindern treten sehr häufig sogenannte **akzidentelle Geräusche** auf, besonders bei Infekten. Die Bezeichnung bedeutet, dass keine pathologischen anatomischen oder funktionellen Veränderungen zugrunde liegen. Dagegen sind Geräusche bei Neugeborenen immer abzuklären.

Die **Einteilung** der Herzgeräusche erfolgt

- unter zeitlichen Gesichtspunkten (diastolisch, systolisch)
- unter örtlichen Gesichtspunkten (Punctum maximum, d. h. die Stelle, an der das Geräusch am besten zu hören ist)
- nach Lautstärke

13.2.4 Herzaktion

- **Frequenz:** Sie liegt beim Neugeborenen in Ruhe zwischen 100 und 140 pro Minute, kann aber kurzzeitige Schwankungen nach oben und unten haben.
- **Regelmäßigkeit:** geringe Schwankungen im Rhythmus der Herzaktionen sind physiologisch. Sind Extraschläge, Pausen, Herzrasen oder eine zu langsame Herzfrequenz zu beobachten, muss diesen Befunden nachgegangen werden.

13.2.5 Pulse

Vor allem bei Fehlbildungen der großen herznahen Gefäße können die peripheren Pulse teilweise nicht tastbar sein. Daher gehört das Aufsuchen der Femoralispulse zu jeder gründlichen Neugeborenen-Untersuchung.

13.2.6 Blutdruck

Messungen beim Neugeborenen sind technisch nicht ganz einfach und erfordern spezielle Geräte. Wesentliche Blutdruckunterschiede zwischen den Armen oder Beinen deuten auf Fehlbildungen im Gefäßsystem hin.

13.2.7 Tachypnoe

Eine beschleunigte Atmung kann neben Lungenerkrankungen auch auf einen Herzfehler hinweisen.

13.2.8 Trinkschwäche

Trinken ist für ein Neugeborenes mit großer Anstrengung verbunden. Erschöpft es sich zu rasch, wird es beim Trinken blass oder kaltschweißig, so sollte ein Herzfehler ausgeschlossen werden, wenn keine andere hinreichende Erklärung gefunden wurde.

13.2.9 Blässe

Blässe und schlechte Hautdurchblutung können auf eine zu geringe Auswurfleistung bei Herzfehlern hinweisen. Eine Rekapillarisationszeit (bei der die Hautkapillaren mit dem Finger leergedrückt werden und sich dann wieder füllen) von mehr als zwei Sekunden ist ein Alarmzeichen, das aber auch bei Infektionen auftritt!

13.2.10 Lebervergrößerung

Eine Vergrößerung der Leber kann beobachtet werden, wenn das rechte Herz zu schwach ist und sich deswegen Blut in die Leber zurückstaut.

Da Herzfehler also teilweise recht uncharakteristische Symptome hervorrufen, ist die Gefahr einer Verwechslung mit anderen Erkrankungen gegeben. Besonders häufig können Herzfehler eine Sepsis vortäuschen, insbesondere, wenn die Leber stauungsbedingt vergrößert ist, was auch bei bakteriellen Infektionen vorkommt.

13.3 Diagnostik beim herzkranken Neugeborenen

Neben den klinischen Befunden gibt es einige wichtige technische Untersuchungen, die beim Nachweis von Herzerkrankungen helfen.

Bei der **Röntgen-Aufnahme des Thorax** kann man einige Hinweise auf Herzfehler bekommen:

- **Herzgröße:** vergrößert bei Herzinsuffizienz durch Stauung.
- **Herzfigur:** Atypische Herzschatten können direkte Hinweise auf hypertrophierte oder dilatierte (ausgedehnte) Anteile des Herzens geben.
- **Lungendurchblutung:** vermehrt bei Herzfehlern mit Links-rechts-Shunt, vermindert bei Fehlern mit Rechts-links-Shunt, vor allem bei der Fallot'schen Tetralogie.

Ein **Elektrokardiogramm** (EKG) ist vor allem dann indiziert, wenn Rhythmusstörungen vorliegen. Bis zu einem gewissen Grad können hiermit auch Fehlbelastungszeichen erkannt werden, was aber beim Neugeborenen wenig zuverlässig ist.

Mit der **Echokardiographie** (Ultraschall des Herzens) lassen sich die Herzhöhlen, die Herzklappen und deren Aktionen anschauen und ausmessen. Die meisten Herzfehler können auf diese Weise differenziert werden. Da strömendes Blut die Schallwellen etwas anders zurückwirft als feste Strukturen, kann man mit einer speziellen Technik sogar die Strömungsrichtung und -menge erfassen. Da diese Blutströme auf dem Bildschirm meist farbig dargestellt werden, spricht man von einer **Farbdoppler-Untersuchung**. Mit dieser Technik ist bei sehr vielen Herzfehlern eine relativ genaue Bestimmung nicht nur der anatomischen Verhältnisse, sondern auch der fehlgeleiteten Blutströme möglich. Damit wird der Herzfehler nicht nur in der Struktur, sondern auch in der Auswirkung beurteilbar.

Ist mit solchen nichtinvasiven Methoden keine genaue Diagnose möglich oder braucht man exakte Angaben über die Sauerstoff- und Druckverhältnisse, wird eine **Herzkatheter-Untersuchung** vorgenommen. Der Katheter wird über die Nabelvene, eine Leistenvene oder -arterie eingeführt und dann bis in das Herz vorgeschoben. Man kann sowohl Druck messen als auch Blutproben zur Messung der Sauerstoffsättigung an speziellen Orten im Herzen entnehmen. Ferner kann durch den Katheter Kontrastmittel injiziert werden, wobei gleichzeitig eine Röntgen-Video-Aufzeichnung erfolgt. Einige Herzfehler oder Gefäßanomalien lassen sich sogar über den Herzkatheter („interventionell") behandeln, indem man z. B. Sonden zum Aufdehnen verwendet oder „Schirmchen" etc. zum Verschließen von Öffnungen anbringt.

Durch diese modernen Diagnostik- und Therapieverfahren kann man viele Anomalien im Herz-Kreislauf-System früher und exakter erkennen und schonender behandeln.

Die Diagnostik und Therapie (Katheter-Untersuchungen, Interventionen) von angeborenen Herzfehlern muss durch einen Kinderkardiologen erfolgen. Operationen am Herzen von Neugeborenen und Kleinkindern erfolgen in darauf spezialisierten kinderkardiochirurgischen Abteilungen.

Stillberatung

- Grundsätzlich ist normales Stillen anzustreben und meist auch möglich.
- Bei zyanotischen Herzfehlern oder erheblicher Kreislaufbelastung kann es vorübergehend oder dauerhaft zu einer Trinkschwäche kommen.
- Dann muss abgepumpte Muttermilch sondiert werden.
- Bei Herzfehlern mit Hochdruck im Lungenkreislauf oder unter anderen speziellen Gesichtspunkten muss eventuell die Flüssigkeitsmenge beschränkt werden.
- Im Einzelfall ist die Ernährung mit den Kinderkardiologen abzustimmen.

13.4 Herz- und Gefäßfehler ohne Zyanose

Meist handelt es sich hier um Herzfehler mit Links-rechts-Shunt, also Lungenüberflutung und sauerstoffgesättigtes Blut ohne Zumischung im großen Kreislauf. Die kleinere Gruppe sind Klappen- oder Gefäßfehler ohne Shunt, also z. B. durch eine Engstelle.

13.4.1 Ventrikelseptumdefekt (VSD)

Leitsymptome

- **bei kleinem VSD: nur Herzgeräusch**
- **bei großem VSD: Trinkschwäche, Gedeihstörung, Atemnot und andere uncharakteristische Zeichen**

Der Ventrikelseptumdefekt (VSD) ist mit 30 bis 40 % der **häufigste angeborene Herzfehler**.

Strömungsverhältnisse: Durch ein Loch in der Kammerwand strömt Blut aus der linken Herzkammer in die rechte, wobei die Blutmenge von der Größe des Defektes und den Druckunterschieden abhängt. Im rechten Herzen findet sich also Mischblut, wobei neben dem sauerstoffarmen Blut aus den Hohlvenen nun das sauerstoffreiche Blut des linken Ventrikels hinzukommt. Letzteres fließt unnötigerweise noch einmal durch die Lunge. Auf diese Weise bekommt der rechte Ventrikel immer

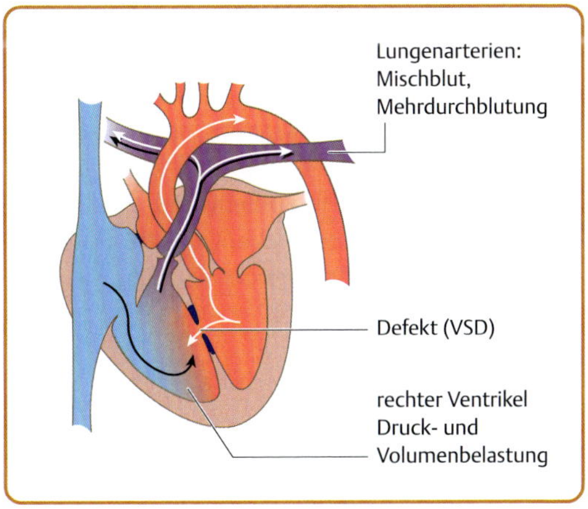

▸ **Abb. 13.2** Ventrikelseptumdefekt (VSD).

zu viel Blut und muss auch noch dem hohen Druck des linken Ventrikels standhalten. Das bedeutet eine gleichzeitige Druck- und Volumenbelastung des Herzens. Eine weitere Folge ist die Lungenüberflutung (▸ Abb. 13.2).

Klinische Zeichen

Die Größe des VSD ist sehr unterschiedlich. Von der Größe hängt die **Symptomatik** ab. Oft vergehen erst einige Monate, bis sich Symptome bemerkbar machen.

Ein systolisches **Herzgeräusch** weist auf den VSD hin. Die Lautstärke stimmt aber nicht mit der Größe des Defektes überein. Das Geräusch ist ein Zeichen für die auftretenden Turbulenzen, und diese können bei kleinen Defekten sogar recht groß sein (Pressstrahlgeräusch).

Bei einem kleinen VSD besteht meist keine Beeinträchtigung. Wenn das Shuntvolumen über 30 bis 40 % beträgt, d. h., wenn mehr als ca. ⅓ des Blutes aus dem linken Ventrikel den falschen Weg nimmt, spricht man von einem großen VSD. Dann treten neben den herzbezogenen Symptomen klinische Zeichen auf wie Schwitzen, Atemnot, gehäufte Pneumonien, Gedeihstörung, schlechte Belastbarkeit und Blässe.

Therapie

Kleine VSD verschließen sich im Laufe des Kleinkindalters meist von selbst oder verkleinern sich zumindest so weit, dass sie keine Bedeutung für die Funktion des Herzens mehr haben.

Große Defekte werden interventionell oder operativ verschlossen. Meist ist nur ein einziger Eingriff nötig. Bei allen Kindern besteht eine erhöhte Gefahr für eine Endokarditis, also eine bakterielle Infektion der Herzinnenwand, wobei diese Gefahr steigt, wenn zur Deckung des Defektes körperfremdes Material verwendet wurde!

Spätfolgen

Wird ein großer VSD nicht operativ versorgt, muss die Lunge dauerhaft den erhöhten Druck und das erhöhte Volumen aushalten. Nimmt der Widerstand in der Lunge und damit der Druck im rechten Ventrikel zu, geht das Shuntvolumen zurück. Als Abwehrmechanismus entwickelt sich daher bei einem unbehandelten VSD mit der Zeit durch Fibrosierung der Gefäße ein erhöhter Strömungswiderstand der Lunge. Diese Umwandlung ist vor allem bei großen Defekten so überschießend, dass der Druck über Jahre gesehen stark ansteigt. Dann ist meist noch im Kleinkindalter ein Punkt erreicht, an dem der Druck im rechten Ventrikel höher ist als links. Das Blut kann dann nicht mehr ausreichend durch die Lungen gepumpt werden. Es kommt zur **Umkehr der Shuntrichtung** und damit plötzlich zu einer instabilen Zyanose mit nachfolgendem Rechtsherzversagen (bezeichnet als Eisenmenger-Komplex). In dieser Phase ist der Herzfehler inoperabel und die Lebenserwartung sehr gering. Das Ziel muss daher sein, große Shunts rechtzeitig zu erkennen und operativ zu behandeln.

13.4.2 Vorhofseptumdefekt (ASD)

! Leitsymptome

- **keine typisch hinweisenden Symptome, meist kein Herzgeräusch**
- **eventuell uncharakteristische Zeichen wie Trinkschwäche, Gedeihstörung etc.**
- **Lungenentzündungen**

Der Vorhofseptumdefekt (ASD von Atrium = Vorhof; Vorsicht: VSD ist die Abkürzung für „Ventrikelseptumdefekt“!) ist mit 8 % der angeborenen Herzfehler relativ häufig. Es werden verschiedene entwicklungsgeschichtlich begründete Typen un-

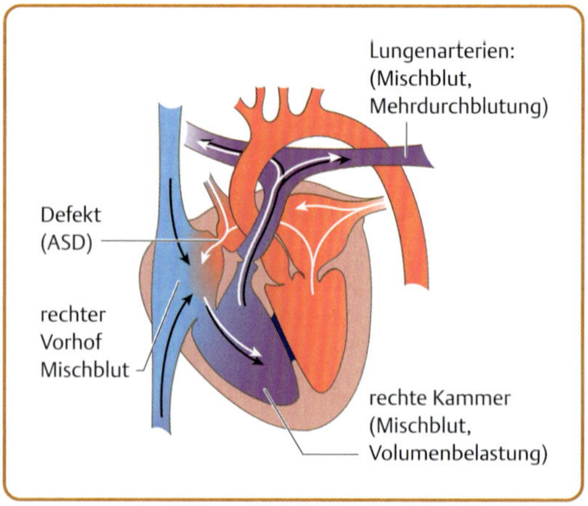

▸ **Abb. 13.3** Vorhofseptumdefekt (ASD).

terschieden. Defekte im unteren Teil des Septums (ASD I) gehen oft mit einer Spaltbildung der Klappen einher (Übergang zu AV-Kanal). Beim Secundum-Typ (ASD II) bildet sich der obere Teil des Septums nicht vollständig aus.

Das Shuntvolumen kann sehr groß sein und ist nicht durch die Größe des Defektes bedingt wie beim VSD, sondern hängt von der Dehnbarkeit der Vorhöfe ab (► **Abb. 13.3**).

Klinische Zeichen

Beim ASD zeigen die Betroffenen meist wenig Symptome, manchmal bei Belastung Atemnot, vielleicht Rhythmusstörungen. Sehr häufig haben die Kinder Lungenentzündungen oder andere Infekte der Atemwege. Bei der Röntgenaufnahme kann dann auch die vermehrte Lungendurchblutung auffallen und auf den Herzfehler hinweisen.

Bei **Neugeborenen** treten in der Regel keine Symptome auf, sodass dieser Herzfehler in vielen Fällen erst später entdeckt wird, manchmal sogar erst im Erwachsenenalter, wobei dann Rhythmusstörungen und „paradoxe" Embolien, die sich als Schlaganfälle manifestieren, die Leitsymptome sind. Nur selten besteht beim Neugeborenen bei einem sehr großen Shuntvolumen eine Herzinsuffizienz oder eine Beeinträchtigung der Atmung.

Die Patienten haben meist **kein Herzgeräusch**, denn im Niederdrucksystem der Vorhöfe entstehen keine Turbulenzen, die ein Geräusch hervorrufen. Da sehr viel Blut durch die Pulmonalklappe fließt, kann diese im Vergleich zur Blutmenge eng werden, obwohl sie anatomisch normal angelegt ist. Diese funktionelle Stenose kann zu einem leisen Systolikum führen.

Die Größe des ASD wird mittels Echokardiographie abgeschätzt (Farb-Doppler-Untersuchung) und bei größeren Defekten durch eine Herzkatheteruntersuchung bestätigt.

Therapie

- Bei einem **kleinen ASD** mit einem Shuntvolumen unter 30 % ist zunächst kein Eingriff nötig. Verschließt sich der ASD nicht spontan, muss er behandelt werden, vor allem, wenn Komplikationen wie paradoxe Embolien oder Rhythmusstörungen aufgetreten sind.
- Bei **großen Defekten** und Zeichen der Herzinsuffizienz oder Rhythmusstörungen wird das Septum verschlossen. Oft gelingt dies interventionell mithilfe eines Herzkatheters, indem man von beiden Seiten kleine aufklappbare Schirmchen anbringt, die in zusammengefaltetem Zustand durch den Katheter geschoben werden, miteinander verbunden sind und nach ihrer Entfaltung das Loch verschließen. Sonst ist eine Operation am offenen Herzen nötig

Durch Narbenbildung kann es auch nach der Korrektur zu Rhythmusstörungen kommen, da das Reizleitungssystem tangiert wird. Bei rechtzeitiger Erkennung und Behandlung besteht keine wesentliche Beeinträchtigung der Lebenserwartung und -qualität.

13.4.3 Persistierender Ductus arteriosus (Botalli, PDA)

! Leitsymptome

- **verminderte Belastbarkeit, Trinkschwäche, Gedeihstörung**
- **sehr lebhafte Pulse**
- **kontinuierliches Herzgeräusch**

Der Ductus arteriosus (**Ductus Botalli**) ist eines der drei fetalen Gefäße, die sich normalerweise in den ersten Lebenstagen im Rahmen der Kreislaufumstellung verschließen. Während Nabelgefäße und Ductus Arantii sich immer verschließen, kommt der PDA häufiger vor und stellt etwa 7 % der angeborenen Herz- und Gefäßfehler. Es liegt meist eine strukturelle Anomalie zugrunde, sodass ein späterer spontaner Verschluss selten ist (► **Abb. 13.4**).

Risikofaktoren

Bei **sehr kleinen Frühgeborenen** bleibt der Ductus arteriosus aufgrund der Unreife häufig offen. Die Frühgeborenen erreichen die hohe Sauerstoffsättigung nicht, die normalerweise den Reiz zum Verschluss des Ductus arteriosus darstellt, und der verschließende Mechanismus ist noch unreif. In diesen Fällen ist ein spontaner späterer Verschluss möglich und kann in vielen Fällen abgewartet werden, solange das Kind keine Kreislaufsymptome zeigt.

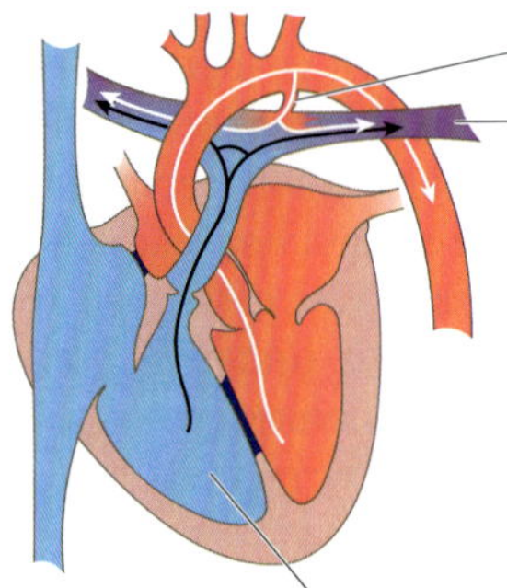

▶ **Abb. 13.4** Offener Ductus arteriosus.

Eine Flüssigkeitsüberladung durch vermehrte Zufuhr verstärkt beim Frühgeborenen das Risiko für einen PDA. Eine PDA-Wiedereröffnung kann bei Frühgeborenen durch eine Sepsis, eine nekrotisierende Enterokolitis, Mekoniumaspiration oder andere Probleme auftreten, vor allem wenn es zu einer längerdauernden arteriellen Unterversorgung mit Sauerstoff kommt.

Bei **schweren Lungenerkrankungen**, die mit einer Sauerstoffunterversorgung einhergehen, und bei Lungenhypoplasie bleibt der Ductus arteriosus ebenfalls geöffnet. Wegen des hohen Lungengefäßwiderstandes kommt es aber zu einem Rechts-links-Shunt. Dieses Krankheitsbild, die persistierende fetale Zirkulation (PFC oder PPHN), muss vom PDA unterschieden werden.

Klinische Zeichen

Die Symptome sind oft uncharakteristisch, z. B. verminderte Belastbarkeit, Gedeihstörung, Lungenentzündungen und bei Frühgeborenen die Zeichen der Herzinsuffizienz. Die Kinder haben sehr lebhafte Pulse mit großem Unterschied zwischen dem diastolischen und systolischen Druck.

Bei der **Auskultation** hört man ein kontinuierliches Geräusch, das in der Systole etwas lauter und heller, in der Diastole etwas leiser und dunkler klingt („Maschinengeräusch", das an eine Dampfmaschine erinnert). Das Geräusch kann in den ersten Lebenswochen noch sehr leise bzw. auf die Systole beschränkt sein.

In der Systole fließt das Blut unter hohem Druck aus der Aorta über den Ductus arteriosus in die Pulmonalarterie (entgegen der fetalen Flussrichtung!), in der Diastole langsamer, weil der Druck in den Gefäßen niedriger ist. Funktionell besteht eine Volumenbelastung der Lunge und eventuell eine indirekte Druckbelastung des rechten Herzens.

Therapie

Es gibt mehrere Möglichkeiten, einen offenen Ductus arteriosus zu verschließen.

- Bei **sehr unreifen Frühgeborenen** wird häufig eine prophylaktische medikamentöse Behandlung zum Ductusverschluss durchgeführt, da ein PDA ursächlich mit der Entstehung einer bronchopulmonalen Dysplasie mit Hirnblutungen und der nekrotisierenden Enterokolitis in Zusammenhang gebracht wird. Prostaglandine halten den Ductus offen, während durch eine Verminderung der endogen gebildeten Prostaglandine ein Verschluss erreicht werden kann. Daher ist ein Prostaglandinsynthese-Hemmer nötig, wobei Ibuprofen und Indometacin wirksam sind. Die Behandlung birgt aber auch Risiken, vor allem die Gefahr von Blutungen und eine Einschränkung der Nierenfunktion.
- **Jenseits des Neugeborenenalters** wird der Ductus arteriosus interventionell verschlossen, d. h., über einen Herzkatheter wird eine Art Schirmchen im Ductus platziert, das diesen von innen verschließt.
- Die inzwischen seltener verwendete klassische Behandlungsmethode ist die Ligatur: Der Brustkorb wird eröffnet und der Ductus unterbunden, sodass kein Blut mehr fließen kann.

13.4.4 Pulmonalstenose/ Pulmonalatresie

! Leitsymptome

- **oft keine oder nur uncharakteristische Zeichen**
- **schwirrende Vibrationen auf dem Brustkorb**
- **manchmal akut bedrohliche Verschlechterung nach wenigen Lebenstagen durch spontanen Verschluss des Ductus arteriosus**

Bei etwa 10% der angeborenen Herzfehler liegt eine Engstelle (Stenose) im Ausflussbereich der rechten Kammer vor. Die meisten Stenosen befinden sich im Klappenbereich, nur wenige werden durch eine Einengung unterhalb der Klappe (dann muskulär) oder oberhalb der Klappe (gefäßbedingt) ausgelöst. Folge der Stenose ist eine Druckerhöhung im rechten Herzen, das sein Blut gegen den Widerstand der Stenose auswerfen muss. Je nach der Enge der Stenose und dem Druckunterschied vor und nach der Engstelle unterscheidet man verschiedene Schweregrade.

Klinische Zeichen

Bei **sehr engen („kritischen") Stenosen** oder bei der Pulmonalatresie, bei der die Klappe vollständig verschlossen ist, fließt nur minimal oder kein Blut vom rechten Ventrikel in den Truncus pulmonalis. Die Lunge wird dann (fast) ausschließlich über den Ductus arteriosus aus der Aorta mit Blut versorgt. Wenn sich dieser in den Stunden bis Tagen nach der Geburt verschließt, tritt eine **lebensbedrohliche Situation** ein, da zu wenig oder gar kein Blut mehr in die Lunge gelangt und damit kein Sauerstoff in den Körper kommen kann.

Bei **leichten Stenosen** sind die Kinder nicht auffällig, bei **schweren Stenosen** findet sich eine verminderte Belastbarkeit als unspezifisches Zeichen. Bei der Auskultation ist ein mittelstarkes bis lautes systolisches Geräusch zu hören, am besten auf der linken Seite am oberen Herzrand. Manchmal fühlt man auch schwirrende Vibrationen am Brustkorb.

Therapie

Bei ductusabhängigen Herzfehlern ist eine **Sauerstoffgabe** auch bei einer Zyanose **sehr problematisch**, weil der Ductus sich durch den hohen Sauerstoffdruck verschließen kann und sich die Situation dadurch verschlechtert. Da kein pulmonales Problem vorliegt, kann man auch mit einer Sauerstoffgabe die O_2-Sättigung nicht verbessern.

- In vielen Fällen kann die Pulmonalstenose durch **Ballondilatation** zumindest teilweise korrigiert werden. Mittels Herzkatheter wird ein länglicher Ballon in den Stenosebereich platziert und dann unter großem Druck mit Flüssigkeit gefüllt. Dadurch kommt es zur Aufweitung im Stenosebereich.
- Handelt es sich um eine **„kritische" Stenose**, die mit einer solchen Methodik nicht zu dehnen ist, kann **operativ** eine Korrektur versucht werden, wobei man sowohl die Ausflussbahn des rechten Ventrikels erweitern als auch ein künstliches Gefäß zur Umgehung der Stenose implantieren kann. Operationsverfahren und -erfolg hängen sehr von den individuellen Bedingungen und von weiteren Anomalien im Herz-Kreislauf-System ab.
- Bis zur Katheterintervention oder Operation muss der Ductus arteriosus bei einer kritischen Pulmonalstenose oder Pulmonalatresie **medikamentös** mit Prostaglandin (Dauerinfusion z. B. von Minprog®) offen gehalten werden.

13.4.5 Aortenstenose

! Leitsymptome
- **meist keine Symptome im Säuglingsalter**
- **eventuell unspezifische Zeichen der Herzinsuffizienz**
- **bei Schulkindern verminderte Belastbarkeit aufgrund der Durchblutungsstörung der Beine**

Die Aortenstenose ist mit etwa 7% der angeborenen Herzfehler nur geringfügig seltener als die Pulmonalstenose. In den meisten Fällen ist die Klappe fehlgebildet. Muskuläre Stenosen unterhalb der Klappenebene kommen aber auch vor. Gefäßbedingte Stenosen hinter der Klappe können bei einigen Syndromen vorkommen, besonders in Kombination mit einer Hyperkalzämie (z. B. Williams-Syndrom).

Die Stenose führt zu einer Druckbelastung des linken Ventrikels bei relativ niedrigem peripherem Blutdruck, auch schon in den Herzkranzgefäßen. Es kommt dann sehr schnell zu einer Minderversorgung des Herzmuskels selbst, der aber gleichzeitig mehr leisten muss. Dadurch wird er frühzeitig geschädigt.

Klinische Zeichen

Bei schweren Stenosen treten schon im Säuglingsalter Zeichen der Herzinsuffizienz auf. In vielen Fällen beginnen die Symptome erst im Schulalter. Sie werden oft nicht beachtet, denn frühzeitige Ermüdbarkeit bei körperlichen Belastungen, Herzrhythmusstörungen oder Tachykardien treten auch spontan auf. Bei stärkerer Belastung kann es zum plötzlichen Herztod kommen.

Bei der **Auskultation** findet man ein raues Systolikum, das entlang der Arterien, also zum Hals und in den Rücken, fortgeleitet wird.

Therapie

Zur Behandlung entschließt man sich, wenn der Druckunterschied vor und nach der Stenose eine kritische Größe erreicht hat. In einigen Fällen gelingt es mittels eines eingeführten Ballons, die Klappe auszuweiten, aber in den meisten Fällen ist ein operativer Eingriff nötig. Die Klappe muss dann durch eine künstliche ersetzt werden.

Bei **extrem schweren Formen** der Aortenstenose entwickelt sich beim Fetus die linke Herzkammer nicht richtig. Dieses Krankheitsbild heißt dann **hypoplastisches Linksherz**. Die Aorta wird über den Ductus arteriosus retrograd, d.h. von rückwärts, durchblutet. Damit ist die Durchblutung des Oberkörpers, des Kopfes und der Herzkranzgefäße vom Offenbleiben des Ductus arteriosus abhängig. Oft ist dabei der Aortenbogen auch hypoplastisch. Ohne Behandlung versterben diese Kinder innerhalb weniger Tage. Bei der palliativen Norwood-Operation wird in mehreren Schritten die zentrale Gefäßversorgung so verändert, dass relativ wenig sauerstoffarmes Blut in den großen Kreislauf gelangt. Aufgrund der schlechten Prognose kann aber auch die Entscheidung gegen eine Therapie getroffen werden.

13.4.6 Aortenisthmusstenose (ISTA)

! Leitsymptome

- **unspezifische Zeichen wie Trinkschwäche, verminderte Belastbarkeit etc.**
- **fehlende Pulse an den Beinen und in der Leiste, ggf. unterschiedlich intensive Pulse an den Armen**
- **eventuell Zyanose der unteren Körperhälfte**

Bei dieser Fehlbildung, die etwa 5 % der angeborenen Herz- und Gefäßfehler ausmacht, ist das Herz selbst allenfalls indirekt betroffen. Bei der Aortenisthmusstenose weist die Aorta eine Engstelle (Stenose) auf, die den Blutfluss wesentlich behindert. Diese Stenose befindet sich meist kurz nach dem Abgang der linken Arteria subclavia.

Bei der **präduktalen Form** (Stenose vor dem Ductus arteriosus) besteht meist ein persistierender Ductus arteriosus, über den die untere Körperhälfte aus der Pulmonalarterie versorgt wird. Daher ist dieser Körperbereich mit sauerstoffarmem Blut versehen und somit zyanotisch. Gleichzeitig ist der Blutdruck geringer, was zu einer verminderten Nierendurchblutung führt und über deren Regulationsmechanismus zu einem weiter erhöhten linksventrikulären Druck. Diese Verhältnisse können sehr schnell zur Herzinsuffizienz führen.

Verschließt sich der Ductus arteriosus, werden die Organe der unteren Körperhälfte nicht mehr richtig durchblutet und es tritt eine lebensbedrohliche Situation ein. Bis zur Operation oder Katheterintervention muss der Ductus arteriosus medikamentös mit Prostaglandin offen gehalten werden.

Bei der **postduktalen Form** schließt sich der Ductus arteriosus normal und die untere Körperhälfte wird über Umgehungskreisläufe versorgt, z.B. über die Rippenarterien. Der Blutdruck ist daher an den Beinen gering, die Pulse sind nicht oder kaum tastbar, aber es handelt sich um arterielles Blut. Die postduktale Form macht sich erst später bemerkbar, gelegentlich erst bei Erwachsenen. Eine ISTA wird gehäuft beim Turner-Syndrom (Kap. 23.6) beobachtet.

Klinische Zeichen

Klinisch ist bei **Neugeborenen** die Herzinsuffizienz das erste Zeichen. Sie geht mit verminderter Belastbarkeit, Gedeihstörung, Trinkunlust etc. einher. Gleichzeitig können sich eine Niereninsuffizienz und auch eine Gerinnungsstörung entwickeln.

Ansonsten fallen die verminderte Belastbarkeit besonders der Beine auf sowie häufige und unter Belastung verstärkte Kopfschmerzen. Die Pulse an den Beinen bzw. in der Leiste sind kaum zu tasten. Der **Blutdruck** ist vor der Stenose (rechter oder beide Arme) erhöht, hinter der Stenose sehr niedrig (Beine, evtl. auch linker Arm). Daher sollte man beim entferntesten Verdacht auf eine Aortenisthmusstenose an allen vier Extremitäten den Druck messen. Man hört ein eher leises systolisches Geräusch, auch am Rücken.

Therapie

Die Behandlung besteht beim Neugeborenen in der Regel in der Resektion der Stenose mit plastischer Korrektur der Aorta. Ab ca. dem 7. Monat wird mittels Herzkatheter eine Ballondilatation durchgeführt, wobei dieser Eingriff gelegentlich wiederholt werden muss. Entscheidend für den Erfolg ist der Druckgradient, d. h. der Druckunterschied vor und nach der Stenose.

Prognose

Die Prognose ist gut. Wenn die ISTA allerdings nicht erkannt und operiert wird, kann es durch den erhöhten Blutdruck vor der Stenose zu Hirnblutungen kommen, vor allem aber bei körperlicher Belastung zum plötzlichen und tödlichen Linksherzversagen. Solche Ereignisse kommen immer wieder bei Jugendlichen mit unerkannter ISTA vor.

13.5 Atrioventrikularkanal (AV-Kanal)

Leitsymptome

- **mit oder ohne Zyanose**
- **schwere Herzinsuffizienz mit geringer Belastbarkeit, Trinkschwäche**
- **systolisches Geräusch**
- **aber: manchmal auch keine wesentlichen Symptome**

Der AV-Kanal ist ein komplexer Herzfehler mit äußerst unterschiedlicher Symptomatik. In der Embryonalentwicklung kommt es zu einem Defekt der Endokardkissen, die sich nicht vollständig vereinigen. Der untere Teil des Vorhofseptums ist nicht angelegt. Es kann deshalb zu einem Defekt kommen, der nicht nur die beiden Vorhöfe miteinander verbindet, sondern auch noch beide Kammern, sodass alle Herzhöhlen miteinander kommunizieren. Ein hoch sitzender Ventrikelseptumdefekt kann als Kombination vorliegen. Die AV-Klappen sind meist mit betroffen, wobei entweder beide AV-Klappen zusammengefasst sind oder die Mitralklappe gespalten ist.

Dies alles bedeutet, dass bei der Systole Blut aus den Kammern an den (oft fehlgebildeten) Klappen vorbei in die Vorhöfe zurückströmt, wobei in der Regel ein überwiegender Links-rechts-Shunt vorliegt. Es kann aber auch bei einem starken Rückstrom durch die Trikuspidalklappe auf der Vorhofebene ein Rechts-links-Shunt entstehen, also eine Zyanose. Dies ist besonders bei Kindern mit Trisomie 21 der Fall.

Der AV-Kanal macht nur 4 % der angeborenen Herzfehler aus, ist aber bei der **Trisomie 21** (Kap. 23.3) der häufigste Herzfehler.

13.5.1 Klinische Zeichen

Beim **teilweisen AV-Kanal** ist die klinische Symptomatik gering, der Herzfehler fällt bei diesen Kindern oft nicht auf.

Der **komplette AV-Kanal** führt dagegen sehr frühzeitig zur Herzinsuffizienz, vor allem aber zu gehäuften Lungenentzündungen. Man findet in diesen Fällen meist ein systolisches Geräusch. Dieses ist aber oft in den ersten Lebenstagen noch nicht zu hören. Der komplette AV-Kanal hat ohne Behandlung eine sehr schlechte Prognose. Die Hälfte der Kinder stirbt im ersten Lebensjahr aufgrund der Herzinsuffizienz oder durch Infektionen.

13.5.2 Therapie

Ohne Behandlung erreichen weniger als 5 % der betroffenen Kinder das Erwachsenenalter. Bei der Operation versucht man, physiologische Verhältnisse herzustellen, was bei ausgedehnten Klappenfehlbildungen nicht gelingt. Wenn das Kind für eine große Korrekturoperation zu klein oder instabil ist, wird eine nicht korrigierende Operation vorgeschaltet, bei der die Lungenarterie verengt wird, um die vermehrte Lungendurchblutung zu verhindern.

Bei allen Kindern besteht auch nach der Korrekturoperation ein lebenslang erhöhtes Risiko für eine Endokarditis aufgrund der fehlgebildeten bzw. operierten Klappen.

13.6

Herzfehler mit Zyanose

Herzfehler mit Zyanose sind Herzfehler mit einem **Rechts-links-Shunt**. Im großen Kreislauf tritt also Mischblut auf. Es handelt sich um eine **zentrale Zyanose**, d. h., der gesamte Körper wird mit demselben Mischblut versorgt. (Zur Unterscheidung von der peripheren Zyanose, z. B. bei Auskühlung, Kap. 6.2.9.)

13.6.1 Fallot'sche Tetralogie

Leitsymptome

- **Zyanose (leicht bis extrem, je nach den individuellen Verhältnissen)**
- **verminderte Belastbarkeit, Trinkschwäche**
- **Gedeihstörung, zunehmend im Kindesalter**

Die Fallot'sche Tetralogie stellt etwa 10 % aller angeborenen Herzfehler. Die Bezeichnung geht auf eine ausführliche Beschreibung dieses Herzfehlers durch **E. Fallot** aus dem Jahre 1888 zurück, der vier anatomische Abweichungen beschrieb:

- Pulmonalstenose
- überreitende (d. h. den linken und teilweise den rechten Ventrikel umfassende) Aorta
- Ventrikelseptumdefekt
- rechtsventrikuläre Hypertrophie

Bei diesem Krankheitsbild handelt es sich jedoch nicht um die Kombination von vier voneinander unabhängigen Fehlern, sondern die vier getrennt aufgeführten Symptome hängen funktionell miteinander zusammen.

Die **Aorta** ist besonders groß und erhält nicht nur das gesamte Blut des linken Ventrikels, sondern zusätzlich einen mehr oder weniger großen Anteil aus dem rechten Ventrikel. Da sie über beiden Ventrikeln entspringt, ist das Septum nicht vollständig ausgebildet, es besteht also ein **Ventrikelseptumdefekt**.

Im Gegenzug zur Aorta ist die **Pulmonalarterie** im Klappenbereich und subvalvulär (im rechtsventrikulären Ausflusstrakt unterhalb der Klappe) stenotisch verengt. Da das rechte Herz einmal in die verengte Pulmonalarterie auswerfen und andererseits dem Druck des linken Ventrikels standhalten muss, ist die **Hypertrophie des Herzens** erklärlich (▶ **Abb. 13.5**).

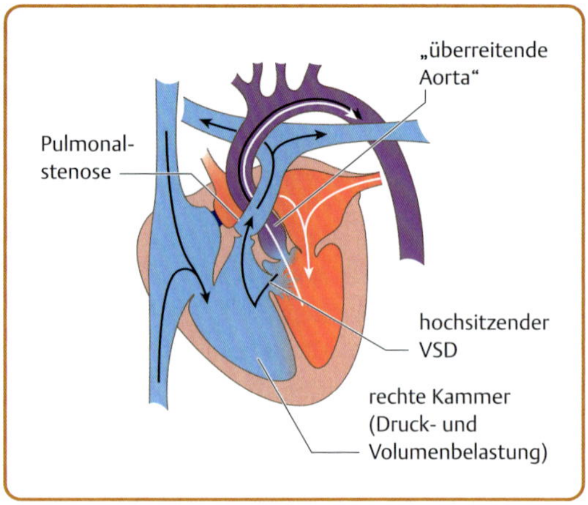

▶ **Abb. 13.5** Fallot'sche Tetralogie.

Je nach dem Ausmaß des Herzfehlers gelangt sauerstoffarmes Blut in den Körperkreislauf und führt zur **Zyanose**. Je schwerer die Pulmonalstenose ist, desto weniger Blut gelangt in die Lunge. Die verminderte Lungendurchblutung bedeutet eine entsprechend verminderte Aufnahmekapazität für Sauerstoff. Das Ausmaß der Zyanose hängt daher vom Grad der Pulmonalstenose und des Shunts über den VSD ab und kann auch phasenweise wechseln. Bei einer leichten (seltenen) Form des Fallot sind die Kinder nicht oder kaum zyanotisch (*pink Fallot*).

Klinische Zeichen

Meist haben die Kinder nach der Geburt eine mehr oder minder deutliche **Zyanose**. In den ersten Lebensmonaten ist die Symptomatik aber ansonsten eher gering, und erst bei zunehmender körperlicher Aktivität fällt die erheblich verminderte Belastbarkeit auf. Vorher beobachtet man allenfalls ein schlechtes Gedeihen. Es entwickeln sich dann schnell Uhrglasnägel und Trommelschlägelfinger als Zeichen der Hypoxämie.

Ältere Kinder mit unbehandeltem Fallot bevorzugen besonders nach Belastungen eine Hockstellung, die durch die Erhöhung des Gefäßwiderstandes im Körperkreislauf die Druckverhältnisse dahingehend beeinflusst, dass die Lungendurchblutung sich etwas verbessert. Bei vielen Kindern wechselt die Zyanose, und es kommt zu regelrechten hypoxischen Anfällen. In diesen Phasen kommt zur Zyanose noch eine auffallende Blässe hinzu.

Bei der **Auskultation** hört man ein systolisches Geräusch. Dieses kann in Lautstärke und Klangcharakter variieren, je nachdem, ob der VSD oder die Pulmonalstenose im Vordergrund steht. Bei der **Röntgenaufnahme** fällt die verminderte Lungendurchblutung auf, als „durchsichtige" Lunge charakterisiert.

Therapie

Bei einer hochgradigen Pulmonalstenose kann vor der **Korrekturoperation** eine Ballondilatation durchgeführt werden. Ziel ist eine primäre Korrekturoperation zwischen dem 3. und 6. Lebensmonat. Dazu versucht man, die Pulmonalarterie zu erweitern, oder man bringt ein künstliches Umgehungsgefäß neben der Engstelle an. Ziel ist, so viel Blut wie möglich in die Lungen zu bekommen. Damit befindet sich im großen Kreislauf zwar nach wie vor teilweise sauerstoffarmes Blut, aber durch die verbesserte Lungendurchblutung kann vermehrt Sauerstoff aufgenommen werden, sodass das Mischungsverhältnis günstiger wird. Ferner wird das Wachstum der oft zu kleinen Lungengefäße verbessert.

Zur **medikamentösen Prophylaxe** von hypoxämischen Anfällen werden ß-Blocker als Dauertherapie eingesetzt. Diese können auch im akuten Anfall verwendet werden, ebenso Morphin.

Auch nach einer Korrekturoperation sind nicht alle Probleme gelöst. Es kann gehäuft zu entzündlichen Veränderungen und Rhythmusstörungen kommen sowie zu funktionellen Störungen an den operierten Klappen. Die **Prognose** ist daher je nach Korrekturfähigkeit sehr unterschiedlich. Trotz Kardiochirurgie muss vor allem bei hypoplastischen Lungengefäßen mit einer recht hohen Sterblichkeit gerechnet werden.

13.6.2 Transposition der großen Gefäße (TGA)

Leitsymptome

- **ausgeprägte Zyanose, die manchmal erst nach einigen Lebensstunden oder -tagen richtig auftritt**
- **plötzlich sehr schlechter, bedrohlicher Allgemeinzustand mit schwerer Herzinsuffizienz**

Die unterschiedlichen Formen der Transposition stellen etwa 6 % der angeborenen Herzfehler. Bei der klassischen TGA entspringt die Aorta aus dem rechten Ventrikel, die Pulmonalarterie aus dem linken Ventrikel. Es existieren also zwei nebeneinander verlaufende Kreisläufe, die eigentlich keine Verbindung miteinander haben. Auf diese Weise könnte prinzipiell kein Sauerstoff in den Körperkreislauf des Kindes gelangen. Es gibt verschiedene Formen der TGA mit unterschiedlichen Lagebeziehungen von Herz und großen Gefäßen zueinander.

Intrauterin bedeutet dies kein Entwicklungshindernis, da der Lungen- und Körperkreislauf durch das Foramen ovale und den Ductus arteriosus parallel geschaltet sind.

Nach der Geburt können die Kinder aber nur überleben, wenn es Querverbindungen zwischen den Kreisläufen gibt. Normalerweise bleibt das Foramen ovale im Vorhofseptum in diesen Fällen länger offen, sodass hier eine Durchmischung entsteht (▶ **Abb. 13.6**).

Falls dies nicht der Fall ist, muss der Ductus arteriosus medikamentös offen gehalten oder das Foramen ovale durch einen Kathetereingriff erweitert werden (Rashkind-Manöver). Dabei wird der Katheter über die Leistenvene oder Nabelvene bis zum rechten Vorhof geschoben, dann durch das Septum in den linken Vorhof, dort wird der Ballon gefüllt und ruckartig zurückgezogen. Dadurch wird das Septum eingerissen und es entsteht ein großes Loch, sodass die Durchmischung des Blutes stattfinden kann.

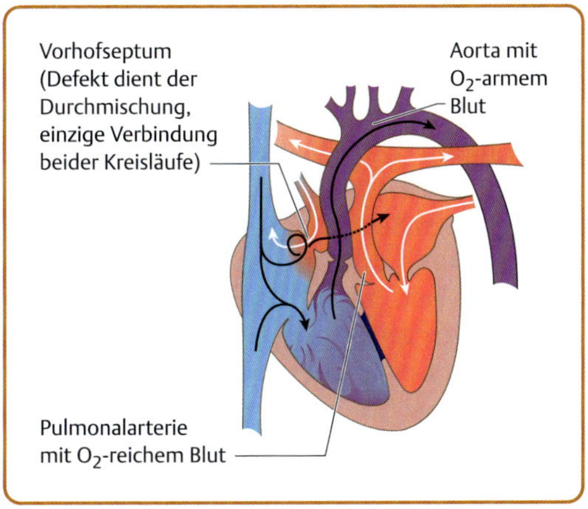

▶ **Abb. 13.6** Transposition der großen Arterien (TGA).

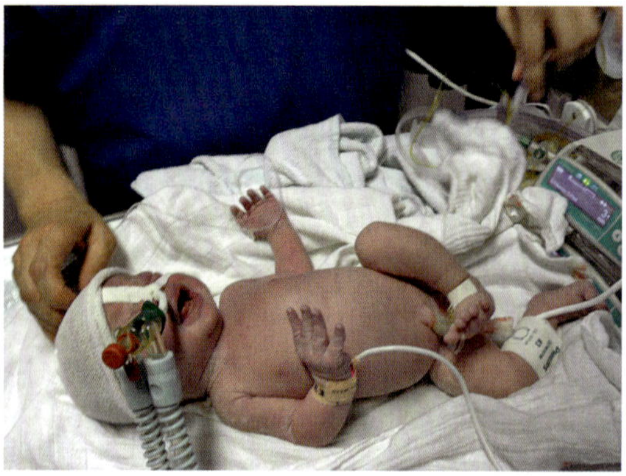

► **Abb. 13.7** Zyanose bei einem Neugeborenen mit Transposition der großen Arterien. (Kerstin Steiner, Stuttgart)

Klinische Zeichen

Die Kinder haben eine **ausgeprägte Zyanose**, die sich schon unter geringer Belastung (Trinken, Schreien) erheblich verschlechtert (► **Abb. 13.7**). Innerhalb weniger Stunden nach der Geburt verschlechtert sich der Zustand meist schnell, wenn die fetalen Verbindungen, vor allem das Foramen ovale, sich schließen. Bei der Auskultation kann man ein uncharakteristisches systolisches Geräusch hören.

Therapie

Merke
Eine Transposition ist immer ein Notfall!

Durch Sauerstoffgabe ist keine wesentliche Verbesserung zu erzielen, da nicht die Aufnahme, sondern die Verteilung gestört ist. Es besteht die Gefahr, dass der Ductus arteriosus sich verschließt, was in diesem Fall lebensbedrohlich ist, sodass man ihn mit einer **Prostaglandin-Infusion** offen halten muss.

Bei der Korrekturoperation (**Switch**-Operation) werden die großen Gefäße abgetrennt und richtig eingepflanzt, sodass anatomisch normale Verhältnisse entstehen. Ein Problem ist die Umpflanzung der Herzkranzgefäße. Die Switch-Operation wird am besten bei Neugeborenen bis zum 14. Lebenstag vorgenommen.

In der Folge sind häufig Rhythmusstörungen sowie funktionelle Störungen an der Aorten- und Pulmonalklappe, selten Koronarstenosen zu beobachten.

13.7 Weitere Herzfehler

Neben den bisher beschriebenen „klassischen" Herzfehlern gibt es eine fast unübersichtlich große Anzahl von weiteren Anomalien des Herzens und der zentralen Gefäße. Durch die verbesserten Diagnosemöglichkeiten können die individuellen Verhältnisse meist schon nichtinvasiv (durch Echokardiographie und Kardio-MRT) geklärt werden. Fast alle vorstellbaren Abgangsvarianten der großen Gefäße sind tatsächlich beschrieben.

Dank der guten Möglichkeiten der Kinderkardiochirurgen ist eine große Zahl auch seltener und schwerer Herz- und Gefäßfehler zumindest teilweise korrigierbar, sodass nur noch wenige Kinder daran versterben.

Mögliche seltenere Herzfehler sind u. a.:

- **single ventricle:** Es gibt nur eine Herzkammer, aus der Aorta und Pulmonalarterie entspringen, bzw. atypische und teils auch fehlgebildete Gefäße.
- **DORV** (*double outlet right ventricle*): Beide großen Gefäße entstammen dem rechten Ventrikel. Im Grunde ist es eine extreme Variante des Fallot.
- **Klappenfehler** mit atretischen oder stark fehlgebildeten einzelnen oder mehreren Klappen, sowohl der AV-Klappen als auch der Ausflussklappen.

13.8 Herzrhythmusstörungen

Leitsymptome

- **uncharakteristische Zeichen wie Trinkschwäche, schlechte Belastbarkeit, Apathie**
- **sehr schnelle oder unregelmäßige Herzaktionen**

Rhythmusstörungen werden in **tachykarde** (zu schnelle Herzfrequenz) und **bradykarde** (zu langsame Herzfrequenz) Störungen eingeteilt. Eine **unregelmäßige Schlagfolge** kann durch Extraschläge entstehen, die ihren Ursprung nicht im Sinusknoten, sondern an anderen Stellen des Herzmuskels (Vorhof oder Kammer) haben können. Auch Pausen oder Störungen der Weiterleitung der Erregung können zu Rhythmusstörungen führen.

Rhythmusstörungen im eigentlichen Sinne kommen durch eine veränderte Erregungsausbreitung im Herz zustande.

13.8.1 Tachykarde Rhythmusstörungen

Überwiegend handelt es sich um **Sinustachykardien**, d. h. um eine Beschleunigung der Frequenz bei einem normalen elektrischen Erregungsablauf. Die Ursache sind meist körperliche Probleme (z. B. ausgeprägte Anämie, Volumenmangel, Sepsis, Fieber). Tachykardien über 200/Min. sollten durch ein EKG näher analysiert werden, vor allem, wenn sie bei körperlicher Ruhe bestehen bleiben.

Eigentliche **supraventrikuläre Tachykardien** beruhen auf einer fehlerhaften, zu häufigen Reizbildung oder einer fehlerhaften Reizleitung. Sie sind selten, aber behandlungsbedürftig. Sonst kann innerhalb weniger Stunden eine Herzinsuffizienz eintreten. Ursache ist in der Hälfte der Fälle ein **Wolff-Parkinson-White-Syndrom**, bei dem elektrische Reize von der Kammer zurück in die Vorhöfe gelangen und durch diese kreisende Erregung die Tachykardie ausgelöst wird.

Vorhofflattern und -flimmern ist sehr selten, ebenso **ventrikuläre Tachykardien** und andere Rhythmusstörungen. Sie deuten meist auf Fehlbildungen oder Herzmuskelentzündungen hin, sodass eine gründliche kinderkardiologische Abklärung erfolgen muss.

13.8.2 Bradykarde Rhythmusstörungen

Herzfrequenzabfälle haben in der Regel **keine kardiale Ursache**, sondern werden u. a. durch einen Vagusreiz ausgelöst, z. B. bei Sauerstoffmangel, Azidose, Erbrechen, Nahrungsaufnahme, geblähtem Bauch, Hirnblutung, Unterkühlung, Stoffwechselstörung sowie Manipulationen in Nase, Rachen, Kehlkopf und Speiseröhre. Hier muss eine Behandlung der Ursache erfolgen.

Bradykarde Rhythmusstörungen mit **kardialer Ursache** sind sehr selten. Ursächlich kann eine Herzmuskelentzündung, eine Durchblutungsstörung bei Asphyxie, ein angeborener Herzfehler oder eine Zerstörung des Reizleitungssystems durch mütterliche Antikörper (beim mütterlichen Lupus erythematodes) vorliegen. Grundsätzlich muss auch immer eine Elektrolytentgleisung ausgeschlossen werden.

13.8.3 Therapie

Falls möglich, wird die Ursache behandelt (z. B. Elektrolytstörung). Besteht eine Herzinsuffizienz, so muss diese auch therapiert werden, wobei immer zuerst die Rhythmusstörung behandelt werden muss. Primär werden zur Behandlung von Rhythmusstörungen Antiarrhythmika eingesetzt. In seltenen Fällen kann auch eine Kardioversion (eine Elektroschockbehandlung) oder eine Schrittmachertherapie nötig werden.

13.9 Sonstige Herzerkrankungen des Neugeborenen

Neben den strukturellen Herzfehlern können noch andere angeborene Erkrankungen auftreten, die aber allesamt wesentlich seltener sind:

Kardiomyopathien (Muskelschädigungen) können durch Stoffwechselerkrankungen bedingt sein, aber auch durch Infektionen und Sauerstoffmangel. Folge ist eine je nach Schädigung unterschiedlich ausgeprägte Herzinsuffizienz. Bei einer zusätzlichen Verdickung des Herzmuskels kann auch der Ausfluss aus den Herzkammern beeinträchtigt sein.

Bei einigen **Speicherkrankheiten** (z. B. Glykogenose Typ Pompe) kommt zur diffusen Muskelschädigung noch die Speicherung von Material (etwa Glykogen) in den Muskelzellen hinzu, sodass sich das Herz immer weiter vergrößert. Die Erkrankung führt innerhalb einiger Wochen oder Monate zum Tode. Mit einer Enzymtherapie kann die Erkrankung aufgehalten, aber nicht vollständig geheilt werden. Das Enzym Alglucerase muss dann alle paar Wochen infundiert werden.

14 Erkrankungen und Fehlbildungen des Verdauungstraktes

14.1

Lippen-Kiefer-Gaumen-Spalte

Leitsymptome

- **sichtbare Spalte mit Verziehung der Nase**
- **Eine reine Gaumenspalte ist nur beim Schreien sichtbar.**
- **Trinkschwierigkeiten: Milch kommt aus der Nase.**

Spaltbildungen im Mittelgesicht zählen zu den typischen Hemmungsmissbildungen. Eine embryonale Anlage kann sich nicht vollständig weiterentwickeln, sodass ein frühembryonaler Zustand erhalten bleibt.

Die **Häufigkeit** beträgt ca. 1,5:1000, wobei die durchgehenden Spalten etwa die Hälfte ausmachen. Haben Eltern oder Geschwister eine Spalte, steigt das Risiko auf mindestens 1 % an. Es gibt ferner zahlreiche Syndrome, bei denen Spalten vorkommen können.

14.1.1 Klinische Zeichen

Man unterscheidet verschiedene Schweregrade:

- **Lippenspalte:** Das Lippenrot ist meist nur einseitig im Bereich einer der Nasolabialfalten gespalten, d. h. nach oben in Richtung Nase gezogen.
- **Lippen-Kiefer-Gaumen-Spalte** (LKG, einseitig oder doppelseitig): Es findet sich eine durchgehende Spalte, die wie eine Lippenspalte asymmetrisch beginnt. Der Kiefer ist meist relativ weit auseinandergedrängt, sodass auch die Nase auf der betroffenen Seite flacher und breiter ist. Die Spalte geht bis zum harten Gaumen durch, wobei sie dann die Mittellinie erreicht. Der untere Nasengang ist offen, sodass eine breite Verbindung zwischen Mundhöhle und Nasenraum besteht. Die Spalte setzt sich bis in den weichen Gaumen fort (▸ **Abb. 14.1**).
- **Gaumenspalte:** Der harte Gaumen ist gespalten, ebenso alle dahinterliegenden Anteile, also der weiche Gaumen und das Zäpfchen. Es gibt auch Minimalformen, bei denen nur im hinteren Gaumenbereich eine kleine Spalte besteht. Manchmal ist nur das Zäpfchen zweigeteilt. Wichtig ist, dass alle Neugeborenen genau untersucht werden, um auch eine isolierte Gaumenspalte zu entdecken.

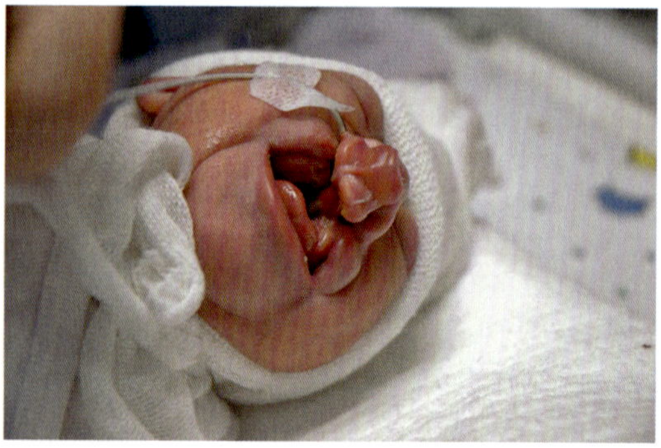

▸ **Abb. 14.1** Lippen-Kiefer-Gaumen-Spalte. (Kerstin Steiner, Stuttgart)

LKG-Spalten können auch in Kombination mit anderen Fehlbildungen auftreten, sind dann oft atypisch und besonders schwer. Sie kommen als Symptom bei komplexen Syndromen wie Trisomie 18, Trisomie 13 oder Rötelnembryopathie vor.

Die Spaltbildung bedeutet eine Beeinträchtigung in mehrfacher Weise:

- Aussehen
- Gesichtsmimik (anderer Ansatz und Zugrichtung der Muskulatur)
- Atmung (unvollständige Trennung von Atem- und Speiseweg, andere Strömungs- und Druckverhältnisse)
- Sprechen (Störung der Zungenfunktion und des weichen Gaumens)
- Stimmklang (Funktionsstörung des weichen Gaumens)
- Gehör (gestörte Mittelohrbelüftung)
- Ernährung (fehlende Trennung von Atem- und Speiseweg)
- Wachstum (Entwicklung des Gesichtsschädels)

Daher ist eine Spaltbildung keine einfach zu lösende Aufgabe, sondern erfordert eine gute Zusammenarbeit verschiedener Fachleute, die gemeinsam diese Aspekte im Auge haben.

14.1.2 Therapie

- Hier ist das primäre **Gespräch mit den Eltern** sehr wichtig. Das „hässlich" aussehende Kind ist für die Eltern zunächst ein Schock, und sehr oft ist Enttäuschung oder Aggression die Folge. Deswegen ist es sehr wichtig, den Eltern die guten Korrekturmöglichkeiten zu erklären

Zusatzinfo

Infos unter www.ak-lkg.de

- Es hilft den Eltern, wenn man ihnen bald Kontakt zur operierenden Kieferklinik vermittelt, wo sie sich informieren können und auch Operationsergebnisse anderer Patienten sehen.
- Bei durchgehenden Spalten wird meist zunächst eine **Gaumenplatte** eingesetzt, um Mund- und Nasenraum zu trennen. Die Gaumenplatte dient auch dazu, die auseinanderliegenden Teile des Oberkiefers einander zu nähern, was den späteren operativen Verschluss erleichtert. Die Gaumenplatte muss in kurzen Abständen neu angepasst werden. Sie erleichtert das Trinken und führt zu einer besseren Funktion der Zunge, was u. a. auch für die Sprachentwicklung von Bedeutung ist.
- **Kieferplatten** bzw. **spezielle Schienen** werden besonders bei zusätzlichen anatomischen Problemen nötig, vor allem wenn die Zunge nach vorne geholt werden muss, um eine bessere Atmung zu ermöglichen (Pierre-Robin-Sequenz, Kap. 12.2.5).
- Die Operation einer kompletten Spalte erfolgt je nach Konzept als **Ein-Schritt-Operation** im Säuglingsalter mit gleichzeitigem Verschluss von weichem und hartem Gaumen. Meist wird der Spalten- und Gaumenschluss auf mehrere Eingriffe verteilt, was auch eine optimale Korrektur und Nachkorrektur ermöglicht, da die Kinder bei den Folgeeingriffen etwas größer sind.
- Gleich nach der Geburt beginnen die **logopädische Behandlung** und die Eingliederung in das multidisziplinäre Team unter Einschluss der HNO-Ärzte. Bei normalem Verlauf ist die Rehabilitation bis zum Eintritt in die Schule abgeschlossen.

Stillberatung

- Bei einer guten Anleitung können die allermeisten Kinder mit Lippen-Kiefer-Gaumen-Spalte gestillt werden! Das Trinken an der Brust fördert den Aufbau von Muskelgruppen im Mund- und Kieferbereich, die für die chirurgisch-plastische Korrektur notwendig sind.
- Anlegen bereits im Kreißsaal wie bei allen Neugeborenen
- halb sitzende aufrechte Position des Kindes
- Positionierung der Brustwarze zwischen Gaumen und Gaumenplatte und Zunge
- ggf. Brust zusätzlich von außen komprimieren
- Lippenspalte mit Finger oder Brust abdecken
- in den ersten Tagen zusätzlich abpumpen, um die Milchproduktion bei einer unzureichenden Saugleistung in Gang zu bringen
- Aus der Flasche nachfüttern, evtl. unter Verwendung eines speziellen Spaltsaugers. Dabei wird anfangs ein weicher, später ein festerer und kürzerer Sauger (z. B. NUK Gaumenspalt- oder Lippenspaltsauger) verwendet. Kleines Loch, nicht oben oder an der Spitze.
- Vermeidung einer Überflutung von Mund und/oder Rachen
- nach dem Trinken Naseneingang von Milchresten reinigen
- Eventuelle „Trinkfaulheit" hängt nicht mit der Spalte zusammen!

14.2 Ösophagusatresie

Leitsymptome

- **Polyhydramnion (und Frühgeburt)**
- **postpartal schaumiges Sekret aus dem Mund**
- **viel Speichel, Husten, Atemnot**
- **„Verschlucken" direkt nach dem ersten Anlegen/Füttern**
- **Erbrechen bzw. Hochwürgen unverdauter Nahrung**

Bei einer Ösophagusatresie ist aufgrund einer embryonalen Fehlentwicklung die Speiseröhre nicht durchgängig, wobei es verschiedene anatomische Formen gibt (► **Abb. 14.2**).

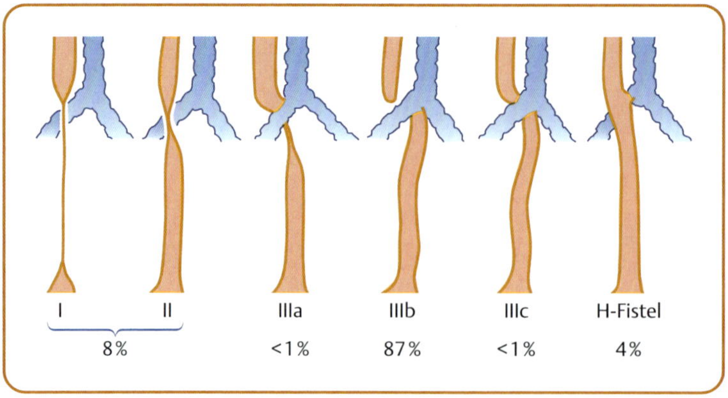

▶ **Abb. 14.2** Ösophagusatresie. Anatomie und relative Häufigkeit verschiedener Typen.

Die **Gesamthäufigkeit** beträgt etwa 1 : 3000 Geburten. Die Ösophagusatresie mit unterer ösophagotrachealer Fistel (Typ IIIb) ist mit 85 % am häufigsten. Bei einer erneuten Schwangerschaft beträgt das Wiederholungsrisiko etwa 1 %. Die Ösophagusatresie kommt häufig auch bei Syndromen bzw. kombiniert mit anderen Fehlbildungen vor, z. B. bei Trisomie 21.

Als pränataler Hinweis besteht meist ein **Polyhydramnion**, weil der Fetus das Fruchtwasser nicht schlucken kann. Daher muss bei auffallend großer Fruchtwassermenge an eine Ösophagusatresie gedacht werden. Aus demselben Grund kommt es gehäuft zur Frühgeburt.

14.2.1 Klinische Zeichen

Nach der Geburt fallen die Kinder durch **Atem- und Schluckstörungen** auf. Sie speicheln sehr viel, beim Anlegen oder Füttern verschlucken sie sich, müssen husten und haben z. T. Atemnot und Zyanoseanfälle. Speichel oder Nahrung bleiben im Mund und Rachen „stehen" und können nicht geschluckt werden. Durch Aspiration von Nahrung kann je nach den anatomischen Verhältnissen sehr schnell Atemnot auftreten.

Zur **Diagnosesicherung** versucht man, mit einer Ernährungssonde den Magen zu erreichen. Falls eine Ösophagusatresie vorliegt, wird dies nicht gelingen, weil die Sonde entweder auf Widerstand stößt oder im oberen Ösophagusstumpf umschlägt und wieder aus dem Mund herauskommt.

Merke

Wenn der Verdacht auf eine Ösophagusatresie besteht, muss das Kind nach Stabilisierung in eine kinderchirurgische Klinik mit spezieller Expertise verlegt werden.

14.2.2 Therapie

- Die **Notversorgung** besteht im Legen einer Schlürfsonde, sodass verschlucktes Sekret kontinuierlich aus dem oberen Blindsack abgesaugt werden kann.
- Eine Beatmung mittels Maske oder eine Intubation bei der Primärversorgung sollten **möglichst vermieden** werden.
- Wenn das Kind doch beatmet werden muss, sollte man sehr vorsichtig vorgehen, wobei der Tubus über eine eventuelle Verbindungsstelle zum Ösophagus hinausgeschoben werden muss, damit bei der Beatmung keine Luft in den Magen gelangen kann, denn eine volle Magenblase würde von unten auf den Thorax drücken und die Atemsituation verschlechtern.
- Bei der **anschließenden Operation** (meist am 2. oder 3. Lebenstag) wird bei der häufigsten Form IIIb zunächst der untere Teil des Ösophagus von der Luftröhre abgetrennt und dann mit dem oberen Blindsack verbunden. Dazu wird der Brustkorb eröffnet. In einigen Kliniken gibt es auch minimal invasive Eingriffe, wobei die Ergebnisse sehr ähnlich sind. Das Neugeborene muss dann für einige Zeit beatmet werden. Dann kann vorsichtig mit der oralen Ernährung begonnen werden.

- Ist die **Atresie langstreckig**, wird entweder das obere Ende am Hals herausgeführt (Speichelfistel), damit Speichel und Sekret abfließen können, oder es ist eine Dauerabsaugung über eine Schlürfsonde bis zur Korrekturoperation nötig. Dann wird eine Magenfistel angelegt, über die das Kind ernährt wird. Bis zur späteren Korrektur versucht man, die Enden einander zu nähern. Gelegentlich muss der Magen in den Brustraum verlagert werden, um einen durchgehenden Weg vom Mund in den Darm zu konstruieren.
- An den Nahtstellen entstehen häufig Stenosen, sodass auch dauerhafte Schluckstörungen (Steckenbleiber, z. B. bei Brot, Wurst, Apfelstücken etc.) auftreten können und Bougierungen oder Nachoperationen nötig werden.

Die **Luftröhre** ist ebenfalls von der Fehlbildung betroffen. Sehr oft ist sie weich (Tracheomalazie) und kann dann fast ganz zusammenfallen. Dadurch kann das Sekret der Lunge schlecht transportiert werden, sodass diese Kinder häufig Lungenentzündungen haben, dann oft mit Folgeschäden. So sind ⅔ der Todesfälle jenseits der Neugeborenenzeit durch **Lungenkomplikationen** bedingt.

Durch begleitende Fehlbildungen oder aufgrund der Eingriffe im Säuglingsalter entwickeln viele Kinder orthopädische Probleme (Skoliose, Thoraxasymmetrie u. a.).

Die Behandlung einer Ösophagusatresie ist also nicht mit der Korrektur erledigt, sondern erfordert eine **langfristige Betreuung durch ein multidisziplinäres Team** in einer entsprechend qualifizierten Klinik.

Stillberatung
- vor der operativen Korrektur: keinerlei Nahrungsaufnahme
- durch regelmäßiges Abpumpen Laktation in Gang bringen
- Nach der Korrektur und dem Nahrungsaufbau ist normales Stillen möglich.

14.3
Fehlbildungen von Magen und Dünndarm

Leitsymptome
- **Erbrechen bei Fütterungsversuchen, z. T. gallig**
- **geringe Mekonium- und Stuhlmenge**

14.3.1 Atresien im Dünndarm

Atresien im Dünndarmbereich sind relativ selten und kommen am ehesten im Zwölffingerdarm vor. Dabei können sowohl membranartige Verschlüsse als auch längerstreckige Defekte oder Verschlüsse durch Druck von außen (z. B. durch eine ringförmige Fehlanlage der Bauchspeicheldrüse, die dann den Zwölffingerdarm ummauert) vorkommen. Oft wird die Verdachtsdiagnose schon intrauterin im Ultraschall gestellt, denn der vergrößerte fruchtwassergefüllte Magen ist ein Hinweiszeichen. Auch ein Hydramnion weist auf die Diagnose hin.

Klinische Zeichen

Im Magen findet sich eine große Menge Fruchtwasser. Bei Fütterungsversuchen erbrechen die Kinder große Mengen angedauter Nahrung und haben gleichzeitig einen geringen Mekonium- und Stuhlabgang. Je nach der Lage der Atresie ist das Erbrochene gallig oder nicht.

Im **Röntgenbild** fällt die große Magenblase auf und eine Luftfüllung des Darms bis zum Verschluss. So zeigt sich bei der Duodenalatresie ein **„Double-Bubble-Phänomen“**: Die Magenblase und der obere Zwölffingerdarm stellen sich als massiv erweiterte luftgefüllte Blasen dar, dahinter sieht man praktisch keine Luft.

Therapie

- Beim Verdacht auf eine Darmatresie sollten Fütterungsversuche unterbleiben. Es wird eine **Magenablaufsonde** gelegt, und die Kinder sollten zur weiteren Diagnostik und Therapie in die Kinderchirurgie verlegt werden.
- Nach Diagnosesicherung wird mittels einer **Operation** der anatomisch normale Zustand hergestellt. Oft ist der Darm unterhalb der

Atresie hypoplastisch und kann anfangs nur wenig Nahrung vertragen. In Extremsituationen muss dann zeitweise ein künstlicher Darmausgang angelegt werden.

- Häufig ist der postoperative Nahrungsaufbau schwierig und die Kinder benötigen über lange Zeit parenterale (Zusatz-)Ernährung, d. h. Infusionstherapie.

14.3.2 Andere Fehlbildungen

Volvulus und **Rotationsanomalien** sind relativ seltene Fehlbildungen, bei denen die normale Faltung der Bauchorgane in der Embryonalzeit ausgeblieben oder fehlerhaft abgelaufen ist. Die Symptomatik tritt nicht unbedingt in den ersten Lebenstagen auf und entspricht am ehesten einem Ileus.

Neben den anatomischen Fehlbildungen gibt es Erkrankungen im Bereich der **Darmschleimhaut** oder **Darmwand**, die eine normale Verdauung unmöglich machen. Entweder ist der Darm ganz unbeweglich oder die Darmzotten funktionieren nicht, indem sie den Transport der Nährstoffe in die Blutbahn nicht bewerkstelligen können. Solche Kinder sind im Prinzip nicht lebensfähig. Bei rechtzeitiger Diagnosestellung beginnt man eine parenterale Dauerernährung, d. h., diese Kinder werden lebenslang über die Vene ernährt. In einigen wenigen Fällen kann man später den gesamten Darm und ggf. noch weitere Bauchorgane transplantieren. Dies ist aber nur selten wirklich erfolgreich, und solche Kinder haben mit zahlreichen Handicaps zu leben.

14.4 Fehlbildungen von Dickdarm und Anus

Leitsymptome

- **je nach der Art und Lage der Fehlbildung/Atresie unterschiedliche Symptomatik**
- **Fehlender Mekoniumabgang deutet auf eine tiefe Atresie hin.**
- **aufgeblähtes Abdomen**
- **zunehmende Ileussymptomatik**

14.4.1 Analatresie

Die wichtigste Fehlbildung am Enddarm ist die Analatresie mit einer Häufigkeit von ca. 1 : 4000 Geburten. Die Analatresie kommt bei manchen Syndromen, z. B. Trisomie 21, gehäuft vor.

Es werden verschiedene **Formen** unterschieden:

- Eigentliche Analatresie mit einem membranartigen Verschluss des Anus bzw. kurzstreckiger Atresie. Dieser tiefe Typ macht bei Mädchen 80 % und bei Jungen 50 % aller Analatresien aus.
- Anorektale Atresie: Neben dem Verschluss fehlt ein mehr oder weniger großer Anteil des Rektums (Enddarmes), evtl. auch noch höhere Darmabschnitte.
- Daneben gibt es noch weitere seltenere Formen, etwa mit atypisch liegender Analöffnung, unvollständige Atresien, mehrfache Öffnungen bzw. Fisteln u. a.
- Immer wieder finden sich Fisteln, die das Rektum mit der Scheide, der Harnröhre oder dem Damm verbinden. Hier ist auch Mekoniumaustritt möglich, sodass die Analatresie in solchen Fällen zu Beginn übersehen werden kann.

Klinische Zeichen

Wichtigstes Zeichen der Analatresie ist neben der äußerlich nicht immer sichtbaren Atresie (▶ **Abb. 14.3**) der fehlende Mekoniumabgang. Wird die Analatresie nicht entdeckt und das Kind versehentlich gefüttert, entwickelt sich innerhalb weniger Tage eine sehr ausgeprägte Ileussymptomatik mit massiv aufgeblähtem Bauch. Daher ist

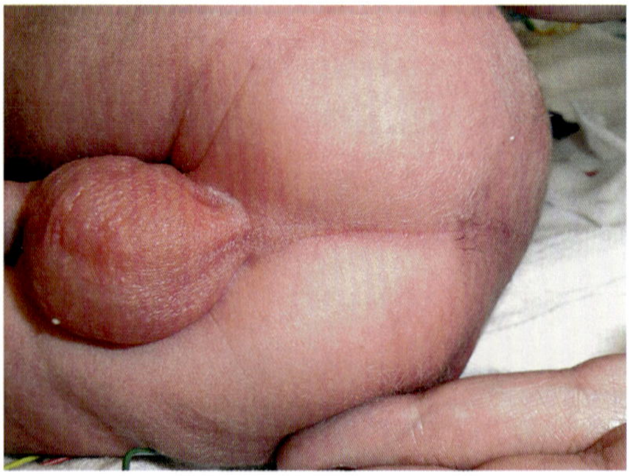

▶ **Abb. 14.3** Analatresie. (Kerstin Steiner, Stuttgart)

es wichtig, den Mekoniumabgang zu dokumentieren und bei jedem Kind die Analöffnung anzuschauen.

Therapie

Nach der Stabilisierung mit Magenablaufsonde und Infusion wird das Neugeborene in die Kinderchirurgie verlegt.

Bei einer kurzstreckigen und „tiefen" Atresie ist meist eine vollständige Korrektur im Neugeborenenalter mit einem einzigen Eingriff möglich. Fehlen mehr als 2 cm, muss zunächst zur Entlastung des Darmes ein künstlicher Darmausgang gelegt werden. Es kann dann in Ruhe der korrigierende Eingriff geplant werden, der möglichst erst mit Erreichen von 5 bis 7 kg Gewicht durchgeführt wird, also nach einigen Monaten. Ist der Dickdarm dann komplett durchgängig, wird der künstliche Ausgang verschlossen.

Als **Spätfolge** ist eventuell mit Inkontinenz oder Obstipation durch Stenosen zu rechnen, da die Funktion des Enddarmes durch eine Fehlanlage der Sphinktermuskulatur sowie durch Narben beeinträchtigt sein kann. Daher ist eine mehrjährige Nachsorge in einer spezialisierten kinderchirurgischen Abteilung notwendig.

14.4.2 Morbus Hirschsprung

Wenn die Nervenzellen des (End-)Darmes in einem bestimmten Segment ausfallen, gibt es dort keine normalen peristaltischen Bewegungen mehr. Der Darm ist enggestellt, und es entsteht eine **funktionelle Stenose**, die den Abgang von Stuhl erschweren oder verhindern kann. Diese Erkrankung kommt bei etwa 1 : 5000 Kindern vor und zeigt sich oft schon beim Neugeborenen.

In den meisten Fällen ist die chirurgische Entfernung des betroffenen Darmabschnittes nötig. Meistens ist nur das Rektum betroffen, im Extremfall kann jedoch auch der ganze Darm betroffen sein (neuronale intestinale Dysplasie, NID). Solche Kinder haben langfristig schlechte Chancen, da sie oft nicht enteral ernährbar sind.

14.5 Fehlbildungen der Leber und der Gallengänge

Leitsymptome

- **entfärbter, fast weißer Stuhl**
- **verlängerter Ikterus**
- **zunehmend grünliche, „schmutzige" Hautfarbe**

Bei der **Gallengangsatresie** ist der Abfluss der Gallenflüssigkeit in den Darm unterbrochen. Man muss die extrahepatische Gallengangsatresie von der intrahepatischen unterscheiden. Eine extrahepatische Atresie kann mit und ohne Fehlbildung der Gallenblase vorkommen.

Es gibt verschiedene Formen der **intrahepatischen** Gallengangsfehlbildungen, bei denen die feinen Gallengänge normal vorhanden sind oder auch großenteils fehlen, dann meist in Kombination mit anderen Fehlbildungen oder Stigmata (z. B. Alagille-Syndrom mit Anomalien im Gesicht, an den Sehnerven, der Wirbelsäule und Herzfehler).

14.5.1 Klinische Zeichen

Bei einer Abflussstörung der Gallenflüssigkeit fallen die Kinder durch entfärbte Stühle und einen verlängerten Ikterus auf, wobei zunehmend eine schmutzig grüne Hautfarbe entsteht. Im Gegensatz zum physiologischen oder verstärkten Neugeborenen-Ikterus wird **konjugiertes**, also von der Leber zur Ausscheidung vorbereitetes **Bilirubin** in die Blutbahn abgegeben, sozusagen als Rückstau.

Durch den Gallenstau entsteht eine biliäre Zirrhose, die sich im Gegensatz zu anderen Formen der Leberzirrhose sehr schnell entwickeln kann. Ohne Behandlung versterben die meisten Kinder in den ersten Lebensjahren.

Eine Gallengangsatresie sollte möglichst früh diagnostiziert werden, um die Leber des Kindes so gut und so lange wie möglich zu erhalten. Ziel ist, das Leberversagen und damit die Frühtransplantation zu vermeiden. Daher wird im Rahmen der Vorsorge (U2 bis U4) nach der Stuhlfarbe gefragt, und die Eltern erhalten eine Farbkarte, damit sie die Farbe des Stuhls besser einschätzen können. Die Farbkarte kann als App „Leber-Check für Babys" im Google Play Store oder im Apple Store kostenlos runtergeladen werden. Weitere Informationen zu dem Projekt finden sie unter www.mhh.de/presse-news/leber-check-fuer-babys-niedersaechsisches-projekt-wird-virtuell.

14.5.2 Therapie

Als **Palliativmaßnahme** (auch zur Überbrückung bis zu einer eventuellen Lebertransplantation) gibt es die Kasai-Operation: Eine Dünndarmschlinge wird geöffnet und an die Unterseite der Leber genäht, sodass die austretende Galle aufgefangen wird. Dies ist aber nur sinnvoll, wenn innerhalb der Leber genug Gallenwege vorhanden sind und die Atresie sich nur auf die großen Gallenwege bezieht.

Bei **extrahepatischen Atresien** kann die Stenose operativ überbrückt werden, indem man z. B. eine Dünndarmschlinge als Gallenweg verwendet. Als Folge entsteht oft eine bakterielle Dauerbesiedelung der Gallenwege.

Wenn eine Leberzirrhose droht bzw. eine ableitende Operation nicht möglich ist, besteht die Indikation zur **Lebertransplantation**. Bei Säuglingen ist die Prognose dabei recht gut, viele kommen auch auf lange Sicht mit einer milden Immunsuppression aus. Da nicht genügend Spenderorgane zur Verfügung stehen, wird teilweise auch ein Leberstück von einem Lebendspender (z. B. Familienmitglied) verwendet.

Bezüglich anderer Lebererkrankungen siehe auch Kap. 20 „Neugeborenenikterus".

> **Stillberatung**
> Prinzipiell werden Neugeborene mit Erkrankungen der Leber und der Gallenwege normal ernährt, d. h. gestillt.

14.6 Fehlbildungen von Bauchwand und Nabel

Leitsymptome

- **sehr unterschiedliche Symptome, je nach der Art und Schwere der Fehlbildung**
- **äußerlich sichtbare Spaltbildung mit offen liegenden Bauchorganen**
- **Auffälligkeit des Nabels**
- **Urinabsonderung aus dem Nabel**

14.6.1 Omphalozele (Nabelschnurbruch)

Eine Omphalozele wird oft pränatal im Ultraschall festgestellt und ist dann eine **Indikation zur primären Sectio**. Es handelt sich um einen Bauchwanddefekt, bei dem Bauchinhalt, vor allem Darmschlingen, aber auch Anteile der Leber in einem Bruchsack im Bereich des Nabels vor der Bauchdecke liegen (▶ **Abb. 14.4**). Bei einer Spontangeburt reißt diese meist durchscheinend glasige Membran oft ein, sodass die Organe offen liegen.

Bei etwa ¼ dieser Kinder bestehen weitere Fehlbildungen, meist Chromosomenstörungen, aber auch Herzfehler, Drehungsanomalien der Baucheingeweide u. a. Häufigkeit ca. 1 : 6000.

Erstversorgung

- Das Kind sollte unter **sterilen Bedingungen** erstversorgt werden. Die untere Körperhälfte und die gesamte Omphalozele sollten möglichst rasch in einen sterilen Kunststoffbeutel eingebracht werden, um eine Austrocknung und Verletzung der Zele zu verhindern. Ist kein steriler Beutel vorhanden, wird der Bruchsack mit angefeuchteten (sterile 0,9 %ige Kochsalzlösung) Gazetupfern abgedeckt, darüber kommt eine trockene Tupferschicht, evtl. auch Fettgaze.
- Zugluft und Austrocknung und damit auch Auskühlung müssen mit allen Mitteln verhindert werden.
- Das Kind wird seitlich gelagert, bekommt eine Infusion, wird antibiotisch behandelt, erhält eine

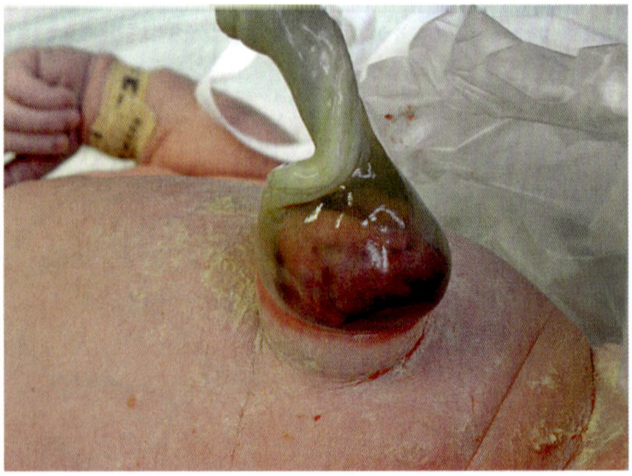

▶ **Abb. 14.4** Omphalozele. (Kerstin Steiner, Stuttgart)

offene Magenablaufsonde und wird zügig nach der Stabilisierung in eine **kinderchirurgische Abteilung** verlegt.

Chirurgische Therapie

Die chirurgische Korrektur erfolgt meist **zweizeitig**, d. h., erst wird der Omphalozelensack abgetragen und ein Silastik-Beutel (Silo) aufgenäht, der die Organe enthält. Dieser Beutel wird dann innerhalb von 2 bis 3 Wochen gerafft, bis alle Organe in der Bauchhöhle liegen, dann erfolgt der Verschluss der Bauchdecke.

Eine elegante relativ neue Methode ist die Belassung des Omphalozelen-Sackes, der an der Nabelschnur aufgehängt und mit einem Kompressionsverband versehen wird. Dadurch werden die Organe in ähnlicher Weise innerhalb von 5 bis 7 Tagen in die Bauchhöhle verlagert. Nach einigen Wochen ist dann der Verschluss der Bauchdecke möglich, es erfolgt nur *ein* Eingriff mit Narkose. Diese Technik funktioniert jedoch nur, wenn der Omphalozelensack nicht eingerissen ist und keine Infektion auftritt.

Cave

Versuche, den Bauchinhalt zu reponieren, dürfen nur in Operationsbereitschaft und durch den Kinderchirurgen vorgenommen werden.

Bei der Lagerung ist darauf zu achten, dass keine Darmschlingen oder andere ausgetretene Organe unter Zug stehen oder die Gefäße abgeklemmt oder geknickt sind, damit es nicht zu Durchblutungsstörungen und Nekrosen kommt.

14.6.2 Gastroschisis

Eine vergleichbare Fehlbildung ist die Gastroschisis, bei der ein Bauchwanddefekt in der Regel unterhalb des Nabels besteht. Die Organe liegen offen und außerhalb der Bauchhöhle (▶ **Abb. 14.5**). Die Darmschlingen sind dann oft geschwollen und mit Fibrin belegt. Das liegt auch daran, dass Fruchtwasser die offen liegenden Darmschlingen schädigt. Das Fruchtwasser ist oft grünlich verfärbt, da der Fetus gallig erbrochen hat. Häufigkeit ca. 1 : 3500.

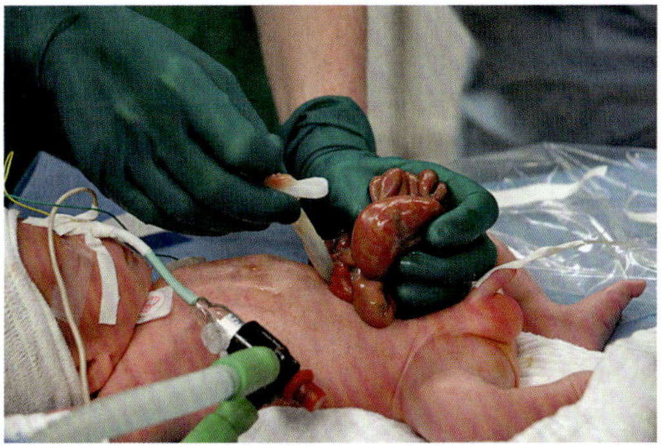

▶ **Abb. 14.5** Gastroschisis. (Kerstin Steiner, Stuttgart)

Therapie

Die **Erstversorgung** entspricht der bei einer Omphalozele. Nach Stabilisierung wird das Neugeborene in die Kinderchirurgie verlegt.

Ziel der **chirurgischen Versorgung** der Bauchwanddefekte ist die Rückverlagerung der Darm- bzw. Organanteile in die Bauchhöhle und die Schaffung einer durchgehenden Bauchdecke. Dabei kann es sein, dass die Organe nicht in die Bauchhöhle „passen". Versucht man dann trotzdem, einen Verschluss der Bauchhöhle zu erreichen, kann der Druck im Bauch so steigen, dass die Organe nicht mehr durchblutet werden. In solchen Fällen ist eine schrittweise plastische Deckung unter Verwendung von Fremdmaterial notwendig.

Prognose

Ein großes Problem ist in solchen ausgeprägteren Fällen die **fehlende Bauchmuskulatur** bzw. deren Fehlfunktion. Dies kann auch später zu Beeinträchtigungen bei Bewegungen und beim Sport führen. Besonders bei Gastroschisis haben viele Kinder keinen Bauchnabel – ein manchmal störendes kosmetisches Problem.

Wenn der Dünndarm durch die Lage im Fruchtwasser stark geschädigt ist, haben die Kinder mit Gastroschisis schlechte Überlebenschancen bzw. einen sehr langwierigen und komplikationsreichen Verlauf. Folge ist dann oft ein Kurzdarmsyndrom mit einer zumindest teilweisen parenteralen Ernährung über lange Zeiträume.

Insgesamt ist bei den meisten Kindern das **Langzeitergebnis** gut, wenn – wie leider häufig – keine zusätzlichen Fehlbildungen bestehen. Daher ist ein singulärer Bauchwanddefekt auch keine eindeutige Indikation für einen Schwangerschaftsabbruch.

14.7 Infektionen des Magen-Darm-Traktes

Leitsymptome

- **Unruhe, Erbrechen, Trinkprobleme**
- **wässrige und/oder blutige Durchfälle**
- **aufgetriebener Bauch**
- **eventuell Fieber, allgemeine Infektionszeichen**

Akute Magen-Darm-Infektionen sind bei Neugeborenen überwiegend durch Rotaviren bedingt (Kap. 24.6.12). Während diese bei Erwachsenen nur relativ selten zu schweren Durchfällen führen, können Kinder in den ersten Lebenswochen dadurch schwer erkranken. Wie weit eine Beziehung zwischen Rotaviren und der nekrotisierenden Enterokolitis besteht, ist nicht ganz klar. Rotainfektionen können unter dem Bild einer Sepsis verlaufen. Andere Darmerreger sind in den ersten Lebenstagen von geringerer Bedeutung. Allerdings können sowohl Viren als auch Bakterien, die später z. B. zu Atemwegsinfekten führen, bei jungen Säuglingen Darmsymptome wie Durchfälle hervorrufen.

Die **Hauptgefahr bei Durchfällen** im Neugeborenenalter ist die Entgleisung des Wasser- und Salzhaushaltes. Daher sind entsprechende Kontrollen nötig. Bei einem stärkeren Gewichtsverlust (mehr als 5 % innerhalb 24 Stunden) sollte das Kind pädiatrisch untersucht werden, u. a. mit der Fragestellung, ob eine Infusionsbehandlung notwendig ist.

Stillberatung

- Im Normalfall sollte unbedingt weiter gestillt werden.
- Magen-Darm-Infekte werden bei einer Muttermilch-Ernährung besser und schneller überstanden!

14.8 Nekrotisierende Enterokolitis (NEC)

Leitsymptome

- **aufgetriebener ausladender Bauch**
- **seitliche Rötung und/oder Weichteilödem am Bauch**
- **verstärkte Venenzeichnung**
- **blutige Stühle**
- **zunehmende allgemeine Infektionszeichen**

Definition

Die **nekrotisierende Enterokolitis (NEC)** ist eine hämorrhagische, nekrotisierende und ulzerierende Entzündung des Dünn- und Dickdarmes als Endstrecke einer komplexen schweren Schädigung des unreifen Darmes.

Sie entsteht durch gefäßbedingte, schleimhautschädigende, toxische und infektiöse (und andere undefinierte) Prozesse. Es kommt zur bakteriellen Durchwanderung der geschädigten Darmschleimhaut, zur Gasbildung in der Darmwand und letztendlich zur Perforation (Darmdurchbruch) und Peritonitis (Bauchfellentzündung).

Die meisten Fälle (80 bis 90 %) betreffen Frühgeborene. Etwa 8 bis 12 % der extremen Frühgeborenen entwickeln eine NEC. Die Sterblichkeit beträgt 10 bis 50 %.

14.8.1 Ursachen

Die Ursachen sind multifaktoriell: Sauerstoffmangel, Azidose, ein zu niedriger arterieller Blutdruck, eine Schädigung der Schleimhautbarriere aufgrund von Durchblutungsstörungen, Blutgerinnseln oder Infektionen.

Risikofaktoren sind Frühgeburtlichkeit, Asphyxie, Herzerkrankungen, Polyglobulie, Nabelarterienkatheter, Blutaustauschtransfusion. Eine NEC tritt in der Regel nur bei Kindern auf, die Nahrung erhalten haben, und zwar meist in der ersten Lebenswoche ca. 3 bis 7 Tage nach Beginn der Ernährung. Der Zeitpunkt des Auftretens ist abhängig vom Gestationsalter und vom Geburtsgewicht (je kleiner/unreifer, desto später).

14.8.2 Klinische Zeichen

Als klinische Symptome sind ein ausladendes Abdomen (abdominelle Distension), blutige Stühle, vermehrte Magenreste, galliges Erbrechen, ein Bauchwandödem, eine verstärkte abdominelle Venenzeichnung, eine Rötung oder livide Verfärbung der Flanken zu beobachten. Systemische Symptome wie Apnoen, Bradykardien, Lethargie treten ebenfalls auf.

Die Diagnose wird durch das klinische Bild, durch **Röntgenaufnahmen** und mittels Sonografie des Bauches gestellt. Dabei zeigen sich verdickte Darmwände, Luftbläschen in den Darmwänden und evtl. in den Portalvenen, als Spätzeichen auch freie Luft im Abdomen bei Perforationen des Darmes. Im Verlauf sind häufige Kontrollen nötig.

14.8.3 Therapie

- Die Kinder müssen sofort auf die **Intensivstation** verlegt werden. Immer muss ein Kinderchirurg hinzugezogen werden.
- Die **konservative Therapie** beinhaltet Nahrungskarenz, Magenablaufsonde, Antibiotika, parenterale Ernährung und das Ziehen evtl. vorhandener Nabelkatheter.
- Der Kreislauf muss mit dem Ziel der Verbesserung der Darmdurchblutung unterstützt werden. Alle systemischen Symptome müssen entsprechend behandelt werden, d. h. Flüssigkeits- und Elektrolytausgleich, Sauerstoffgabe, evtl. Beatmung, Transfusion von Erythrozyten, Thrombozyten, Frischplasma etc.
- Frühzeitige Intubation und Beatmung kann hilfreich sein, um die Oxygenierung zu verbessern und die Luftmenge im Darm reduzieren.
- Eine **chirurgische Therapie** ist bei Perforationen unmittelbar nötig, sonst bei Peritonitis, Ileus, lokalisierter Abszessbildung. Dabei werden nekrotische Darmabschnitte entfernt und zur Entlastung des Darmes evtl. ein künstlicher Darmausgang angelegt.
- Der **Nahrungsaufbau** kann erst nach dem Abklingen der Entzündung sehr vorsichtig begonnen werden.

14.8.4 Prognose

Die akute Sterblichkeit ist durch einen septischen Schock oder Gerinnungsstörungen bedingt.

Chronische Probleme sind Stenosierungen entzündeter Darmabschnitte und das **Kurzdarmsyndrom:** Wenn viel Darm entfernt werden musste (vor allem Dünndarm), kann der verbleibende Darm seine Verdauungs- und Aufnahmefunktionen nicht mehr ausreichend erfüllen, es kommt zu einer massiven Gedeihstörung. Eine parenterale Ernährung (mit vielen Komplikationsmöglichkeiten, z. B. Kathetersepsis, Leberzirrhose) ist dann über lange Zeit nötig.

Stillberatung

- In der akuten Phase der NEC ist eine Ernährung nicht möglich.
- Vorsichtiger Nahrungsaufbau kann mit abgepumpter Muttermilch erfolgen, wenn diese bakteriologisch unbedenklich ist.
- Überwachung unter intensivmedizinischen Bedingungen nötig
- nach der Abheilung normales Stillen
- Muttermilch-Ernährung bei Frühgeborenen reduziert das Risiko für eine NEC!

14.9 Leistenbruch und Nabelbruch

! Leitsymptome

- **meist einseitige weiche Schwellung in der Leiste**
- **weicher, dicker, in das Skrotum ziehender Strang bei männlichen Neugeborenen**
- **weicher, kugeliger Knoten in der Leiste bei weiblichen Neugeborenen (selten)**
- **auf sanften Druck plötzliches Verschwinden der „Schwellung"**

14.9.1 Leistenbruch

Ein Leistenbruch (Leistenhernie) kommt bei Neugeborenen häufig vor, häufiger bei Jungen (ca. 2 : 1) und häufiger auf der rechten Seite. Beim Leistenbruch des Neugeborenen ist nicht Gewebeschwäche die Ursache, sondern eine noch nicht

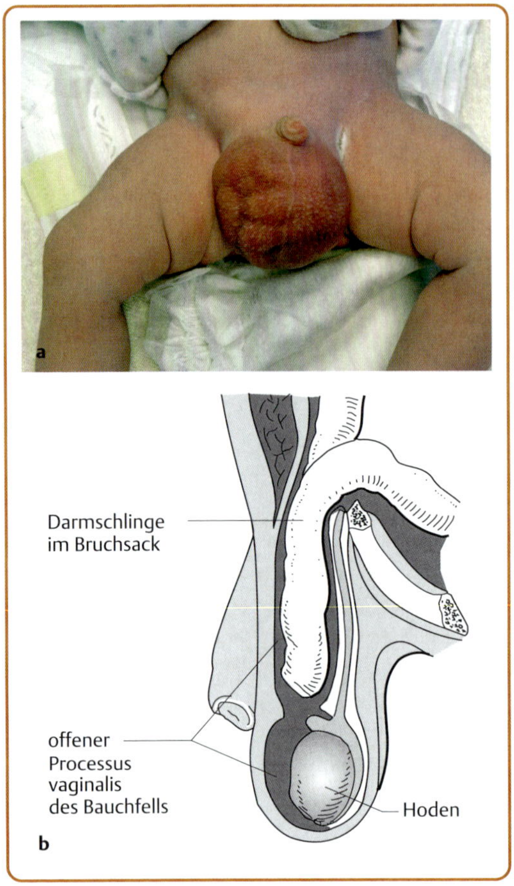

▶ **Abb. 14.6** Angeborene Leistenhernie.
a typischer Befund beim Neugeborenen. (Kerstin Steiner, Stuttgart)
b anatomische Verhältnisse.

ganz geschlossene fetale Verbindung zwischen der Bauchhöhle und den davor liegenden Strukturen (Leistenkanal). Daher sind Leistenbrüche bei Frühgeborenen häufiger, bis zu 5 % bei Kindern unter 1500 g! (▶ Abb. 14.6)

Durch den Leistenbruch treten normalerweise Darmschlingen aus, bei Mädchen nicht selten das Ovar. Dies wird dann durch häufige Repositionen geschädigt und kann funktionsuntüchtig werden.

Therapie

Leistenbrüche bei Neugeborenen und Säuglingen müssen **immer operiert** werden. Eine „Ausheilung“ oder Behandlung mit Bruchbändern etc. ist aufgrund der anatomischen Verhältnisse nicht zu erwarten. Die Operation muss normalerweise nicht dringlich vorgenommen werden, sondern kann auf einen Zeitpunkt verschoben werden, wenn es dem Kind gut geht.

Eine **gefährliche Komplikation** ist die Einklemmung des Bruchs, d. h., wenn Bauchinhalt in den Bruchsack eingetreten ist, aber nicht mehr zurückschlüpfen kann. Die solchermaßen gefangenen Darmschlingen werden dann nicht mehr durchblutet, sie werden nekrotisch und perforieren.

! Merke
Ein eingeklemmter Leistenbruch ist ein Notfall. Es muss sofort operiert werden.

14.9.2 Nabelbruch

Nabelbrüche (Nabelhernien) sind sehr viel häufiger. Der bindegewebige Nabelring ist nicht in allen Fällen ausreichend stabil, sodass bei Belastung (Schreien) Bauchinhalt vordringen kann. Der Nabelbruch ist mit dem Leistenbruch des Erwachsenen vergleichbar, nur dass hier keine erworbene Gewebsschwäche, sondern eine anlagemäßige Bindegewebslücke vorliegt (▶ Abb. 14.7).

Nabelbrüche neigen aufgrund des großen Bruchquerschnittes kaum jemals zur Einklemmung und haben eine **große spontane Heilungstendenz**,

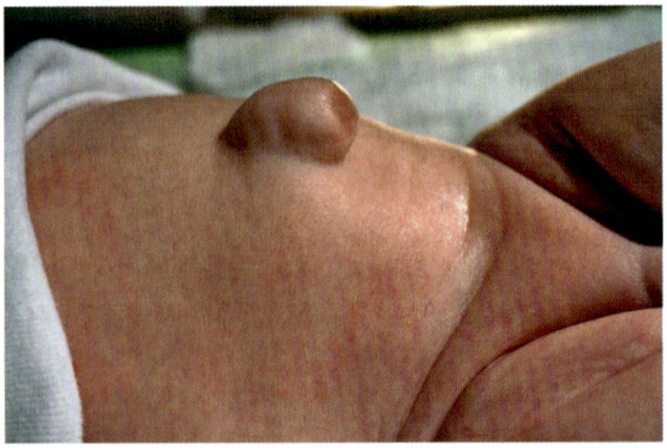

▶ **Abb. 14.7** Nabelbruch. (Kerstin Steiner, Stuttgart)

sodass sie nicht operiert werden. Nur wenn der Nabelbruch sehr groß ist oder Beschwerden verursacht, ist am Ende des Kleinkindalters eine Operation indiziert.

Nabelbinden, Bruchpflaster und ähnliche Maßnahmen sind überflüssig oder schädlich.

14.10 Gastroösophagealer Reflux

Leitsymptome

- **Erbrechen bzw. Herauslaufen der Nahrung aus dem Mund in größeren Mengen**
- **Unruhezustände, auch aus dem Schlaf heraus**
- **Gedeihstörung**

Beim Neugeborenen funktioniert der Ventilmechanismus am Mageneingang noch nicht so gut wie im späteren Leben. Daher kann es sehr leicht vorkommen, dass Nahrung aus dem vollen Magen zurückfließt und sogar erbrochen wird. Bei fast allen Neugeborenen beobachtet man, dass nach einer Mahlzeit kleinere Milchmengen gespuckt werden. Wenn das Kind dabei keine Zeichen des Unwohlseins zeigt, hat dies keinerlei Bedeutung.

In einigen Fällen ist dieses Zurückfließen (Reflux) der Nahrung so ausgeprägt, dass große Nahrungsmengen wieder erbrochen werden. Dies führt zur Mangelversorgung des Kindes. Außerdem ist in solchen Fällen über lange Zeit der saure Mageninhalt in der Speiseröhre, die dann gereizt wird und sich entzündet. Das Kind hat Schmerzen, was sich in plötzlichen Schreiattacken zeigt, die auch aus dem Schlaf heraus auftreten und bei denen das Kind nicht zu beruhigen ist.

14.10.1 Diagnostik

Wenn bei Säuglingen oder Kleinkindern der klinische Verdacht auf einen Reflux besteht, kann man dies am sichersten durch eine **pH-Metrie** nachweisen. Dabei wird eine dünne Sonde mit einem Säurefühler an der Spitze durch die Nase in die Speiseröhre eingeführt. Gemessen wird dann über 24 Stunden über ein angeschlossenes kleines Gerät, das später am PC ausgelesen wird.

Eine verwandte Methode ist die **Impedanzmessung**, bei der mehrere Messfühler Druck und Flüssigkeitsmenge in der Speiseröhre messen. Damit kann man nichtsaure Mageninhalte und die Fließrichtung und -geschwindigkeit erfassen.

14.10.2 Therapie

- Durch **Schräglagerung** kann meist erreicht werden, dass weniger Mageninhalt zurückfließt, sodass Medikamente oder gar operative Eingriffe vermieden werden.
- Günstig sind auch häufige kleinere Mahlzeiten.
- Nach der Mahlzeit sollte das Kind gut aufstoßen, damit möglichst wenig verschluckte Luft im Magen verbleibt.
- Nach dem 3. bis 5. Lebensmonat wird der normale Reflux deutlich weniger.
- Später erfolgt die Behandlung eines schweren Refluxes mit einer medikamentösen Säureblockade, in einigen besonderen Fällen auch chirurgisch.

Stillberatung
Säuglinge mit Reflux werden normal gestillt.

14.11 Pylorusstenose

Leitsymptome

- **Erbrechen im Schwall**
- **Erbrechen großer Mengen, auch noch Stunden nach der letzten Mahlzeit**
- **schlechtes Gedeihen**
- **sichtbare Magenperistaltik**

Bei einer Pylorusstenose (Magenpförtnerkrampf) ist anlagebedingt die Muskulatur am Magenausgang sehr kräftig, sodass die angedaute Nahrung nur sehr schwer an den Zwölffingerdarm weitergegeben wird. Der Magen versucht mit Kraft, dieses Hindernis zu überwinden. Deswegen nimmt die Peristaltik zu und so entsteht auch das schwallartige Erbrechen.

14.11.1 Klinische Zeichen

Die Kinder fallen durch (nichtgalliges) Erbrechen auf, wobei dieses unter großem Druck erfolgt, sodass das Erbrochene weit aus dem Bett geschleudert wird. Die Symptome können sich schon beim Neugeborenen abzeichnen, treten aber meist erst mit 4 bis 8 Wochen auf. Jungen sind häufiger betroffen. Am Bauch des sehr schlanken Säuglings kann man die Peristaltikwellen des Magens beobachten.

14.11.2 Therapie

- Die Behandlung ist in den meisten Fällen **operativ** (minimalinvasiv), nachdem zuvor Flüssigkeits- und Mineraliendefizite ausgeglichen sind. Der Eingriff ist vergleichsweise harmlos und wird gut vertragen.
- Die alternative Behandlung mit 10 bis 12 kleinen Mahlzeiten über mehrere Monate ist extrem aufwendig, aber in einigen Fällen ebenfalls erfolgreich.

Stillberatung
- prinzipiell normales Stillen
- eher häufigere kleine Mahlzeiten anstreben

14.12 Mukoviszidose (CF)

Leitsymptome
- **Mekoniumileus bzw. zähes, schwer entleerbares Mekonium**
- **Gedeihstörung trotz großen Appetits**
- **fettige Stühle**
- **schwer verlaufende Atemwegsinfekte bzw. Pneumonie im Neugeborenenalter**

Die Mukoviszidose oder zystische Fibrose (CF) ist die **häufigste genetisch bedingte Erkrankung** (ca. 1 : 2000 in Mitteleuropa). Sie wird autosomal rezessiv vererbt, d. h., die Eltern sind klinisch gesund, aber beide Erbträger.

14.12.1 Klinische Zeichen

Bei der Erkrankung besteht ein Defekt des Chloridkanals (CFTR), d. h., vorwiegend Schleimhautzellen können keine Chloridionen transportieren, was zu einer **veränderten Sekretzusammensetzung** führt:

- In der **Lunge** wird ein zähes Sekret gebildet, das nicht nur schwer abgehustet wird, sondern auch als Infektionsherd dient, sodass sich frühzeitig eine chronische Infektion mit Zerstörung der Lungensubstanz entwickelt.
- In der **Bauchspeicheldrüse** kommt es durch die Verklebung der feinen Sekretgänge zu einer mangelnden Abgabe von Verdauungssekreten, sodass die enzymatische Verdauung im Darm nicht oder nicht vollständig funktioniert, was eine Gedeihstörung, Fettstühle, Blähungen etc. nach sich zieht.
- Der **Schweiß** ist sehr salzhaltig, was vor allem im Sommer oder bei Fieber zu massiven Salzverlusten führen kann.

Darüber hinaus gibt es noch zahlreiche weitere, nicht bei jedem Patienten auftretende Probleme, z. B. Infertilität bei Männern (fast 98 %), Leberzirrhose (ca. 5 %), Diabetes mellitus (je nach Alter < 1 bis > 30 %) und Asthma.

Bei **Neugeborenen** kann es zum Mekoniumileus kommen (5 bis 8 % der CF-Patienten), d. h., es geht kein Mekonium ab, mit Ileussymptomatik meist ab dem zweiten Lebenstag. Auch ein erschwerter Mekoniumabgang ist ein nachträglich oft geschildertes Frühzeichen. Einige Neugeborene entwickeln eine Leberfunktionsstörung mit verlängertem Ikterus und Gerinnungsstörung.

Merke
Der Mekoniumileus ist ein Notfall. Man muss in den meisten Fällen einen künstlichen Darmausgang schaffen, der je nach der Funktionsfähigkeit des Dickdarms für einige Wochen oder Monate nötig ist.

14.12.2 Screening

Zur Früherkennung der CF wurde das Neugeborenen-Screening erweitert. Dabei wird das IRT (immunreaktives Trypsinogen) gemessen, das im Blut von CF-Neugeborenen erhöht ist. Fällt der Wert in den Grenzbereich, wird zusätzlich nach den häufigsten Mutationen gesucht. Mit dieser Methode können die allermeisten Kinder mit CF gefunden werden. Es gibt allerdings auf ein CF-Kind ca. vier falsch positive Screening-Befunde. Die weitere Diagnostik wird dann in einem CF-Zentrum (Kinderklinik) durchgeführt und die Diagnose endgültig bestätigt oder ausgeschlossen.

Über das CF-Screening muss getrennt aufgeklärt werden, und die Eltern müssen eine Einverständniserklärung unterschreiben. Dieses Einverständnis darf nur von einem Arzt eingeholt werden, der die Sachkunde für die Durchführung genetischer Untersuchungen hat.

Das CF-Screening darf nicht von Hebammen durchgeführt werden, was zur Folge hat, dass nicht alle Neugeborenen erfasst und so einige kranke Kinder nicht frühzeitig erkannt werden.

14.12.3 Diagnostik

Eine relativ einfache Methode ist der **Nachweis der vermehrten Chloridausscheidung** im Schweiß (**Schweißtest**). Durch den Chloridkanal-Defekt kann das Salz nicht aus dem Primärschweiß innerhalb der Schweißdrüse rückresorbiert werden und erscheint daher an der Hautoberfläche. Es gibt verschiedene Methoden. Bei der Leitfähigkeitsmessung (Nanoduct®) werden alle Ionen erfasst, also nicht nur Chlorid. Dieser Test ist schon im Neugeborenenalter möglich, weil sehr geringe Schweißmengen benötigt werden. Bei der sehr viel exakteren Chloridmessung (Makroduct®) benötigt man größere Schweißmengen, daher funktioniert er in den ersten Lebenswochen nicht immer gut.

Als zweite beweisende Diagnostik hat sich die **Molekulargenetik** etabliert. Es gibt mehr als 2000 verschiedene bekannte Mutationen des CFTR-Gens. In Mitteleuropa ist die häufigste Variante deltaF508 für gut ⅔ der Patienten entscheidend, weitere ca. 30 Mutationen sind für weitere 10 % verantwortlich. Für diese häufigeren Mutationen gibt es einen einfachen, relativ preiswerten und schnellen Gentest. Findet man die Mutationen damit nicht, wird das ganze Gen durchsucht (Sequenzierung), wodurch auch seltene und sogar neue Mutationen erkannt werden. Die Gendiagnostik ist an die Auflagen des Gendiagnostik-Gesetzes gebunden, sie darf auch nur bei einem entsprechenden Verdacht durchgeführt werden, also nicht z. B. bei gesunden Geschwistern zur Feststellung der Genträgerschaft. In den seltenen Fällen, in denen Schweißtest und Genetik nicht zu einer zweifelsfreien Diagnose führen und weiterhin ein klinischer Verdacht auf CF besteht, kann die Funktion des Chloridkanals direkt an der Schleimhaut (Rektum oder Nasenschleimhaut) nachgewiesen werden.

Darüber hinaus gibt es hinweisende Befunde, die relativ einfach zu erheben sind. Da praktisch alle als Neugeborene diagnostizierten CF-Kinder eine **Unterfunktion der Bauchspeicheldrüse** haben, kann man gezielt danach suchen: Die pankreatische Elastase ist ein Enzym, das im Stuhl bei normaler Funktion ausgeschieden wird und bei CF-Patienten erniedrigt ist oder fehlt. Dieser Test ist etwa ab der 4. Lebenswoche möglich.

Nach der Diagnosestellung sind noch weitere Untersuchungen nötig, die dann in Kooperation mit einem Mukoviszidose-Zentrum durchgeführt werden.

14.12.4 Therapie

Eine kausale „heilende“ Behandlung gibt es (noch) nicht. Die Behandlung ist aufgrund der Komplexität der Erkrankung vielschichtig:

- Gabe von Pankreasenzymen zu den Mahlzeiten, um die Verdauungsfunktion weitgehend zu normalisieren, zusätzlich Gabe der fettlöslichen Vitamine
- hochkalorische fettreiche Diät
- häufige Antibiotikatherapie wegen der Lungeninfektionen
- Physiotherapie, um das zähe Sekret aus der Lunge zu bekommen
- Inhalation mit verschiedenen Medikamenten
- weitere Medikamente und Maßnahmen je nach den sonstigen Problemen.
- Korrektoren und Potentiatoren sind relativ neue oral einzunehmende Medikamente, die einen schlecht oder nicht funktionierenden Chloridkanal aktivieren können. Diese Medikamente

werden mutationsspezifisch eingesetzt. Es gibt eine relativ rasante Entwicklung neuer Substanzen. Bei einigen Mutationen kann man durch sehr frühzeitige Behandlung die Funktion der Bauchspeicheldrüse ganz oder teilweise erhalten und auch die anderen Symptome erheblich reduzieren. Diese Therapien sind extrem teuer und stehen nur in einigen Industrieländern zur Verfügung.

14.12.5 Prognose

Durch die intensive und trotz der Unheilbarkeit auch erfolgreiche Therapie ist die Lebenserwartung deutlich gestiegen, von weniger als 5 Jahren vor 1960 auf über 40 Jahre heute. Somit ist aus einer „Kinderkrankheit" eine „Erwachsenenkrankheit" geworden, mit ganz neuen Problemen (Selbstständigkeit, Beruf, Partnerschaft, Rente etc.).

Einigen Patienten steht die Möglichkeit der Lungentransplantation zur Verfügung, wobei aufgrund des Organmangels 50 % der Patienten auf der Warteliste vorher sterben und die Langzeitergebnisse noch nicht ganz befriedigend sind. Nach 10 Jahren leben noch 50 % der transplantierten Patienten. Durch die neuen Therapieoptionen ist eine weitere deutliche Verbesserung von Lebensqualität und Lebenserwartung realistisch.

Die Prognose der Mukoviszidose hängt entscheidend von der Qualität der Betreuung und der konsequenten Mitarbeit der Familie ab. Mukoviszidose-Patienten werden in entsprechenden Zentren in Kinderkliniken und Lungenfachkliniken behandelt. Durch die neuen Therapieoptionen ist eine weitere deutliche Verbesserung von Lebensqualität und Lebenserwartung realistisch.

Stillberatung

- Normales Stillen sollte angestrebt werden.
- Muttermilch ist am besten verdaulich, gerade bei einer Unterfunktion der Bauchspeicheldrüse.
- Pankreasenzyme können auch bei gestillten Kindern gut zusätzlich gegeben werden.

15 Erkrankungen und Fehlbildungen des Nervensystems

Siehe auch Untersuchung der Reflexe in Kap. 3.3.17.

Siehe auch Meningitis in Kap. 24.1.

Siehe auch Asphyxie in Kap. 8.

15.1 Neurologische Symptome

Zur gründlichen Untersuchung des Neugeborenen gehört die Beurteilung von

- **Reflexen**, also automatischen Reaktionen,
- **Verhalten**, also spontanen Aktionen,
- **Leistungen**, z. B. Saugen und Trinken, und
- **Muskeltonus.**

Diese Punkte werden durch den Wachheits- und Sättigungsgrad eines Neugeborenen beeinflusst. Vor allem die Spontanbewegungen und die Aktivität ändern sich und dürfen **nur im Zusammenhang beurteilt** werden: So ist z. B. ein Neugeborenes, das direkt nach einer Mahlzeit schlaff und kaum zu wecken ist und kaum saugt, anders zu beurteilen als eines, das sich nach 4 Stunden Schlaf genauso verhält. Umgekehrt ist ein hungriges Neugeborenes kaum sinnvoll zu untersuchen.

Wenn Erkrankungen oder Fehlbildungen des Nervensystems vorliegen, deutet sich dies durch eine Vielzahl von teilweise uncharakteristischen Symptomen an. Wenn solche Alarmzeichen einzeln oder gar kombiniert beobachtet werden, ist daher das Kind erneut genau zu untersuchen.

Neurologische Alarmzeichen

- konstante Übererregbarkeit
- Apathie, Lethargie oder Bewegungsarmut
- Fütterungsschwierigkeiten, die über die normale Anpassung hinausgehen
- dauerhafte Haltungsabweichungen des Kopfes oder Blickabweichung
- konstante Asymmetrie bei Bewegungen oder Muskeltonus
- Opisthotonus (nach hinten gerichtete Kopfhaltung, auch in Ruhe)
- Apathie und Bewegungsarmut
- *floppy infant* (sehr schlaffer Muskeltonus, auch im wachen Zustand)
- Hyperexzitabilität (= Übererregbarkeit des Nervensystems), Zittrigkeit
- Krampfanfälle
- ungewöhnliches, abnormes oder fehlendes Schreien
- gespannte bzw. vorgewölbte Fontanelle
- Mikrozephalie oder Makrozephalie

Sehr bedenkliche Alarmzeichen, die auf eine bedrohliche Symptomatik hinweisen, meist auf Hirndruck bzw. Hydrozephalus, sind:

- die Kombination des Sonnenuntergangsphänomens mit Erbrechen, weiten Schädelnähten und einem schnell zunehmenden Kopfumfang,
- das Auftreten und vor allem Wiederauftreten von Atemproblemen und Apnoen.

15.2 Hydrozephalus

Leitsymptome

- **großer Kopf, eventuell Geburtshindernis**
- **weite Schädelnähte**
- **zu schnelles Kopfwachstum**
- **Sonnenuntergangsphänomen: Pupille „geht unter“**
- **neurologische Auffälligkeiten**

15.2.1 Ursachen

Ein Hydrozephalus (Wasserkopf) liegt vor, wenn die Liquorräume erweitert sind. Man unterscheidet den **Hydrozephalus mit Liquorzirkulationsstörung**, bei dem durch ein Abflusshindernis im Liquorsystem oder durch eine Störung der Liquorresorption in den äußeren Hirnhäuten ein Aufstau von Liquor entsteht, vom **Hydrocephalus e vacuo**, bei dem zugrundegegangene Hirnareale durch Liquor ersetzt werden.

Beim Hydrozephalus mit Liquorzirkulationsstörung ist der **Hirndruck** gesteigert, das Kopfwachstum ist schnell, der Kopfumfang ist zu groß. Beim Hydrocephalus e vacuo ist der Hirndruck normal, das Kopfwachstum ist durch die Zerstörung von Hirngewebe eher reduziert, der Kopfumfang ist zu klein.

Beim **angeborenen Hydrozephalus** handelt es sich überwiegend um einen inneren Hydrozephalus, bei dem die Hirnventrikel erweitert sind, also vermehrt Flüssigkeit enthalten. In den meisten Fällen besteht eine Abflussbehinderung im Aquädukt, also unterhalb des dritten Ventrikels. Ursache kann eine Fehlbildung aus unklarer Ursache sein, aber auch Infektionen (Toxoplasmose) können eine solche Stenose bereits intrauterin hervorrufen. Ferner ist ein Hydrozephalus ein begleitendes Symptom bei der Myelomeningozele (MMC) und bei einigen anderen Fehlbildungssyndromen. Auch nach intrauterinen und postnatalen Hirnblutungen kann es durch Blutgerinnsel zu einem Hydrozephalus kommen.

Der **Hydrocephalus e vacuo** tritt nach Hirnblutungen, Hirninfarkten, Hirnschädigungen, Sauerstoffmangel, Durchblutungsstörungen und nach Hirnschädigungen durch Infektionen (z. B. Röteln, CMV, Toxoplasmose) sowie in seltenen Fällen genetisch auf.

15.2.2 Klinische Zeichen

Der Ausprägungsgrad des Hydrozephalus kann sehr unterschiedlich sein, je nach dem Ausmaß und der Ursache der Stenose.

Die schwerste Form ist der **Hydranenzephalus**. Hierbei kommt es pränatal durch einen Verschluss der beiden inneren Halsschlagadern zu einem Verlust des Großhirns und dem Ersatz durch Liquor. Nach der Geburt treten sehr häufig Atemstörungen auf, an denen ein Großteil der Kinder auch verstirbt.

Wichtigstes klinisches Zeichen des Hydrozephalus im engeren Sinne ist der vergrößerte Kopfumfang, vor allem aber das schnelle Wachstum des Kopfes (▶ Abb. 15.1). Als Zeichen des Druckes können die Schädelnähte weit auseinanderstehen, und die Fontanellen sind sehr groß.

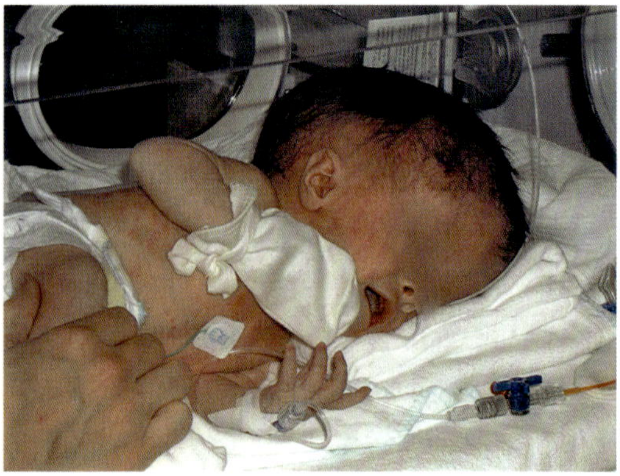

▶ **Abb. 15.1** Hydrozephalus. (Kerstin Steiner, Stuttgart)

Als Zeichen des Druckes auf die Augenmuskelnerven haben die Kinder oft einen dauerhaften Blick nach unten, d. h., man sieht oberhalb der Pupille ein Stück weiße Bindehaut. Dieses Symptom wird als **Sonnenuntergangsphänomen** bezeichnet. Ferner sind viele der Kinder bereits bei der Geburt neurologisch auffällig: Die Neugeborenenreflexe laufen nicht normal ab, die Kinder sind auffallend schlaff oder steif, es kommt zu Trinkproblemen.

15.2.3 Diagnostik

Die Diagnose wird in vielen Fällen bereits durch eine pränatale Ultraschalluntersuchung gestellt. Sonst wird bei einem entsprechenden Verdacht, vor allem bei einem vergrößerten Kopfumfang, eine **Ultraschalluntersuchung** beim Kind vorgenommen. Man kann dabei die Größe des Ventrikelsystems gut ausmessen. Darüber hinaus wird man bei einem manifesten Hydrozephalus auch eine Kernspintomografie vornehmen, um auch diejenigen Bereiche beurteilen zu können, die sich der Sonografie entziehen.

15.2.4 Therapie

Die Therapie hängt sehr von der Ursache ab.

- Beim **Hydrocephalus e vacuo** kann man lediglich versuchen, die auslösende Ursache zu therapieren.
- Beim **Hydrozephalus mit Liquorzirkulationsstörungen** besteht die Gefahr, dass durch den zunehmenden Hirndruck weitere Substanz ge-

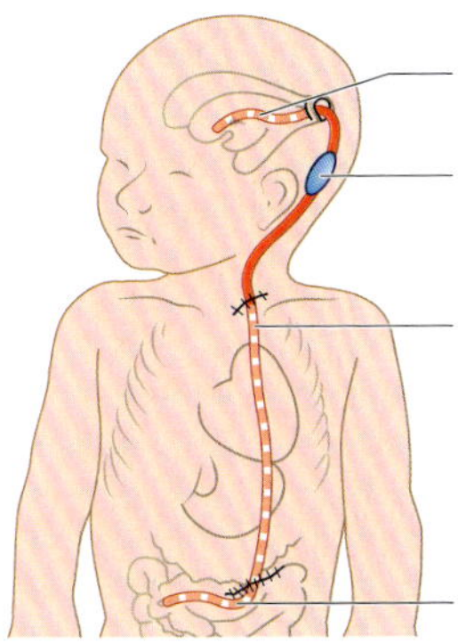

▸ **Abb. 15.2** Ventrikulo-peritonealer Shunt bei Hydrozephalus.

schädigt wird. Hier ist es wichtig, dass ein Ersatzweg für den Liquorabfluss geschaffen wird. Hierzu benutzt man spezielle Shuntsysteme, meist als „Ventil" bezeichnet.

Der zentrale Teil des **Shuntsystems** besteht aus einem Einlassröhrchen, das zahlreiche Öffnungen hat, in die der Liquor einströmen kann. Es ist so konstruiert, dass es sich nicht an die Ventrikelwand anlegen kann. Dieses Einlassröhrchen wird vom Neurochirurgen in das Ventrikelsystem eingebracht, fast immer in einen der Seitenventrikel. Dann kommt das eigentliche Ventil, das den Rückfluss des Liquors verhindern soll, gleichzeitig aber auch ein unkontrolliertes Abströmen. Dieses Ventil liegt subkutan außerhalb des Schädels und kann ertastet werden. Der periphere Schenkel des Systems besteht aus einem längeren Plastikröhrchen, dessen freies Ende im Peritonealraum liegt. Ab einem bestimmten Druck öffnet sich also das Ventil, und der Liquor fließt in die Bauchhöhle, wo er resorbiert wird (▸ **Abb. 15.2**).

Neuere Ventilsysteme lassen sich von außen einstellen, sodass der Grad der Drainage angepasst werden kann. Eine einfache Funktionsüberprüfung ist nicht möglich. Die Kinder werden von Kinderneurologen in Zusammenarbeit mit Kinderneurochirurgen betreut, oft in sozialpädiatrischen Zentren.

Bei sehr unreifen Kindern oder nach stark entzündlichen Verhältnissen im Liquor wird das Einlassröhrchen nur mit einem Reservoir unter der Haut verbunden, das regelmäßig punktiert wird. Die endgültige Ventilversorgung erfolgt dann später, wenn der Liquor nicht mehr so viel Eiweiß und Zellen enthält.

15.2.5 Komplikationen

Ventilsysteme funktionieren oft nur einen begrenzten Zeitraum oder führen zu Komplikationen. Beispiele:

- Verstopfung durch stark eiweißhaltigen Liquor, vor allem in den ersten Lebensmonaten
- Die Verbindung zwischen den einzelnen Anteilen kann sich lösen, sodass Liquor subkutan austritt („Liquorkissen").
- aufsteigende oder septisch entstandene Infektion des Systems
- Bauchsymptome wie Ileus oder Darmperforation durch den ableitenden Schenkel

Daher müssen Kinder mit einem Shuntsystem regelmäßig vom Spezialisten betreut werden.

Cave

Bei jeglichen unspezifischen Zeichen wie Trinkunlust, schrillem Schreien, Pulsunregelmäßigkeiten, später auch Kopfschmerzen und plötzlichen Verhaltensänderungen, muss die Funktion des Systems überprüft werden.

Erkennt man eine Dysfunktion des Systems nicht, steigt der Hirndruck schnell an, und es kann durch plötzlichen Druck auf den Hirnstamm zum Atemstillstand kommen.

15.2.6 Prognose

Bei einem Hydrozephalus muss man im Allgemeinen eine mehr oder weniger ausgeprägte Schädigung der Hirnsubstanz annehmen. So werden die Kinder in unterschiedlichem Maße geistig und motorisch behindert sein. Von der Menge der übrig gebliebenen Hirnsubstanz kann aber niemals auf den Grad der Behinderung geschlossen werden, sodass voreilige Prognosen vermieden werden sollten. Eine laufende Betreuung und vor allem Förderung des Kindes ist unerlässlich.

Stillberatung

- Kinder mit Hydrozephalus und zerebralen Fehlbildungen sollten normal gestillt werden.
- Allerdings kann es aufgrund der neurologischen Auffälligkeiten zu Trinkproblemen kommen.

15.3

Neuralrohrdefekte

Leitsymptome

- **„offener Rücken" oder andere Fehlbildungen, meist im Lumbalbereich**
- **Lähmung der Beine (unterschiedlich ausgeprägt)**
- **oft Hydrozephalus**
- **oft weitere neurologische Symptome**

15.3.1 Ursachen

In der frühen Embryonalzeit bildet sich auf der Rückseite des Embryos eine längliche Platte, die die Anlage des Nervensystems darstellt. Sie faltet sich zu einem Wulst, der sich zunächst in der Mitte, dann schrittweise zu den Enden hin zu einem Rohr schließt und danach weiter differenziert (► **Abb. 15.3**). Dieser Vorgang spielt sich zwischen dem 18. und 28. Gestationstag ab und ist störanfällig. Daher sind Neuralrohrdefekte die häufigsten Fehlbildungen des Nervensystems (► **Abb. 15.4**).

Der wichtigste dieser Defekte ist die **Myelomeningozele** (MMC, ► **Abb. 15.5**). Es handelt sich normalerweise um zwei kombinierte Defekte:

- An der unteren Schlussstelle des Neuralrohrs, also im Lumbalbereich, sehr viel seltener thorakal, findet sich die eigentliche **Zele** (Aussackung). Die Wirbelsäule ist in diesem Bereich dorsal gespalten, die Wirbelbogen und Dornfortsätze fehlen. Das Rückenmark liegt offen und ist gespalten und daher plattenartig aufgeklappt. Die Fehlbildung ist von einem dünnen, teils glasig durchscheinenden Sack bedeckt, der in vielen Fällen, vor allem nach einer vaginalen Entbindung, rupturiert ist. Dann tropft der Liquor von der offenen fehlgebildeten Nervenplatte ab. Der Körper ist unterhalb des Versorgungsgebietes, in dem die Zele liegt, ganz oder teilweise gelähmt. Um die Zele herum ist die Haut meist ähnlich wie bei einem Hämangiom gerötet.
- Der **Hirnstamm ist fehlgebildet**, das verlängerte Mark und der 4. Ventrikel sind in den oberen Zervikalkanal der Wirbelsäule verlagert, der obere Anteil des verlängerten Markes und die Hirnbrücke sind ausgedünnt, die unteren An-

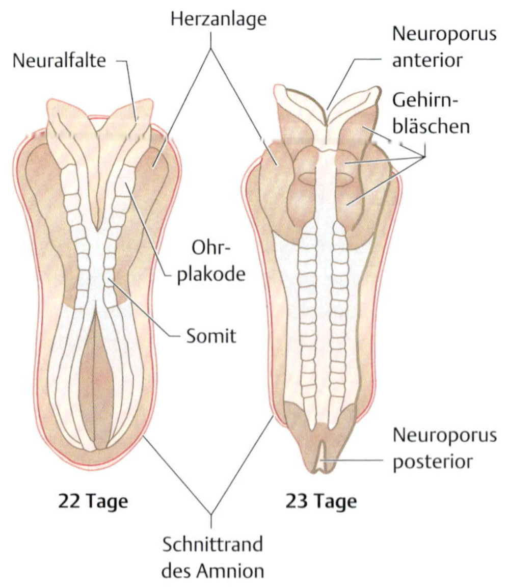

► **Abb. 15.3** Embryonalentwicklung des Neuralrohrs.

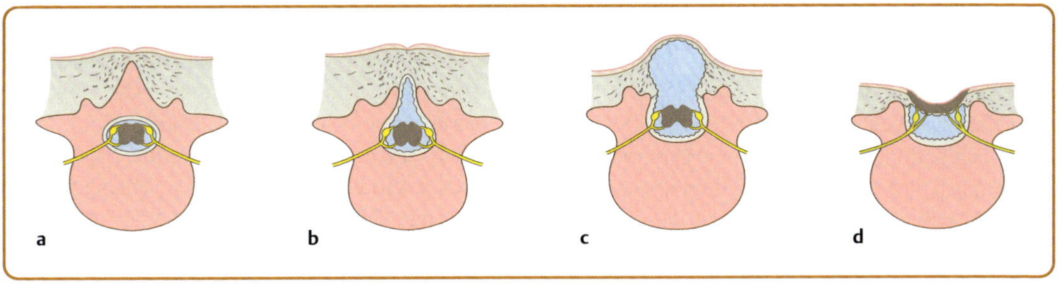

▶ **Abb. 15.4** Neuralrohrdefekte: **a** normal, **b** Spina bifida occulta, **c** Meningozele, **d** Myelomeningozele.

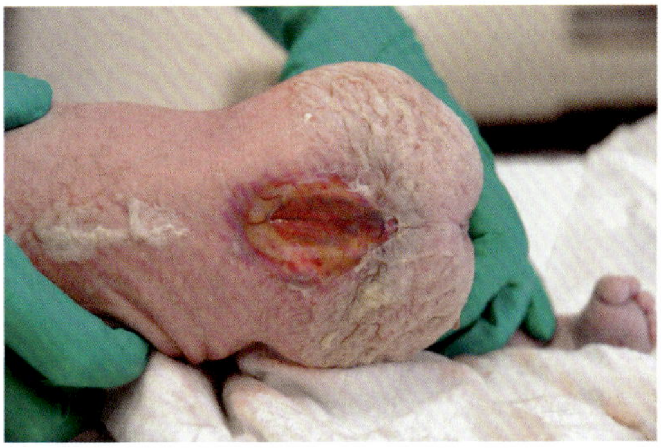

▶ **Abb. 15.5** Myelomeningozele. (Kerstin Steiner, Stuttgart)

teile des Kleinhirns sind in das Hinterhauptsloch verlagert (Arnold-Chiari-Fehlbildung). Dadurch wird es im Bereich des Hinterhauptsloches eng. Als Folgeerscheinung kann der Liquor durch eine Einengung des Aquädukts nicht so gut von den inneren Liquorräumen abfließen. Dadurch kommt es zum **Hydrocephalus internus**. Bei 80 % der Kinder mit Myelomeningozele liegt ein Hydrozephalus unterschiedlichen Ausmaßes vor.

Die **Häufigkeit von Neuralrohrdefekten** beträgt etwa 1 : 2000. Bei einigen ethnischen Gruppen sind Neuralrohrdefekte wesentlich häufiger, so in Irland, in einigen Gegenden von Wales und England sowie regional in Indien und Ägypten. Genetische Faktoren scheinen eine Rolle zu spielen, wobei allerdings bisher weder ein klassischer Erbgang noch ein bestimmter Genmarker zweifelsfrei identifiziert wurde. In 95 % der Fälle ist die Familienanamnese unauffällig, und selbst bei eineiigen Zwillingen sind nur in ca. 10 % beide Kinder betroffen. Das Wiederholungsrisiko für weitere Kinder beträgt allerdings etwa 5 % bzw. sogar 10 %, wenn bereits mehrere Geschwister betroffen sind. Die Nachkommen von Betroffenen erkranken mit einer Häufigkeit von etwa 4 %.

Neben diesen genetischen Bedingungen gibt es noch einige weitere **Risikofaktoren,** wobei die Angaben teils nicht ganz sicher und die Mechanismen in keinem Falle bekannt sind: Folsäuremangel, Alkoholabusus in der Schwangerschaft, mütterlicher Diabetes, manche Medikamente, Röntgenstrahlen, hohes Fieber in der Frühschwangerschaft, Drogen, Röteln. Ferner gehören Neuralrohrdefekte zu einigen Fehlbildungssyndromen wie Trisomie 18, Triploidie und anderen.

Eine frühe **pränatale Diagnostik** ist bei einem entsprechenden Verdacht möglich: Im Serum der Mutter und im Fruchtwasser ist das Alphafetoprotein erhöht.

Eine relativ exakte Diagnose gelingt mithilfe des pränatalen Ultraschalls, deshalb werden Neuralrohrdefekte in vielen Fällen frühzeitig in der Schwangerschaft diagnostiziert. Aufgrund der Schwere der Fehlbildung und der erheblichen Dauerfolgen für das Kind entschließen sich mehr als die Hälfte der Familien zum Schwangerschaftsabbruch, sodass die Neugeborenen mit MMC und anderen schweren Fehlbildungen des zentralen Nervensystems seltener werden.

! Merke

Da Folsäuremangel die Entstehung eines Neuralrohrdefektes begünstigt, wird für alle Frauen mit Kinderwunsch eine ausreichende Folsäureversorgung (0,4 mg/Tag) empfohlen. Damit lässt sich das Risiko um ca. ⅓ reduzieren.

15.3.2 Klinische Zeichen

Meningomyelozelen (▶ **Abb. 15.5**) ziehen weitere Folgen nach sich, was man teilweise schon beim Neugeborenen beobachten kann. Daher erfolgt bei dieser Fehlbildung eine sehr genaue Untersuchung des Kindes, um später die richtigen therapeutischen Maßnahmen ergreifen zu können. Die **Erstuntersuchung** richtet ihr Augenmerk vorrangig auf die folgenden Punkte:

- Genaue Dokumentation der **äußerlich sichtbaren Fehlbildung**. Dabei wird festgehalten, wie groß die Zele ist, ob Liquor verloren geht. Die Größe des Sackes lässt keinen Rückschluss auf die Ausdehnung des Defektes zu. Bei der Untersuchung sollte sehr vorsichtig vorgegangen werden, um den Schaden nicht zu vergrößern. Außer dem Neurochirurgen darf niemand die offene Nervenplatte berühren, denn dies bedeutet den Untergang zahlreicher weiterer Nervenzellen.
- Der **Kopfumfang** ist sofort und dann täglich zu messen. Besonders wichtig ist dies nach der Operation der eigentlichen Myelomeningozele, denn dann hat der Hydrozephalus die Tendenz zur schnellen Zunahme. Auch die Fontanelle muss täglich palpiert werden, um zumindest einen gewissen Hinweis auf steigenden Hirndruck zu erhalten.
- **Augen:** Durch Nervenschädigungen können Lähmungen der Augenmuskeln vorkommen.
- **Beine:** In sehr vielen Fällen sind die Beine zumindest teilweise gelähmt. Die Muskelaktivität wird daher genau festgehalten. Bei hohen Lähmungen findet man häufig eine Beugekontraktur in der Hüfte, die nicht selten zu einer Hüftgelenksluxation führt. Die Füße sind aufgrund der Lähmung sehr häufig klumpfußartig deformiert. Eine normale orthopädische Versorgung wie sonst bei Klumpfüßen (Kap. 17.4) ist nicht sinnvoll, da wegen der Lähmung sehr schnell eine erneute Deformierung einsetzen wird.
- **Nervensystem:** Es wird ein ausführlicher neurologischer Status erhoben. Diese Untersuchung muss am besten mehrfach unternommen werden, da gerade in den Grenzbereichen zur Lähmung Änderungen eintreten können. So nehmen die Lähmungen nach der Operation der MMC wegen des Ödems im Operationsgebiet meist zunächst zu, können dann aber wieder rückläufig sein.
- **Blase und Niere:** In sehr vielen Fällen besteht eine Lähmung der Blase. Dies führt manchmal schon sehr früh zu einer unzureichenden Entleerung. Die Folge sind ein Rückstau und frühzeitig beginnende rezidivierende Harnwegsinfekte, die wiederum zu einer Schädigung des Nierengewebes führen können.
- **Darm:** In sehr vielen Fällen besteht eine Lähmung des Mastdarms. Dies ist äußerlich sichtbar in der geringen oder fehlenden Einziehung der Analgrube und dem fehlenden Analreflex. Eine große Bedeutung hat dies erst später für das Kind. Aber auch beim Neugeborenen ist oft schon ein kontinuierlicher Mekoniumabgang zu beobachten.
- **Suche nach weiteren Organfehlbildungen**, denn bei einigen Syndromen tritt eine MMC gehäuft auf (z. B. Trisomie 18). Vor allem sollten Herzfehler, Nierenfehlbildungen, strukturelle Defekte an den Atemwegen, im Darmtrakt und am übrigen Skelett ausgeschlossen werden, ferner an den Sinnesorganen.

15.3.3 Therapie

Eine relativ neue und nicht allgemein verfügbare Option ist die fetale Chirurgie. Dabei wird in der 19. bis 25. SSW in einer offenen Operation nach einem Bauchschnitt bei der Mutter und Eröffnung des Uterus die Fehlbildung verschlossen. Trotz einiger Risiken für Fetus und Mutter geht es den fetal operierten Kindern später deutlich besser, mit viel weniger neurologischen Folgeproblemen und besserer Lebensqualität. Noch wenig verbreitet sind minimalinvasive fetoskopische Operationen, bei denen die Schwangerschaft wohl kom plikationsloser fortgesetzt wird. Die Geburt eines solchen fetal operierten Kindes sollte in einem qualifizierten Perinatalzentrum erfolgen.

Wird das Kind mit MMC ohne fetalen Eingriff zum Termin geboren, ist die richtige **Erstversorgung** von besonderer Bedeutung:

- Da bei Kindern mit Myelomeningozele sehr häufig eine Latexallergie auftritt, ist von Anfang an auf eine **latexfreie Umgebung** bei der Versorgung und Pflege zu achten.
- Wenn die Fehlbildung pränatal bekannt ist, sollte eine **primäre Sectio** vorgenommen werden. Auch da kann es leicht zur Ruptur des

Zelensackes kommen, bei einer vaginalen Entbindung wird dies meist der Fall sein.

- Das Neugeborene wird möglichst auf den Bauch gelegt bzw. bei einer Beugekontraktur in der Hüfte auf die Seite gelagert.
- Der **Defekt** wird mit großen sterilen mit Kochsalzlösung angefeuchteten Gazetupfern vorsichtig und locker abgedeckt. Das Kind wird dann mit trockenen warmen Tüchern bedeckt und muss unbedingt vor Auskühlung geschützt werden. Die untere Körperhälfte kann nach dem Abdecken der Zele in einen sterilen Plastiksack eingebracht werden.
- Nach Stabilisierung und Versorgung mit einer Infusion erfolgt die zügige **Verlegung in eine Kinderklinik** mit neurochirurgischer Kompetenz. In der Regel besteht keine akute Lebensgefahr, sodass dieser Transport in aller Ruhe abgewickelt werden kann.

In der Kinderklinik steht dann die schwierige Entscheidung an, ob und wie das Kind versorgt werden kann. Im Idealfall wird das Kind vom Pädiater, Neurochirurgen und Orthopäden untersucht, dann kann gemeinsam beraten werden, welche Probleme im individuellen Fall anstehen und wie sie zu lösen sind.

Hat man sich für einen Eingriff entschieden, was in den allermeisten Fällen geschieht, wird zunächst in einer **plastischen Operation** (durch einen pädiatrischen Neurochirurgen) der Zelendefekt operiert. Einen evtl. notwendigen ventrikuloperitonealen Shunt bei zunehmendem Hydrozephalus versucht man möglichst spät anzulegen, da die Komplikationsrate in den ersten Lebenswochen besonders hoch ist.

In einigen Fällen ist eine operative Versorgung nicht erfolgversprechend, bzw. die Fehlbildungen oder sonstigen Bedingungen sind **extrem ungünstig**:

- ausgedehnte Lähmung der unteren Körperhälfte (thorakale oder thorakolumbale Zele)
- bereits bei der Geburt bestehende Skoliose oder Kyphoskoliose
- ausgeprägter Hydrozephalus bereits bei der Geburt
- andere schwere Fehlbildungen, z. B. zyanotische Herzfehler oder Chromosomenanomalien.

In allen diesen Fällen ist in der Regel die Lebensqualität des Kindes durch zahlreiche Operationen, schwerste körperliche und/oder geistige Behinderung und weitere Komplikationen stark beeinträchtigt, oder es tritt trotz Operationen und Intensivtherapie der Tod an einer dieser Folgen ein.

15.3.4 Komplikationen und Probleme

Bei einigen Kindern treten aufgrund der Stammhirnfehlbildung (Atemzentrum!) Apnoen auf, und auch später sind plötzliche Todesfälle etwas häufiger.

Bei sehr großen Hautdefekten können Nekrosen der verschobenen Hautlappen vorkommen, oder die plastische Deckung ist nicht in einem Schritt möglich und erfordert zahlreiche Nachoperationen.

Bei längerem Überleben gewinnen die **urologischen Komplikationen** eine immer größere Bedeutung, also Harnwegsinfekte mit der Folge der Nierenschädigung. In vielen Fällen ist die terminale Niereninsuffizienz ein lebensbegrenzender Faktor.

Mit der anfänglichen Operation ist es also nicht getan, sondern die Kinder benötigen eine **dauerhafte qualifizierte Betreuung durch verschiedene Fachleute**:

- **(Neuro-)Pädiater:** Er übernimmt die koordinierende Rolle und muss neben den medizinischen auch die sozialen Probleme sehen und einer Lösung zuführen.
- **Neurochirurg:** eventuelle Nachoperationen, Überprüfung und ggf. Ersatz des Ventils.
- **Orthopäde:** Er kümmert sich zunächst um Fußdeformitäten, Hüftluxation und Skoliose. In vielen Fällen sind etwa ab dem 5. Lebensjahr mehrere Eingriffe nötig, um Kontrakturen und Fehlstellungen zu korrigieren. Später kann es sinnvoll sein, die Wirbelsäule operativ zu stabilisieren, sodass ein freies Sitzen ermöglicht wird und die Atmung nicht behindert ist.
- **Urologe:** Er muss die Blasenfunktion kontrollieren. Jüngere Kinder bekommen von den Eltern die Blase ausgedrückt oder durch spezielle Techniken entleert. Ältere Kinder lernen, soweit sie manuell und intellektuell dazu fähig sind, sich selbst regelmäßig (mehrmals am Tage) zu katheterisieren.

- **Physiotherapeut:** sollte von Anfang an in die Betreuung einbezogen werden, um orthopädische Probleme so weit wie möglich durch gezielte Gymnastik zu verhindern. Ferner müssen die begrenzten muskulären Reserven besonders der Beine so gezielt wie möglich eingesetzt werden, um den größtmöglichen Anteil der Patienten auf die eigenen Füße zu bekommen.
- **Psychologe:** Nicht nur der Patient selbst, sondern vor allem auch die Familie kann mit den zahlreichen Dauerproblemen überfordert sein, sodass eine psychologische Begleitung bei der Bewältigung dieser Probleme angeboten werden muss.
- Nicht zu vergessen sind **soziale Dienste,** z. B. um eine geeignete Wohnung zu vermitteln und andere staatliche Hilfen aufzuzeigen, geeignete Schulen zu finden etc.

Stillberatung

- Kinder mit neurologischen Fehlbildungen sollten normal gestillt werden.
- Allerdings bestehen oft Trinkprobleme, außerdem Schwierigkeiten durch operative Eingriffe und eine teils länger dauernde klinische Behandlung.

15.3.5 Prognose

Die Prognose hängt von der Höhe und der Ausdehnung der Lähmung ab. Bei vielen Patienten ist ein fast normales Leben möglich. Blasen- und Darmlähmung führen zu sozialen und psychischen Problemen. Bei 18 % besteht eine normale Blasenfunktion, bei mehr als der Hälfte der Patienten muss die Blase ausgedrückt oder katheterisiert werden, bei den übrigen sind operative Eingriffe erfolgt.

Nur 10 bis 20 % aller Patienten können frei laufen, und jeder achte Patient ist immer rollstuhlabhängig, die anderen können mit apparativer orthopädischer Hilfe wenigstens teilweise laufen.

Die geistige Entwicklung wird hauptsächlich durch den Grad des Hydrozephalus bestimmt, wobei sekundäre Schädigungen durch eine inadäquate Behandlung hinzukommen können.

Durch einen erfolgreichen fetalen Eingriff können alle diese Folgeprobleme deutlich reduziert werden, fast die Hälfte der Kinder kann frei laufen, und nur halb so häufig muss ein Shuntventil implantiert werden.

15.3.6 Seltene Formen eines Neuralrohrdefektes

Verwandt mit der Myelomeningozele, nur an anderer Stelle des Nervensystems und sehr viel seltener, ist die **Enzephalozele**. Hier ist eine Aussackung des Gehirns selbst erfolgt, wobei an dieser Stelle die Schädeldecke fehlt. Der Defekt kann okzipital, zervikal und in seltenen Fällen auch frontal liegen. In vielen Fällen sind diese Fehlbildungen sehr schwer und eine gute Rehabilitation ist kaum möglich. Schwere Behinderungen und Epilepsien entwickeln sich häufig.

Eine besonders schwere Fehlbildung ist der **Anenzephalus** (▶ Abb. 15.6). Hier fehlen die Schädelkalotte und das Großhirn. Stammhirnanteile liegen frei sichtbar und offen, bzw. der Kopf ist ähnlich wie bei der MMC von einer liquorhaltigen Blase bedeckt. Meist ist auch der obere Hirnstamm mit betroffen und gespalten. Das Gesicht ist durch das Fehlen des Hirnschädels fehlgebildet. Diese Kinder sind nicht lebensfähig. Schwangerschaften mit Anenzephalus neigen zur Übertragung, gelegentlich über die 44. SSW hinaus.

Neben diesen Neuralrohrdefekten gibt es noch weitere **Defekte:**

- **Meningozele:** äußerlich wie eine Myelomeningozele, allerdings sind nur Haut und Dura (harte Hirnhaut) betroffen, ohne wesentliche Beteiligung von Nervengewebe. Daher gibt es in der Regel keine neurologischen Ausfälle.
- **Lipomeningozele:** Es handelt sich um eine fettgewebsartige Masse in der Lumbal- oder Sakralregion in der Mittellinie, welche von normaler Haut, allerdings mit Pigmentanomalien und Be-

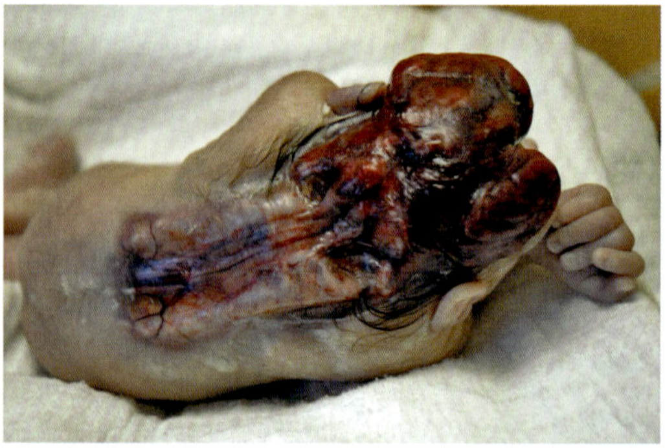

▶ **Abb. 15.6** Anenzephalus. (Kerstin Steiner, Stuttgart)

haarungen, bedeckt ist. Das lipomatöse Gewebe geht üblicherweise bis unter die Hirnhäute und steht in enger Verbindung mit dem unteren Rückenmark. Diese Verbindung ist nur in einer mikrochirurgischen Operation zu lösen.

- **Tethered Cord Syndrome:** Das untere Ende des Rückenmarks ist mit dem Ende der Wirbelsäule verwachsen. Es kommt im Rahmen des Längenwachstums zu Funktionsstörungen der Nerven in diesem Abschnitt des Rückenmarks mit Blasenentleerungsstörungen und Sensibilitätsausfällen, später auch zu motorischen Störungen. Oft ist äußerlich ein tiefes Steißbeingrübchen zu erkennen.
- Ein **unvollständiger Bogenschluss der unteren Wirbelkörper** kommt bei 5% aller Menschen vor und hat keine Bedeutung!

15.4 Andere Fehlbildungen des Nervensystems

Außer den häufigen Neuralrohrdefekten treten selten noch andere Fehlbildungen des Nervensystems auf:

- Bei der **Holoprosenzephalie** ist das Großhirn nicht oder nur teilweise in zwei Hälften differenziert, auch das Mittelhirn kann teilweise verschmolzen sein. In einem Teil der Fälle liegt auch eine Fehlbildung des Gesichtes vor. Im Extremfall fehlt die Nase und es ist nur ein Auge in der Mitte vorhanden.
- Bei der **septooptischen Dysplasie** sind die Sehnerven und die Hypophyse hypoplastisch. Als Hauptsymptom besteht ein Hypopituitarismus, also ein Ausfall der Hormone der Hypophyse mit den entsprechenden Mangelerscheinungen.
- Bei der **Balkenagenesie** fehlt der Balken, eine wichtige Hirnstruktur, die beide Großhirnhälften miteinander verbindet.
- Bei der **Lissenzephalie** und der **Pachygyrie** ist die Fältelung der Hirnoberfläche verändert. Die Gyri sind entweder zu glatt oder verplumpt. Dadurch fehlen Nervenzellen und es kommt zu einer schweren Behinderung.
- Beim **Moebius-Syndrom** fehlen die Hirnnervenkerne des Gesichtsnervs, sodass beim Neugeborenen eine beidseitige Gesichtslähmung zu beobachten ist.

Prinzipiell können alle Hirnregionen von angeborenen Fehlbildungen betroffen sein.

Stillberatung

- Kinder mit neurologischen Fehlbildungen sollten normal gestillt werden.
- Allerdings bestehen oft Trinkprobleme, außerdem Schwierigkeiten durch operative Eingriffe und eine teils länger dauernde klinische Behandlung.

15.5 Hypoxisch-ischämische Enzephalopathie (HIE)

! Leitsymptome

- **Sauerstoffmangel (meist schwergradig) in der Anamnese**
- **unterschiedlich ausgeprägte neurologische Schädigung (Koma, Schlaffheit, Apnoen und andere Atemunregelmäßigkeiten, Trinkschwäche, fehlende oder falsch ablaufende Reflexe, ausbleibende Entwicklung)**
- **Krampfanfälle**

15.5.1 Ursachen

Durch länger dauernde Mangelversorgung kann eine Hirnschädigung entstehen. Die grundlegenden Ursachen sind **Sauerstoffmangel** (Hypoxämie) und **Minderdurchblutung** (Ischämie). Verstärkt werden diese Faktoren durch eine Mangelversorgung mit Nährstoffen (z. B. Hypoglykämie) und durch Stoffwechselabweichungen, besonders Ansäuerung (Azidose).

Typischerweise sind gerade **Azidose und Hypoglykämie** Folgen eines Sauerstoffmangels, da ohne Sauerstoff der Hauptenergielieferant Glukose nicht vollständig verbrannt wird, sondern nur bis zur Stufe der Milchsäure (Laktat). Dabei kann nur ein geringer Teil der Energie gewonnen werden im Vergleich zu der Energie, die bei einer vollständigen Verbrennung in Anwesenheit von Sauerstoff freigesetzt wird. Durch den wesentlich höheren

Zuckerverbrauch kommt es zur Hypoglykämie, die einen zusätzlichen schädigenden Effekt hat. Die Azidose entsteht durch Ansammlung der Milchsäure, die nur in Anwesenheit von Sauerstoff langsam wieder abgebaut werden kann. Die Laktatkonzentration im Blut wird laborchemisch bestimmt, um das Ausmaß der Asphyxie abzuschätzen.

Eine wichtige Rolle in Bezug auf die Entwicklung einer hypoxisch-ischämischen Hirnschädigung spielt auch, ob **intrauterin**, z. B. durch Nabelschnurkomplikationen und durch eine akute Plazentainsuffizienz, schon eine Schädigung des Gehirns stattgefunden hat.

Schnelle Infusionen besonders von Volumenersatzmitteln oder hyperosmolaren Lösungen (besonders Bicarbonat), Apnoen, Krampfanfälle sowie Stressfaktoren sind weitere potenziell gefährdende Ereignisse.

Die schädigenden Faktoren haben verschiedene **Folgen:**

- Je länger eine Asphyxie dauert, umso ausgeprägter fällt der **Blutdruck**. Wenn das Kind sich erholt, steigt er wieder an und kann bei Aktivitäten und besonders bei Stress auch weit über normale Werte steigen. Daher tritt die Schädigung des Gehirns, z. B. eine Hirnblutung, oft erst dann ein, wenn das Kind sich weitgehend erholt hat. Ursache und Wirkung können hier mehrere Tage auseinanderliegen!
- **Fehlen der Autoregulation der Hirngefäße:** Normalerweise ist der Durchfluss der zerebralen Arterien so reguliert, dass bei einem höheren Blutdruck eine Art Ventilmechanismus einsetzt. Er verengt die Gefäße so weit, dass die Gesamtmenge des durchfließenden Blutes nicht mit dem Druck ansteigt, sondern konstant ist. Dadurch wird das Gehirn vor einer Überflutung geschützt. Sauerstoffmangel setzt diesen Regulationsmechanismus außer Kraft, sodass bei einem hohen Blutdruck, wie er z. B. im Anschluss an eine Stresssituation entsteht, große Blutmengen ungehindert ins Gehirn fließen und sich außerdem der hohe Druck bis in die kleinsten Gefäße auswirken kann. Zusätzlich kommt es zu Fehlverteilungen innerhalb des Gehirns. Dabei werden manche Regionen übermäßig, andere zu wenig durchblutet.
- Die **Blut-Hirn-Schranke** wird durch Sauerstoffmangel **geschädigt**, sodass viele Stoffe leichter aus der Blutbahn in das Gehirn gelangen können. Besonders wichtig ist dies bei **Bilirubin**, das normalerweise an Albumin gebunden ist und nur in geringen Mengen in das Gehirn gelangen kann. Nach einer schweren Asphyxie kann daher auch schon bei relativ niedrigen Bilirubinwerten eine bilirubininduzierte neurologische Störung, schlimmstenfalls ein Kernikterus, eintreten, weil Albumin und damit auch Bilirubin aus den Blutgefäßen ins Hirngewebe gelangen, Albumin bei Azidose das Bilirubin schlechter bindet und asphyxiegeschädigte Nervenzellen empfindlicher auf Bilirubin reagieren. Bilirubin ist also „giftiger".
- Die **exzitatorische Kaskade:** Durch die Hypoxie werden von vielen Nervenzellen zu viele erregende Neurotransmitter (Botenstoffe) ausgeschüttet, es entsteht sozusagen ein Zustand der „Selbstvergiftung" des Gehirns, der zu weiteren Schädigungen führt.

15.5.2 Folgen für das Gehirn

Die eigentliche Hirnschädigung geschieht durch die Minderversorgung mit Sauerstoff und führt zum **Untergang von Nervenzellen**, besonders in Bereichen, die von kleineren Arterien versorgt werden. Ein Teil der Nervenzellen stirbt sofort ab. Durch den Energiemangel funktioniert die Nervenzellenmembran nicht mehr, sodass Elektrolyte die Membran durchströmen, vor allem Natrium und Wasser in die Zelle ziehen, die dann „zerplatzt".

Der Hauptteil der Zellen geht aber erst nach der asphyktischen Schädigung zugrunde: Energiereiche Sauerstoffradikale schädigen in der Phase der Wiederdurchblutung die Nervenzelle weiter. Außerdem werden Neurotransmitter (Botenstoffe zwischen den Nervenzellen) in hohen, giftigen Mengen freigesetzt und führen dann zu verschiedenen Zellreaktionen wie Kalziumeinstrom, Abbau von Zellstrukturfetten und DNA, Entkopplung des Energiestoffwechsels etc. Dies führt letztlich zum **programmierten Zelltod (Apoptose)**.

Wegen der erhöhten Durchlässigkeit der Gefäße entsteht ein **Hirnödem**, das wiederum die feinen

Blutgefäße komprimiert, sodass die Durchblutung sich weiter verschlechtern kann und der Sauerstofftransport im Gewebe zusätzlich behindert wird. Der Hauptanteil des Hirnödems entsteht infolge der Gewebszerstörung (zytotoxisches Hirnödem) durch Schwellung der Nervenzellen. Da die Schädelnähte und Fontanellen offen sind, ist die Schädigung durch das Hirnödem vergleichsweise gering. Das Hirnödem ist beim Neugeborenen eher eine Folge als eine Ursache der Hirnschädigung.

In den Bereichen mit untergegangenen Nervenzellen entstehen bindegewebige Narben. Abgestorbenes Hirngewebe wird durch Liquor ersetzt, und es entstehen Zysten. Außerdem fehlt der Reiz zum weiteren Wachstum, sodass die geschädigten Hirnbereiche an der weiteren Entwicklung nicht teilnehmen. Da der nicht ausgefüllte Platz ersetzt werden muss, dehnt sich das Ventrikelsystem aus, sodass ein **Hydrozephalus ohne erhöhten Druck** entsteht (Hydrocephalus e vacuo). Ist das Gehirn sehr ausgedehnt betroffen, entwickelt sich ein Mikrozephalus durch Ausbleiben des Hirnwachstums.

Je nach der Reife des Kindes und der Art der Schädigung (Dauer, Zeitpunkt, Häufigkeit, Begleitumstände) werden unterschiedliche Hirnregionen unterschiedlich stark geschädigt. Es kann zur (multi)fokalen kortikalen Nekrose kommen. Die Folge ist z. B. eine zystische Enzephalopathie und eine Verplumpung von Hirnwindungen. Bei Infarkten im Grenzgebiet von Blutgefäßen kommt es beim unreifen Kind zur **periventrikulären Leukomalazie** (Kap. 15.7), beim reifen Kind zur **Porenzephalie** (zystische Defekte im Großhirn). Beim reifen Kind werden zudem oft die Basalganglien geschädigt. Die Folge sind extrapyramidale Bewegungsstörungen bzw. eine choreoathetische Zerebralparese.

Besonders bei **Frühgeborenen** kommt es zu **Blutaustritten**. Am meisten gefährdet und betroffen sind die Bereiche um den Nucleus caudatus, eine zentrale Hirnregion, die unmittelbar an den Seitenventrikel angrenzt. Nerven- und Gliazellen, also Stützgewebe, entstehen dort und wandern in das umliegende Gehirn aus. Die Blutungen betreffen vorwiegend die subependymale Zellschicht, also den Bereich, der unmittelbar an die Hirnventrikel angrenzt. Die größte Gefahr der Hirnblutung besteht vor der 32. SSW, weil die Blutgefäße in dieser Region dann noch keine Muskelschicht haben, also besonders dünn und verletzlich sind, und außerdem das umliegende Bindegewebe noch nicht gebildet ist. Daher entwickeln etwa 15 bis 20 % aller Neugeborenen unter 1500 g eine Hirnblutung in diesem Bereich, allerdings nicht immer mit Dauerfolgen. In einigen Fällen kommt es zu Massenblutungen in die Ventrikel oder die Hirnsubstanz.

15.5.3 Klinische Zeichen

Im **Akutstadium** finden sich die Symptome der Asphyxie (Kap. 8). Bei **leichteren Schädigungen** zeigt das Kind Übererregbarkeit, einen wechselnden Tonus und Trinkschwäche.

Bei einem **fortgeschrittenen Befund** findet man Lethargie, Koma, Schlaffheit, eine unregelmäßige Atmung, Hyperventilation, Apnoen, einen Verlust der komplexen Reflexe (Such- und Saugreflex, Mororeflex, Schluckreflex) und auch der Muskeleigenreflexe (z. B. Patellarsehnenreflex) sowie Krampfanfälle. Der Schweregrad lässt sich anhand der Symptome erfassen (Sarnat-Score).

Laborchemisch entwickeln sich eine Azidose, ein Basendefizit (Übersäuerung) > 10 mmol/l, eine Laktaterhöhung (> 8 mmol/l) und ein Anstieg der „Leberwerte" und der LDH.

Im **EEG** zeigt sich eine Abflachung der Hintergrundaktivität. Das EEG wird diskontinuierlich, d. h., plötzliche Entladungsphasen (Bursts) wechseln sich mit sehr flachen Phasen ab bis hin zum Burst-Suppression-Muster, und es kann Krampfaktivität vorhanden sein.

15.5.4 Therapie

Merke

Wichtiger als jede Behandlung ist die Prophylaxe einer hypoxisch-ischämischen Enzephalopathie durch Vermeidung zusätzlicher Risikofaktoren bei allen gefährdeten Kindern.

Man kann die Hirnschädigung minimieren durch **kontrollierte Kühlung** des Kindes. Dabei wird keine zusätzliche Wärme von außen zugeführt. Bereits im Kreißsaal werden die Wärmequellen ausgestellt, auch im Transportinkubator. Ein Beginn der Kühlung soll innerhalb der ersten 6 Std. erfolgen, am besten so zügig wie nötig nach dem Ereignis. Nur dann ist ein guter Effekt zu erwarten. Das Neugeborene wird auf eine spezielle **Kühlmatte** gelegt, wobei schwere Kinder schwieriger zu kühlen, dafür stabiler kühl zu halten sind. Die rektale Zieltemperatur liegt bei 33 °C (32,5 bis 33,5 °C), wobei diese im Idealfall innerhalb von 60 bis 70 Min. erreicht und für 72 Std. aufrechterhalten werden sollte. Diese kontrollierte Hypothermie-Behandlung kann nur in einer damit vertrauten neonatologischen Intensivabteilung mit entsprechendem Monitoring stattfinden. Weitere Therapieoptionen (z. B. Erythropoietin) befinden sich in Erprobung.

Eine ursächliche Behandlung der Enzephalopathie ist nicht möglich, die einmal eingetretene Schädigung ist nicht zu beheben. Zum Glück kann das noch wachsende Nervensystem einige Ausfälle wieder ausgleichen, und bei Schädigungen wird man alle Hilfen zur Rehabilitation anbieten.

15.5.5 Prognose

Nicht in allen Fällen führt eine hypoxisch-ischämische Hirnschädigung zu dauerhaften Folgen. Diese hängen sehr vom Ausmaß der anfänglichen Schädigung und vom anfänglichen klinischen Bild ab. Symptomatik und Ausprägung der Dauerfolgen sind äußerst variabel.

In den meisten Fällen sind **Teilleistungsschwächen** zu beobachten, z. B. motorische Ungeschicklichkeit, Entwicklungsverzögerung in einzelnen Bereichen, intellektuelle Einbußen bei bestimmten Fähigkeiten, also Symptome, die bei vielen Kindern auftreten und bei denen nicht immer der sichere Bezug auf die perinatale Ursache gelingt.

Schwerere Dauerfolgen beinhalten neben einer psychomotorischen Entwicklungsverzögerung unterschiedlichen Ausmaßes Krampfanfälle, Hydrozephalus, Mikrozephalus und Hirnatrophie mit den jeweiligen Folgeerscheinungen. In den schwersten Fällen entwickelt sich eine **Zerebralparese** (CP), teils mit schwersten Intelligenzdefekten, Tonusstörungen bis zur Spastik aller Körperregionen und zu Bewegungsstörungen (z. B. Choreoathetose mit schraubenden, ungezielten, „wurmartigen“ und werfenden Bewegungsmustern). Sehr problematisch sind dabei Schluckstörungen, die zu Speichelfluss, Aspiration und Pneumonie führen können. Häufig ist auch eine Epilepsie damit vergesellschaftet.

Die Zerebralparese kann aber auch durch verschiedenste andere Störungen ausgelöst werden, und nur ein kleiner Teil ist durch eine hypoxisch-ischämische Enzephalopathie bedingt. Man darf also eine CP nicht automatisch auf eine perinatale Asphyxie zurückführen.

> **Stillberatung**
> Wie bei allen Kindern ist Stillen wünschenswert, aber aufgrund der neurologischen Symptome nicht in allen Fällen möglich.

15.6 Hirnblutungen

! Leitsymptome

- **Somnolenz bis Bewusstlosigkeit**
- **Hypotonie**
- **Apnoen**
- **Krampfanfälle**
- **Kreislaufschock (nur bei sehr schweren Blutungen)**

15.6.1 Ursachen

Intrakranielle bzw. Hirnblutungen sind eine gefürchtete Komplikation bei Neugeborenen und noch mehr bei Frühgeborenen. Die Blutung kann durch verschiedene Mechanismen und an verschiedenen Stellen erfolgen:

Subarachnoidalblutung: Der Blutaustritt erfolgt außerhalb des Gehirns in den Liquorraum, sodass die Blutung das Gehirn teilweise oder sogar großflächig bedeckt. Ursachen sind Geburtsverletzungen oder Sauerstoffmangel. Es treten häufig Krampfanfälle auf, die aber eine gute Prognose haben. Selten kommt es durch Gefäßspasmen zu Durchblutungsstörungen.

Subdurale Blutung: Meist durch Geburtsverletzungen werden größere venöse Gefäße im Schädelinneren beschädigt, und es kommt zu großen Blutaustritten. Die Hauptgefahr besteht in einer Druckschädigung des Gehirns durch die ausgetretenen Blutmassen. Die Symptome können sehr leicht sein, aber bis zu Anfällen, Bewusstlosigkeit, Apnoe und sogar zum Tode führen. Nach subduralen Blutungen entwickeln sich gelegentlich in den Blutungshöhlen Hygrome. Dies sind Ansammlungen einer serösen Flüssigkeit, die aus dem ausgetretenen Blut stammt, aber durch die entzündliche Reizung auch aus der Umgebung nachfließen kann. Solche Hygrome können sich nach mehrfacher Punktion zurückbilden, müssen aber in manchen Fällen operiert werden.

Eigentliche **Hirnblutungen:** Am häufigsten, besonders bei Frühgeborenen, sind die peri-/intraventrikulären Blutungen. Entweder aufgrund einer solchen Blutung oder nach einer Verletzung des Gehirns bei einer traumatischen Geburt oder durch Vitamin-K-Mangel können großflächige Blutungen entstehen, meist durch Einbruch in das Ventrikelsystem. Die Hirnblutungen haben typischerweise ihren Ursprung in der periventrikulären subendymalen Keimzone (Germinalmatrix) zwischen Schweifkern (Nucleus caudatus) und Thalamus.

Häufigkeit und Schweregrad sind umgekehrt proportional zum Gestationsalter. Im Bereich der Keimzonen sind die Blutgefäße sehr anfällig für hypoxisch-ischämische Schädigungen. Die Gefäße reißen beim Frühgeborenen aufgrund ihrer Unreife sehr leicht ein. Blutdruckschwankungen und ein Versagen der Autoregulation des Blutdruckes im Gehirn spielen ebenso eine Rolle wie der ungünstige Verlauf der venösen Gefäße, der eine Stauung begünstig. Beim Einreißen des Ependyms kommt es zum Ventrikeleinbruch. Bei einer massiven venösen Stauung durch eine Blutung kann auch der arterielle Blutfluss zum Erliegen kommen, vor allem im periventrikulären Bereich, sodass ein venöser Hirninfarkt entsteht, in den es sekundär einblutet (**hämorrhagische Infarzierung**).

Die Hirnblutungen werden in folgende **Schweregrade** unterteilt:

- Grad I: subependymale Blutung
- Grad II: intraventrikuläre Blutung ohne Ventrikelerweiterung
- Grad III: intraventrikuläre Blutung mit Ventrikelerweiterung durch die Blutmenge
- Grad III mit hämorrhagischer Infarzierung

Risikofaktoren sind extreme Frühgeburtlichkeit, Asphyxie, intensive Reanimationsmaßnahmen, Pneumothorax, drastische Blutdruckschwankungen, hyperosmolare Lösungen, Infektionen, Nikotin- und Drogenmissbrauch, Untertemperatur, Azidose, erhöhter Venendruck, persistierender Ductus arteriosus und traumatische Geburten.

Merke

Beim Frühgeborenen treten die Hälfte aller Hirnblutungen in den ersten 6 bis 12 Lebensstunden auf, 90 % bis zum dritten Lebenstag.

Bei der Hälfte der Fälle von frühzeitigen Hirnblutungen ist eine weitere Ausdehnung durch **Nachblutungen** innerhalb von 3 bis 5 Tagen zu beobachten.

15.6.2 Klinische Zeichen

Intrakranielle Blutungen können sehr unterschiedliche klinische Symptome haben: Meist treten unspezifische Zeichen wie Somnolenz bis zur Bewusstlosigkeit, Hypotonie, Krampfanfälle, Apnoen, aber auch sehr variable fokale neurologische Zeichen auf.

Bei allen **größeren Blutungen**, vor allem bei Ventrikelblutungen, werden Schocksymptome beobachtet, die entweder direkt durch den Blutverlust oder indirekt durch die Hirnschädigung bedingt sind. Gerinnungsstörungen treten nach größeren Blutungen fast regelmäßig auf. Prinzipiell ist das ganze Spektrum von Symptomlosigkeit bis zur katastrophenartigen Zustandsverschlechterung möglich.

Der **Nachweis** erfolgt durch Ultraschall, nur in speziellen Fragestellungen durch MRT (Kernspintomografie). Einige Laborbefunde geben weitere Hinweise, auch auf das Ausmaß der Beeinträchtigung: Thrombozytenzahl (↓), Hämatokrit (↓), Astrup (Azidose), Gerinnungswerte. Eine verstärkte Hyperbilirubinämie durch den Zerfall des ausgetretenen Blutes wird ebenfalls häufig beobachtet.

15.6.3 Therapie

Das Hauptaugenmerk muss natürlich auf der **Prophylaxe** der Blutung liegen, und dies fängt bereits vor der Geburt an: Je reifer und je stabiler das Kind zur Welt kommt, desto geringer ist das Blutungsrisiko.

Nach der Geburt gibt es verschiedene Prinzipien und therapeutische Ansätze:

- Vermeidung der Asphyxie und ihrer Folgeerscheinungen
- *minimal handling*, also sehr schonender Umgang mit dem Kind, um Blutdruckschwankungen zu verhindern
- Indometacin drosselt bei sehr unreifen Kindern den Blutfluss im Gehirn und schließt außerdem den Ductus arteriosus.

Stillberatung

- Nach der akuten Hirnblutung ist eine intensivmedizinische Überwachung nötig.
- Wenn das Kind sich erholt, sollte so bald wie möglich mit normalem Stillen begonnen werden.

15.6.4 Prognose

Bei Blutungen der **Grade I und II** ist die Sterblichkeit sehr gering, und in der Folge entsteht meist kein posthämorrhagischer Hydrozephalus. Insgesamt ist die Prognose also recht gut.

Blutungen des **Grades III** führen durch Verstopfung der Verbindungen zwischen den Hirnventrikeln oder der Ausflussbahn aus dem 4. Ventrikel durch Blutkoagel zu einem **Hydrocephalus internus**, also zu einer Druckbelastung von innen her, sodass eine Liquordrainage („Ventil") nötig werden kann. Ein solcher Hydrozephalus entwickelt sich meist schnell, und der Kopfumfang steigt stark an. Wenn die Resorptionsmöglichkeit für den Liquor vermindert ist und durch den entzündlichen Reiz der Blutung gleichzeitig die Produktion erhöht ist, entsteht ein kommunizierender Hydrozephalus, der alle Liquorräume umfasst. In diesem Fall besteht die Möglichkeit, dass sich das Verhältnis zwischen Produktion und Resorption wieder einspielt, sodass man in manchen Fällen ohne Liquordrainage auskommt. Allerdings kann es sinnvoll sein, über einige Tage oder Wochen den überschüssigen Liquor durch Lumbalpunktionen abzulassen.

Bleibende Behinderungen kommen häufig nach Grad-III-Blutungen vor, bei einer hämorrhagischen Infarzierung immer. Auch beim posthämorrhagischen Hydrozephalus, der einer Shuntversorgung bedarf, ist eine Entwicklungsstörung die Regel.

15.7 Periventrikuläre Leukomalazie (PVL)

Leitsymptome

- **gesteigerter Muskeltonus, besonders der Beine**
- **meist komplexe „kleinere" neurologische Auffälligkeiten**
- **als Langzeitfolge spastische Lähmungen, ferner oft Seh- und Hörstörungen**
- **verlangsamte psychomotorische Entwicklung bis hin zur Zerebralparese**

Die periventrikuläre Leukomalazie ist eine durch Hypoxie, Ischämie und durch Entzündungmediatoren (bei einer Chorioamnionitis oder NEC) vermittelte Schädigung der periventrikulären weißen Substanz im unreifen Gehirn. Dieser Bereich ist bezüglich der Durchblutung eine „letzte Wiese", d. h., es gibt keine Umgehungskreisläufe und bei einem Blutdruckabfall oder anderen Durchblutungsstörungen kommen keine Sauerstoffträger mehr in diese Region. Eine moderne Bezeichnung für die Schädigung der weißen Substanz beim Frühgeborenen ist **White Matter Disease**.

Die Schädigungszone befindet sich am nach außen gerichteten Oberrand der Seitenventrikel. Hier liegen die sich differenzierenden Vorläuferzellen der Oligodendroglia, aus denen später die Markscheiden um die Nervenfasern entstehen. Die Schwere des Krankheitsbildes reicht von kleinen lokalisierten Nekrosen und Narben bis zur diffusen Schädigung mit massiver Zystenbildung.

Risikofaktoren: Der Hauptrisikofaktor ist die **Frühgeburtlichkeit**. Gefährdet sind vor allem die Frühgeborenen zwischen 27. und 30. SSW. Bei unreiferen Kindern ist die PVL eher selten. Eine (histologisch nachweisbare) Chorioamnionitis ist ein weiterer schwerwiegender Risikofaktor. Bei einem ausgeprägten Amnioninfektionssyndrom ist die Gefährdung durch die Amnionitis schwerwiegender als die Frühgeburtlichkeit.

15.7.1 Klinische Zeichen

Bei **Frühgeborenen** sind oft nur geringe Symptome zu beobachten, z. B. ein auffällig gesteigerter Muskeltonus, vor allem der Beine. Im EEG kann man oft typische Veränderungen erkennen.

Langzeitfolgen sind spastische Diplegie (Quadriplegie), in schweren Fällen Seh- und Hörstörungen sowie Störungen der kognitiven Funktion. Die PVL ist der schwerwiegendste und häufigste Grund für Zerebralparesen beim Frühgeborenen.

15.7.2 Diagnose

In der **Sonografie** zeigen sich anfangs lang anhaltende periventrikuläre Echogenitätsanhebungen, aus denen sich nach 2 bis 4 Wochen Zysten entwickeln können. Große Zysten fließen zusammen und schließen sich den Seitenventrikeln an. Es kommt zum Hydrocephalus e vacuo und zum Mikrozephalus.

15.7.3 Prophylaxe

Eine gute intrauterine Überwachung hinsichtlich Durchblutung (Doppler) und Entzündungen ist die beste Prophylaxe.

Beim **Frühgeborenen** ist nach der Geburt die Stabilisierung aller Parameter (z. B. Blutgase, Blutdruck, Blutzucker, Säure-Basen-Status, Sauerstoffversorgung) anzustreben.

> **Stillberatung**
> Wie bei allen Kindern ist Stillen wünschenswert, aber aufgrund der neurologischen Symptome nicht in allen Fällen möglich.

15.8 Krampfanfälle

> **! Leitsymptome**
> **Sehr unterschiedliche Arten von Anfällen möglich!**
> - **rhythmische Zuckungen (an mehreren Extremitäten synchron)**
> - **ruckartige Augenbewegungen**
> - **schmatzende Mundbewegungen mit Vorstrecken der Zunge**
> - **weitere atypische ungewöhnliche Bewegungsmuster, die sich häufig wiederholen**

Ein zerebraler Krampfanfall entsteht durch die anfallsartig plötzlich auftretende, exzessive, gleichzeitige Entladung bzw. Aktivität vieler Nervenzellen in Teilbereichen oder sogar im ganzen Gehirn. Krampfanfälle beginnen durch innere oder äußere Auslöser. Sie müssen von krampfartigen Zuckungen oder Verkrümmungen aus anderen Ursachen abgegrenzt werden. Der Begriff „Krampf" wird volkstümlich auch für viele andere Zustände benutzt, die nichts mit eigentlichen Anfällen zu tun haben.

Krampfanfälle zählen zu den **relativ häufigen Ereignissen**. Bei etwa 0,2 bis 0,8 % aller Neugeborenen werden Anfälle beobachtet. Bis zu 25 % der schwerkranken Früh- und Neugeborenen haben zerebrale Anfälle.

15.8.1 Klinische Zeichen

Anfälle bei Neugeborenen unterscheiden sich deutlich von Anfällen bei größeren Kindern. Dies liegt an der Unreife des Nervensystems. Trotzdem sind auch bei Neugeborenen schon verschiedene Anfallsarten zu unterscheiden:

- **Fokal klonische Anfälle:** Das Kind hat in einem bestimmten Körperbereich, z. B. einen Arm, gleichmäßige rhythmische zuckende bzw. zitternde Bewegungen über längere Zeit, die immer in derselben Weise an derselben Stelle wiederkehren. Bei dieser Anfallsart ist die allgemeine Aktivität nicht beeinträchtigt.
- **Multifokale klonische Anfälle:** Hier treten an mehreren Extremitäten solche rhythmischen Zuckungen auf. Ein wichtiges Zeichen ist dabei die Gleichzeitigkeit, denn zuckende Bewegungen an wechselnden Stellen findet man besonders bei Frühgeborenen sehr häufig, ohne dass dies etwas mit Anfällen zu tun hat.
- **Tonisch fokale oder generalisierte Anfälle:** Hier kommt es weniger zu Zuckungen, sondern vielmehr zu verkrampfenden Bewegungen einzelner Muskelgruppen oder sogar großer Körperpartien. Zu Beginn beobachtet man oft starre Blickabweichungen oder schmatzende Zungenbewegungen, im Verlauf des Anfalls nicht selten Apnoen mit Hypoxie. Solche Anfälle sind meist das Zeichen einer diffusen Hirnschädigung und haben in der Regel eine schlechte Prognose.

- **Myoklonische Anfälle:** Hier sind schnelle einzelne Zuckungen (generalisiert, fokal, multifokal) zu beobachten.
- **Subtile Krämpfe:** Die Hälfte aller Neugeborenen-Anfälle verläuft wenig charakteristisch, ohne klassische Krampfzeichen, oft auch ohne typische Veränderungen im EEG.
  Folgende Erscheinungen können beobachtet werden:
  - tonische oder ruckartige Bewegungen der Augen
  - zwinkernde oder zitternde Bewegungen der Augenlider
  - schmatzende Mundbewegungen
  - Vorstrecken der Zunge
  - atypische Saugbewegungen
  - klonische Versteifungen einzelner Extremitäten
  - an Radfahren oder Schwimmen erinnernde komplexe Bewegungen
  - Apnoen oder rhythmische Änderungen der Vitalparameter.

Durch Krampfanfälle ausgelöste Apnoen unterscheiden sich von Apnoen aus anderen Ursachen durch den anfangs (in den ersten 20 Sekunden) beschleunigten Puls, der erst dann durch die Hypoxie abfällt, während bei „normalen" Apnoen der Puls gleich zu Beginn der Apnoe abfällt. Apnoen sind selten das einzige Krampfzeichen, meist werden auch andere Krampfäquivalente zu sehen sein.

Gerade bei den subtilen Krämpfen ist die **Differenzialdiagnose** zu anderen, nicht epileptisch bedingten, anfallsartigen Zustandsänderungen oft schwierig. Hierzu zählen Zittrigkeit, gutartige Myokloni (z. B. Muskelzuckungen in der Einschlafphase), Zeichen des gastroösophagealen Refluxes, plötzliche Bronchialobstruktion. Bei allen diesen Situationen findet man stets normale Augenbewegungen. Diese Zustandsänderungen sind außerdem meist provozierbar und immer unterbrechbar. Bei Zittrigkeit sind die Zuckungen rhythmisch oszillierend (d. h., sie haben im Gegensatz zu Krämpfen keine schnelle und langsame Komponente) und schneller in der Frequenz (5 bis 6/Sek., bei Krämpfen 2 bis 3/Sek.), und es entwickeln sich keine Veränderungen der Vitalparameter.

15.8.2 Ursachen

Krampfanfälle können durch verschiedene Faktoren ausgelöst werden. In den meisten Fällen lässt sich eine solche Ursache finden. Damit kann dann meist auch eine gezielte Behandlung zur Verhinderung weiterer Anfälle beginnen. Trotzdem bleiben auch bei einer gründlichen Untersuchung fast ein Viertel der Anfälle bei Neugeborenen ungeklärt. Sie werden dann als **idiopathische** Anfälle bezeichnet.

Nach der Bedeutung und Häufigkeit kennt man folgende Ursachen:

Perinataler Sauerstoffmangel

Auslöser sind schwere Asphyxie, schwere Anämie, Hirnblutungen und alle anderen Zustände, die einen Sauerstoffmangel für länger als 10 Minuten hervorrufen. In vielen Fällen ist die Art der Schädigung nicht genau auszumachen. Fetaler Stress und Asphyxie führen sehr oft zu uncharakteristischen Anfällen, aber auch die anderen beschriebenen Anfallsarten werden beobachtet. Bei fast jedem 10. Kind mit schwerem Sauerstoffmangel treten Anfälle auf, oft kombiniert mit anderen Zeichen der Hirnschädigung.

Hirnblutungen

Nach kleineren Hirnblutungen treten eher fokale Anfälle auf, die seitendifferent mit gleichzeitigen neurologischen Auffälligkeiten (Reflexasymmetrien) beobachtet werden. Schwere Hirnblutungen treten meist nicht sofort nach dem ursächlichen Sauerstoffmangel auf, sondern bis zu drei Tage danach, wenn der Kreislauf stabilisiert ist und die Blutung in das vorgeschädigte Gewebe erfolgt. Die Anfälle sind bei solchen Kindern oft generalisiert, mit Apnoen und haben eine schlechte Prognose.

Infektionen

Infektionen können zu jedem Zeitpunkt zu Krampfanfällen führen. Am wichtigsten ist dabei die bakterielle Meningitis. Aber auch Virusinfektionen, besonders durch Herpes, CMV, seltener andere, sind von Bedeutung. Zu den selteneren Infektionsursachen zählen Toxoplasmose, Syphilis, evtl. auch HIV.

Hirninfarkte

Arterielle Hirninfarkte können zu Anfällen führen. Ursache sind oft kleine Embolien, die entweder aus der Plazenta stammen oder in Situationen mit gesteigerter Blutgerinnung (Thrombophilie) entstehen.

Stoffwechselstörungen

Stoffwechselstörungen verschiedenster Art können zu Anfällen führen. Dabei muss man unterscheiden zwischen vorübergehenden Entgleisungen im Stoffwechsel und angeborenen Defekten, die zu einer dauerhaften Abweichung bestimmter Stoffwechselfunktionen führen. Anfälle aufgrund von **vorübergehenden und behebbaren Ursachen** sind wesentlich häufiger und lassen sich leichter behandeln, besonders aber auch verhindern:

- **Hypoglykämie:** Sinkt der Blutzucker unter 30 mg%, können Hirnzellen dauerhaft Schaden nehmen, aber nur relativ selten führt dies direkt zu Anfällen. Anfälle sind sogar eher ein Zeichen für eine schon länger bestehende Hypoglykämie und bedeuten dann auch eine schlechte Prognose.
- **Hypokalzämie:** Bei einem Serumkalzium unter 1,7 mmol/l bzw. 6,8 mg/dl, vor allem bei gleichzeitig hohem Albumin (> 3,5 mg/dl), können Anfälle auftreten. Die Hypokalzämie ist oft die Folge eines passageren Hypoparathyreoidismus aufgrund einer postnatal noch eingeschränkten Phosphatausscheidung. Bei **unzureichender Ernährung** kann nach einigen Tagen ein Kalziummangel entstehen. Dabei kommt es oft zu Zittrigkeit, Klonus, verstärkten Muskelreflexen, selten aber zu Anfällen.
- **Hypomagnesiämie:** Sinkt das Magnesium unter 0,55 mmol/l bzw. 1,2 mg/dl, können Anfälle auftreten. Meist besteht gleichzeitig ein Kalziummangel.
- **Elektrolytentgleisungen**, vor allem Hyper- und Hyponatriämie, können zu Anfällen in jedem Lebensalter führen. Solche Zustände treten nach Durchfallerkrankungen, Ausscheidungsstörungen und bei Neugeborenen gelegentlich als indirekte Folge der Asphyxie auf.
- Selten kommen Anfälle vor, die durch die Gabe von Vitamin B_6 unterbrochen werden können. Sie werden deswegen als **pyridoxinabhängige Anfälle** bezeichnet. Ein eigentlicher Vitaminmangel liegt bei den Kindern nicht vor, und der genaue Mechanismus ist nicht bekannt.

Seltener, schwieriger zu erkennen und in vielen Fällen schwer oder gar nicht zu behandeln sind Anfälle, die auf **Stoffwechseldefekten** beruhen (Kap. 21):

- Erkrankungen des Aminosäurenstoffwechsels
- Fruktoseintoleranz
- Speicherkrankheiten
- zahlreiche weitere seltene Defekte

Medikamente und Suchtmittel

Wenn die Mutter während der Schwangerschaft regelmäßig Drogen konsumiert hat, ist auch das Kind daran gewöhnt und macht nach der Geburt einen körperlichen Entzug durch, bei dem sehr häufig Anfälle auftreten können. Auch einige Medikamente führen zu demselben Effekt, besonders häufig einige Epilepsiemedikamente. Über die Muttermilch können ebenfalls krampfverursachende Medikamente zum Kind gelangen, und selten sind Krampfanfälle Nebenwirkungen von Arzneien, die dem Kind direkt gegeben werden.

Bei folgenden Substanzen können **Anfälle durch Entzug** vorkommen:

- Heroin, Morphin, Methadon, Kokain und andere **Suchtmittel**: Die anderen Zeichen des körperlichen Entzugs sind wesentlich intensiver, Anfälle treten bei Heroinentzug meist schon in den ersten Lebenstagen auf, bei Methadon auch noch nach der ersten Lebenswoche, sind dabei aber sehr viel häufiger. Kokain kann zusätzlich zu Hirninfarkten führen.
- **Antiepileptika** führen in einigen Fällen zu Fetopathien (z. B. Hydantoin). In der Folge können dauerhafte Epilepsien entstehen. Entzugskrämpfe sind relativ selten.

Medikamente, die durch direkte Gabe oder über die Muttermilch Anfälle auslösen können:

- **Lokalanästhetika**, die unnötigerweise oder falsch angewendet werden, z. B. bei Skalpelektroden oder anderen Maßnahmen, können zu Krampfanfällen führen, wenn sie, was sehr leicht geschieht, in den Kreislauf gelangen.

- **Theophyllin** in hohen Dosen kann ebenfalls Anfälle hervorrufen. Das Medikament kann bei falsch dosierter Therapie beim Kind kumulieren, daher sind Blutspiegelkontrollen unerlässlich. Auch über die Muttermilch können hohe Spiegel erreicht werden.

Genetische Ursachen

In einigen Familien kommen dominant erbliche Krampfanfälle bei Neugeborenen vor (vererbt auf Chromosom 20). Allerdings krampft nicht jeder Erbträger. Die Anfälle sind multifokal, also uneinheitlich, und können über mehrere Wochen anhalten. Ein kleiner Teil der Patienten entwickelt später eine Epilepsie. Die familiär auftretenden gutartigen „5-Tages-Krämpfe" sind sehr selten und ursächlich nicht geklärt.

Hirnfehlbildungen

Bei Hirnfehlbildungen kommt es sehr häufig zu Anfällen, sodass immer auch nach solchen Fehlbildungen gesucht werden muss, wenn Anfälle sich anders nicht erklären lassen. Bei vielen Hirnfehlbildungen bestehen auch äußere Stigmata oder Besonderheiten, sodass man auf die Diagnose gelenkt wird. Typische Beispiele: tuberöse Hirnsklerose, Bloch-Sulzberger-Syndrom, Sturge-Weber-Syndrom, Hirnfehlbildungen wie Holoprosenzephalie, Balkenaplasie, Porenzephalie, Lissenzephalie.

Physikalisch ausgelöste Anfälle

Physikalisch ausgelöste Anfälle sind selten. Hauptauslöser ist **Unterkühlung** unter 30 °C, was gelegentlich bei ausgesetzten Kindern beobachtet wird. Krampfanfälle durch plötzlich steigendes Fieber treten meist erst nach dem ersten Lebensjahr auf.

15.8.3 Diagnostik

Neben der Familien- und Geburtsanamnese und der klinischen Untersuchung sollten immer Blutwerte (Zucker, Elektrolyte, Entzündungszeichen, Blutgase) bestimmt und eine Schädelsonografie durchgeführt werden.

Ein EEG ist bei differenzialdiagnostischen Problemen und zur Beurteilung der Hintergrundaktivität hilfreich. Bei Infektionsverdacht muss eine Lumbalpunktion durchgeführt werden. In speziellen Fällen werden eine ausgedehnte Stoffwechseluntersuchung und/oder ein MRT (Kernspintomografie) nötig werden.

15.8.4 Therapie

Jeder Krampfanfall sollte so gut wie möglich unterbrochen werden. Besonders Frühgeborene sind durch Krampfanfälle gefährdet. Der arterielle Mitteldruck steigt während des Anfalles um 40 bis 100 %, und damit steigt die Gefahr der Hirnblutung. Sind dann noch zusätzliche ungünstige Faktoren vorhanden wie eine Azidose oder ein Sauerstoffmangel, z. B. aufgrund eines schweren Atemnotsyndroms, steigt das Risiko, einen Krampfanfall zu erleiden, stark an, weil die Blutdruck-Autoregulation der Hirngefäße außer Kraft gesetzt wird.

Eine **Infusion** ist notwendig, um einerseits Glukose und andere Nahrungsstoffe zuführen zu können, und ferner für die Gabe von Medikamenten.

Die Behandlung richtet sich **nach der Ursache**, d. h., diese sollte nach Möglichkeit ausgeschaltet werden. So lassen sich Anfälle bei Hypoglykämien mit Glukoseinfusion, bei Hypokalzämie mit intravenösem Kalzium oder bei Opiatentzug mit Morphin sehr schnell und gezielt behandeln.

- Verschiedene **Antikonvulsiva** (krampflösende Medikamente) sind für Neugeborene geeignet, vor allem Phenobarbital und verwandte Substanzen, Phenytoin, und Diazepine. Da diese Medikamente die Atmung unterdrücken oder die Herz- und Kreislauffunktion beeinträchtigen können, sollten sie nur von erfahrenem Personal angewendet werden.
- Eine **lückenlose Überwachung** des Kindes und die zur Stabilisierung der Vitalfunktionen nötigen Medikamente und Gerätschaften sind selbstverständlich notwendig.

Wenn eine kurz bestehende eindeutig definierte Ursache bestand, z. B. eine Elektrolytentgleisung, kann die Behandlung bald wieder beendet werden. In den meisten Fällen wird die Therapie über längere Zeit fortgesetzt. Wenn keine Anfälle mehr aufgetreten sind und das EEG sich normalisiert hat, kann (je nach Ursachen) nach Tagen bis Monaten die Behandlung schrittweise wieder beendet werden.

Stillberatung

- Kinder mit Krampfanfällen werden prinzipiell normal ernährt, d. h. gestillt.
- Solange die Krampfanfälle noch nicht medikamentös beherrscht sind, kann eine Sondenfütterung nötig sein, auch um Aspirationen zu vermeiden.

15.8.5 Prognose

Die Prognose bezüglich der geistigen Entwicklung ist je nach dem Anfallstyp und vor allem je nach Ursache sehr unterschiedlich. Mit einer **normalen Entwicklung** kann gerechnet werden bei Krampfanfällen durch:

- spät auftretende Hypokalzämie (100 %)
- Subarachnoidalblutung (90 %)
- Hypoglykämie (30 bis 70 %)
- keine erkennbare Ursache (75 %)
- früh auftretende Hypokalzämie (50 %)
- diffuse Hirnschädigung/Hypoxie (30 bis 50 %)
- Meningitis (11 bis 60 %)
- parenchymatöse Hirnblutung (10 %)
- Hirnfehlbildungen (0 %)

Bei den letztgenannten Ursachen ist mit hoher Wahrscheinlichkeit eine dauerhafte Krampfaktivität zu erwarten.

15.9 Neonatales Entzugssyndrom und Folgeschäden durch Drogen

Leitsymptome

- **bekannter Abusus der Mutter**
- **Übererregbarkeit, gesteigerte Reflexe**
- **schrilles Schreien**
- **Krampfanfälle**
- **gastrointestinale Symptome (Reflux, Erbrechen, dünne Stühle etc.)**

Immer häufiger kommen Frauen zur Entbindung, die während der Schwangerschaft Drogen konsumieren. Davon kann bereits der Fetus Schaden nehmen, aber auch das Neugeborene ist davon betroffen.

Drogen, die ein neonatales Drogenentzugssyndrom auslösen können, sind:

- Opiate: Kodein, Heroin, Methadon, Morphin u. a.
- Barbiturate
- Benzodiazepine
- Alkohol
- Amphetamine
- Kokain u. a.

Drogen sind meist wasserlöslich und lipophil, dadurch leicht plazentagängig und reichern sich im Fetus an. Im Fetus ist die Halbwertszeit verlängert. Die meisten Drogen sind Substanzen, die an ZNS-Rezeptoren binden oder die Freisetzung oder Wiederaufnahme von Neurotransmittern beeinflussen. Dadurch ergibt sich ein langandauernder Effekt auf sich ausbildende dendritische Strukturen: Die Vernetzung von Nervenzellen wird gestört. Zusätzlich gibt es einen direkt toxischen Effekt auf fetale Zellen und durch direkte physiologische Effekte (z. B. Vasokonstriktion durch Kokain).

15.9.1 Anamnese

Die **Drogenanamnesen** der Mütter sind häufig unzureichend hinsichtlich der Menge und der Art der Drogen, weil Angaben verschwiegen oder zurückgehalten werden. Häufig liegt ein Mischabusus mit Medikamenten, Alkohol und/oder Nikotin vor. Zusätzlich bestehen oft soziale Probleme. Viele dieser Frauen sind erheblich mangel- oder fehlernährt. In vielen Fällen liegen auch Infektionen (Hepatitis B, C, HIV, Lues u. a.) vor.

Geburtshilfliche Komplikationen sind häufig: Abort, Totgeburt, Frühgeburt, vorzeitiger Blasensprung, Chorioamnionitis, vorzeitige Wehen, vorzeitiger Mekoniumabgang, fetale Wachstumsretardierung (bei Kokain zusätzlich arterielle Hypertension, vorzeitige Plazentalösung, Arrhythmien, Myokardischämien, Hirninfarkte).

Beim **Neugeborenen** kann ein Drogenscreening im Urin, im Mekonium (sensitiver, aber labortechnisch schwieriger) und in Haaren durchgeführt werden.

15.9.2 Klinische Symptome

Symptome des neonatalen Drogenentzugssyndroms sind Übererregbarkeit, gesteigerte Reflexe, muskuläre Hypertonie, Geräuschempfindlichkeit, schrilles Schreien, Krämpfe, gesteigerte Wachheit, gesteigertes Suchen, ineffektives Saugen und Schlucken, Reflux, Erbrechen, dünne Stühle, Tachypnoe, Apnoe, Gähnen, Schluckauf, behinderte Nasenatmung, Temperaturerhöhung, Tränenfluss und fehlende Gewichtszunahme.

Generell sieht man allgemeine Zeichen der ZNS-Irritabilität, verändertes Verhalten und eine veränderte vegetative Symptomatik. Die Symptome können mit einem Score (z. B. dem Finnegan-Score oder dem Lipsitz-Score) quantifiziert werden.

15.9.3 Besonderheiten einzelner Drogen

Opiate

Opiate (z. B. Heroin, Methadon) binden an Opiatrezeptoren im Gehirn, ein Teil der Entzugssymptomatik resultiert aus einer alpha-adrenergen Überempfindlichkeit. 60 bis 90 % der Neugeborenen von opiatabhängigen Müttern machen einen neonatalen Entzug durch. Die Symptome beginnen Minuten nach der Geburt bis 1 bis 2 Wochen postnatal (meist am 2. bis 3. Lebenstag), bei Methadon auch bis zu 4 Wochen postnatal. Ein protrahierter Verlauf und Rückfälle sind möglich. Für bis zu 6 Monate bestehen eine vermehrte Wachheit, Unruhe, Agitiertheit, Tremor und Ernährungsprobleme.

Prognose: Das SIDS-Risiko ist erhöht, häufige Folgen sind Schielen, Auffälligkeiten im Verhalten, in der Wahrnehmung und im Anpassungsverhalten. Ein positives Umfeld wirkt sich auf die Entwicklung förderlich aus.

Kokain

Kokain verhindert die Wiederaufnahme von Neurotransmittern (Adrenalin, Noradrenalin, Dopamin und Serotonin) an Nervenendigungen. Es kommt zu einer gesteigerten ZNS-Stimulierung und Sympathikusaktivierung. Kokain wirkt sehr stark gefäßverengend: der Uterus- und Plazenta-Blutfluss sind reduziert. Dadurch entstehen fetale Sauerstoffmangelzustände, eine arterielle Hypertonie bei Mutter und Fetus und eine Verminderung des zerebralen Blutflusses.

Symptome beim Neugeborenen sind intrauteriner Minderwuchs, Reizbarkeit, Bluthochdruck, schrilles Schreien, Hyperreflexie, abnormer Schlaf-wach-Rhythmus. Die Symptome sind anfangs oft Zeichen einer Kokainintoxikation und werden dann durch Lethargie und Hypotonie abgelöst. Pathologisch-anatomische Folgen sind eine NEC, Darmperforationen, Hirnblutungen und -infarkte, Krämpfe und Apnoen.

Kokain ist auch **teratogen**: ZNS-Abnormalitäten, kardiovaskuläre Anomalien, Gliedmaßendefekte, Atresien und Fehlbildungen im Verdauungstrakt werden beobachtet.

Prognose: Das SIDS-Risiko ist erhöht. Mit einem Jahr zeigt sich ein Aufholwachstum bis auf den Kopfumfang, mit 3 bis 4 Jahren fallen Schwierigkeiten im Sprachverständnis, in der Ausdrucksfähigkeit, der Merkfähigkeit und der Informationsverarbeitung auf, später Hyperaktivität, Ablenkbarkeit und Sozialisierungsprobleme.

Alkohol

Alkohol ist die häufigste Droge. Er ist angstlösend, schmerzlindernd und führt zu einer Dämpfung der Hirnfunktionen. Alkohol überwindet die Plazenta und schränkt ihre Funktion ein. Der Effekt ist dosisabhängig, es ist jedoch **kein sicherer Grenzwert** bekannt („jedes Glas zählt"). Das Risiko einer Alkoholembryopathie beträgt bei häufig oder regelmäßig trinkenden Schwangeren 35 bis 40 %. Aber auch ohne das typische Bild sind angeborene Anomalien und Intelligenzdefekte möglich.

> **Merke**
> **Alkohol ist der häufigste Grund einer angeborenen geistigen Retardierung.**

Symptome einer Alkoholembryopathie sind Wachstumsretardierung, ZNS-Beeinträchtigungen, Irritabilität, Hyperaktivität, Entwicklungsverzögerung und eine Gesichtsdysmorphie: Mikrozephalie, kleine Lidspalte, schmales flaches Philtrum (= mediane Rinne der Oberlippe), dünnes Oberlippenrot, hypoplastischer Oberkiefer (▶ **Abb. 15.7**). Bei Frühgeborenen treten gehäuft Hirnblutungen und -durchblutungsstörungen (PVL) auf.

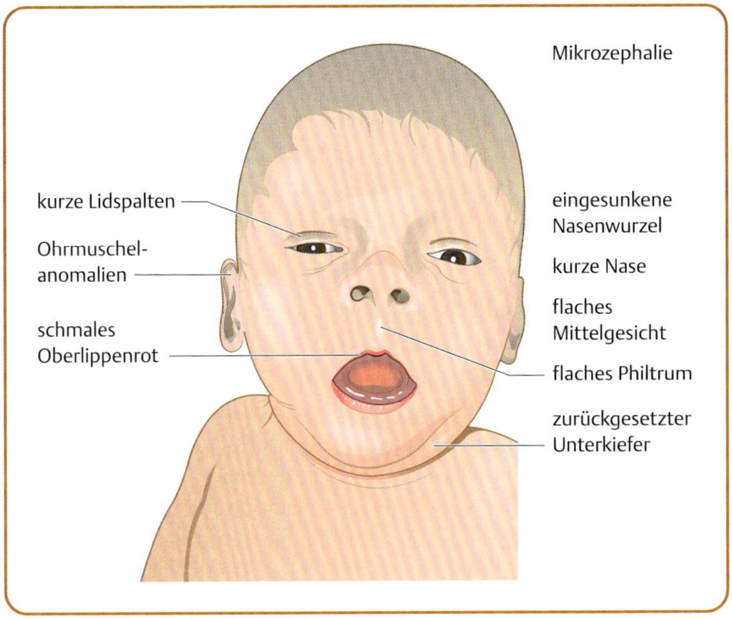

▶ **Abb. 15.7** Alkoholembryopathie. (Jorch G, Hübler A, Hrsg. Neonatologie. Stuttgart: Thieme; 2015)

Cannabis

Wegen der langen Halbwertszeit findet kein körperlicher Entzug statt. Zu beobachten sind intrauterine Wachstumsretardierung und Frühgeburtlichkeit. Es gibt einen milden Effekt auf das Verhalten des Kindes. Oft haben die Kinder später ein reduziertes abstraktes und visuelles Vorstellungsvermögen.

Nikotin

Regelmäßiges Rauchen führt zu Dystrophie („Mangelgeburt"), Frühgeburt und Aborten. Beim Neugeborenen finden sich Übererregbarkeit (Hyperexzitabilität), gastrointestinale Symptome und schlechtes Gedeihen. Das Risiko für einen plötzlichen Säuglingstod (SIDS) ist erhöht.

15.9.4 Therapie des neonatalen Entzugs

Es sollte nicht prophylaktisch behandelt werden.

- Unterstützend wirkt **minimale Stimulation** (dunkles, ruhiges Umfeld). Beim Lagern sollte eher die Beugung gefördert und exzessives Schreien sollte vermieden werden (Schnuller, Körperkontakt, Fütterung ad libitum).
- **Medikamentöse Behandlung** bei zunehmender Irritabilität und Fütterungsproblemen mit **Morphin** oral (bei Krampfstatus auch i. v.). Morphin kontrolliert Krämpfe durch Opiatentzug besser als Phenobarbital.
- Mit **Phenobarbital** lassen sich die ZNS-Symptome behandeln, nicht jedoch die peripheren (z. B. gastrointestinalen) Symptome.

Cave

Kindern Opiat-abhängiger Mütter darf kein Naloxon verabreicht werden, da sonst schwere Entzugssymptome ausgelöst werden können. (Naloxon wird normalerweise bei anästhesiebedingter Atemdepression des Neugeborenen eingesetzt.)

Die **Einbindung der Familie** in ein soziales Konzept ist notwendig. Die Eltern müssen sich an Auflagen halten, die ihre Zuverlässigkeit dem Kind gegenüber fördern sollen. Es besteht eine gesteigerte Gefahr der Vernachlässigung und der Kindsmisshandlung in Familien mit Drogenkonsum! Daher sind Jugendamt/Familienhebammen und andere soziale Dienste rechtzeitig zu informieren, damit nach der Entlassung keine Betreuungslücke entsteht.

Stillberatung

- Stillen ist prinzipiell möglich, wenn die Mutter körperlich und psychisch dazu in der Lage ist und keine Schadstoffe bzw. Drogen über die Milch weitergegeben werden.
- Infektionsgefahr beachten (Hepatitis B und/oder C, HIV)!

15.10

Augenerkrankungen

Auch wenn beim Neugeborenen die Sinnesorgane noch nicht dieselben Leistungen und Funktionen besitzen wie im späteren Leben, so können doch Störungen bestehen, die eine normale Entwicklung infrage stellen. Daher ist es von großer Bedeutung, solche Probleme **rechtzeitig zu erfassen**, um notwendige therapeutische Schritte rechtzeitig einleiten zu können. Die wichtigsten Fehlbildungen und Erkrankungen der Sinnesorgane betreffen Auge und Ohr.

15.10.1 Augeninfektionen

Leitsymptome

- **Verklebung des Augenspaltes**
- **eitrige Absonderung, meist aus beiden Augen**

Ursachen

Die bekannteste Infektion ist die **Gonorrhö**, also die Infektion mit Gonokokken (Kap. 24.7.5). Bei Neugeborenen kommt es nach 1 bis 4 Tagen zu eitrig-grünlichen Absonderungen aus beiden Augen mit Verklebung. Unbehandelt führt diese Infektion zur Blindheit.

Kurz nach der Entdeckung des Zusammenhangs zwischen einer Gonorrhö der Mutter und dieser Infektion beim Kind wurde von **Credé** die prophylaktische Lokalbehandlung mit Silbernitratlösung eingeführt, die bald als gesetzliche Maßnahme vorgeschrieben wurde und unzählige Kinder vor Blindheit bewahrt hat. Heute hat diese Infektion an Häufigkeit sehr abgenommen, da Gonokokkenerkrankungen meist ausreichend behandelt sind, die Erkrankung insgesamt seltener geworden ist und außerdem jederzeit eine erfolgreiche Behandlung mit Antibiotika möglich ist, sodass heute in entwickelten Ländern keine Credé-Prophylaxe mehr durchgeführt wird.

Derzeit von größerer Bedeutung sind **Chlamydieninfektionen** (Kap. 24.7.1), die meist in der zweiten Woche nach der Geburt manifest werden.

Weitere Erreger, die bakterielle Konjunktivitiden verursachen können, sind Staphylokokken, Streptokokken und E. coli. Alle sind auch Sepsiserreger. Aus einer lokalen Infektion des Auges wird gelegentlich eine Allgemeininfektion, besonders bei Frühgeborenen und empfindlicheren Kindern. Selten kann durch Herpesviren eine Keratokonjunktivitis ausgelöst werden.

Begünstigende Umstände für die häufigen Augeninfektionen sind ein reduzierter Abfluss der Tränen durch den engen Tränenkanal der Neugeborenen, sodass sich Bakterien anreichern können. Außerdem fehlen noch die IgA-Antikörper in der Tränenflüssigkeit, die für die Abwehr der Bakterien wichtig sind.

Diagnose

Bei jeder Konjunktivitis ist eine **bakteriologische Untersuchung** notwendig. Diese Untersuchung dient ferner dem Ausschluss der Reizkonjunktivitis, die durch chemische Reize ausgelöst werden kann. Dazu zählt paradoxerweise auch das Silbernitrat bei der Credé-Prophylaxe. Doch diese Reizung klingt ohne Behandlung innerhalb von ein bis zwei Tagen von selbst wieder ab.

Therapie

Besteht lediglich eine **Sekretion** ohne konjunktivale Reizung, genügt das regelmäßige Auswaschen von außen nach innen.

Bei einer konjunktivalen Reizung sind lokale Antibiotika anwendbar. Bei einer **Schwellung** der Lider muss diese beginnende Orbitalphlegmone mit einer systemischen antibiotischen Therapie behandelt werden. Muttermilch ist keine geeignete Substanz zur Augenpflege und kann durch die Fettbestandteile und ggf. enthaltene Bakterien Infektionen sogar fördern.

15.10.2 Fehlbildungen des Auges

Fehlbildungen des Auges kommen meist nicht isoliert vor, sondern stehen fast immer im Zusammenhang mit anderen inneren und/oder äußeren Fehlbildungen. Beim Auge gibt es verschiedene Möglichkeiten der Fehlanlage bzw. -entwicklung:

Leitsymptome

- **Mikrophthalmus: Das Auge ist wesentlich zu klein.**
- **Kolobom: Die Iris (und evtl. zusätzlich Netzhaut und Aderhaut) ist nicht rund, sondern an einer Stelle, meist nach unten, offen.**
- **Katarakt: Linsen- oder Hornhauttrübung.**
- **Fehlen des Auges oder schwere kombinierte Fehlbildungen sind selten.**

Besonders häufig sind Augenfehlbildungen bei Rötelnembryopathie (Mikrophthalmus, Kap. 24.6.11) und Trisomie 13 (Mikrophthalmus oder Fehlen von Augen, Kap. 23.5).

Eine sporadisch vorkommende, meist erst nach einigen Wochen entdeckte Fehlbildung ist die **Tränengangsstenose**. Die Tränen fließen normalerweise im inneren Augenwinkel über einen feinen Kanal in Richtung Nase, deshalb muss man sich beim Weinen auch schnäuzen. Wenn dieser Kanal an der Einflussstelle im Augenwinkel durch eine Membran verschlossen ist, haben diese Kinder ein dauerndes Tränenträufeln auf der betroffenen Seite, und es bildet sich ein eitrig erscheinender Rückstand. Der Tränenkanal kann vom Augenarzt in einem kleinen Eingriff in Sedierung geöffnet werden.

15.10.3 Retinopathie des Frühgeborenen

Leitsymptome

- **keine Frühsymptome, die von außen erkennbar wären**
- **unterschiedlich ausgeprägte Sehschwäche bis zur völligen Blindheit**
- **Nystagmus, fehlender Blickkontakt**

Die Retinopathie des Frühgeborenen (**RPM: R**etinopathia **p**rae**m**aturorum oder **ROP:** ***r****etinopathy* ***o****f* ***p****rematurity*) ist eine Erkrankung der unreifen, sich entwickelnden Netzhautgefäße. Charakteristisch sind der Verschluss der unreifen Netzhautgefäße und Gefäßneubildungen, die sich in den Glaskörper ausbreiten sowie zu Netzhautblutungen, Vernarbungen/Fibrose und Netzhautablösung führen können. Das Endstadium bezeichnet man auch als retrolentale Fibroplasie. Dann befindet sich hinter der Linse eine Narbenplatte. Die Folge ist **Blindheit!** Normalerweise entwickeln sich die Netzhautgefäße in der 16. SSW vom Sehnerv ausgehend zum Netzhautrand. Dies ist in der 40. SSW abgeschlossen, damit endet die Retinopathie-Gefährdung.

Häufigkeit: Etwa 80 % der überlebenden Frühgeborenen < 28 SSW entwickeln eine Retinopathie. Glücklicherweise bildet sich die Erkrankung meistens zurück, bevor sich eine narbige Fibrose bildet. Bei ca. 16 % der Frühgeborenen mit einem Geburtsgewicht unter 750 g erreicht die RPM ein Stadium, das operativ therapiert werden muss. Die Retinopathie ist eine der häufigsten Ursache für Blindheit bei Kindern in den „entwickelten" Ländern.

Ursachen

Im frühen Stadium kommt es zu Gefäßverengungen und -verschlüssen als **Reaktion auf Hyperoxämien** (zu hoher Sauerstoffgehalt im Blut). Im zweiten Stadium kommt es zu Gefäßneubildungen (Neovaskularisation), angeregt durch Wachstumsfaktoren (*vascular endothel cell growth factor*, VEGF), die von der gefäßlosen Netzhaut bei Hypoxie gebildet werden. Diese Gefäße sind brüchig und durchlässig, wodurch es zu Wucherungen (Proliferationen) außerhalb der Netzhautebene kommt. In deren Folge entwickeln sich Netzhautverziehungen und dadurch Netzhautablösungen.

Risikofaktoren sind (extreme) Frühgeburtlichkeit, ein geringes Geburtsgewicht, reduzierte Spiegel des Wachstumhormons Insulin-like Growth Factor 1, Hyperoxämie, eine längere Beatmungsdauer, bronchopulmonale Dystrophie, Schwankungen in den Blutgasen, Dexamethason und Vitamin-E-Mangel.

Prophylaxe

Als Prophylaxe sollten bei **Frühgeborenen in den ersten Lebenswochen** Hyperoxämien (Überdosierung von Sauerstoff) vermieden werden. Es gibt keine als sicher etablierten Werte, arteriell wird

- intermediäre Form: Beginn im Kleinkindalter, bessere Prognose (SMA II)
- spätmanifeste Form: Beginn im Jugendalter, keine komplette Lähmung, (fast) normale Lebenserwartung mit zunehmender Bewegungseinschränkung (SMA III)

Alle Formen sind autosomal rezessiv erblich. Bei der schweren Form der Erkrankung sind bereits die Kindsbewegungen besonders schwach und gegen Ende der Schwangerschaft deutlich nachlassend. Das Neugeborene ist auffallend schlapp und ohne Muskeltonus (**floppy infant**). Im Extremfall liegt noch eine Arthrogryposis (Kap. 17.3) vor. Die Spontanbewegungen sind reduziert, in Rückenlage berühren die Knie die Unterlage („Froschhaltung").

Bei genauer Untersuchung des Kindes entdeckt man Faszikulationen (kleine zuckungsartige Bewegungen, vor allem an der Zunge). Die Muskeleigenreflexe fehlen. Durch die flache Atmung und die fehlende Kraft zum Abhusten von Sekret kommt es häufig zu Lungenentzündungen oder Atelektasen (Zusammenfallen einzelner Lungenabschnitte). In der Regel sterben die Kinder auch an Ateminsuffizienz. Der Tod tritt fast immer im ersten Lebensjahr ein, sehr selten nach dem dritten. Eine Behandlung ist nicht möglich.

Für die SMA I (und unter bestimmten Bedingungen auch für die SMA II) stehen drei Therapieoptionen zur Verfügung:

Nusinersen ist eine Substanz, die in die Genregulation der Vorderhornzellen eingreift und sie vor dem Untergang schützt. Das Medikament wird regelmäßig in den Spinalkanal gespritzt und führt zumindest bei einigen Kindern dazu, dass sie sitzen und sogar mit Einschränkungen laufen lernen, zumindest ganz deutlich länger leben.

Onasemnogen Abeparvovec ist eine Gentherapie: Das defekte Gen wird ausgetauscht. Dazu muss einmalig eine Infusion mit dem Genvektor durchgeführt werden. Mit dieser Behandlung können alle noch vorhandenen Vorderhornzellen gerettet werden, sodass die motorische Entwicklung zwar nicht normal, aber doch vergleichsweise gut verläuft.

Risdiplam ist ein oral einzunehmendes Medikament, das die Ablesung des SMA-Gens vor dem defekten 7. Exon modifiziert und zu einem verkürzten aber zumindest teilweise funktionstüchtigen Genprodukt führt.

Alle drei Therapien sind nur sinnvoll, wenn sie frühzeitig begonnen bzw. durchgeführt werden. Diese extrem teuren Behandlungen sind an bestimmte, auch genetische Faktoren gebunden und stehen nicht jedem Kind mit SMA zur Verfügung. Durch diese Optionen gewinnt auch die komplexe Versorgung mit Physiotherapie, Hilfsmitteln etc. an Bedeutung.

Kinder mit SMA II werden in der Regel nicht sofort nach der Geburt diagnostiziert. Die meisten sind mit etwa 3 Jahren rollstuhlpflichtig, entwickeln bald eine sehr ausgeprägte Skoliose und in der Folge Atemprobleme. Noch ist unklar, wie weit auch diese Kinder von den neuen Therapien profitieren und wie die Prognose sich dann verbessern könnte.

Stillberatung

- Bei der spinalen Muskelatrophie sollte versucht werden, normal zu stillen.
- Es kann passieren, dass das (unbehandelte) Kind zunehmend keine Kraft mehr hat, ausreichend zu trinken.
- Bei den anderen Erkrankungen gibt es meist keine schwerwiegenden Stillprobleme.

15.12.2 Progressive Muskeldystrophie

Die progressive Muskeldystrophie ist eine Muskelerkrankung im eigentlichen Sinne, denn hier kommt es durch einen genetischen Defekt zum Funktionsverlust von Muskelfasern. Es gibt unterschiedliche Formen:

- **infantile Form (Duchenne):** Zunächst ist vorwiegend die Becken- und Unterschenkelmuskulatur betroffen, dann zunehmend die gesamte Muskulatur. Beginn der Symptomatik im Kleinkindalter
- **spätmanifeste Form (Becker-Kiener):** Beginn im Jugendalter, vorwiegend Schultergürtel/Arme betreffend, nur leicht progredient, mit (fast) normaler Lebenserwartung
- weitere Typen sind extrem selten

Beide Formen sind X-chromosomal erblich, deshalb erkranken nur Jungen (etwa 1 : 5000). Mädchen sind Erbträger, aber selbst gesund.

Klinische Zeichen

Bei der klassischen Form (Duchenne) fallen die Kinder zunächst durch eine gewisse „Faulheit" und ein verspätetes Laufenlernen auf. Erst wenn die Bewegungsfähigkeit etwa ab dem 3. Lebensjahr abnimmt und die Jungen dann später beim Aufstehen die Hände zu Hilfe nehmen und sich am Oberschenkel abstützen müssen (Gower-Zeichen), um den Körper aufzurichten, erfolgt meist die Diagnosestellung. Im Blut sind die Muskelenzyme (CK) stark erhöht.

Prognose

Die Bewegungsfähigkeit nimmt dann weiter ab, und je nach dem Verlauf sind die Jungen etwa ab dem 10. Lebensjahr rollstuhlpflichtig, weil sie auch kurze Strecken nicht mehr gehen können.

Bei aufsteigender Symptomatik ist etwa um das 20. Lebensjahr die Atemmuskulatur so weit betroffen, dass Lungenentzündungen häufiger werden und letztlich die Sterblichkeit steil ansteigt. Wesentlich älter werden die meisten Patienten nicht.

Durch intensive Physiotherapie und später Hilfe zum Atmen (nächtliche Maskenbeatmung) kann der Tod um einige Jahre hinausgezögert werden. Der Verlauf kann auch durch eine Herzmuskelerkrankung und Rhythmusstörungen kompliziert werden.

Eine **pränatale Diagnostik** ist möglich. Bei einigen Patienten mit speziellen Stop-Mutationen kann durch eine medikamentöse Therapie der Verlauf etwas verlangsamt werden.

15.12.3 Myasthenia gravis

Eine meist vorübergehende Muskelerkrankung ist die Myasthenia neonatorum. Bei der Myasthenie werden Antikörper gegen die Acetylcholin-Rezeptoren der neuromuskulären Endplatte gebildet, sodass die Nervenimpulse nicht mehr an der Muskelfaser wirksam werden und dadurch eine sehr schnelle Erschöpfung der Muskelerregbarkeit mit entsprechender Symptomatik eintritt.

Wenn die **Mutter an Myasthenie erkrankt** ist, kann sie zwar selbst behandelt werden, aber die mütterlichen Antikörper treten ungehindert auf den Fetus über, der damit passiv erkrankt. Die entsprechende Muskelschwäche mit Trink-, Schluck- und Atemstörungen ist daher als vorübergehend anzusehen, bis die mütterlichen Antikörper nach einigen Wochen aufgebraucht sind.

15.12.4 Myotone Dystrophie

Eine weitere, meist von der Mutter vererbte Muskelerkrankung ist die myotone Dystrophie. Auch hier sind die Neugeborenen auffallend muskelschwach, z. T. schlaff, und atmen unzureichend, sodass zeitweise eine Beatmung nötig wird. Fällt die myotone Dystrophie schon beim Neugeborenen auf, bedeutet dies in der Regel einen schweren Verlauf. Bei dieser dominant erblichen Erkrankung beobachtet man oft, dass sie von Generation zu Generation an Intensität zunimmt.

Die **Mutter** hat, wenn sie erkrankt ist, ein typisches Symptom: Wenn sie die Hand gibt, kann sie diese schlecht wieder öffnen, und dies bemerkt man sofort.

16 Erkrankungen und Fehlbildungen der Harn- und Geschlechtsorgane

16.1 Fehlbildungen der Nieren und der Harnwege

Leitsymptome

- **keine einheitlichen Symptome, da sehr unterschiedliches Spektrum an Fehlbildungen**
- **häufige Harnwegsinfekte**
- **Harnträufeln**
- **keine Urinentleerung im Strahl möglich**

Ein komplettes **Fehlen beider Nieren** (Nierenagenesie mit resultierender Potter-Sequenz) ist bei etwa 1 : 10 000 Kindern zu erwarten. Dadurch wird sehr wenig Fruchtwasser gebildet. Deswegen besteht fast immer eine beidseits hypoplastische Lunge, denn das Lungengewebe kann sich nur durch „Atmung" von Fruchtwasser entwickeln. Diese Kinder sterben aufgrund der Ateminsuffizienz meist sehr frühzeitig. Der Versuch einer Beatmung gestaltet sich äußerst schwierig, weil die Lunge nicht genügend Gasaustauschfläche hat, sodass eine Oxygenierung oft nicht zu erreichen ist. Als Hinweiszeichen fällt bereits in der Schwangerschaft die geringe Fruchtwassermenge auf.

Aufgrund der komplizierten Organgenese sind **Fehlbildungen** der Nieren und der ableitenden Harnwege außerordentlich häufig, sie kommen bei etwa 1 % aller Menschen vor. Die meisten dieser Anomalitäten werden beim Neugeborenen aber noch nicht entdeckt. Sie machen sich irgendwann im Kindesalter durch Komplikationen, meist Harnwegsinfekte, bemerkbar. Ein großer Anteil der Nierenfehlbildungen wurde bisher bei Routineuntersuchungen durch Zufall entdeckt, oft sogar erst im Erwachsenenalter.

Inzwischen werden diese Fehlbildungen immer häufiger auch im Rahmen der **pränatalen Sonografie** diagnostiziert. Das Ausmaß des intrauterinen Befundes stimmt allerdings nicht immer mit den postnatalen Problemen überein, denn die Nierenfunktion ändert sich im Verlauf stark. Relative Engstellen in den ableitenden Harnwegen können bereits intrauterin wieder aufgehen. Bei einigen Feten ist der Bauchumfang durch den Aufstau so groß, dass ein Geburtshindernis eintritt oder zumindest nach der Geburt die Diagnose klinisch gestellt werden kann. In diesen Fällen ist durch den erheblichen langdauernden Stau mit einer Schädigung des Nierenparenchyms zu rechnen.

Folgende Fehlbildungen kommen vor:

- Verdoppelungen der Nierenanlage, mit eigenen oder gemeinsamen Ureteren
- einseitiges Fehlen der Niere, mit oder ohne Ureteranlage
- doppelte Ureteren bei normaler Niere, dabei häufig Fehlmündung eines Ureters (▸ **Abb. 16.1**).
- Lageanomalien der Niere
- Hufeisenniere, Kuchenniere (▸ **Abb. 16.2**) und andere morphologische Besonderheiten
- Einmündungsfehlbildungen der Ureteren beim Eintritt in die Harnblase (▸ **Abb. 16.3**), z. B. Ureterozele
- Urethralklappen: Vor allem bei Jungen kann es in der Harnröhre ventilartige Klappen geben, die den Urinabfluss behindern. Dies erkennt man daran, dass das Kind nicht im Strahl urinieren kann, sondern der Urin nur langsam herausläuft oder tröpfelt.

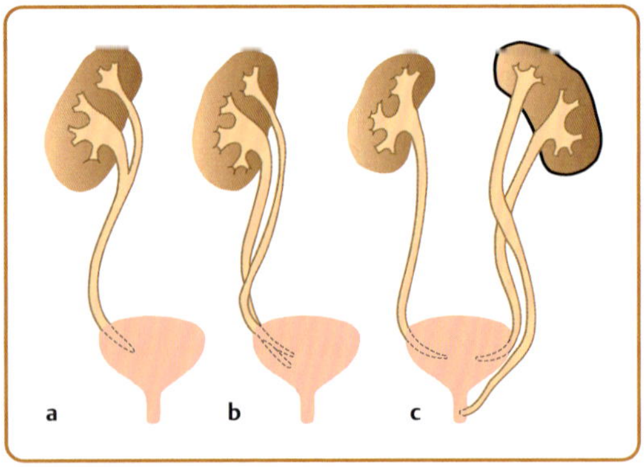

▸ **Abb. 16.1** Ureterfehlbildungen: **a** gespaltener Ureter, **b** doppelter Ureter, **c** doppelter Ureter mit Fehlmündung in die Harnröhre (mit Harnträufeln/Inkontinenz).

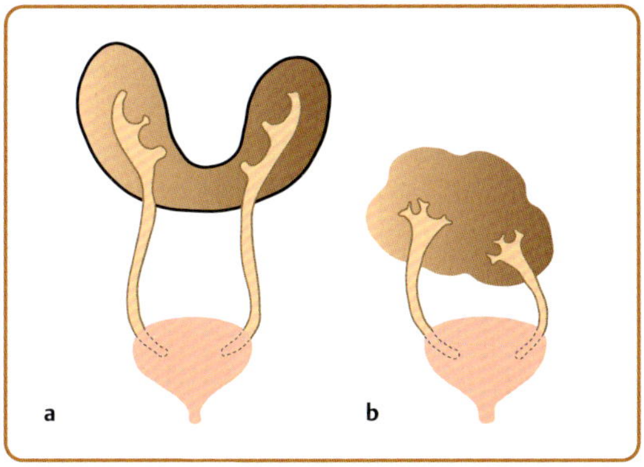

▸ **Abb. 16.2** Verschmelzungsnieren: **a** Hufeisenniere, **b** Kuchenniere.

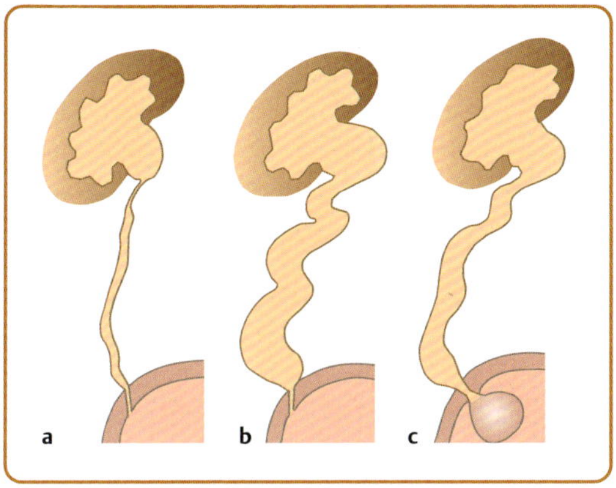

▸ **Abb. 16.3** Fehlbildungen mit Harnstau: **a** Ureterabgangsstenose, **b** Uretermündungsstenose, **c** Ureterozele.

Bei vielen dieser Fehlbildungen, vor allem bei Ureteranomalien, kann es zum **Rückstau von Urin** kommen, sodass der Ureter und das Nierenbecken massiv erweitert sind und die Niere durch den erhöhten Druck geschädigt wird. Aufgrund des verlangsamten Urinflusses kommt es sehr leicht zu Harnwegsinfektionen.

16.1.1 Klinische Zeichen

Je nach der Art der Fehlbildung können zunehmende Nierenfunktionsstörungen bis zum Nierenversagen auftreten. Sehr häufig treten aber zunächst unspezifische Symptome auf, sodass bei unklaren Befunden immer der Urinstatus untersucht werden sollte, um Harnwegsinfekte zu erfassen, die oft Hinweis auf eine Fehlbildung sind.

Typische Erscheinungen des **zunehmenden Nierenversagens** sind Entgleisungen im Wasser- und Elektrolythaushalt, Anreicherung harnpflichtiger Substanzen (Kreatininwert steigt), Übersäuerung (Azidose), Bluthochdruck, Anämie, unspezifische Symptome wie Erbrechen, Gedeihstörung, Ikterus und Osteopenie (verminderter Kalksalzgehalt der Knochen).

16.1.2 Therapie

Stellt man beim pränatalen Ultraschall eine wesentliche Vergrößerung einer Niere oder aber eine Fehlbildung mit erheblichem Rückstau fest, gibt es in einigen Fällen die Option einer fetalen Operation, um weitere Schäden an der Niere zu verhindern.

Im anderen Extrem gibt es viele Fehlbildungen, die keine Probleme nach sich ziehen, sodass auch keine Behandlung nötig ist.

- Kommt es zu häufigen **Harnwegsinfektionen**, ist mit einer zusätzlichen Schädigung der Niere zu rechnen. Bei einem Teil dieser Fehlbildungen kann unter einer schützenden antibiotischen Dauerbehandlung zugewartet werden. Meist muss eine chirurgische Korrektur erfolgen, um eine dauerhafte Schädigung der Niere zu vermeiden.
- Bei **Funktionsausfall der Nieren** ist bereits im Neugeborenenalter eine **Dialyse** möglich, meist als Peritonealdialyse. Erholt sich die Niere nicht oder ist eine Funktionsfähigkeit nicht zu erreichen, muss die Dialyse so lange fortgeführt werden, bis aus technischen Gründen eine Nierentransplantation möglich ist.

16.2 Bauchwanddefekte mit Harnwegsbeteiligung

! Leitsymptome

- **offene Bauchwand mit außen liegenden Darmschlingen**
- **ausladendes Abdomen mit fehlender Bauchmuskulatur und sichtbaren Bauchorganen**

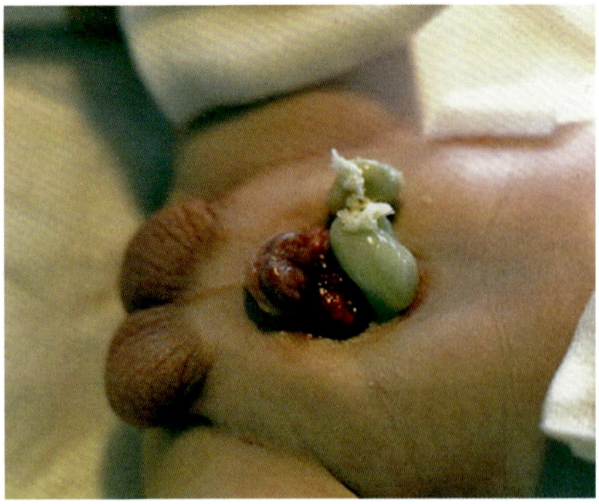

▸ **Abb. 16.4** Blasenekstrophie. (Kerstin Steiner, Stuttgart)

Hat sich die Bauchwand im unteren Bereich nicht vollständig verschlossen, sind oft Blase, Harnröhre und Genitale gleichzeitig betroffen, in einigen Fällen sogar noch der Enddarm. Diese schweren und komplexen Fehlbildungen werden vor der Geburt im Ultraschall diagnostiziert.

Bei der **Blasenekstrophie** (▸ Abb. 16.4) liegen die Schleimhäute von Blase und Harnröhre offen, der Beckenring ist unvollständig, und auch der Anus kann verzogen oder fehlangelegt sein. Es fließt dauernd Urin ab, weil die Ureteren sozusagen nach außen münden. Die Infektionsgefahr ist extrem groß.

16.2.1 Therapie

- Das Neugeborene wird trocken und warm eingewickelt. Auf die offene Schleimhaut legt man eine sterile, mit physiologischer Kochsalzlösung angefeuchtete Kompresse, darüber einen sterilen, trockenen Verband.
- Eine prophylaktische Antibiotikatherapie ist wegen der extrem großen Infektionsgefahr nötig.
- Eine baldige kinderchirurgische Erstversorgung in einer entsprechend qualifizierten Abteilung ist nötig.

16.2.2 Prognose

Da die individuellen Verhältnisse sehr unterschiedlich sind und nach der primären Rekonstruktion öfter Korrektureingriffe nötig sind, kann eine generelle Prognose kaum sofort gestellt werden. Bei Mädchen gestaltet sich der Eingriff etwas unkomplizierter. Ziel ist das Erreichen der Harnkontinenz. In der Pubertät sind meist Korrektureingriffe an der Vagina nötig. Bei Jungen ist die Rekonstruktion von Harnröhre und Penis sehr problematisch und oft unbefriedigend.

> **Stillberatung**
> In der intensivmedizinischen Phase sollte die Mutter abpumpen. Danach kann normal gestillt werden.

16.3 Hereditäre zystische Nierenerkrankungen

Neben den anatomischen Fehlbildungen gibt es auch strukturelle Defekte, die eher den feingeweblichen Bau der Nieren betreffen. Am wichtigsten sind die zystischen Erkrankungen. Einzelne kleinere Nierenzysten kommen häufig vor und haben meist keinen Krankheitswert.

Es gibt sporadisch auftretende Fälle von einseitigen oder beidseitigen Zystennieren mit teils sehr großen Zysten, die sogar ein Geburtshindernis darstellen können. Die meisten zystischen Nierenerkrankungen sind jedoch genetisch bedingt, wobei man ca. 8 dominant und ca. 20 rezessiv vererbte Gendefekte kennt. Zusätzlich gibt es noch einige komplexe Syndrome, bei denen zystisch veränderte Nieren vorkommen.

Bei **einseitigen sporadisch auftretenden Zystennieren** wird die betroffene Niere entfernt, wenn sie keine gute Funktion hat oder zu Komplikationen führt.

Die **autosomal dominante polyzystische Nierendegeneration** ist die häufigste lebensbedrohliche Erbkrankheit (1 : 500 bis 1000). Sie entwickelt sich im Lauf des Lebens progredient und wird in aller Regel erst im Erwachsenenalter diagnostiziert. Durch zunehmenden Verlust der Nierenfunktion werden die Patienten dialysepflichtig.

Bei der **autosomal rezessiven polyzystischen Nierendegeneration** („Schwammniere“, ca. 1 : 20 000) können die Nieren bereits intrauterin stark zystisch umgewandelt sein, auf jeden Fall manifestiert sich die Erkrankung im Kindes- oder

Jugendalter. Je früher die Symptome auftreten, umso schlechter ist die Prognose. Diese Kinder haben eine sehr geringe Lebenserwartung, zumal meist auch eine Leberfibrose vorliegt.

In einigen Fällen pränatal diagnostizierter Nierenfehlbildungen kann ein fetaler Eingriff sinnvoll sein, um die Nierenfunktion zu erhalten und nebenher auch die Geburt zu erleichtern.

Bei vielen **Syndromen** können begleitende Nierenfehlbildungen oder -erkrankungen vorkommen:

- **Skelett:** Spina bifida/Myelomeningozele (Kap. 15.3) sowie zahlreiche weitere Skelettfehlbildungen, vor allem bei einseitiger Ausprägung.
- **Chromosomenanomalien:** Bei der Trisomie 21 (Kap. 23.3) kommen zystische Fehlbildungen und andere Anomalien in 7 % der Fälle vor. Beim Turner-Syndrom gibt es gehäuft eine Hufeisenniere sowie Verdoppelungsfehlbildungen der ableitenden Harnwege. Bei den Trisomien 13 und 18 kommen Nierenzysten und andere Fehlbildungen in fast ⅔ der Fälle vor.
- **Rötelnembryopathie:** Hier gibt es verschiedene Anomalien, vor allem Engstellen der Nierenarterien, die zu Bluthochdruck führen können.

Bei zahlreichen seltenen Syndromen und einigen angeborenen Stoffwechseldefekten ist die Niere direkt oder indirekt beteiligt. Daher sollte bei Fehlbildungen oder Syndromen eine Ultraschalluntersuchung der Bauchorgane erfolgen.

16.4 Funktionelle Störungen

Neben den morphologischen Anomalien kann auch die Funktion der Nieren durch **angeborene Erkrankungen** eingeschränkt sein. Es sind zahlreiche genetische Defekte bekannt, bei denen bestimmte Resorptions- oder Ausscheidungsfunktionen defekt sind. So werden etwa einzelne Aminosäuren, Glukose oder Elektrolyte ausgeschieden und nicht rückresorbiert. Als Folgeerscheinung treten teils sehr schwere Abweichungen im Stoffwechsel auf, z. B. eine Azidose. Daher muss bei unklaren metabolischen Störungen immer auch die Nierenfunktion untersucht werden.

Diese Erkrankungen sind sehr selten, sie werden oft zunächst als Stoffwechseldefekte verkannt, mit denen sie letztlich Gemeinsamkeiten haben. Der Vererbungsmodus solcher Störungen ist meist rezessiv. Bei Stoffwechseldefekten kann wiederum durch eine toxische Schädigung die Resorptions- bzw. Ausscheidungsleistung der Nieren beeinträchtigt sein.

16.5 Harnwegsinfekte (HWI)

Leitsymptome

- **unspezifische Infektzeichen wie Trinkschwäche, schlechter Allgemeinzustand, selten Fieber, Ikterus**
- **eventuell stinkender Urin**

Harnwegsinfekte (HWI) sind bei Neugeborenen immer sehr ernst zu nehmen. Bei einem Harnwegsinfekt im ersten Lebensjahr wird bei 55 % der Jungen und bei 35 % der Mädchen eine Fehlbildung oder Anomalie der Harnwege gefunden, evtl. auch funktionelle Störungen wie ein Reflux von Urin in die Ureteren.

16.5.1 Klinische Zeichen

Eine Harnwegsinfektion kann sich beim Neugeborenen genauso wie eine Sepsis (Kap. 24.1) äußern, also mit unspezifischen klinischen Zeichen. Um einen HWI nicht zu übersehen, wird daher bei unklarem Fieber, Unruhe, Trinkschwäche, Ikterus etc. der Urin untersucht. Bei septischen Erkrankungen im Neugeborenenalter ist dies eine der wichtigsten Laboruntersuchungen. Wenn es nicht gelingt, unter normalen Bedingungen einen aussagekräftigen Urin zu gewinnen, muss ggf. kathetert werden oder eine Blasenpunktion erfolgen.

Merke

Nach jedem Harnwegsinfekt beim Neugeborenen müssen Fehlbildungen oder funktionelle Störungen an den Harnwegen ausgeschlossen werden.

Die wichtigste Untersuchung zum Ausschluss von Harnabfluss-Hindernissen ist die **Ultraschalluntersuchung** der Nieren und der ableitenden Harnwege. In einigen Fällen erfolgt dann in zeitlichem Abstand das **MCU** (Miktionszysturogramm), bei dem eine Kontrastmitteldarstellung der Harnwege erfolgt, vor allem auch während des Wasserlassens.

Am häufigsten ist der **vesikoureterale Reflux**, bei dem das „Ventil" an der Harnleitermündung in die Blase nicht richtig funktioniert, sodass es zum Rückfluss von Urin aus der Blase in Harnleiter und Nierenbecken kommt. Bei den meisten Kindern geschieht dies nur während der Blasenentleerung, in besonders schweren Fällen aber auch zwischendurch.

16.5.2 Therapie

- Harnwegsinfekte werden bei Neugeborenen oder jungen Säuglingen **immer intravenös antibiotisch** behandelt, da sie wesentlich gefährlicher sind als in allen anderen Altersstufen.
- Findet man eine Fehlbildung als Ursache, ist ggf. eine operative Korrektur nötig und bis dahin meist eine antibiotische Dauerprophylaxe.
- Die Dauerantibiose ist auch die Therapie der Wahl bei einem vesikoureteralen Reflux. In schweren Fällen ist auch hier eine operative Korrektur nötig.

Stillberatung
Muttermilch ist auch während der Behandlung der Infektion die beste Ernährung!

16.6 Nierenversagen

Nierenversagen kommt bei Neugeborenen nicht sehr häufig vor und hat meist Ursachen, die nicht in der Niere selbst liegen. Dabei unterscheidet man drei Formen:

- **prärenales Nierenversagen**, weil Blutdruck oder Blutmenge nicht ausreichen, um Urin produzieren zu können. Mögliche Ursachen sind:
  - Sepsis: durch den begleitenden Kreislaufschock
  - Blutungsschock oder andere Erkrankungen, die zum Kreislaufversagen und zu einem verminderten Blutdruckabfall führen
  - Asphyxie: Durch die Kombination von Kreislaufschock und Sauerstoffmangel wird die Niere geschädigt.
- **renales Nierenversagen**, d. h., die Niere selbst ist das Problem, etwa bei zystischen Fehlbildungen oder durch Medikamente, die das Nierenparenchym schädigen.
- **postrenales Nierenversagen**, weil der Urin zwar gebildet werden kann, aber nicht abfließt. Mögliche Ursachen sind:
  - Fehlbildungen, vor allem, wenn der Urinabfluss nicht gewährleistet ist.
  - mechanische Hindernisse, die den Abfluss des Urins behindern, z. B. Tumoren.

16.6.1 Therapie

Nierenversagen beim Neugeborenen ist in den allermeisten Fällen prärenal (kreislaufbedingt), entsteht also z. B. im Rahmen einer Sepsis. In diesen Fällen ist die **Behandlung der Grunderkrankung** wesentlich wichtiger als der Ersatz der Nierenfunktion, z. B. durch Dialyse. In den anderen Fällen richtet sich die Behandlung auch nach der Ursache.

16.6.2 Prognose

Das **kreislaufbedingte Nierenversagen** hat eine relativ gute Prognose, d. h., die Nieren erholen sich nach einigen Tagen meist wieder, wobei sie die Funktion schrittweise aufnehmen. Die Ausscheidungsfunktion kommt zuerst in Gang, dann erst die Rückresorptionsfähigkeit. Daher haben die Kinder nach der Phase mit fehlender oder reduzierter Urinausscheidung zunächst eine polyurische Phase, in der sehr viel Urin ausgeschieden wird, mit dem unkontrolliert Salze und andere Bestandteile verloren gehen.

Bei allen **anderen Erkrankungen** hängt die langfristige Prognose von den individuellen Bedingungen ab.

16.7

Fehlbildungen und Erkrankungen des männlichen Genitales

Leitsymptome

- atypische Öffnung der Harnröhre
- atypische Form von Penis und/oder Skrotum
- keine oder auffallend kleine Hoden trotz sonstiger Reife

Das **komplette Fehlen** oder die **Minderanlage des Penis** ist sehr selten. Ein Mikropenis kommt bei genetischen Erkrankungen und bei hormonellen Störungen (z. B. Ausfall der Hypophyse) gelegentlich vor. Die meisten Fehlbildungen betreffen die Harnröhre.

Bei einer **Hypospadie** liegt die Öffnung der Harnröhre an der Unterseite des Penis, wobei auch mehrfache Öffnungen vorkommen können. Bei den meisten Hypospadien liegt die Öffnung am Unterrand der Eichel. Die Vorhaut ist meist gespalten. Bei dieser Form lassen sich durch plastische Eingriffe im Kleinkindalter meist relativ normale Verhältnisse herstellen.

Bei einer **tiefen Hypospadie**, also einer Öffnung direkt an der Peniswurzel, fehlt oft gleichzeitig das Skrotum, und die Hoden sind nicht deszendiert, sodass es sogar Zweifel am Geschlecht des Kindes geben kann.

Eine **Epispadie** ist wesentlich seltener. Hier ist der Penis auf der Ober- bzw. Rückseite gespalten, meist ist er auch sehr klein oder fehlgebildet. Eine Epispadie kommt z. B. kombiniert mit einer Blasenekstrophie vor.

Beim **Kryptorchismus** sind die Hoden abnorm klein. Oft sind sie gleichzeitig nicht an der richtigen Stelle, also nicht deszendiert. Wenn beide Hoden sehr klein sind, muss immer nach genetischen oder anderen Defekten gesucht werden, da es sich kaum um eine isolierte Fehlbildung handelt.

Davon klar zu unterscheiden ist ein **Maldescensus,** also ein verzögertes Herabsteigen der Hoden aus dem Leistenkanal in das Skrotum. Dieser Weg wird normalerweise im letzten Schwangerschaftsdrittel zurückgelegt, und die Lage der Hoden ist eines der klassischen Reifezeichen. Wenn bei einem reifen Jungen die Hoden nicht im Skrotum zu tasten sind, muss nach der Ursache geforscht und ggf. mit einer Hormonbehandlung im frühen Kleinkindalter das Herabsteigen des Hodens gefördert werden. Dies ist für die spätere Funktion wichtig. Außerdem neigt ein im Leistenkanal liegender Hoden später sehr viel häufiger zur Krebsentwicklung. Bei Auskühlung steigen die Hoden immer nach oben, daher sollte beim Verdacht auf einen Maldescensus die Lage der Hoden nach einem warmen Bad und bei einem ruhigen entspannten Kind noch einmal kontrolliert werden, bevor weitere Schritte eingeleitet werden.

Bei einer **Hydrozele** ist in den Hodenhüllen Flüssigkeit enthalten, was zu einer zystenartigen Auftreibung führt. Bei Neugeborenen ist meist der embryonale Gang vom Peritoneum (Bauchfell) zu den Hodenhüllen noch offen, sodass solche Flüssigkeitsansammlungen sich noch entleeren können. Bei Kleinkindern muss dies dann operativ korrigiert werden.

Eine **Phimose** (Vorhautverengung) ist recht selten. Allerdings lässt sich die Vorhaut beim Neugeborenen normalerweise nicht zurückziehen. Das innere Vorhautblatt ist mit der Eichel noch fest verwachsen. Daher sollte man auch keine diesbezüglichen Versuche unternehmen, da es sonst nur zu Einrissen und Verletzungen kommt. Viele Phimosen sind aufgrund solcher Vernarbungen entstanden und gehen also auf unnötige Manipulationen zurück. Erst im Schulalter ist bei den meisten Jungen die Vorhaut ganz zurückziehbar. Eine operationswürdige Phimose liegt dann vor, wenn das Kind nicht im Strahl urinieren kann, d. h., wenn die Verengung einen Aufstau des Urins bewirkt. Neben der Operation kann man auch versuchen, mit einer Östrogensalbe zu behandeln.

In vielen Ländern ist die **Beschneidung**, d. h. die Entfernung der Vorhaut, üblich. Wenn es aus religiösen Gründen geschieht (z. B. bei jüdischen und muslimischen Familien), ist dies meist mit einer Zeremonie und Familienfeier verbunden. Die Beschneidung kann im Prinzip bereits beim Neugeborenen vorgenommen werden.

Es wird diskutiert, ob die Beschneidung eine strafbare Körperverletzung darstellt. Eine solche Einstellung ist für das Zusammenleben von Menschen unterschiedlicher Religionen und Kulturen nicht förderlich. Ein guter Kompromiss besteht darin, für die Beschneidung eine chirurgisch und hygienisch einwandfreie Durchführung und eine adäquate Schmerzlinderung zu fordern.

16.8
Fehlbildungen und Erkrankungen des weiblichen Genitales

Leitsymptome
- **atypische Form der kleinen Schamlippen**
- **kein Abgang von Schleim und/oder Blut aus der Scheide**

Fehlbildungen des äußeren weiblichen Genitales sind selten.

Verdoppelungsanomalien der Vagina und des Uterus werden normalerweise nicht bei Neugeborenen, sondern erst sehr viel später entdeckt. Die Atresie der Scheide ist selten.

Eine **Labiensynechie**, also das Zusammenwachsen der kleinen Labien, ist keine Fehlbildung im eigentlichen Sinne. Sie muss nur relativ selten behandelt werden, z. B. wenn die Urinentleerung behindert wird. In vielen Fällen kann eine östrogenhaltige Salbe das Problem beheben. Man sollte keine einfache Trennung z. B. mit einer Sonde vornehmen, was sehr schmerzhaft ist und zu Vernarbungen führt, sondern exakt chirurgisch vorgehen. In den Tagen nach dem Eingriff ist eine Östrogensalbe nötig, damit die getrennten Labien nicht gleich wieder zusammenwachsen.

Die **Hymenalatresie** (kompletter Verschluss der Scheide durch eine Membran) führt zum Hydrokolpos bzw. Hydrometrokolpos, d. h., Schleim und Flüssigkeit bzw. später Menstrualblut können nicht aus Gebärmutter und Scheide ablaufen. Beim Neugeborenen ist eine Vorwölbung des Hymens zu sehen und eventuell ein „Tumor" im Unterbauch zu tasten. Schleim- und Blutabgang beim neugeborenen Mädchen schließt eine Hymenalatresie aus. Als Therapie genügt meist ein Einschnitt des Hymens. Leider wird die Hymenalatresie oft erst während der Pubertät durch scheinbares Ausbleiben der Menarche und zunehmende monatliche Bauchschmerzen festgestellt.

Infektionen des Genitales kommen bei Neugeborenen praktisch nicht vor. Eine kleine Abbruchblutung und Schleimabgang in den ersten Lebenstagen ist normal.

16.9
Intersexuelles Genitale

Leitsymptome
- **äußerlich weibliches Genitale mit tastbaren Hoden in den großen Labien**
- **sehr große Klitoris**
- **Darüber hinaus gibt es sehr viele unterschiedliche Formen atypischer Genitalien.**

Ein besonderes Problem stellen Kinder dar, bei denen sich das Geschlecht nicht sicher bestimmen lässt, was bei etwa jedem 5000. Neugeborenen vorkommt. Es gibt verschiedene Grade eines intersexuellen Genitales, bei denen typisch weibliche Merkmale mit meist inkompletten männlichen Merkmalen kombiniert sind (► **Abb. 16.5**). Die früheren Begriffe „Hermaphroditismus" und „Zwitter" sollten nicht mehr verwendet werden, man spricht von **DSD (disorders of sex development).**

Die Störungen der Geschlechtsdifferenzierung lassen sich in drei Gruppen einteilen, mit teils sehr vielen verschiedenen Unterformen:
- **Aberration der Geschlechtschromosomen:** 45, X0 (Turner-Syndrom, Kap. 23.6); 47, XXY (Klinefelter-Syndrom, Kap. 23.7); 46 XY/46XX (ovotestikulärer Chimerismus, früher als „Zwitter" bezeichnet)
- **46 XY-DSD** (früher als männlicher Pseudohermaphroditismus bezeichnet): Störungen der Hodenentwicklung durch verschiedene Mechanismen und Defekte; Störungen der Bildung männlicher Geschlechtshormone, Fehlbildungen von Bauchwand und Urogenitalsystem
- **46 XX-DSD** (früher als weiblicher Pseudohermaphroditismus bezeichnet): Störungen der Ovarentwicklung; Überschuss männlicher Sexualhormone (z. B. AGS) teils auch aus mütterlicher Ursache; Fehlbildungen mit Beteiligung des Genitales

Die Chromosomenstörungen X0 und XXY führen zu einem eindeutigen geschlechtlichen Phänotyp, sodass man hier nicht von Intersexualität sprechen kann. Von den anderen Ursachen sind weibliche Feten mit Überschuss männlicher Sexualhormone (AGS) mit Abstand das häufigste Problem.

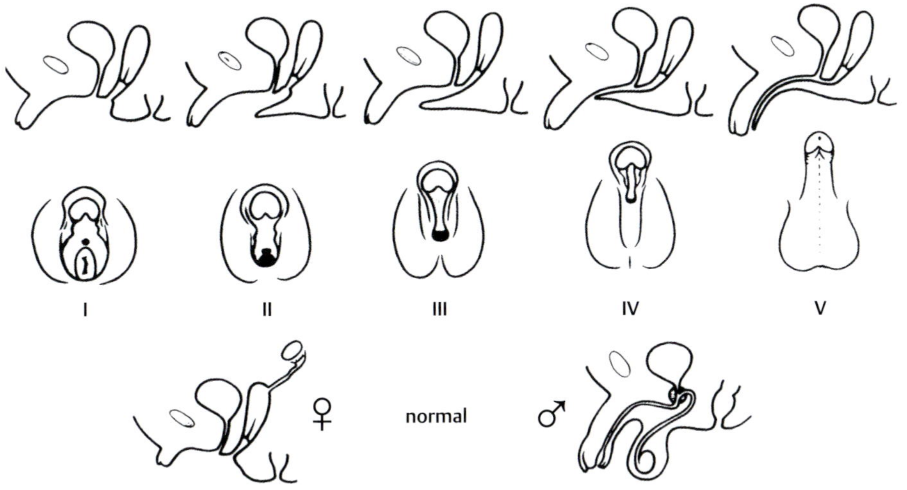

▸ **Abb. 16.5** Intersexuelles Genitale.

16.9.1 Diagnostik

Bei Kindern mit intersexuellem Genitale muss die Abklärung sehr schnell und gründlich erfolgen, da einem Teil hormonelle Störungen (z. B. adrenogenitales Syndrom) zugrunde liegen, die unbehandelt lebensbedrohliche Folgen haben können. Ist das AGS ausgeschlossen, erfolgen die weitere Differenzierung durch die genaue Dokumentation des Genitalstatus, auch des inneren Genitales (sonografisch), sowie eine Chromosomenanalyse.

16.9.2 Adrenogenitales Syndrom (AGS)

Beim Adrenogenitalen Syndrom (s. auch Kap. 22.4) führt eine **genetische Stoffwechselstörung** beim Aufbau der Steroide (vor allem des Kortisons) zur Ansammlung von hormonaktiven Zwischensubstanzen. Da die Synthese von Kortison und Aldosteron in einer ganzen Kette von Enzymreaktionen erfolgt, können Blockaden durch Enzymdefekte an verschiedenen Stellen dieser Kette auch unterschiedliche Auswirkungen haben.

Bei **weiblichen Feten** tritt eine Virilisierung (Vermännlichung) des Genitales ein, d. h., im Extremfall kann ein äußerlich fast vollständig männliches Genitale entstehen, wobei aber auch ein Uterus vorhanden ist.

Bei **neugeborenen Jungen** mit einem auffällig großen und stark pigmentierten Genitale muss an ein AGS gedacht werden.

Durch das Fehlen des Kortisons kann es in den ersten Lebenstagen zur **Addison-Krise** kommen, wenn das mütterliche Hormon aufgebraucht ist. Die Kinder fallen durch Erbrechen, Lethargie, Muskelschwäche und einen niedrigen Blutdruck auf.

Fehlen auch die Mineralokortikoide (Aldosteron), kommt ein **Salzverlust** dazu, d. h., Salze gehen unkontrolliert über die Niere verloren, die Regulation funktioniert nicht. Folge sind Gedeihstörungen, Erbrechen und sehr bald lebensbedrohliche Elektrolytstörungen.

Neben diesen klassischen Formen des AGS gibt es auch „mildere" Formen mit geringeren klinischen Auswirkungen und damit späterer Diagnose. Nach einem AGS wird im Rahmen des Screenings gesucht, sodass auch diese klinisch nicht sofort auffallenden Formen zumindest teilweise gefunden werden.

Die **Behandlung** erfolgt durch lebenslangen Ersatz der fehlenden Hormone in einer dem Alter und Gewicht angepassten Menge.

16.9.3 Intersexualität

Bei den (seltenen) nicht hormonell bedingten DSD-Formen wird das genetische Geschlecht bestimmt, der Gonadenstatus dokumentiert und der Hormonstatus bestimmt. Früher war es bei einem uneindeutigen Geschlecht üblich, die Kinder schnell durch operative Maßnahmen zuzuordnen. Weil es aus technischen Gründen einfacher schien, wurden z. B. Hoden entfernt und ein annähernd weiblich aussehendes äußeres Genitale konstruiert. Dieses Vorgehen hat sehr häufig im späteren Lebensalter zu massiven Identitätsproblemen geführt und wird inzwischen als unethisch abgelehnt.

Neugeborene mit uneindeutigem Geschlecht sind abgesehen vom AGS keine Notfälle, sodass man sich Rat von endokrinologisch spezialisierten Kinderärzten einholen kann. Wichtig ist die kontinuierliche fachkundige medizinische und psychosoziale Betreuung der Familie, unter altersentsprechender Einbeziehung des betroffenen Kindes bzw. Jugendlichen.

Da viele der Kinder keine körperlichen Funktionsstörungen aufweisen, ist eine therapeutische Indikation für operative Eingriffe nicht gegeben. Man unterscheidet dabei:

- **Operationen zur „Geschlechtsvereindeutigung":** z. B. Verkleinerung einer sehr großen Klitoris bei AGS oder eine Vaginalplastik bei AGS, die entweder im Säuglingsalter oder erst bei Jugendlichen durchgeführt werden kann. Hier geht es darum, bei eindeutigem Geschlecht (Chromosomen, Gonaden, Hormone übereinstimmend) die Geschlechtsmerkmale der „Norm" und der normalen Funktionsfähigkeit näher zu bringen.
- **Operationen zur Geschlechtszuordnung** sollen bei uneinheitlichem Befunden (Chromosomen/ Gonaden/Hormone/Genitalbefund stimmen nicht überein) z. B. durch Entfernen von Gonaden oder Entfernung „nicht passender" Geschlechtsmerkmale zu einem eindeutig aussehenden Ergebnis führen. Eine normale Funktionsfähigkeit des Genitales und eine Fertilität ist in der Regel nicht zu erreichen. Solche Eingriffe sind meist irreversibel und greifen in den Kernbereich der Identität ein, was besonders hohe Anforderungen an die Indikationsstellung erfordert.
- **Präventive Eingriffe** sind indiziert, wenn fehlgebildete Gonaden zur bösartigen Entartung neigen. Dies ist beispielsweise bei abdominell gelagerten bzw. fehlangelegten Hoden manchmal der Fall.

Von der Tendenz her berät man so, dass **vereindeutigende Eingriffe** nach reiflicher Überlegung bei Kindern möglich sind, nach ausführlicher Beratung und Aufklärung beider Eltern. **Zuordnende Eingriffe** sollten erst im späten Jugend- bzw. Erwachsenenalter vorgenommen werden, wenn sich bei dem betreffenden Menschen die Identität einschließlich der sexuellen Identität und Orientierung ausgebildet hat und Einsichts- sowie Einwilligungsfähigkeit gegeben ist.

Neben operativen Eingriffen ist in vielen Fällen eine **hormonelle (Ersatz-)Therapie** sinnvoll oder notwendig. Auch hier ist eine sehr differenzierte Beratung notwendig. Da Hormontherapien in aller Regel erst ab der Pubertät sinnvoll sind, ist der/die betreffende Jugendliche in alle Überlegungen mit einzubeziehen bzw. trifft selbstständig die Entscheidungen.

Die meisten Menschen mit nichteindeutiger Geschlechtszuordnung können und wollen offenlassend erzogen werden, was ein verständnisvolles Umfeld, Unterstützung durch die Familie und deswegen auch eine kontinuierliche professionelle Begleitung erfordert. Dabei ist das Wohlergehen des Kinders wichtiger als das Aussehen seiner Genitalien.

Im Prinzip muss das Geschlecht des Neugeborenen von Hebamme oder Arzt mitgeteilt werden. In Zweifelsfällen ist entsprechend zu bescheinigen, welche Geschlechtsmerkmale „überwiegen". Seit der Neuregelung des **Personenstandsgesetzes** kann gemäß § 59 Abs. 2 PStG auf Verlangen darauf verzichtet werden, in die Geburtsurkunde das Geschlecht aufzunehmen. Es ist auch einfacher geworden, „geschlechtsneutrale" Namen zu geben. Trotzdem ist bei vielen anderen Gelegenheiten (z. B. Reisepass) eine Einordnung in „männlich"/ „weiblich" unausweichlich. Doch auch die Bezeichnung „divers" setzt sich allmählich durch.

Zusatzinfo

Weitere Informationen unter https://www.ethikrat.org

17 Erkrankungen und Fehlbildungen des Skeletts

Geburtsverletzungen Siehe Kap. 11.

Angeborene Muskelerkrankungen Siehe Kap. 15.12.

Unter Skelett versteht man die Summe der Knochen, Gelenke und Bänder, die einzelne Teile miteinander verbinden.

Angeborene Skeletterkrankungen können

- **genetisch bedingt** sein und betreffen dann meist das ganze Skelett, z. B. Chondrodystrophie, Osteogenesis imperfecta,
- durch **äußere Einflüsse** hervorgerufen sein, z. B. Deformierung durch mangelndes Fruchtwasser,
- **sporadisch** auftretende Abweichungen sein, z. B. Klumpfüße, Fehlen einzelner Extremitäten.

Merke

Bei den meisten Erkrankungen lassen sich weitere Deformierungen oder Funktionsstörungen durch eine rechtzeitige Behandlung verhindern, sodass hier Früherkennung und Frühbehandlung besonders wichtig sind.

Fehlbildungen des Skelettsystems treten in den meisten Fällen isoliert auf, können aber auch Teil eines universellen Fehlbildungssyndroms sein, z. B. Klumpfüße bei Myelomeningozele (Kap. 15.3).

17.1 Chondrodystrophie

Leitsymptome

- **kurze, unproportionierte Extremitäten**
- **vergleichsweise großer Kopf mit hervortretender Stirn**

Die **Chondrodystrophie** (Achondroplasie) ist mit ca. 1 : 40 000 eine seltene Erkrankung. Sie wird autosomal dominant vererbt, allerdings mit unvollständiger Penetranz, d. h., die Erbträger können selbst gesund sein. In ca. 80 % der Fälle handelt es sich aber um Neumutationen. Der Gendefekt (mehrere Varianten) kann nachgewiesen werden. Das Risiko für Neumutationen steigt mit dem Alter des Vaters.

17.1.1 Klinische Zeichen

Schon bei der Geburt fallen die im Vergleich zum Körper sehr kurzen Extremitäten auf (▶ **Abb. 17.1**). Später bleiben die Arme und Beine weiter im Wachstum zurück, während der Rumpf fast normal groß wird. Dadurch bekommen die Patienten ein disproportioniertes Aussehen und einen eigentümlichen breitbeinigen Gang. Auch der Schädel ist normal groß, aber durch Sattelnase und hervortretende Stirn charakteristisch geformt. Die Patienten sind normal intelligent, werden aber aufgrund ihres Äußeren und der „ungeschickten" Bewegungen oft nicht ernst genommen. Wenn keine Atemkomplikationen in der ersten Lebensphase auftreten, ist die Lebenserwartung normal.

Neben der klassischen Chondrodysplasie gibt es einige **weitere ähnliche Syndrome** mit kurzen Extremitäten, teils auch kurzen Rippen und weiteren Auffälligkeiten am Skelett, z. B. überzähligen Fingern und/oder Zehen. Einige dieser Kinder sind aufgrund komplexer Fehlbildungen nicht lebens-

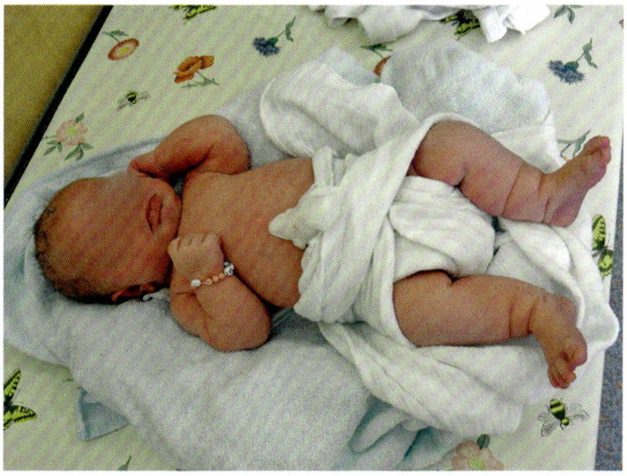

▶ **Abb. 17.1** Neugeborenes mit Chondrodystrophie. (Kerstin Steiner, Stuttgart)

fähig oder haben im Kindesalter durch den schmalen, kaum beweglichen Brustkorb ein hohes Risiko, an Atemwegserkrankungen zu versterben.

17.1.2 Therapie

Die Erkrankung kann nicht ursächlich behandelt werden.

- In der ersten Lebenszeit ist es wichtig, die **Atmung** zu kontrollieren und zu überwachen, denn durch die veränderte Mechanik des Brustkorbes kommen häufiger Pneumonien vor, außerdem ist das Risiko für einen plötzlichen Kindstod erhöht.
- Eine frühzeitige **orthopädische und physiotherapeutische Förderung** ist entscheidend für die bestmögliche Eingliederung in die Gesellschaft.
- Die **operative Verlängerung** der Extremitäten ist langwierig, schmerzhaft und mit einigen Komplikationen verbunden, kann aber einen großen Gewinn an Lebensqualität bedeuten.

17.2 Osteogenesis imperfecta

! Leitsymptome

- **Knochenbrüche bei der Geburt**
- **deformierte Extremitäten durch vorangegangene Frakturen**
- **blaue durchscheinende Bindehaut**

Die Osteogenesis imperfecta (Glasknochenkrankheit) tritt bei weniger als ca. 1 : 20 000 Kindern auf. Die Knochen enthalten aufgrund eines strukturellen Defektes des Bindegewebseiweißes Kollagen zu wenige Kalksalze, sind instabil, biegsam und brechen sehr leicht.

Es gibt **verschiedene Formen** (mindestens 7), die teils extrem unterschiedlich verlaufen. Bei der häufigsten und wichtigsten Form (Typ III: Vrolik-Syndrom) treten bereits intrauterin Knochenbrüche mit anschließender Deformierung auf, und bei der Geburt haben die Kinder meist auch neue Frakturen. Die ebenfalls relativ häufige Form Typ I (Lobstein-Syndrom) zeigt sich meist erst im Laufalter durch vermehrte Knochenbrüche, manchmal auch noch später im Leben.

Bei den meisten Patienten lässt sich der Gendefekt nachweisen. Die meisten Formen sind dominant erblich mit häufigen Neumutationen und entsprechend leerer Familienanamnese. Durch weitere modifizierende Gene wird nicht jeder Erbträger krank.

17.2.1 Klinische Zeichen

Kinder mit **Typ III** kommen wegen der intrauterin abgelaufenen Frakturen der großen Röhrenknochen meist mit deformierten Extremitäten zur Welt. Durch die ständigen Frakturen werden vor allem die Extremitäten durch Belastung und Muskelzug extrem deformiert. Dadurch entstehen erhebliche **Verformungen des Skeletts**, vor allem an Armen und Beinen, aber auch an der Wirbelsäule. Die Patienten werden ohne Behandlung nicht gehfähig, sind sehr kleinwüchsig und fast immer auch untergewichtig. Die Deformierung des Brustkorbs führt zur Beeinträchtigung der Atmung und dadurch zu schlechter Belastbarkeit und zu langwierig bzw. kompliziert verlaufenden Atemwegsinfektionen.

Zusätzlich zu den Skelettsymptomen findet man bei einigen Formen der Osteogenesis imperfecta auch andere Bindegewebsanomalien, z. B. blaue Skleren, Störungen der Zahnbildung, Hörverlust, Herzerkrankungen, Hautsymptome und Funktionsstörungen der Blutplättchen. Die Intelligenz der Patienten ist normal.

17.2.2 Therapie

Die Krankheit lässt sich nicht ursächlich behandeln.

- Allerdings ist es möglich, durch eine regelmäßig vorgenommene Infusionstherapie mit **Bisphosphonaten** eine Reduktion der Frakturrate zu erreichen.
- Durch geeignete **Operationen** können Knochen mittels einer im Knochenmarkskanal liegenden teleskopartigen Schiene von innen so weit stabilisiert werden, dass man die Beine begradigen kann. So sind die Patienten mit Einschränkungen mobil.

Bei der Osteogenesis imperfecta Typ III besteht eine erhöhte Sterblichkeit durch Atemprobleme, insbesondere durch schwer verlaufende Pneumonien und durch andere Sekundärfolgen aufgrund der ausgeprägten Deformierungen.

17.3 Arthrogryposis

Leitsymptome
- **deformierte „verbogene" Extremitäten**
- **fixierte Fehlhaltung durch Gelenkkontrakturen**

Die Arthrogryposis ist kein eigentliches Fehlbildungssyndrom, sondern ein Symptom. Hier handelt es sich um Deformierungen der Extremitäten, besonders auch der Gelenke, sodass die Kinder mit versteiften, kontrakten Gelenken und mit „verbogenen" Armen und Beinen geboren werden.

17.3.1 Ursachen

Ursache der Arthrogryposis ist eine **unzureichende Bewegung des Fetus**. Dies kann unterschiedliche Gründe haben, die zu einer intrauterinen Zwangshaltung und den daraus resultierenden Fehlbildungen des Skeletts und den Gelenkkontrakturen führen:

- Oligohydramnion und andere Schwangerschaftsstörungen
- fetale Erkrankungen, vor allem Muskelerkrankungen und Erkrankungen des Nervensystems, bei denen die Bewegungsaktivität des Fetus fehlt oder wesentlich eingeschränkt ist
- mütterliche Myasthenia gravis und damit antikörperbedingte Lähmung der Muskulatur des Fetus
- Sehr selten gibt es dominant erbliche Erkrankungen.

17.3.2 Therapie

Neben der Ursachenabklärung muss schon beim Neugeborenen eine **krankengymnastische und orthopädische Behandlung** beginnen. Ziel ist, die Beweglichkeit der Extremitäten so gut wie möglich herzustellen und sekundäre Folgen wie Deformierungen der Wirbelsäule weitestgehend zu vermeiden. In der Regel sind viele orthopädische Korrektureingriffe über einen längeren Zeitraum nötig. Die Kinder haben ein erhöhtes Risiko für schwer verlaufende Atemwegsinfektionen.

Die **Prognose** ist stark abhängig von der Ursache und dem Ausmaß der Fehlbildungen. Meist ist eine vollständige Korrektur nicht zu erreichen.

17.4 Klumpfuß

Leitsymptome
kurzer, deformiert erscheinender Fuß, ein- oder beidseitig

Klumpfüße treten bei etwa jedem 1000. Neugeborenen auf, wobei Jungen doppelt so häufig betroffen sind wie Mädchen. Die Ursache ist weitgehend ungeklärt, wenn man von den wenigen Fällen symptomatischer Klumpfüße, z. B. bei Spina bifida, absieht. Im Allgemeinen handelt es sich um eine spontane Fehlbildung, die auch nicht durch intrauterine Lageanomalien etc. erklärbar ist. Familiäre Häufungen lassen an genetische Ursachen denken.

17.4.1 Klinische Zeichen

Beim Klumpfuß kommt es zur Einwärtsdrehung der Fußwurzel unterhalb des Talus. Das Fersenbein ist einwärts gedreht und steht parallel zum Talus. Es bildet sich am inneren Fußrand eine Art derbe

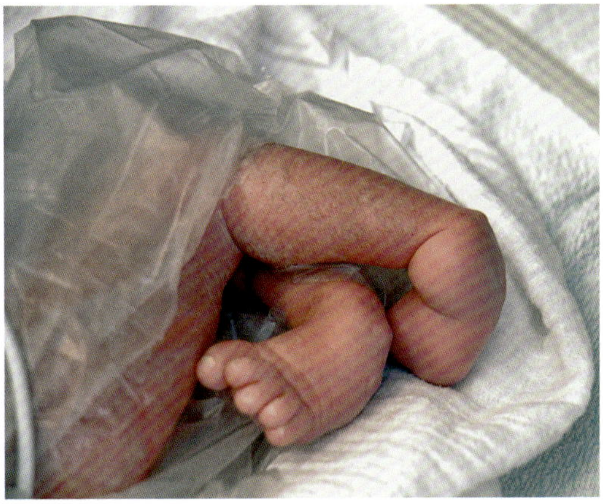

▶ **Abb. 17.2** Klumpfuß. (Kerstin Steiner, Stuttgart)

Weichteilplatte, die den Fuß in der deformierten Form festhält (▶ Abb. 17.2).

17.4.2 Therapie

Ziel der Klumpfußbehandlung ist die möglichst vollständige Korrektur. In sehr vielen Fällen ist bei dem noch weichen Gewebe eine manuelle Korrektur leicht möglich, d. h., der Fuß wird durch sanften Druck in die natürliche Stellung gebracht. Das Ergebnis muss dann durch Eingipsen fixiert werden. Eine solche **Redressionsbehandlung** ist aber nur bei Neugeborenen möglich und Erfolg versprechend. Die Behandlung muss innerhalb der ersten zwei Lebenswochen begonnen sein, es handelt sich um einen „kinderorthopädischen Notfall". Schon eine Verzögerung von wenigen Wochen kann diesen für das Kind schonenden Behandlungsweg verbauen.

Die Gipsverbände werden ca. einmal wöchentlich gewechselt, weil man die angestrebte Stellung erst in mehreren Schritten erreicht. Außerdem ist durch das schnelle Wachstum des Fußes eine dauernde Anpassung nötig.

Nur wenn die konservative Behandlung ohne Erfolg bleibt, wird eine **operative Korrektur** vorgenommen. Weitere Behandlungsoptionen (sehr häufige Physiotherapie und Taping) setzen viel Zeit und extrem viel Erfahrung mit Klumpfüßen voraus und sind nicht so zuverlässig wirksam.

17.4.3 Differenzialdiagnose

Manchmal nehmen die Füße von Neugeborenen Klumpfuß- oder Sichelfußstellung ein, ohne dass eine solche Deformierung vorliegt. Diese Fehlbildung lässt sich dann sowohl passiv als auch aktiv vom Kind nach einer entsprechenden Stimulation der Muskulatur ausgleichen. In solchen Fällen genügt eine einfache Fußgymnastik, um diese spontane Stellung etwas abzutrainieren.

Differenzialdiagnose

Zur Unterscheidung von einer echten Fehlstellung streicht man mit dem Finger hinter dem Außenknöchel herum am äußeren Fußrand entlang. Bei einer harmlosen Fehlstellung wird sich der Fuß dann zu seiner normalen Haltung aufrichten.

17.5 Sichelfuß

Leitsymptome

Fehlhaltung des Vorfußes, nach der Innenseite eingeknickt, mit quer verlaufender Falte

Sichelfüße treten oft doppelseitig und häufiger bei Jungen auf. Hier ist der Vorfuß nach der Innenseite gedreht, sodass durch die Fehlhaltung eine tiefe Querfalte auf der Fußinnenseite entsteht, die von der Sohle bis zum Fußrücken zieht (▶ Abb. 17.3). Sichelfüße können durch eine intrauterine Zwangshaltung entstehen, aber auch noch postnatal durch eine entsprechende Lagerung.

17.5.1 Therapie

Sichelfüße korrigieren sich in den allermeisten Fällen spontan, wobei Fußgymnastik bzw. Physiotherapie unterstützend wirkt. In wenigen Fällen ist eine Redressionsbehandlung nötig, sehr selten eine operative Korrektur.

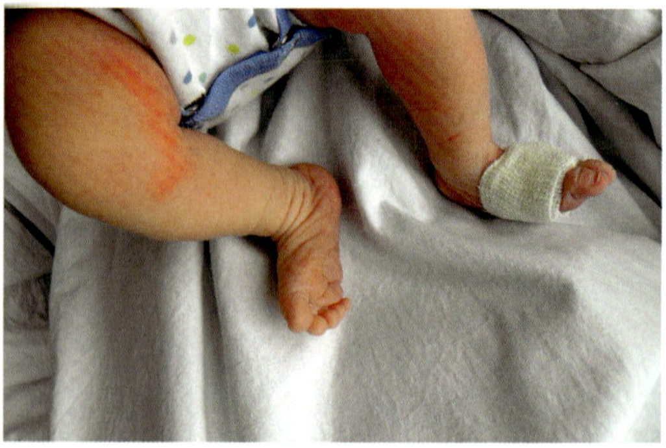

▶ **Abb. 17.3** Sichelfuß. (Kerstin Steiner, Stuttgart)

17.6

Hüftdysplasie

Leitsymptome

- **unterschiedliche Beinlänge**
- **asymmetrische Leisten- und Po-Falten (unzuverlässiges Zeichen!)**
- **verringerte (und endgradig schmerzhafte) Beweglichkeit im betroffenen Hüftgelenk**

Die Hüftdysplasie (auch als Hüftluxation bezeichnet) ist nicht, wie häufig angenommen, eine „Verrenkung" des Hüftgelenkes. Es handelt sich vielmehr um eine **Fehlbildung der Hüftgelenkspfanne**, sodass der Hüftkopf keinen stabilen Halt hat. Die Hüftpfanne ist bei Gesunden annähernd eine Hohlhalbkugel. Bei der Hüftdysplasie ist der obere noch knorpelige Teil der Gelenkpfanne zu kurz und zu steil angelegt, sodass der kugelige Hüftkopf keinen ausreichenden Halt mehr findet. Durch die Bewegungen des Kindes und den Muskelzug rutscht der Hüftkopf nach oben hinten aus dem Gelenk, sodass dadurch die Luxation entsteht (► **Abb. 17.4**).

Es handelt sich um eine multifaktoriell vererbte Anlage mit deutlicher Häufung bei Mädchen (Verhältnis 6 : 1), die Häufigkeit beträgt insgesamt ca. 0,4 %, bei familiärer Belastung ist sie wesentlich höher.

17.6.1 Klinische Zeichen

Erkennungszeichen sind eine Abspreizhemmung und bei manifester Luxation eine unterschiedliche Beinlänge (nicht bei beidseitiger Hüftdysplasie). Das Ortolani-Zeichen (Zurückschnappen des Hüftkopfes in die Pfanne beim Abspreizen) ist nicht sehr häufig eindeutig zu beobachten und sollte auch nicht unbedingt ausprobiert werden, da hierdurch eine weitere Schädigung des Hüftkopfes bewirkt werden kann.

Die **Diagnosestellung** erfolgt durch **Ultraschall**, und nur in wenigen Fällen ist zusätzlich eine Röntgenaufnahme nötig. Durch das sonografische Screening werden heute praktisch alle Fälle von Hüftdysplasie rechtzeitig erkannt.

17.6.2 Therapie

Merke

Die Behandlung muss so früh wie möglich erfolgen, da die Erfolgsaussichten von Monat zu Monat geringer werden.

- Zunächst versucht man, durch entsprechende orthopädische Apparate das Hüftgelenk in einer permanenten abgespreizten Lage zu halten („Tübinger Schiene"). Dadurch kann der Hüftkopf nicht aus der Pfanne austreten, die im Laufe der Monate nachreift. Das häufig empfohlene „breite Wickeln" reicht nicht aus.
- Nur bei **schweren Luxationen** und bei erfolgloser konservativer Therapie muss die Hüftpfanne rekonstruiert werden.

Eine **sekundäre Hüftluxation** kann bei Kindern mit Bewegungsstörungen vorkommen. So haben Kinder mit zerebralen Bewegungsstörungen sehr häufig eine Hüftgelenksluxation, die sich mit den üblichen Behandlungsverfahren nicht sehr gut behandeln lässt. In manchen Fällen sind hier kor-

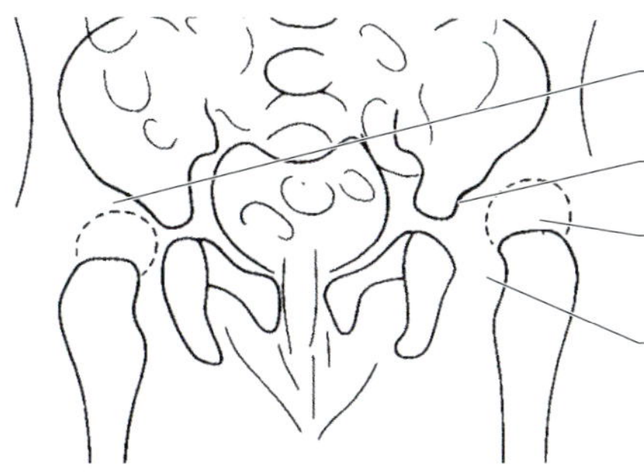

► **Abb. 17.4** Hüftdysplasie.

rigierende Operationen notwendig, um Schmerzen zu reduzieren und die Pflege des Kindes zu erleichtern.

17.7 Fehlbildungen und Erkrankungen der Wirbelsäule

17.7.1 Fehlbildungen

Fehlbildungen der Wirbelsäule sind relativ selten. Vor allem kommen Segmentationsstörungen vor, d. h., Wirbel sind teilweise angelegt, z. B. nur auf einer Seite als dreieckiges Teilstück (= Keilwirbel). Wirbelkörper können auch ganz fehlen, überzählig oder fusioniert sein. Als Folgeerscheinung treten mehr oder weniger deutliche körperliche Deformierungen und Bewegungseinschränkungen auf, vor allem fixierte Skoliosen. Meist verstärken sie sich, sobald die Wirbelsäule stärker belastet wird, also ab dem Sitzen- und Laufenlernen. Fehlbildungen an der Wirbelsäule treten meist nicht isoliert, sondern im Rahmen von Fehlbildungssyndromen auf. Das harmonische Gefüge der Wirbelsäule ist dauerhaft gestört und kann auch nicht durch entsprechendes Muskeltraining ausgeglichen werden. In einigen Fällen sind korrigierende oder fixierende operative Eingriffe sinnvoll, aber eher im Jugendalter.

17.7.2 Skoliosen

Definition

Von einer Skoliose spricht man bei einer seitlichen Verkrümmung und Verdrehung der Wirbelsäule.

Die **Säuglingsskoliose**, d. h., die seitliche Verkrümmung der Wirbelsäule ohne zusätzliche Rotation, ist meist die Folgeerscheinung einer (intrauterinen oder späteren) Zwangs- oder Schiefhaltung, z. B. durch einseitiges Liegen oder Tragen, wodurch der Muskelzug an der Wirbelsäule auf der einen Seite stärker als auf der anderen Seite ist. Innerhalb des ersten Lebensjahres tritt meist eine Normalisierung ein, wobei unterstützend Handling (Anleiten zum Halten und Tragen des Kindes) und Krankengymnastik sinnvoll sind.

Im Unterschied dazu ist die **angeborene Skoliose** durch Fehlbildungen wesentlich seltener.

Wesentlich häufiger sind Skoliosen, die **im Kindesalter** auftreten und sich dann meist in der Präpubertät verstärken. Mädchen sind häufiger und schwerer betroffen als Jungen. Je später die Skoliose erkannt und behandelt wird, desto schlechter ist die Prognose.

Die **Therapie** besteht zunächst aus Krankengymnastik. Bei einer Zunahme der Skoliose oder bei schweren Deformierungen erfolgt zusätzlich eine Stabilisierung durch spezielle Korsette, im Einzelfall eine operative Therapie.

Eine Skoliose kann ferner **im Rahmen von anderen Erkrankungen** auftreten:

- neurogen bei einem verminderten oder einseitigen Muskeltonus. Besonders häufig ist dies bei schwerbehinderten Kindern der Fall.
- myogen bei angeborenen Muskelerkrankungen
- bei Systemerkrankungen, die das Skelett oder das Bindegewebe betreffen
- als Folgeerscheinung anderer orthopädischer Probleme, z. B. einer Beinlängendifferenz
- nach Fehlbildungen, die direkt oder indirekt den Thorax betreffen, z. B. Ösophagusatresie, Zwerchfellhernie, sowie nach anderen Operationen, bei denen der Thorax seitlich eröffnet wird

17.8 Seltene Fehlbildungen am Skelettsystem

Darüber hinaus gibt es noch eine Vielzahl von z. T. äußerst seltenen Fehlbildungen am Skelett, die teils auch mit anderen Störungen gemeinsam vorkommen und Teil eines Syndroms sind. Einige bekanntere Beispiele sind:

- angeborene Kniegelenksluxation
- **Syndaktylien** (Finger und/oder Zehen sind zusammengewachsen)
- **Polydaktylien** (überzählige Finger und/oder Zehen)
- **Radiusaplasie** (die Speiche fehlt). Bei einigen Patienten bestehen auch Auffälligkeiten im Gerinnungssystem, z. B. Thrombopenie.

- **Sirenomelie** (die Beine sind zusammengewachsen), meist schwere zusätzliche Fehlbildung im Anogenitalbereich und bei den Harnwegen (kaudales Regressionssyndrom)
- **Amelie** (Gliedmaßen fehlen, z. B. beide Arme oder Arme und Beine)
- **Phokomelie** (Arme fehlen und die Hände sitzen mehr oder weniger direkt an den Schultern), in den 60er-Jahren gehäuft, ausgelöst durch das Schlafmittel Thalidomid

In solchen Fällen ist die Einschätzung in einem spezialisierten Zentrum nötig. Ziel der Behandlung muss ein möglichst gutes funktionelles Ergebnis sein. Dies erfordert in den meisten Fällen eine multidisziplinäre langfristige Zusammenarbeit.

18 Erkrankungen und Anomalien der Haut

18.1 Hautanhängsel

Ohranhängsel sind relativ häufig und können sehr unterschiedlich aussehen und groß sein (▶ **Abb. 18.1**). Teils sind sie an der Basis dünn gestielt, teils breit aufsitzend. Wenn mehrere solcher Anhängsel bestehen, kann dies ein Hinweis auf begleitende innere Fehlbildungen sein, sodass solche Kinder immer besonders genau zu untersuchen sind.

Hautanhängsel an anderen Körperstellen sind wesentlich seltener, z. B. fingerähnliche Anhängsel am kleinen Finger.

Überzählige Brustwarzen können ein- oder beidseitig vorkommen. Sie sind immer entlang der sogenannten Milchleiste lokalisiert, die von der Achsel bis in die Leiste zieht. Solche überzähligen Brustwarzen kommen bei beiden Geschlechtern, häufiger bei Mädchen vor. Sie können gelegentlich Hinweise auf innere Fehlbildungen sein.

Angeborene Hautdefekte (Aplasia cutis congenita) sind manchmal zu beobachten, am häufigsten in der Region des behaarten Kopfes. Meist schließt sich der Defekt durch Granulation, also Narbengewebe, falls keine weiteren Fehlbildungen vorliegen. Es ist streng darauf zu achten, dass keine lokale Infektion entsteht, die sich beim Neugeborenen rasch ausbreiten kann.

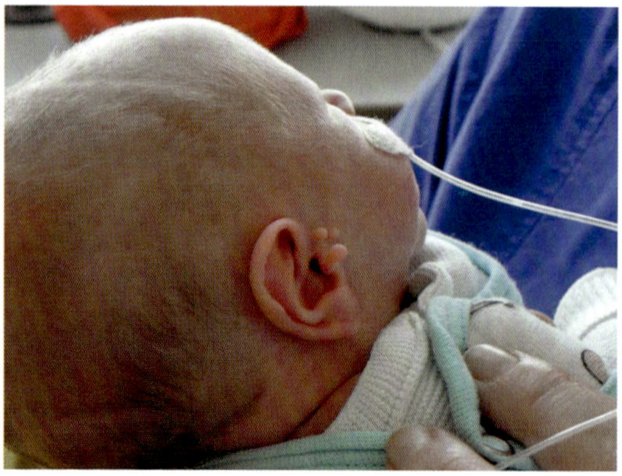

▶ **Abb. 18.1** Ohranhängsel. (Kerstin Steiner, Stuttgart)

18.2 Gefäßerkrankungen und -fehlbildungen

18.2.1 Hämangiome

Merke

Asymmetrische, sehr ausgedehnte, flache Hämangiome mit verstärkter Pigmentierung sind Hinweise auf Fehlbildungssyndrome. Sie sollten eine genaue Untersuchung, vor allem auch des Nervensystems, nach sich ziehen.

Hämangiome („Blutschwämmchen") sind (gutartige) vaskuläre Tumoren. Sie sind beim Neugeborenen meist noch nicht zu sehen. Sie entwickeln sich aus einem kleinen weißen blutleeren Fleck, der innerhalb einiger Wochen zunächst ein rotes Pünktchen, dann das Blutschwämmchen zeigt. Solche Hämangiome sind im Prinzip harmlos, können aber bei Verletzung bluten oder sich infizieren und außerdem erhebliche kosmetische Probleme bereiten. Im Allgemeinen wachsen solche Hämangiome im ersten Lebensjahr, um sich dann innerhalb einiger Jahre wieder zurückzubilden.

Hämangiome können sehr groß werden. An einigen Stellen sind sie wegen der Gefahr einer Verletzung und Infektion auch gefährlich (Genitalbereich, Kopf), vor allem im Gesicht auch entstellend.

Sehr große, sehr zahlreiche oder ungewöhnliche Hämangiome kommen bei verschiedenen Fehlbildungssyndromen vor, in einigen Fällen auch kombiniert mit Hämangiomen an inneren Organen.

Therapie

Alle diese Gefahren und Folgen lassen sich durch eine **Frühtherapie** vermeiden. Je schneller ein Hämangiom behandelt wird, desto geringer sind die kosmetischen Dauerfolgen wie Narben, Hautveränderungen, Atrophie etc.

Behandlungsoptionen sind:

- **Propranolol:** Dieses Medikament (Betablocker) wird eigentlich gegen hohen Blutdruck verwendet, die Wirkung auf Hämangiome war eine Zufallsentdeckung.
- **Kryotherapie:** Das Hämangiom wird vereist und füllt sich durch Vernarbung der zuführenden Gefäße nicht mehr mit Blut.
- **Lasertherapie:** Durch punktgenaue Erhitzung der zuführenden Gefäße wird das Hämangiom „ausgetrocknet".
- **chirurgisch:** Bei einigen Lokalisationen oder ab einer bestimmten Größe ist in bestimmten Situationen auch eine chirurgische Entfernung notwendig.

18.2.2 Vaskuläre Malformationen

Relativ häufig treten Gefäßfehlbildungen der Haut auf, und in den meisten Fällen sind sie harmlos. Weil es sich um Fehlbildungen handelt, sind sie bei Geburt im Prinzip schon vorhanden, auch wenn sie später noch wachsen können. In vielen Fällen sind im Laufe der Embryonalentwicklung Mutationen einzelner Zellen im Ektoderm aufgetreten, aus denen sich dann diese Malformationen entwickeln. Man unterscheidet kapilläre, lymphatische, venöse und weitere Malformationen.

Am häufigesten kommen kapilläre Malformationen vor, wobei man den „Storchenbiss" bei bis zu 50 % aller Neugeborenen finden kann, meist an der Nasenwurzel, der Stirn oder im Nacken bzw. am Haaransatz, auch an den Augenlidern. Die Veränderung ist flach, rötlich, unregelmäßig geformt und verschwindet mit zunehmendem Alter.

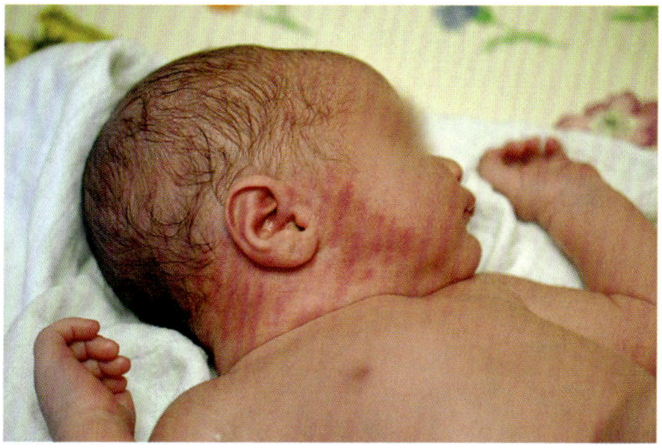

▶ **Abb. 18.2** Naevus flammeus. (Kerstin Steiner, Stuttgart)

Relativ häufig ist ein **Naevus flammeus** (▶ **Abb. 18.2**), ein flächenhaftes meist dunkelrot gefärbtes im Hautniveau liegendes „Feuermal", oft einseitig im Gesicht, meist im Bereich des mittleren oder oberen Trigeminusastes. Letztlich ist es ein kosmetisches Problem, hat aber sonst keine Auswirkungen.

Seltener kommt die **CMTC** (Cutis marmorata teleangiectatica congenita) vor. Meist an einer ganzen Extremität ist eine unregelmäßige netzartige Felderung mit tieferliegenden dunkelroten Streifen und hellerer, fast normal erscheinender Haut zu sehen. Die Hautoberfläche ist nicht glatt. In den eingezogenen Bereichen finden sich auch narbenähnliche dunkelrote Stellen. Die betroffene Extremität ist oft hypotroph, seltener hypertroph. Im Laufe der Jahre bilden sich die Veränderungen etwas zurück.

Lymphangiome zeigen sich als weiche „tumorartige" Schwellungen, die oft im Laufe weniger Wochen deutlich zunehmen. Sie können kleinere und größere Zysten enthalten, die bei zunehmender Füllung benachbarte Organe beeinträchtigen können. Besonders kritisch sind Lymphangiome im Kopf-, Hals- und Thoraxbereich, weil sie dort nicht nur zu Atemstörungen, sondern auch zu anderen funktionellen Beeinträchtigungen führen können und einen Säugling durchaus in Lebensgefahr bringen.

Die operative Therapie ist oft schwierig, weil Lymphangiome sich nicht an anatomische Strukturen halten und in der Regel nicht komplett entfernt werden können. Sie dehnen sich dann in der Folge aus, und durch mehrfache Eingriffe entstehen erhebliche und auch funktionell störende Narben. Seit man die Entstehung und Pathophysiologie dieser Malformationen besser verstanden hat, gibt es je nach zugrundeliegender Zelltypisierung neue medikamentöse Therapieansätze, z. B. mit Zytostatika oder Biologicals, die oft zu sehr guten Ergebnissen führen.

Kinder mit derartigen problematischen Malformationen müssen in einem spezialisierten kinderdermatologischen Zentrum behandelt werden.

18.3 Pigmentationsstörungen und Nävi

Als Naevus fuscocoeruleus (manchmal auch **„Mongolenfleck"** genannt) bezeichnet man pigmentierte Stellen, die man bereits bei der Geburt sieht (▶ **Abb. 18.3**). Am häufigsten treten sie in der Ileosakralgegend auf, ferner stammbetont über den ganzen Körper verteilt. Es handelt sich um sehr unterschiedlich große Flecke von grauer bis tiefblauer Farbe. Sie sind nicht erhaben oder tastbar. An diesen Stellen sind die normalen und braun pigmentierten Zellen dichter, wobei die blaue Farbe durch die Lage der Pigmentzellen in tieferen Hautschichten zustande kommt. Besonders häufig sind sie bei Asiaten und dunkelhäutigen Kindern (bis zu 90 %). Eine Entartung kommt nicht vor. Mit zunehmendem Alter verschwinden sie, was auch daran liegt, dass die Haut dicker und damit undurchsichtiger wird.

Pigmentflecke („Muttermale") sind bei Neugeborenen meist noch nicht sehr ausgedehnt und oft auch noch nicht zu sehen. Einzelne solche Flecke haben jedoch keine Bedeutung.

Merke
Wenn braune, schwarze, behaarte Flecke sehr groß oder sehr zahlreich sind, z. B. größer als die Handfläche des Kindes (= 1 % der Körperoberfläche), dann sollten sie vom Kinderarzt begutachtet werden, denn sie können Hinweise auf Systemerkrankungen oder innere Fehlbildungen sein.

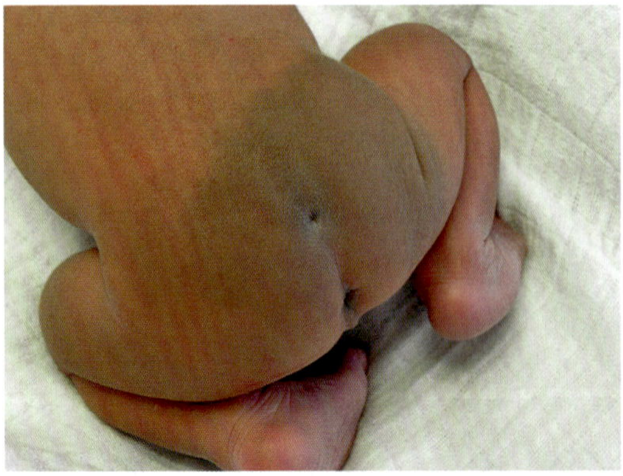

▶ **Abb. 18.3** Mongolenfleck. (Kerstin Steiner, Stuttgart)

Bei sehr großen Pigmentflecken (mehrere Prozent der Körperoberfläche) besteht zudem ein erhöhtes Risiko für eine bösartige Entartung, sodass sie eventuell schon im Kindesalter entfernt werden sollten. Regelmäßige, z. B. jährliche Kontrollen sind wichtig.

Eine teilweise **fehlende Pigmentierung**, also weiße Flecke oder Streifen, sind selten, aber in vielen Fällen mit inneren Fehlbildungen verknüpft, sodass eine genaue Diagnostik erforderlich ist.

Beim **Albinismus** kann das dunkle Pigment Melanin nicht gebildet werden. Neben heller Haut sind helles weißes Haar, rosafarbene Pupillen, eine hellblaue Iris und Lichtscheu zu beobachten. Es gibt einige genetisch unterscheidbare Formen, die sehr unterschiedlich verlaufen. Bei einigen Kindern ist die Sehfähigkeit sehr stark eingeschränkt. Bei allen Formen muss die Haut vor ultraviolettem Licht geschützt werden. Außerdem ist eine qualifizierte augenärztliche Mitbetreuung nötig.

18.4 Schuppende Erkrankungen

Die **normale Schuppung** der Haut des Neugeborenen kann sehr unterschiedliche Ausmaße annehmen. Besonders bei übertragenen Kindern kann es zu einer sehr groblamellären Schuppung mit zentimetergroßen Schuppen kommen, ohne dass dies eine krankhafte Bedeutung hat.

Davon sind **schuppende Erkrankungen** zu unterscheiden, die gelegentlich auch bei Neugeborenen zu beobachten sind.

18.4.1 Seborrhoische Dermatitis

Die seborrhoische Dermatitis ist eine häufige Erkrankung in den ersten Lebensmonaten, die auch schon einmal im Alter von zwei Wochen auftreten kann. Vor allem im Windelbereich und in den Gelenkfalten finden sich gerötete schuppende Bereiche, die auch nässen können. Manchmal liegt begleitend eine Soorinfektion vor.

18.4.2 Ekzeme

Ekzeme (atopische Dermatitis, Neurodermitis) sind bei Neugeborenen selten, können aber bereits im ersten Lebensmonat beginnen. Hier finden sich besonders am Kopf und im Gesicht schuppende und gerötete Stellen. Am Anfang ist die Unterscheidung von der seborrhoischen Dermatitis schwierig. Von einer atopischen Dermatitis sollte man erst nach mindestens 3-monatiger Dauer sprechen. Entgegen weit verbreiteter Meinung ist die Neurodermitis keine allein allergische Erkrankung. Nur ein kleiner Teil der Kinder hat eine relevante Nahrungsmittelallergie.

18.4.3 Ichthyosis (Fischschuppenkrankheit)

Bei der sehr schweren angeborenen Form hat das Neugeborene einen regelrechten Schuppenpanzer mit einer sehr dicken Haut (▸ **Abb. 18.4**). In den schwersten Fällen ist die Haut so dick und starr („Kollodium-Baby“ oder „Harlekin-Fetus“), dass die Extremitäten durch Gelenkkontrakturen oder -deformierungen stark beeinträchtigt sind und Augenlider und Lippen nach außen gestülpt und eingerissen sind.

Solche Kinder sind stark gefährdet, weil sich die Symptome durch Austrocknung in den ersten Lebenstagen verstärken. Bei diesen schwersten Formen besteht eine **große Infektionsgefahr**.

Bei adäquater Erstversorgung und guter Hautpflege haben die meisten Kinder eine relativ gute **Prognose**, die Haut wird oft im Laufe des Kindesalters deutlich geschmeidiger. Es gibt allerdings verschiedene, teils sehr seltene Ichthyosis-Formen mit unterschiedlichen Gendefekten und teils unabwendbar schwerem Verlauf. Bei den leichteren Formen der Ichthyosis entwickeln sich die schuppenden Veränderungen erst später und sind daher bei der Geburt allenfalls diskret vorhanden.

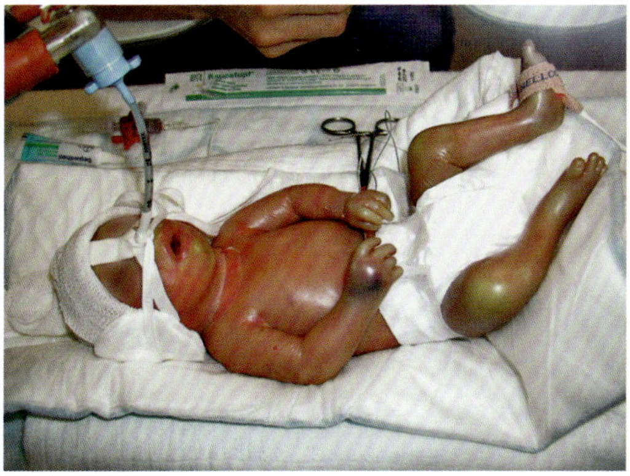

▸ **Abb. 18.4** Ichthyosis. (Kerstin Steiner, Stuttgart)

18.5 Blasenbildende Erkrankungen

18.5.1 Infektionen

Bilden sich auf der Haut des Neugeborenen Blasen, muss man zuallererst an eine Infektion denken. Vor allem bei **Staphylokokken** (Kap. 24.7.10) kann es zu Blasen kommen, die sehr infektiös sind und sich schnell ausbreiten und dann für das Kind gefährlich werden können. Es handelt sich um relativ große (> 1 cm), schlaffe Blasen, die sehr leicht platzen.

Andere Infektionen mit Blasenbildung sind **Listeriose** (kleine Bläschen) und **Syphilis** (vor allem an den Füßen größere Blasen). Virusinfektionen mit Bläschenbildung wie Windpocken und Herpes spielen bei Neugeborenen eine untergeordnete Rolle.

18.5.2 Epidermolysis bullosa (EB)

Es gibt einige seltene angeborene Erkrankungen, bei denen die Stabilität der Haut herabgesetzt ist und es daher schon bei leichten Berührungen zu Blasen kommen kann. Diese Erkrankungen werden unter der Bezeichnung Epidermolysis bullosa zusammengefasst.

Dabei gibt es **unterschiedliche Formen** mit verschiedenem Erbgang. Dominante erbliche Erkrankungen zeichnen sich durch einen gutartigen Verlauf mit Blasen nur an besonders belasteten Körperstellen (Knie, Ellenbogen) aus. Diese Blasen bilden sich auch erst richtig ab dem Laufalter.

Rezessiv erbliche Formen sind von der Tendenz her schwerwiegender, meist mit Blasen an allen Körperstellen und oft bereits intrauterin oder unmittelbar nach der Geburt.

Am häufigsten ist die **EB dystrophica**: Blasen entstehen sehr schnell durch Berührung, und oft weisen die Neugeborenen bereits Zeichen intrauterin entstandener und abgeheilter Blasen auf.

Besonders betroffen sind Hände, Füße, Gelenkbeugen, Gesäß und alle anderen exponierten Stellen. Mit der Zeit verkleben die Finger und Zehen durch Narben, und auch an anderen Körperstellen entstehen regelrechte Narbenplatten mit immer neuen Blasen. Durch Blasen im Ösophagus kann es zu Schluckstörungen kommen.

Bei den fast immer tödlichen **junktionalen Formen** der EB trennen sich die oberflächlichen Hautschichten extrem leicht, und es kommt mehr oder weniger schnell zu Elektrolyt- und Eiweißverlust und Infektionen. Neue Blasen entstehen schneller, als die alten heilen können.

Therapie

- Kinder mit Epidermolysis sollten unmittelbar nach der Geburt kinderärztlich versorgt werden. Je nach Typ der Erkrankung gibt es verschiedene Therapieoptionen über das Pflegemanagement hinaus.
- Die Kinder müssen **extrem vorsichtig angefasst** werden. Scherkräfte (z. B. Ziehen oder Schieben auf der Haut durch Anfassen) sind zu vermeiden, weil sofort neue Blasen entstehen.

18.6 Atypische Körperöffnungen

Als Überbleibsel aus der Embryonalentwicklung kann ein Teil des ersten Kiemenbogens stehen bleiben und auf diese Weise ein **Präaurikularsinus** entstehen. Es handelt sich um einen feinen spaltförmigen Kanal, der vor dem Ohr endet. Die Einwanderung von Keimen mit nachfolgender Entzündung ist selten, sodass in der Regel keine Behandlung nötig ist.

Seitliche Halszysten sind Reste des zweiten Kiemenbogens. Manchmal liegt kein durchgehender Kanal vor, sondern einzelne Anteile können sich in Zysten umwandeln, die mit der Zeit größer werden und sich infizieren können. Dann kann auch Eiter austreten.

Mediane Halszysten sind Reste des Ductus thyreoglossus, der von der Schilddrüse zum Zungengrund zieht. Sie enden oberhalb des Kehlkopfes in Halsmitte. Bei Neugeborenen sieht man nur eine punktförmige Öffnung, evtl. mit leichter Einziehung. Eitrige Infektionen treten meist erst später auf, sodass dann eine chirurgische Entfernung nötig wird.

Im Steißbeinbereich, wenige Zentimeter oberhalb des Anus, kann eine feine porenartige Öffnung vorliegen. In vielen Fällen wird sich hier nur ein Grübchen finden, das ohne Bedeutung ist. Manchmal kann ein Kanal bis zum Rückenmark vorhanden sein, über den dann Bakterien einwandern und zur Hirnhautentzündung führen können. In der Umgebung eines solchen **Pilonidalsinus** findet man oft Haare oder auffällig pigmentierte Hautbereiche. Eine solche Fehlbildung sollte möglichst schnell erkannt und operiert werden, um Hirnhautentzündungen zu verhindern.

Entleert sich aus dem **Nabel** viel Flüssigkeit, kann eine Verbindung zur Harnblase (**Urachus**: embryonaler Harngang) bestehen und auf diese Weise tropfenweise Urin durch den Nabel abgegeben werden.

19 Erkrankungen des Blutes und des Gerinnungssystems

19.1 Wichtige hämatologische Begriffe und Untersuchungen

Blutbild: Untersuchung der festen Bestandteile des Blutes, vor allem der Anzahl und Größe der roten Blutkörperchen, damit auch der Menge des Blutfarbstoffes (Hb-Wert), der Anzahl der weißen Blutkörperchen und Blutplättchen (Thrombozyten).

Differenzialblutbild („großes Blutbild"): Getrennte Zählung der verschiedenen Untergruppen der weißen Blutkörperchen: Es gibt neutrophile, eosinophile und basophile Granulozyten sowie Lymphozyten und Monozyten. Bei den Neutrophilen werden segmentkernige und stabkernige unterschieden. Die Granulozyten sind in erster Linie für die zelluläre Abwehr verantwortlich, d. h., sie wandern an den Ort des Geschehens und fressen z. B. Bakterien. Lymphozyten sind für die humorale Abwehr verantwortlich, z. B. durch Bildung von Immunglobulinen („Abwehrstoffen").

Linksverschiebung: Erhöhter Anteil von stabkernigen Zellen (= unreifen Granulozyten). Die Bezeichnung rührt daher, dass in den alten Labors die stabkernigen Zellen auf der linken Seite des Zettels notiert wurden.

Hämatokrit: Prozentsatz der festen Bestandteile (= Zellen) des Blutes, daher Angabe in Prozent. Da diese festen Bestandteile überwiegend aus Erythrozyten bestehen, ist der Hämatokrit auch ein recht genauer Anhaltspunkt für die relative Menge des Hämoglobins (roter Blutfarbstoff).

Retikulozyten: unreife Erythrozyten, bei denen man mit einer speziellen Färbung noch Reste des Zellkerns sieht. Ein hoher Anteil spricht für eine erhöhte Aktivität des Knochenmarks, z. B. als Reaktion auf Blutverluste oder einen erhöhten Abbau, ein sehr niedriger Anteil für Inaktivität des Knochenmarks.

19.2 Anämien

Leitsymptome

- **Blässe**
- **Apathie, Trinkschwäche**
- **beschleunigter Puls, schnelle Atmung, Blutdruckabfall**

Als Anämie (Blutarmut) bezeichnet man einen Mangel an roten Blutkörperchen, wobei dieser aus unterschiedlichen Gründen eintreten kann:

- vermehrter Abbau (= Hämolyse)
- Verlust (z. B. Blutung)
- verminderter Aufbau (z. B. Eisenmangel)

Bei einer größeren akuten Blutung gehen gleichzeitig alle Blutbestandteile verloren, sodass es sehr schnell zum Kreislaufversagen kommt. Bei einer Hämolyse oder Anämie anderer Ursache hat das Kind eine Chance, sich an den verminderten Gehalt an Erythrozyten zu gewöhnen, sodass die Zeichen des Kreislaufschocks kaum oder erst sehr spät beobachtet werden.

Das Blutbild unterliegt in den ersten Lebenstagen erheblichen Schwankungen. Daher sind die **Grenzwerte** für das Vorliegen einer Anämie vom Alter des Kindes abhängig (▶ **Tab. 19.1**).

▶ **Tab. 19.1** Das Blutbild in den ersten Lebenstagen.

	Erythrozyten Mio./µl	Hämatokrit %	Leukozyten 1000/µl
1. Tag	5,6 (4,7–7,0)	56	18 (9–30)
1. Woche	5,3 (4,5–6,4)	53	12 (5–21)
2. Woche	5,1 (4,3–6,0)	50	11 (5–20)
4. Woche	4,7 (3,9–5,9)	47	10 (5–19)
Schulkinder	4,7 (3,8–5,4)	37	8 (4–13)

19.2.1 Klinische Zeichen

Allgemeine Zeichen der Anämie sind Blässe und Apathie. Je nach dem Grad der Anämie können weitere Zeichen hinzukommen, z. B. Tachykardie, eine beschleunigte Atmung und Blutdruckabfall. Die Kinder sind leistungsschwach, d. h., bei Belastung werden sie tachypnoisch, sind trinkschwach und gedeihen schlecht. Bei Frühgeborenen kommen noch vermehrte Apnoen hinzu.

Neben der allgemeinen Blässe ist es auch wichtig, die Farbe und Durchblutung der Schleimhäute zu beurteilen.

19.2.2 Differenzialdiagnosen

Nicht jedes blasse Kind ist anämisch, sodass auch andere Störungen in Betracht zu ziehen und zu unterscheiden sind. Blässe bedeutet, dass die Hautdurchblutung mit sauerstoffhaltigem Blut reduziert ist. **Mögliche Ursachen** sind:

- Mangel an Erythrozyten (Anämie im eigentlichen Sinne)
- Reduktion der Hautdurchblutung aus verschiedensten Ursachen
- Gefäßverengung durch Kälte
- Stress/Azidose
- reduzierte Auswurfleistung des Herzens (Asphyxie, Herzinsuffizienz, Sepsis etc.)

Stillberatung

- normales Stillen
- Bei einer transfusionspflichtigen Anämie kann es zu einer Trinkschwäche kommen.

19.2.3 Immunhämolytische Anämien (Blutgruppenunverträglichkeit)

Im Normalfall spielen immunologische Abweichungen zwischen Mutter und Fetus keine wesentliche Rolle, denn der mütterliche Organismus hat eine vorübergehende Immuntoleranz gegenüber diesem „fremden" Gewebe.

Wenn jedoch größere Mengen fetaler Zellen in den mütterlichen Organismus gelangen, können Abwehrreaktionen stattfinden, mit dem Ziel, die fremden Zellen zu vernichten. Bereits geringe fetale Blutübertritte können eine solche Reaktion auslösen, wenn das Kind eine Blutgruppeneigenschaft besitzt, die bei der Mutter nicht vorkommt.

So entwickelt eine **rhesusnegative (rh–) Mutter** Antikörper (AK) gegen eine der Rhesus-Untergruppen, in der Regel D, wenn das Kind aufgrund der ererbten Eigenschaften des Vaters Rh-positiv ist. Die Häufigkeit solcher Konstellationen ist regional unterschiedlich. In Mitteleuropa muss bei ca. 10 % aller Schwangerschaften mit einer solchen Konstellation gerechnet werden. Aber nur bei etwa 1 % der Mütter findet man nach der Schwangerschaft Rhesusantikörper, sodass der Übergang von Erythrozyten und eine anschließende Sensibilisierung nicht in jedem Fall stattfinden.

Die meisten Blutübertritte geschehen zum Zeitpunkt der **Geburt**, sodass hier das größte Sensibilisierungsrisiko vorliegt. Zunächst entstehen IgM-Antikörper, die nicht plazentagängig sind und daher dem Kind auch nicht schaden können. Bei größeren Übertritten werden hohe Mengen von IgG-Antikörpern gebildet, die nur bei einer sehr frühen Sensibilisierung noch in derselben Schwangerschaft wirksam werden.

Meist werden die Folgen erst in der **nachfolgenden Schwangerschaft** beobachtet. Dann genügen nur wenige Rh-positive Erythrozyten des Fetus, um bei der Mutter die Antikörper-Synthese massiv zu stimulieren. Die dann in großen Mengen gebildeten Antikörper treten über die Plazenta auf das Kind über und lösen beim Fetus eine Hämolyse aus (▶ **Abb. 19.1**). Eine Sensibilisierung kann auch durch Fehltransfusionen, Fehlgeburten oder diagnostische Eingriffe, z. B. Amniozentese, erfolgen.

Bei anderen Blutgruppenkonstellationen treten hämolytische Anämien wesentlich seltener auf, etwa bei einer **AB0-Konstellation** (Mutter 0, Kind A oder B).

Definition

Liegen keine Antikörper vor, so spricht man bei unterschiedlichen Blutgruppen von Mutter und Kind von **Blutgruppenkonstellation**.

Erst beim tatsächlichen Vorhandensein von Antikörpern handelt es sich um eine **Blutgruppenunverträglichkeit** (Inkompatibilität).

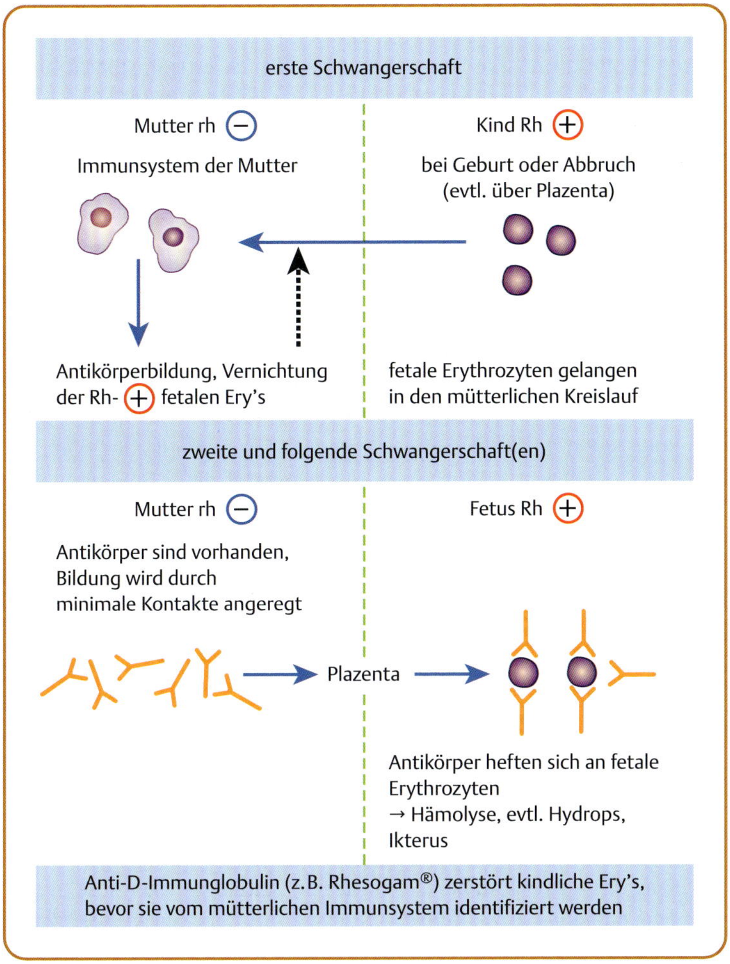

► **Abb. 19.1** Prinzip der Rhesusunverträglichkeit.

Diagnose

- Der Nachweis einer mütterlichen Abwehrreaktion erfolgt durch den **direkten Coombs-Test**, bei dem mütterliche Antikörper auf kindlichen Erythrozyten nachgewiesen werden.
- In der Schwangerschaft führt man den Antikörpersuchtest durch: Bei diesem **indirekten Coombs-Test** werden Antikörper erfasst, die sich gegen Erythrozytenmerkmale richten.

Klinische Zeichen

Je nach der Menge der Antikörper und deren Wirkung unterscheidet man mehrere **Schweregrade** der Rhesusunverträglichkeit:

- **milde Form:** keine Behandlung nötig, bei ca. 50 % der Fälle.
- **bei der Geburt lebendes und vitales Kind**, kein wesentlicher Hydrops: Das Kind entwickelt aber eine schwere Hyperbilirubinämie oder Anämie, ist also behandlungsbedürftig (25 bis 30 %).
- **Totgeburt oder schwerer Hydrops:** in der Hälfte der Fälle bereits intrauteriner Fruchttod vor der 34. SSW (insgesamt 20 bis 25 %).

Eine Rhesusunverträglichkeit kann also bei wiederholten Schwangerschaften bereits intrauterin zur Hämolyse führen. Es handelt sich dann meist um sehr schwere Verlaufsformen mit **Hydrops fetalis** (Kap. 19.3).

Therapie

- Bei der Behandlung steht meist die **Hyperbilirubinämie** im Vordergrund.
- Bei einer stärkeren Hämolyse sind **Transfusionen** nötig, eventuell auch eine Austauschtransfusion. Die Anämie kann auch verzögert auftreten, sodass die Transfusion auch später noch erforderlich werden kann.

Besonders wichtig, auch im Hinblick auf die Verhinderung dieser Erkrankungen, ist die **Behandlung der Mutter**: Bei einer Rh-Konstellation sollte nach der Geburt (oder einer Fehlgeburt oder nach diagnostischen Eingriffen) eine **konsequente Anti-D-Prophylaxe** vorgenommen werden. Dabei handelt es sich um künstlich zugeführte Antikörper gegen Rh-positive Erythrozytenmerkmale, die fetale Rh-positive Erythrozyten zerstören, sobald diese in den mütterlichen Kreislauf gelangen. Dadurch wird das Immunsystem der Mutter weitgehend daran gehindert, selbst eine Abwehrreaktion zu entwickeln. Die Prophylaxe ist nur sinnvoll, wenn sie möglichst schnell nach der Geburt vorgenommen wird.

19.2.4 Andere hämolytische Anämien

Neben der Blutgruppenunverträglichkeit gibt es noch zahlreiche andere Ursachen für eine hämolytische Anämie beim Neugeborenen. Jedoch sind diese Krankheiten insgesamt recht selten:

Hereditäre Erythrozytendefekte: Die roten Blutkörperchen sind durch einen angeborenen Mangel nicht normal haltbar. Es gibt Membrandefekte (z. B. Sphärozytose, Elliptozytose), Stoffwechseldefekte und andere seltenere Störungen.

Angeborene Veränderungen des Hämoglobins spielen beim Neugeborenen keine Rolle, wenn die β-Kette des Hämoglobins betroffen ist (Sichelzellenanämie, β-Thalassämie). Bei Störungen der α-Ketten-Synthese (α-Thalassämie) hängt die Symptomatik von der Anzahl der betroffenen Gene ab. Die Extreme reichen von völlig symptomfreien Kindern bis zu Hydrops und intrauterinem Fruchttod beim Fehlen aller Gene für die α-Kette.

Eine **Hämolyse** kann im Rahmen anderer Erkrankungen vorkommen, z. B. bei schweren Infektionen, bei sehr großen Hämangiomen der inneren Organe und weiteren Erkrankungen.

19.2.5 Blutungsanämien

Kleinere Blutungen bis ca. 20 ml spielen beim reifen Neugeborenen keine wesentliche Rolle. Erreicht der Blutverlust 50 bis 100 ml, so ist mit akuten Kreislaufreaktionen zu rechnen.

Ein Blutverlust kann durch verschiedene **Ursachen** eintreten:

- **geburtshilfliche Gründe**, z. B. Placenta praevia, Verletzung der Plazenta bei Sectio, Ruptur größerer Gefäße, z. B. bei Insertio velamentosa, Nabelschnurhämatom
- **okkulter (= unbemerkter) Blutverlust**, z. B. fetomaternale oder fetofetale Transfusion. Hier entwickelt sich die Anämie meist allmählich.
- **Blutung in der Neonatalzeit**, z. B. Hirnblutung, größere Blutungen bei Geburtsverletzungen (Galeablutung, Kap. 11.2.3), Ruptur von Bauchorganen, Blutungen in den Darm oder aus dem Nabel
- **Verluste durch ärztliche Maßnahmen**, vor allem bei Frühgeborenen. So können wiederholte Blutentnahmen, ungeschicktes Vorgehen beim Legen von Infusionen oder Kathetern etc. nennenswerte Blutverluste herbeiführen.
- **Mangel an Gerinnungsfaktoren**

19.2.6 Baustoffmangel-Anämien

Das Neugeborene ist normalerweise ausreichend mit Baustoffen, also auch mit Eisen, versorgt, sodass es aus diesem Grund nur äußerst selten zu einer Anämie kommt, selbst wenn die Mutter unterversorgt ist. Hingegen kann es nach einigen Monaten, vor allem bei reiner Muttermilchernährung, zu einem **Eisenmangel** kommen. Das wenige Eisen in der Muttermilch wird allerdings sehr gut aufgenommen und verarbeitet, sodass bei einer künstlichen Ernährung wesentlich höhere Eisenzugaben erforderlich sind. Bei den meisten Säuglingsnahrungen wird Eisen in entsprechender Menge hinzugefügt.

Bei allen Säuglingen kommt es **mit ca. 3 bis 5 Monaten** zu einer vorübergehenden leichten und letztlich normalen Anämie, mit Hb-Werten um oder sogar etwas unter 10 g%. Man bezeichnet dies als **Trimenonanämie** oder -reduktion. Grund ist weniger ein Eisenmangel als vielmehr ein relativ niedriger Spiegel des Erythropoietins. Diese hormonähnliche Substanz regelt die Bildung von

Erythrozyten. Warum dieses Tal durchschritten werden muss, ist noch nicht vollständig erforscht. Erythropoietin wird gentechnologisch hergestellt und kann zum Anregen der Blutbildung injiziert werden, was in speziellen Situationen bei Frühgeborenen eingesetzt wird.

Bei **Früh- und Mangelgeborenen** ist mit einem Eisenmangel zu rechnen, daher ist bei diesen Kindern – unabhängig von der Art der Fütterung (Muttermilch, künstliche Nahrung) – im ersten Lebensjahr meist eine Eisensubstitution nötig. Da die Speicher sehr gering gewesen sind, reicht das Eisen der Muttermilch genauso wenig aus wie die Zusätze zu künstlichen Säuglingsnahrungen.

19.3 Hydrops fetalis

! Leitsymptome

- **Ödeme am ganzen Körper, dadurch aufgedunsenes Aussehen**
- **Aszites, Pleuraergüsse**
- **meist parallel dazu Zeichen der Anämie**
- **schlechter Allgemeinzustand, Atemprobleme**

19.3.1 Klinische Zeichen

Verschiedene Ursachen können zu einer **Wassereinlagerung beim Fetus** führen. Das fetale Gewicht nimmt dadurch deutlich zu. Es entwickeln sich Ödeme, ferner Pleuraergüsse und Aszites und der Wassergehalt aller Organe ist erhöht. Der Fetus ist vital gefährdet (▶ **Abb. 19.2**).

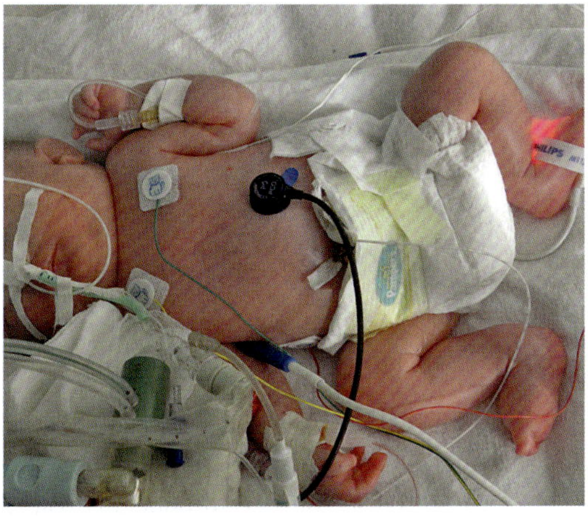

▶ **Abb. 19.2** Hydrops fetalis. (Kerstin Steiner, Stuttgart)

19.3.2 Ursachen

Der **immunologische Hydrops** aufgrund einer immunhämolytischen Anämie (bei Rhesusunverträglichkeit) ist durch die Anti-D-Prophylaxe heute sehr viel seltener geworden. Früher war dies die häufigste und typische Ursache eines Hydrops.

Ein **nicht immunologischer Hydrops** kann verschiedene Ursachen haben:

- **fetale Anämie:** Durch Unterversorgung des Herzmuskels mit Sauerstoff entsteht eine Herzinsuffizienz, die dann zur Wassereinlagerung führt. Verstärkt wird dieser Vorgang durch eine Minderproduktion von (Blut-)Eiweiß aufgrund der Minderversorgung der Leber. Die eigentliche Ursache der Anämie spielt bei der Entstehung des Hydrops eine untergeordnete Rolle. Sie kann verursacht sein durch hämolytische Erkrankungen, Blutbildungsstörungen, Blutungen, Membran- oder Hämoglobinstörungen und Infektionen (z. B. Ringelröteln).
- **Herz-/Kreislauferkrankungen:** Beispiele sind die Herzinsuffizienz durch tachykarde oder bradykarde Rhythmusstörungen des fetalen Herzens, selten auch Fehlbildungen des Herzens oder der Blut- und Lymphgefäße.
- **pränatale Infektionen:** Toxoplasmose, Röteln, Parvoviren, Zytomegalie, Herpes, Syphilis und Adenoviren sind als Hydrops-Auslöser beschrieben.
- **Chromosomenstörungen**
- **Stoffwechsel- und Speicherkrankheiten** sind weitere seltene Ursachen.

19.3.3 Therapie

Ein Hydrops fetalis stellt höchste Anforderungen an die neonatologische **Erstversorgung:**

- Da die Geburt meist nicht unerwartet erfolgt, sollte eine **Sectio** in einem Perinatalzentrum stattfinden.
- Das dabei anwesende neonatologische Team muss aus mindestens zwei Ärzten bestehen. Das Neugeborene ist äußerst schwierig zu beatmen. Häufig muss sehr schnell eine (teilweise) Austauschtransfusion über einen Nabelgefäßkatheter durchgeführt werden.

- Bei ausgedehnten Pleuraergüssen wird noch im Kreißsaal eine Pleurapunktion vorgenommen.
- Wird der Hydrops fetalis sehr frühzeitig diagnostiziert, kann ab ca. der 20. SSW intrauterin transfundiert werden (durch Punktion der Nabelschnurgefäße). So gelingt es in einigen Fällen, die normale fetale Entwicklung wieder zu ermöglichen, wenn die Ursache des Hydrops behandelt ist bzw. ausgeschaltet werden kann.

Stillberatung
- Während der intensivmedizinischen Behandlung sollte die Mutter abpumpen.
- Nach der Stabilisierung und ursächlichen Behandlung kann gestillt werden.

19.4 Polyglobulie

Leitsymptome
- **tiefrote Hautfarbe mit vorgetäuschter Zyanose**
- **unspezifische Zeichen der Kreislaufbelastung: Trinkschwäche, Apathie, Unruhe, muskuläre Hypotonie**

Die Polyglobulie ist das **Gegenteil einer Anämie**. Das Blut enthält zu viele Erythrozyten, hat dadurch einen sehr hohen Hämatokrit (kapillar > 75 %, zentralvenös > 65 %). So ist zwar eine hohe Transportkapazität für Sauerstoff vorhanden, aber das Blut wird zähflüssiger. Gleichzeitig ist die Transportkapazität für lösliche Bestandteile erniedrigt, vor allem für Glukose.

Eine Polyglobulie kommt bei etwa 2 % aller Neugeborenen vor, allerdings bei weniger als 0,5 % der reifen Kinder!

Auslöser bzw. Ursachen sind vor allem:
- Plazentainsuffizienz, daher bei allen dystrophen Kindern darauf achten!
- Chromosomenstörungen, besonders Trisomie 21
- fetofetale Transfusion
- spätes Abnabeln: Wenn nach 2 Minuten statt nach 1 Minute abgenabelt wird, hat das Kind ca. 10 % mehr Blutkörperchen. Vorsicht bei Neugeborenen mit Herzfehlern, Risikofaktoren für Ikterus und Kreislaufbelastung anderer Ursachen.
- Ausstreichen der Nabelschnur, Halten des Kindes unter dem Niveau der Mutter vor dem Abnabeln
- zyanotische Herzfehler
- chronische Hypoxie des Fetus
- Nikotinabusus in der Schwangerschaft

19.4.1 Klinische Zeichen

Meist beobachtet man außer der dunkelroten Hautfarbe nur unspezifische Symptome wie Trinkprobleme, Lethargie, vorgetäuschte Zyanose, Unruhe, Hypotonie, evtl. auch Tachypnoe. Selten kommt es zu Thrombosen oder Verschlüssen von Blutgefäßen aufgrund der schlechten Fließeigenschaften des Blutes.

Bei der eventuell auftretenden Nierenvenenthrombose beobachtet man blutigen Urin, Nierenversagen und schmerzhaftes Anschwellen der Nieren. Folge ist eine mehr oder weniger ausgeprägte dauerhafte Schädigung der Niere.

Als wesentliche **Komplikation** tritt bei etwa einem Viertel der Kinder eine Hypoglykämie auf, bei einem Drittel durch den erhöhten Anfall zerfallender Erythrozyten eine Hyperbilirubinämie. Auch ein Kalzium- und Magnesium-Mangel ist gehäuft.

Neurologische Spätfolgen können vorkommen, vor allem bei einem sehr hohen Hämatokrit und einer unzureichenden Behandlung, denn dann sind eine Minderversorgung einzelner Hirnbereiche und das Auftreten von Hirninfarkten wegen des langsamen und zähen Blutflusses möglich. Paradoxerweise kann es also trotz der vielen „Sauerstoffträger" zu einer Unterversorgung des Gehirns mit Sauerstoff und damit zu einer entsprechenden Schädigung kommen.

19.4.2 Therapie

- Bei **grenzwertigen Befunden** ist keine Behandlung nötig, sondern nur eine sorgfältige Überwachung bezüglich eventueller Komplikationen sowie eine ausreichende Flüssigkeitszufuhr.
- Bei **klinischen Symptomen** oder schwerer Polyglobulie wird ein sogenannter Teilaustausch durchgeführt, wobei Blut entnommen und gleichzeitig durch Flüssigkeit ersetzt wird. Dadurch werden die Fließeigenschaften des Blutes verbessert.

- Grundsätzlich müssen bei Kindern mit Polyglobulie ein zusätzlicher Flüssigkeitsverlust und eine Austrocknung (Exsikkose) vermieden, und es muss auf eine ausreichende Flüssigkeitszufuhr geachtet werden.

19.5 Erkrankungen der weißen Blutzellen

Angeborene Defekte oder das Fehlen einzelner Unterformen der weißen Blutkörperchen sind extrem selten. Es gibt sehr viele und in der Auswirkung sehr unterschiedliche Immundefekte, und dank der Möglichkeiten der modernen Immunologie und Genetik ist es nicht einfach, den Überblick zu behalten. Solche Kinder werden daher in wenigen hoch spezialisierten Zentren betreut.

In den allermeisten Fällen sind Veränderungen der Gesamtzahl oder einzelner Untergruppen als **Zeichen einer akuten Erkrankung** zu werten. Bei Infektionserkrankungen ist die Anzahl meist erhöht, aber gerade bei Neugeborenen können auch bei schweren septischen Infektionen normale oder sogar erniedrigte Leukozytenwerte gefunden werden. Eine Linksverschiebung ist als Anzeichen für eine Infektion nicht zuverlässig, da dies auch allgemein bei körperlichem Stress zu beobachten ist. Die Leukozytenzahl kann in weiten Bereichen schwanken.

Leukämien bei Neugeborenen sind äußerst selten und prognostisch ungünstig.

19.6 Erkrankungen der Thrombozyten

! Leitsymptome

- **flohstichartige Hautblutungen, auch an nicht gestauten Körperstellen (Petechien)**
- **verstärkte Blutungen an belasteten Stellen (z. B. Kopfhaut)**

Die Thrombozyten (Blutplättchen) sind für die Gerinnung von Bedeutung, vor allem auch nach Verletzungen von Blutgefäßen. Wenn sie fehlen oder in ihrer Funktion beeinträchtigt sind, kommt es sehr leicht zu Blutungen, die sich meist als kleine punktförmige Blutaustritte in der Haut zeigen (Petechien).

In den meisten Fällen wird eine **Thrombopenie** (Mangel an Thrombozyten) durch akute Erkrankungen hervorgerufen. Hier zählt der „Thrombozytensturz“, also das schnelle Absinken der Thrombozytenzahl, zu den wesentlichen laborchemischen Kriterien vor allem für eine Sepsis.

Bei schweren Infektionen kann die Thrombozytenzahl auf verschiedenen Wegen beeinflusst werden:

- Schädigung des Knochenmarks, speziell der Zellen, die Thrombozyten produzieren (Megakaryozyten)
- Schädigung der Thrombozyten durch Bakteriengifte bzw. Entzündungsstoffe
- dadurch aktivierte ungeregelte Gerinnungsprozesse (DIC = disseminierte intravasale Gerinnung)
- erhöhter Abbau von Thrombozyten durch die infektionsbedingt vergrößerte Milz

Auch bei Virusinfektionen, besonders Röteln und Zytomegalie, sind Knochenmarksschädigungen und nachfolgend eine Thrombozytopenie mit anschließenden Blutungen möglich.

Ähnlich wie bei der Blutgruppenunverträglichkeit kann es beim Neugeborenen auch durch **mütterliche Antikörper** gegen kindliche Thrombozyten zu deren Zerstörung kommen. Auch wenn die Mutter Antikörper gegen die eigenen Thrombozyten bildet (idiopathische thrombozytopenische Purpura, ITP), kann dies bereits beim Fetus, stärker noch beim Neugeborenen zu Blutungen führen.

Genetisch bedingte Erkrankungen oder Defekte der Thrombozyten sind äußerst selten. Ist aufgrund der Vorgeschichte der Mutter oder der Familie eine Thrombopenie beim Fetus zu erwarten, sollte dies beim perinatalen Management bedacht werden. So kann etwa eine traumatisierende Vakuumextraktion zu gefährlichen Blutungen führen.

19.7 Gerinnungsstörungen

Leitsymptome

- **je nach Ursache etwas unterschiedliche Symptome**
- **Blut im Stuhl, andere Schleimhautblutungen**
- **verstärkte Blutergüsse an belasteten Stellen**
- **schlechte Blutstillung (z. B. nach kapillarer Blutentnahme)**

19.7.1 Infektionsbedingte Störungen

In den meisten Fällen ist die Gerinnung nur vorübergehend beeinträchtigt. Die wichtigsten Ursachen sind dabei Infektionen, besonders bakterielle Allgemeininfektionen (Sepsis) und Asphyxie.

Im schlimmsten Fall entwickelt sich eine **Verbrauchskoagulopathie** (disseminierte intravasale Gerinnung). Durch Mikrozirkulationsstörungen entstehen in den kleinen Blutgefäßen Thromben. Als Folge werden mehr Gerinnungsfaktoren und Thrombozyten verbraucht, als der Körper produzieren kann. Dadurch treten gleichzeitig Durchblutungsstörungen aufgrund der Thrombosierung von Gefäßen und Blutungen aufgrund des Mangels an Gerinnungsfaktoren und Plättchen auf.

19.7.2 Vitamin-K-Mangel

Eine relativ große Bedeutung für Neugeborene hat der Mangel an Vitamin K. Diese Substanz wird von der Leber benötigt, um einige der Gerinnungsfaktoren zu bilden (Faktoren II, VII, IX, X). **Vitamin K** wird zwar auch über die Nahrung zugeführt, die wichtigste Quelle sind jedoch Darmbakterien, die dieses Vitamin bilden. Dabei ist allerdings zu bedenken, dass die Bifidus-Flora des gestillten Neugeborenen nur in sehr geringen Mengen Vitamin K produziert. Hinzu kommt, dass in der Muttermilch nur geringe Vitamin-K-Mengen vorhanden sind.

Merke

Neugeborene haben physiologischerweise einen Vitamin-K-Mangel.

Die Aktivität der genannten Gerinnungsfaktoren ist im Nabelschnurblut etwa halb so groß wie später. Etwa jedes 200. Neugeborene hat nach 48 bis 72 Stunden eine so geringe Aktivität der Gerinnungsfaktoren, dass eine akute Blutungsgefahr besteht.

Es gibt drei Formen einer Vitamin-K-Mangel-Blutung:

- Die **Frühform** manifestiert sich intrauterin oder am ersten Lebenstag. Ursache ist hier ein mütterlicher Vitamin-K-Mangel oder eine Medikation der Mutter, die den Vitamin-K-Stoffwechsel stört, z. B. Antikonvulsiva oder Tuberkulostatika.
- Die **klassische Form** tritt vom 2. bis 7. Lebenstag auf und ist durch einen ungenügenden Transport von Vitamin K über die Plazenta bedingt. Hirnblutungen sind hier sehr selten, können aber lebensbedrohlich sein. Typische Blutungsorte sind der Magen-Darm-Trakt, der Nabelstumpf und Punktionsstellen nach Blutentnahmen.
- Von größerer Bedeutung ist die **Spätform** der Vitamin-K-Mangelblutung. Diese kann in den ersten 2 bis 3 Lebensmonaten auftreten. Es handelt sich meist um Hirnblutungen, die in der Regel zu einer dauerhaften Behinderung, zu Epilepsie und nicht selten auch akut zum Tode führen. Solche Blutungen kommen etwa bei einem von 10 000 Neugeborenen vor, wobei praktisch nur gestillte Kinder betroffen sind, da künstlichen Säuglingsnahrungen Vitamin K zugesetzt ist. Um solche Blutungen zu verhindern, wurde die **Vitamin-K-Prophylaxe** eingeführt (Kap. 5.2.1).

19.7.3 Angeborene Defekte des Gerinnungssystems

Sie sind insgesamt selten. Der wichtigste und häufigste dieser Defekte ist die **Hämophilie A.** Hier ist einer von 13 Gerinnungsfaktoren, der Faktor VIII, in der Aktivität wesentlich herabgesetzt oder fehlt ganz. Die Hämophilie manifestiert sich selten bereits beim Neugeborenen. Meist beginnen die Probleme verstärkt, wenn das Kind körperlich aktiv wird, d. h., wenn durch Verletzungen das Gerinnungssystem gefordert wird. Dann treten auffallende Hämatome, Nachblutungen, Gelenkblutungen etc. auf.

Die Erkrankung wird **X-chromosomal rezessiv vererbt**. Frauen sind also gesunde Erbträger, erkrankt sind daher nur Jungen.

Die **Therapie** erfolgt durch regelmäßige Gabe von Faktor VIII. Dieser wird gentechnisch hergestellt. Daher besteht auch bei der häufig notwendigen Gabe keine Gefahr mehr für die Übertragung von Erkrankungen (früher bekamen viele Patienten HIV, Hepatitis C und B).

Es gibt weitere seltene Formen der Hämophilie mit ähnlicher Problematik.

Stillberatung

- Stillen ist möglich und erwünscht.
- Bei Darmblutung oder Bluterbrechen des Säuglings muss man differenzialdiagnostisch auch an die Möglichkeit denken, dass mütterliches Blut verschluckt wurde (z. B. aus Rhagaden an den Brustwarzen, Differenzierung durch den Apt-Test).

19.8 Thrombophilie

In einigen seltenen Fällen besteht eine Störung des Blutgerinnungssystems, die zu einer krankhaft gesteigerten Blutgerinnung führt. Es entstehen **Thrombosen** in großen und kleinen Gefäßen und damit Durchblutungsstörungen in verschiedenen Organen. In der Folge kann es zu schwerwiegenden Funktionsstörungen oder sogar zum Organverlust kommen. Beispiele sind Nierenvenenthrombosen, Hirninfarkte und Durchblutungsstörungen des Darmes, die zur nekrotisierenden Enterokolitis (Kap. 14.8) führen können.

Oft besteht eine erbliche Veranlagung mit Störung von Faktoren, die eine übermäßige Blutgerinnung verhindern. Zusätzliche Risikofaktoren sind z.B. zentrale Gefäßkatheter, Operationen, Sepsis, Dehydratation oder Polyglobulie.

Die **Neugeborenenphase** ist für Thrombosen **prädisponiert** durch die physiologische Gewichtsabnahme aufgrund des Flüssigkeitsverlustes in den ersten Lebenstagen sowie durch die vielen komplexen Anpassungsvorgänge, die sich beim Neugeborenen abspielen.

20 Neugeborenenikterus (Icterus neonatorum)

Siehe Leitlinie AWMF 024/007 „Hyperbilirubinämie des Neugeborenen – Diagnostik und Therapie".

20.1 Bilirubinstoffwechsel

Bilirubin ist ein wesentlicher Bestandteil der Gallenflüssigkeit und bedingt auch deren Färbung. Auch die Stuhlfärbung beruht auf Abbauprodukten des Bilirubins. Dieses entsteht in mehreren Schritten beim Abbau des Moleküls **Häm,** das im Körper für die Bindung von Eisen innerhalb komplexer Eiweißstrukturen nötig ist. Hauptsächlich kommt Häm im roten Blutfarbstoff („Hämoglobin") vor, in den Sauerstoffspeichern des Muskels (Myoglobin) und in eisenhaltigen Enzymen in der Leber.

Das beim Abbau von Häm entstehende **Bilirubin** ist wasserunlöslich. Es wird im Blut an Albumin gebunden transportiert. Damit es in der Gallenflüssigkeit ausgeschieden werden kann, muss es wasserlöslich gemacht werden. Dies wird durch eine Kopplung (= Konjugation) mit der wasserlöslichen Glukuronsäure in der Leberzelle erreicht.

Diese **Kopplungsreaktion** findet beim Neugeborenen und insbesondere beim Frühgeborenen aufgrund der unreifen Leber nur eingeschränkt statt: Die Leber des Neugeborenen muss diese Reaktion noch „trainieren", d. h., die entsprechenden Enzyme und Stoffwechselvorgänge werden erst eingeschaltet. Intrauterin wurde die Entsorgung des Bilirubins über die Plazenta und damit über die Mutter bewerkstelligt. Aus diesem Grund kommt es postnatal in der Regel bei allen Neugeborenen zu einer mehr oder weniger ausgeprägten Hyperbilirubinämie. Häufig ist nach der Geburt der Abbau von Hämoglobin noch gesteigert (z. B. durch Hämatome, die resorbiert werden müssen).

Klinisch äußert sich die Hyperbilirubinämie in einer Gelbverfärbung der Haut, der Schleimhäute und Bindehäute (► **Abb. 20.1**). In pathologischen Situationen, z. B. Hämolyse, Polyglobulie (Kap. 19.4), Infektionen, Geburtstraumen, wird dies zusätzlich noch verstärkt. Genetische Faktoren spielen beim Grad der Hyperbilirubinämie eine modifizierende Rolle.

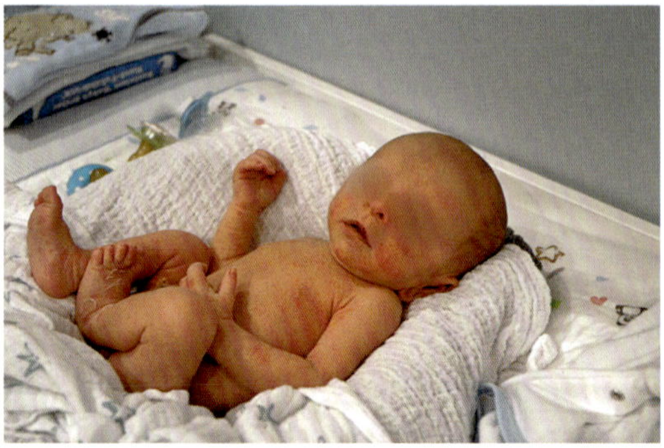

► **Abb. 20.1** Hyperbilirubinämie mit Gelbfärbung der Haut bei einem Neugeborenen. (Kerstin Steiner, Stuttgart)

20.2 Bestimmung des Bilirubinwertes

Praxis

Eine grobe Abschätzung des Bilirubinwertes ist für den Geübten bis zu einem gewissen Grad möglich:

- gelbe Skleren in den Augen: Bilirubin über 2–4 mg/dl
- Stirn erscheint gelb: Bilirubin über 10 mg/dl
- Stamm erscheint gelb: Bilirubin über 12 mg/dl
- Beine erscheinen gelb: Bilirubin über 14 mg/dl

Diese Schätzung ist allerdings ungenau, denn der subjektive Eindruck bei der Beurteilung der Hautfarbe wird auch von der Durchblutung, dem Gehalt an roten Blutkörperchen, der Pigmentierung, von Ödemen, von der Behaarung, der Beleuchtung und von anderen Störfaktoren beeinflusst (daher **nicht zuverlässig!**). Bei dunkelhäutigen und asiatischen Kindern ist der Ikterus evtl. besonders schwer zu erkennen.

Bei einem klinisch relevanten Ikterus ist daher immer eine **Bilirubinbestimmung im Serum** nötig. Im Labor wird Bilirubin durch ein fotometrisches Verfahren bestimmt. Dabei ist entscheidend, dass die Probe zügig ins Labor kommt. Vor allem darf das Blut nicht lange im Licht stehen, da sonst der Wert falsch niedrig gemessen wird, was für das Kind fatale Folgen haben kann. Die Halbwertszeit im Sonnenlicht ist 60 Minuten, d. h., im Blut wird nur noch halb so viel gemessen!

In Kinderkliniken gibt es oft Blutgasanalyse-Geräte, die „nebenher" aus Kapillarblut weitere Laborwerte bestimmen können, u. a. auch Bilirubin. Der Wert ist zwar nicht ganz so genau, steht aber dafür innerhalb von Minuten zur Verfügung, was bei kritisch kranken Neugeborenen von Vorteil ist.

Definitionen der Laborbegriffe:

- **gesamtes Bilirubin**: direktes (direkt in der Labormessung bestimmbar) und indirektes (an Protein gebunden, deswegen nur indirekt bestimmbar) Bilirubin
- **direktes Bilirubin** (= wasserlösliches Bilirubin = konjugiertes Bilirubin) ist nicht an Protein gebunden
- **indirektes Bilirubin** (= wasserunlösliches Bilirubin = unkonjugiertes Bilirubin) wird (zum Transport im Blut) an Protein (Albumin) gebunden
- **freies Bilirubin:** Fällt zu viel wasserunlösliches Bilirubin an, sodass das Albumin als Bindungsprotein nicht mehr ausreicht, oder wird das Bilirubin durch Übersäuerung oder Medikamente vom Albumin verdrängt, tritt freies, nicht proteingebundenes wasser**un**lösliches Bilirubin auf, das die Blut-Hirn-Schranke leicht überwinden kann und ins Gehirn eindringen und es schädigen kann.

Neben der „blutigen" Methode der Bilirubin-Bestimmung gibt es noch eine **unblutige fotometrische Methode**. Dabei wird das Messgerät auf die Haut aufgesetzt, am besten an der Stirn oder auf dem Brustbein. Ein Lichtstrahl bestimmter Dauer und Wellenlänge („Blitz") aus dem Gerät wird von der Haut reflektiert. Die farbliche Veränderung dieses Lichtstrahls hängt von der Bilirubinmenge in der Haut ab, also wird der reflektierte Lichtstrahl analysiert. Mit diesem Gerät ist eine relativ genaue Abschätzung möglich.

Es gibt jedoch zahlreiche Fehlermöglichkeiten, besonders bei Kindern mit nicht heller Hautfarbe und abweichender Hautdicke, bei verminderter Durchblutung, z. B. bei Sepsis oder nach Asphyxie. Deshalb hat diese Methode ihre Grenzen. Zu Beginn einer Behandlung und vor allem bei schwerem Ikterus muss parallel und zügig eine laborchemische Kontrolle erfolgen. Zur Trendmessung ist das Gerät aber gut geeignet und kann dem Kind einige Blutentnahmen ersparen.

Erscheint das Kind klinisch deutlich ikterisch, sollte also auch bei niedrigen transkutanen „Blitz"-Werten immer eine **Bilirubinbestimmung im Blut** erfolgen. Während oder nach der Fototherapie darf die „Blitz"-Methode nicht angewendet werden, da dann durch die Fototherapie die Werte in der Haut niedriger sind als im Blut und im übrigen Körpergewebe.

Neben der einfachen Bestimmung des Bilirubins sind einige wenige **Untersuchungen** nötig:

- **bei allen ikterischen Kindern:** gesamtes Bilirubin und mindestens einmalig direktes Bilirubin, Differenzialblutbild, Retikulozyten
- wünschenswert: Nabelschnurbilirubin, direkter Coombs-Test bei Rh-negativen Müttern und Blutgruppe 0 der Mutter, Albumin-Messung (wenn der Antikörpersuchtest bei der Schwangeren positiv war)

20.3 Diagnose nach Ursachen

Wichtig ist die Unterscheidung zwischen einem pathologischen und einem physiologischen Ikterus.

Faktoren, die für eine **Hämolyse** sprechen:

- Nabelschnurbilirubin > 2,7 mg/dl
- hämolytische Erkrankungen in der Familienanamnese
- Ikterusbeginn am ersten Lebenstag
- Bilirubinanstieg um mehr als 0,5 mg/dl/Stunde
- Bilirubinanstieg trotz Fototherapie
- Blässe, Hepatosplenomegalie
- Hb-Abfall oder Hk < 45 %; vermehrt Sphärozyten im Blutausstrich
- Retikulozytose > 45‰
- rascher Anstieg nach 24 bis 48 Stunden (G6PD-Mangel)

Faktoren, die für einen **nicht hämolysebedingten vermehrten Erythrozytenabbau** sprechen:

- Polyglobulie: Hk > 65 %
- Kephalhämatome oder andere große Hämatome

Faktoren, die mit einer **erhöhten Hyperbilirubinämie-Inzidenz** assoziiert sind:

- Kind diabetischer Mutter
- Frühgeburtlichkeit < 37 SSW

Faktoren, die auf eine **Grunderkrankung** hinweisen, bei der ein Ikterus **ein** Symptom ist:

- Erbrechen
- Lethargie, Trinkschwäche
- Hepatosplenomegalie
- massiver Gewichtsverlust
- Apnoen, Temperaturinstabilität, Tachypnoe
- hochfrequenter/schriller Schrei
- Ikterusbeginn nach dem 3. Lebenstag

Hinweise auf einen **cholestatischen** Ikterus:

- dunkler Urin oder Bilirubinnachweis im Urin
- helle/entfärbte Stühle
- Gelbsucht länger als 3 Wochen

Faktoren, die das Risiko einer **Bilirubinenzephalopathie** erhöhen:

- Azidose
- Hyperkapnie
- hypoxisch-ischämische Enzephalopathie
- Krampfanfälle
- Vaskulitis
- Meningitis
- hyperosmolare Belastung
- abrupte Änderungen des arteriellen oder Venendruckes

Kinder mit diesen Risikofaktoren sind als **krank** zu bewerten. Grundsätzlich müssen bei einem pathologischen Ikterus immer differenzialdiagnostische Überlegungen zur Ursache angestellt werden.

20.4 Physiologischer Ikterus

Leitsymptome

- **zunehmende kopfbetonte Gelbfärbung**
- **Apathie, Lethargie, Trinkschwäche**
- **Zusätzliche Symptome deuten auf einen pathologischen Ikterus bzw. weitere Gesundheitsprobleme hin.**

Bei allen Neugeborenen tritt als **normale Übergangsphase** eine leichte „Gelbsucht" auf, d. h. eine Erhöhung des Bilirubins im Blut, was zu dieser gelben Farbe führt. Diese Neugeborenengelbsucht darf nicht mit der infektiösen Gelbsucht (= Hepatitis) verwechselt werden. Es handelt sich um eine Folge der Stoffwechselanpassung (vom intrauterinen) an das extrauterine Leben.

Beim Neugeborenen ist die Glukuronidierung vor allem in den ersten Lebenstagen noch unreif. Dies beruht auf einer langsamen Umstellung von der Fetalzeit, in der ja möglichst keine Glukuronidierung stattfinden soll. Sonst würden das Bilirubin und auch andere Abfallstoffe im Fruchtwasser auftauchen, was nicht nur sinnlos, sondern auch gefährlich wäre. Die entsprechenden Enzyme werden daher erst nach der Geburt produziert bzw. aktiviert.

Hinzu kommt in den ersten Lebenstagen eine erhöhte Rückresorption des in der Galle in Richtung Darm ausgeschiedenen Bilirubins, da Nahrung als Träger zur Ausscheidung noch fehlt und bei der noch mangelnden Keimbesiedelung des Darmes die Umwandlung in andere Endprodukte noch nicht ausreichend stattfindet.

Definition

Von einem **physiologischen Ikterus** spricht man, wenn das Bilirubin langsam ansteigt, wenn es zwischen dem 3. und 6. Lebenstag ein Maximum von 12 mg/dl nicht übersteigt und es sich vorwiegend um indirektes Bilirubin handelt (direktes Bilirubin unter 1 mg/dl).

Gefährlich wird das Bilirubin besonders bei **Frühgeborenen und kranken Neugeborenen**, bei denen ein Albuminmangel vorliegen kann, sodass die Trägerkapazität für Bilirubin vermindert ist. Bilirubin kann daher viel leichter aus den Gefäßen z. B. ins Gehirn gelangen.

Im Einzelnen bestimmen die folgenden Faktoren das **Auftreten und das Ausmaß** des physiologischen Ikterus bei Neugeborenen:

- höherer Hämatokrit und damit höherer Zellumsatz
- kürzere Überlebenszeit fetaler Erythrozyten (60 bis 70 statt 120 Tage)
- erhöhter Anfall stoffwechselbedingten Bilirubins (das also nicht aus Erythrozyten stammt)
- verminderte Ausscheidung
- erhöhter enterohepatischer Kreislauf in den ersten Lebenstagen bis zu einer ausreichenden Fütterung
- unreifes Glukuronidierungssystem

Stillberatung
Bei einem physiologischen Ikterus soll weiter gestillt werden.

20.5 Pathologischer Ikterus

Leitsymptome
Das Bilirubin steigt schneller, höher oder bleibt länger erhöht (pathologischer Ikterus).

Auch ein sonst „physiologischer" Bilirubinwert kann bei Erkrankungen oder pathologischen Zuständen des Neugeborenen oder Frühgeborenen schädigend wirken, also in diesem Fall pathologisch sein. Dabei deuten die verschiedenen Verlaufsformen auf bestimmte Ursachen hin.

20.5.1 Verlaufsformen

- **verfrühter Ikterus** (Icterus praecox): klinisch sichtbare Gelbsucht in den ersten 24 bis 46 Stunden. Hervorgerufen besonders durch Hämolyse, die bereits intrauterin begonnen haben kann.
- **verstärkter Ikterus** (Icterus gravis): Anstieg über 15 bis 17 mg/dl oder ein schneller Anstieg von mehr als 0,5 mg/dl/ pro Stunde. Ein verfrühter Ikterus führt fast immer auch zu einem verstärkten. Außerdem kommt ein verstärkter Ikterus bei sehr vielen der unten genannten Erkrankungen des Neugeborenen vor.
- **verlängerter Ikterus** (Icterus prolongatus): klinisch sichtbarer Ikterus länger als 8 Tage. Der verlängerte Ikterus kann mit einem zunehmenden Anstieg des direkten Bilirubins einhergehen, was auf eine Gallenabflussstörung hinweist. Ferner ist mit einem verlängerten Ikterus ohne Anstieg des direkten Bilirubins bei Unreife und verzögerter Stoffwechselreaktion, z. B. Hypothyreose, zu rechnen.

Für Risikogruppen (Frühgeborene, Asphyxie etc.) gibt es niedrigere Grenzwerte. Außerdem will man einen gefährlichen Anstieg so schnell wie möglich erkennen, sodass auch die Anstiegsgeschwindigkeit in den ersten Lebenstagen von Bedeutung ist. Für die Beurteilung gibt es daher **Grenzwertkurven**, in denen die Werte aufgezeichnet sind, ab denen eine Therapie begonnen werden muss (▸ **Tab. 20.2**).

20.5.2 Ursachen

Die Ursachen pathologischer Ikterusverläufe können vielfältig sein:

Überangebot von Bilirubin

- Polyzythämie (maternofetale oder fetofetale Transfusion, Dystrophie, spätes Abnabeln)
- Hämolyse (Rhesus-, andere Blutgruppenunverträglichkeit, selten aus anderen Ursachen; Kap. 19.2.3, Kap. 19.2.4)
- Blutungen (Hämatome, Parenchymblutungen in Hirn, Leber oder anderen Organen).
- erhöhter enterohepatischer Kreislauf (Atresien oder Stenosen im Magen-Darm-Trakt, Mekoniumileus, nicht ausreichende Ernährung, verschlucktes Blut)

Verminderte Ausscheidung

- metabolische Ursachen: Unreife der Leber, Medikamente, Galaktosämie, mütterlicher Diabetes, seltene Enzymdefekte der Leber
- Eedokrine Ursachen: muttermilchinduzierter Ikterus (?), Hypothyreose
- obstruktive Ursachen: Gallengangsatresie, eingedickte Galle, Mekoniumileus, z. B. bei Mukoviszidose (Kap. 14.12).
- parenterale Ernährung

Komplexer bzw. unklarer Mechanismus

- Sepsis, intrauterine Infektionen
- Atemnotsyndrom
- Asphyxie
- ethnische Unterschiede (asiatische Abstammung)

Bei einem **verlängerten Ikterus** über den 8. Tag hinaus liegen häufig Fehlbildungen vor. Wenn das Bilirubin z. B. durch Atresie der Gallenwege (Kap. 14.5) oder andere Erkrankungen mit Gallenstau innerhalb der Leber nicht normal abfließen kann, dann ändert sich die Farbe des Ikterus von Gelb nach Grünlich (**Verdinikterus**). Gleichzeitig ist der **Stuhl eher grau bis weiß,** während der **Urin dunkelgelb bis braun** erscheint, weil die zurückgestauten Gallensäuren teils über die Nieren ausgeschieden werden. Wenn diese Symptome beobachtet werden, ist eine baldige Abklärung nötig, um eine frühzeitige Behandlung einzuleiten und eine weitere Schädigung der Leber und anderer Organe zu vermeiden.

Muttermilchinduzierter Ikterus Im Gegensatz dazu tritt beim muttermilchinduzierten Ikterus keine solche Verfärbung auf, d. h., es handelt sich um unkonjugiertes Bilirubin. Bei gestillten Kindern sind die Bilirubinwerte insgesamt eher etwas höher. Die frühe Phase des Muttermilchikterus in den ersten Lebenstagen wird durch Kalorienmangel und zu einem kleinen Teil auch durch Flüssigkeitsmangel ausgelöst. Durch eine Steigerung der Fütterungshäufigkeit und -mengen lässt sich die Wahrscheinlichkeit eines Ikterus senken. **Frühes und häufiges Anlegen** ist also auch aus diesem Grund erwünscht.

Ein echter muttermilchinduzierter Ikterus tritt bei etwa 1 % der gestillten Kinder auf. Statt zu fallen, steigt das Bilirubin nach dem 3. Tag weiter und erreicht Werte um und über 20 mg/dl. Normale Werte werden erst nach 2 bis 12 Wochen erreicht. Bei der früher noch empfohlenen zweitägigen Stillpause fällt der Spiegel rapide und erreicht auch bei erneutem Stillen nicht mehr dasselbe hohe Niveau. Er steigt dann allerdings noch einmal etwas an, um etwa 2 bis 4 mg/dl.

Es gibt verschiedene **Vermutungen und Risikofaktoren** für den echten muttermilchinduzierten Ikterus:

- **hormonell:** 3-α,20-β-Pregnandiol, das bei diesen Müttern in der Milch erhöht ist und die Konjugation von Bilirubin verhindert
- **metabolisch:** Erhöhte Lipoproteinase, Fette werden vorzeitig in Fettsäuren gespalten. Diese verhindern die Aufnahme und Weiterverarbeitung von Bilirubin in den Leberzellen.
- **verminderte Stuhlmenge** im Vergleich zu künstlich ernährten Kindern, dadurch geringere Ausscheidungsmöglichkeit
- erhöhte Rückresorption aus dem Stuhl

Stillberatung

- Ein Kernikterus (S. 233) scheint bei einem muttermilchinduzierten Ikterus wesentlich seltener aufzutreten als bei erhöhten Bilirubinwerten aus anderen Ursachen, sodass die Therapie, vor allem die Empfehlung zur Stillpause, relativ großzügig gehandhabt werden kann, wenn das Kind ansonsten gesund ist und keine Risikofaktoren aufweist.
- Nur bei Bilirubinwerten, die trotz intensiver Fototherapie nicht unter 20 mg/dl abfallen, ist eine Stillpause über 48 Stunden sinnvoll.

Das Wiederholungsrisiko bei nachfolgenden Schwangerschaften ist hoch (ca. 70 %).

20.6 Bilirubinenzephalopathie/ bilirubininduziertes neurologisches Defizit (BIND)

! Leitsymptome

- **ausgeprägter (vorausgegangener) Ikterus**
- **Lethargie, Trinkschwäche**
- **schrilles, hochfrequentes Schreien**
- **unterschiedlich ausgeprägte neurologische Spätschäden**

Freies (nicht konjugiertes und nicht an Albumin gebundenes) fettlösliches Bilirubin dringt in Zellen ein und kann die Blut-Hirn-Schranke leicht überwinden. Es kann zum **Kernikterus** oder zu einer **Bilirubinenzephalopathie** führen und in der Folge zu einer vorübergehenden oder dauerhaften Schädigung und Funktionsstörung des Gehirns.

▶ **Tab. 20.1** Bilirubininduziertes neurologisches Defizit (BIND).

Stadium	1	2	3
Bewusstseinslage	schläfrig und trinkschwach	Lethargie und Übererregbarkeit	Somnolenz und Krämpfe
Muskeltonus	leicht vermindert	Hypertonie oder Hypotonie, abhängig vom Wachheitszustand, milde Überstreckung des Halses/Rumpfes	deutlich gesteigert oder reduziert, Opisthotonus, Radfahrbewegungen
Schrei	hochfrequent	schrill	nicht zu beruhigen

Es werden **3 Stadien** der Bilirubinenzephalopathie unterschieden (▶ **Tab. 20.1**):

- **Anfangsphase:** leichter Stupor (Lethargie, Schläfrigkeit), leichte muskuläre Hypotonie, Bewegungsarmut, Saugschwäche, leicht hochfrequentes Schreien
- **Übergangsphase:** mäßiger Stupor, Erregbarkeit, variabler Muskeltonus, gewöhnlich gesteigert, z. T. Überstreckung, Opisthotonus (extreme Körperbeugung nach hinten), minimale Nahrungsaufnahme, hochfrequentes Schreien
- **fortgeschrittene Phase:** tiefer Stupor bis zum Koma, muskuläre Hypertonie, deutlicher Opisthotonus, Nahrungsverweigerung, schrilles Schreien

Elektrophysiologisch zeigen sich im **EEG** vermehrt langsame Frequenzen und in der **BERA** (*brainstem evoked response audiometry*; AEP: akustisch evozierte Potenziale) verlängerte Latenzen und eine verminderte Amplitude. Speziell die BERA ist eine sensible Methode, um eine bilirubininduzierte neurologische Dysfunktion und eine vielleicht drohende dauerhafte neuronale Schädigung zu diagnostizieren. Diese Effekte sind schon ab Serumbilirubinwerten im Bereich von 15 bis 20 mg/dl zu beobachten! Es gibt Hinweise darauf, dass bei reifen, sonst gesunden Kindern Bilirubinwerte im Bereich von 20 bis 25 mg/dl zu leichten neurologischen Schädigungen führen können.

Definition

Der **Kernikterus** ist das pathologisch-anatomische Korrelat eines schweren BIND: Es kommt zu einer dauerhaften Einlagerung von Bilirubin in bestimmte Kerngebiete des Gehirns (vor allem Basalganglien).

Die Akutsterblichkeit ist hoch. Falls dieser Zustand überlebt wird, resultiert eine lebenslange schwere Beeinträchtigung mit Schwerhörigkeit, Blicklähmung und geistiger Behinderung.

Der Serumbilirubinwert allein ist nicht ausreichend für eine **Therapieentscheidung**, da sich daraus nicht voraussagen lässt, welche Kinder ein BIND haben werden. Entscheidend sind:

- die Konzentration des freien, nicht konjugierten Bilirubins (genauer die neutrale Bilirubinsäure)
- der Bilirubintransport durch eine intakte oder gestörte Blut-Hirn-Schranke
- die Empfindlichkeit der Nervenzellen, die durch eine asphyktische Schädigung, durch Hypoglykämie, Stoffwechselveränderungen/toxische Substanzen, intrakranielle Blutungen, Infektionen etc. gesteigert sein kann

20.7 Prophylaxe

Merke

Ziel unserer Bemühungen sollte sein, dass kein Kind ein bleibendes neurologisches Defizit erleidet und dass der Bilirubinverlauf so überwacht wird, dass eine Austauschtransfusion (die potenziell lebensgefährliche Komplikationen haben kann!) vermieden werden kann.

- Alle Neugeborenen sollten **mehrmals täglich** hinsichtlich eines Ikterus beurteilt werden. Eine besondere Wachsamkeit ist bei frühen Entlassungen/ambulanten Geburten und Hausgeburten nötig.
- Bei allen Kindern sollten **anamnestische oder klinische Risikofaktoren** für die Entstehung einer Hyperbilirubinämie erfasst werden. Liegen solche vor, muss das Neugeborene besonders aufmerksam untersucht und weiter beobachtet werden.
- Bei allen Eltern sollte in der **Anamnese** nach erblichen Hämolyseerkrankungen (z. B. Glukose-

6-Phosphatdehydrogenase-Mangel) und Ikterusformen sowie nach Gelbsucht bei älteren Geschwistern gefragt werden.
- Die **Eltern** sollten bei Hausgeburten, ambulanten Geburten und frühzeitiger Entlassung auf die Problematik der Hyperbilirubinämie und der Bilirubin-Enzephalopathie hingewiesen werden.
- Alle Neugeborenen, die innerhalb der ersten 48 Stunden entlassen werden, sollten regelmäßig am besten zweimal täglich von einer Hebamme besucht werden. Im Zweifelsfall ist die Vorstellung beim Kinderarzt nötig.
- Entscheidend ist die zuverlässige Informationsweitergabe von der Entbindungsstation an die weiterbetreuende Hebamme. Sie sollte immer direkt und nicht über die Eltern erfolgen. Sollten Risikofaktoren für die Entwicklung einer therapiebedürftigen Hyperbilirubinämie bestehen, müssen kurzfristige Kontrolltermine beim Kinderarzt vereinbart werden.

20.7.1 Information der Eltern

Beim Entlassungsgespräch sollten die Eltern über die Gelbsuchtproblematik (inklusive der neurologischen Schädigung als Folge einer extremen Hyperbilirubinämie) informiert werden:
- Hinweis auf die meist zunehmende Gelbsucht (vor allem wichtig bei sehr früher Entlassung)
- **Erkennen des Ikterus:** Leerdrücken des Kapillarbettes und Beurteilung der Hautfarbe
- „Sollten das Gesicht oder die Augen Ihres Kindes in den ersten 24 Lebensstunden gelb erscheinen, suchen Sie sofort einen Arzt auf."
- „Wenn die Beine genauso gelb wie das Gesicht erscheinen, suchen Sie sofort einen Arzt auf."
- „Sollte Ihr Kind trinkschwach, lethargisch, schlapp, bewegungsarm sein, nur schlafen oder schrill schreien, suchen Sie sofort einen Arzt auf."

Pauschale Ratschläge wie „Wird Ihr Kind gelb, stellen Sie es ins Licht" oder „Alle Neugeborenen sind schläfrig und trinken noch nicht viel" etc. sind gefährlich und sollten unterbleiben.

Ferner sollten die Eltern im Entlassungsgespräch von den **wichtigsten Prophylaxemaßnahmen** erfahren:
- Das Neugeborene sollte mindestens 8- bis 10-mal in 24 Stunden gestillt werden.
- Falls zugefüttert werden muss, sollte nur **Nahrung** (und nicht Zuckerwasser) verwendet werden, da dadurch die Darmpassage beschleunigt und die Kalorienversorgung verbessert wird, was beides zur besseren Ausscheidung von Bilirubin beiträgt. Beim Zufüttern ist eine Hydrolysatnahrung am günstigsten.

Stillberatung
- Grundsätzlich bewirken eine rasch einsetzende Darmpassage und eine gute kalorische Versorgung, dass die Neugeborenengelbsucht weniger stark ist. Deswegen sollte alles unternommen werden, um frühzeitiges und häufiges (u. U. bis zu 10- bis 12-mal/Tag) Stillen zu ermöglichen, um eine maximale Nahrungsversorgung zu gewährleisten.
- Bei ikterischen Kindern ist eine Zufuhr reiner Flüssigkeit (Tee, Glukose, Infusion) nicht sinnvoll. Damit wird die Neuaufnahme des bereits ausgeschiedenen Bilirubins nicht verhindert. Das funktioniert nur, wenn Nahrung zugeführt wird. Es soll daher so viel Muttermilch (oder Nahrung) wie möglich gegeben werden. Der erhöhte Flüssigkeitsbedarf bei einer Fototherapie soll in Form von Milch gedeckt werden (Ausnahme bei gastrointestinaler Erkrankung/Störung).
- Falls nicht oder nicht ausreichend gestillt werden kann, ist eine Hydrolysatnahrung sinnvoll.
- Eine Muttermilchpause wird nicht mehr empfohlen.

20.8 Therapie

20.8.1 Fototherapie

Beim Überschreiten bestimmter Grenzwerte muss eine Fototherapie begonnen werden (▶ **Tab. 20.2**). Bei Früh- und Mangelgeborenen, bekannten Risikofaktoren, kranken Neugeborenen und hämolytischen Erkrankungen ist besondere Vorsicht angebracht und es muss eine individuelle Entscheidung getroffen werden. Kranke Neugeborene (hierzu zählen u. a. Kinder mit Hämolyse) müssen aggressiver behandelt werden (▶ **Tab. 20.3**).

▸ **Tab. 20.2** Bilirubinwerte in mg/dl, ab denen therapeutische Interventionen bei sonst gesunden, reifen Neugeborenen ohne anamnestische Risikofaktoren immer erfolgen müssen (AAP).

Alter in Lebensstunden	< 24 Stunden	ab 24 Stunden	ab 48 Stunden	ab 72 Stunden
Fototherapie erwägen	Verlegung in Kinderklinik bei sichtbarer Gelbsucht	12	15	17
Fototherapie		15	18	20
Fototherapie, falls erfolglos Austausch		20	25	25
Austausch und intensive Fototherapie		25	30	30

▸ **Tab. 20.3** Bilirubinwerte in mg/dl für Frühgeborene und kranke Reifgeborene, bei denen therapeutische Interventionen ergriffen werden sollten (nach Halamek LP; Stevenson DK 2002).

Gestationsalter/Gewichtsklasse	„gesund“		krank	
	Fototherapie	Austausch	Fototherapie	Austausch
Frühgeborene < 1000 g	5–7	individuell	4–6	individuell
1001–1500 g	7–10	individuell	6–9	individuell
1501–2000 g	10–12	individuell	8–10	individuell
2001–2500 g	12–15	individuell	10–12	individuell
Reifgeborene > 2500 g	15–18	20–25	12–15	18–20

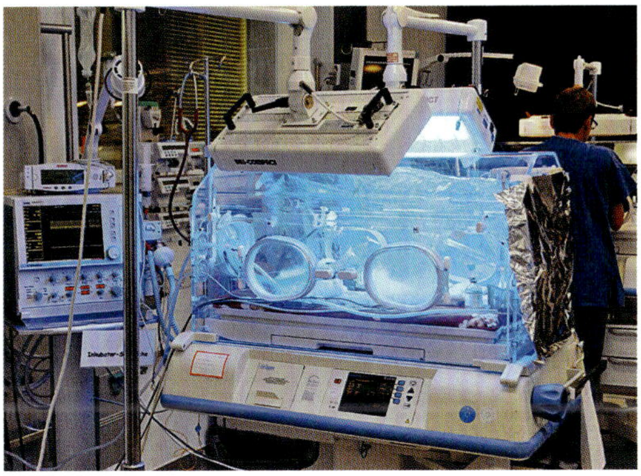

▸ **Abb. 20.2** Fototherapie bei einem Neugeborenen mit Ikterus. (Kerstin Steiner, Stuttgart)

Bei der Fototherapie bewirkt **blaues** (nicht ultravioletttes) **Licht** mit der Wellenlänge 455 nm durch Fotoisomerisation (und Fotooxidation) die Umwandlung von wasserunlöslichem indirektem Bilirubin in wasserlösliches Fotobilirubin (Isomerisierung) und Lumirubin (strukturelle Umwandlung), die über die Galle und die Niere ausgeschieden werden. Isomerisation bedeutet Umwandlung in ein chemisch praktisch gleiches, aber räumlich anders gefaltetes Molekül. Der Effekt ist abhängig von der Lichtstärke, dem Abstand der Lampe zum Kind, der bestrahlten Oberfläche (keine Kleidung!), der Bilirubinkonzentration und vom Plexiglas, wenn die Lampe auf dem Inkubator liegt (Verschmutzung, Staub und Kratzer reduzieren die Lichtwirkung drastisch; ▸ **Abb. 20.2**).

Nebenwirkungen:

- Der Wasserverlust über die Haut ist ca. 2- bis 3-mal größer als ohne Fototherapie. Der Flüssigkeitsbedarf steigt um 10 bis 20 %. Deswegen sind regelmäßige Gewichtskontrollen nötig.
- Nicht selten sind dünne Stühle zu beobachten (durch verminderte Laktaseaktivität und gesteigerte Peristaltik).
- Überwärmung durch die Lampe oder Auskühlung durch die Entkleidung drohen.
- Hautausschläge werden bei etwa 10 % der Kinder beobachtet, sind aber harmlos.
- Unruhe ist eine häufige Begleiterscheinung.
- Langfristige Nebenwirkungen sind bei korrektem **Augenschutz** nicht bekannt.
- Um die Störung der Eltern-Kind-Beziehung möglichst gering zu halten, sollte außer bei einer extremen Hyperbilirubinämie das Kind beim Stillen bzw. Füttern und Versorgen nicht fototherapiert werden und dabei der Augenschutz auch immer abgenommen werden.

Kontraindikation: Bei erhöhtem direktem Bilirubin (> 3 mg/dl oder > 10 % des gesamten Bilirubins) besteht die Gefahr eines „Bronze-Baby-Syndroms“.

Praxistipps zur Durchführung der Fototherapie

- Die Augenbinde hat die Tendenz zu verrutschen. Als „Kragen“ hat sie keinen Sinn, deshalb für eine gute Fixierung sorgen.
- Das Kind sollte ca. alle zwei Stunden umgedreht werden, da die Wirkung von der bestrahlten Fläche abhängt und so fast alle Hautbereiche behandelt werden.
- Eine unnötige Abdeckung durch Windeln, Kleidungsstücke, große Elektroden etc. ist zu vermeiden. Das Kind sollte am besten völlig unbekleidet sein.
- regelmäßig wiegen, am besten zweimal täglich
- zum normalen Flüssigkeitsbedarf 10 bis 20 % dazurechnen
- Temperaturkontrolle alle 2 bis 4 Stunden
- Unterbrechung der Therapie zum Füttern und bei Elternbesuchen
- 12 Stunden nach der Beendigung der Therapie erneute Bilirubinkontrolle, um einen Wiederanstieg rechtzeitig zu erkennen

Neben der klassischen Fototherapie mit Lampen über dem Inkubator gibt es auch **Lichtmatten**, teils mit Kaltlicht, für die Heimtherapie. Einer breiten Anwendung stehen die ungenaue Dosierung und vor allem die schlechte Überwachung der wichtigen Parameter entgegen.

Tageslicht enthält den gleichen blauen Anteil, der bei der Fototherapie benutzt wird. Helle Räume sind also für den Rückgang der Gelbsucht günstig. Wichtig ist, dass die Kinder nicht direkt ins Sonnenlicht/ans Fenster mit direkter Sonneneinstrahlung gestellt werden, da sonst Überhitzung (durch Umwandlung von UV in Wärmestrahlung durch Glas) oder Sonnenbrand (durch direkte UV-Wirkung bei direktem Sonnenlicht) drohen, was bei den temperaturinstabilen Neugeborenen unter Umständen lebensgefährlich sein kann. Auch sollte eine solche unkontrollierte „Lichttherapie“ nie dazu führen, dass bei einem ikterischen Kind keine Bilirubinbestimmung erfolgt. Die gefährdeten Kinder bekommt man allein mit Tageslicht nicht aus der Gefahrenzone!

20.8.2 Blutaustauschtransfusion

Bleibt trotz dieser Maßnahmen das Bilirubin in einem Bereich, in dem eine Nervenzellschädigung wahrscheinlich ist, oder droht es in diesen Bereich anzusteigen, muss eine Blutaustauschtransfusion durchgeführt werden. Dabei werden Bilirubin und teilhämolysierte und antikörperbeladene Erythrozyten entfernt und gegen Spendererythrozyten (und Plasma) ausgetauscht, denen das sensibilisierende Antigen fehlt.

Die **Kreuzprobe** (Messung der Verträglichkeit der Spenderkonserve) muss mit kindlichem **und** mütterlichem Blut durchgeführt werden. Das Austauschvolumen entspricht dem zwei- bis dreifachen Blutvolumen des Kindes. Über mindestens eine Stunde wird am besten über einen Nabelvenenkatheter in kleinen Portionen ausgetauscht.

Dabei ist die Kontrolle der Vitalparameter Temperatur, Elektrolyte und Blutzucker sehr wichtig. Die Austauschtransfusion ist ein vergleichsweise gefährlicher Eingriff. Es kann z. B. zu Thrombosen, Infektionen, Hypoglykämie, Elektrolytstörungen mit Herzrhythmusstörungen und Gerinnungsstörungen kommen. Durch die guten Möglichkeiten einer wirksamen Fototherapie und seit der Einführung der Lampen mit blauem Licht ist die Häufigkeit von Austauschtransfusionen stark zurückgegangen.

20.8.3 Beseitigung von Risikofaktoren

Wichtig ist immer auch die Beseitigung von Risikofaktoren für eine durch Bilirubin ausgelöste Hirnschädigung:

- Hypoxie, Azidose, Hypoalbuminämie, Hypoglykämie, Hypothermie, Sepsis, Meningitis, Asphyxie müssen behandelt werden.
- Medikamente, die Bilirubin aus der Eiweißbindung verdrängen (z. B. Sulfonamide, Azetylsalizylsäure), und hypertone Lösungen sollten möglichst nicht verabreicht werden.

20.9 Konjugierte Hyperbilirubinämie/ cholestatischer Ikterus

Leitsymptome
- **ausgeprägter Ikterus, der nicht rückläufig ist**
- **zunehmende grüngelbe, „schmutzige" Hautfarbe bei den meisten Formen**
- **milde bis ausgeprägte neurologische Symptome**

Eine **konjugierte Hyperbilirubinämie,** also ein zunehmender bzw. dauerhaft erhöhter Wert des direkten Bilirubins, ist relativ selten. Die häufigste Ursache ist die Gallengangsatresie, die bei etwa einem von 3500 Neugeborenen auftritt.

20.9.1 Ursachen

Leberzellschädigung
- bei parenteral ernährten Kindern
- bei Hepatitis im Rahmen von (Virus-)Infektionen
- bei Galaktosämie und anderen Stoffwechselerkrankungen

Abflussstörung
- **Gallengangsatresie** (intra-/extrahepatisch; Kap. 14.5)
- andere Fehlbildungen an Leber, Pankreas und Darm, die den Gallenfluss behindern

Exzessive Gallenmenge
- ausgeprägte Hämolyse
- nach intrauteriner Transfusion

Bei einer konjugierten Hyperbilirubinämie entwickelt das Kind durch Ansammlung weiterer Abbauprodukte nicht so sehr eine gelbe, sondern zunehmend eine grünlich-bräunliche Verfärbung.

20.9.2 Therapie

Die Behandlung dieser Störungen kann weder mit Fototherapie noch mit Austauschtransfusionen befriedigend erfolgen, sondern nur durch die **Beseitigung der Ursache**.

Ist dies nicht möglich, wird das Kind dauerhaft eine Hyperbilirubinämie haben. Die Werte steigen allerdings nur selten über 20 mg%. Ist eine ausgedehnte Leberzellschädigung eingetreten, wird in vielen Fällen eine bindegewebige Umwandlung der Leber (Zirrhose) die Folge sein. Dann ist die Dauerprognose ungünstig.

Stillberatung
- Ob und wann Muttermilch gefüttert werden kann, richtet sich nach der Ursache und dem aktuellen Krankheitszustand.
- In den meisten Fällen ist normales Stillen möglich.

21 Stoffwechselkrankheiten und -defekte

Stoffwechselvorgänge können im Rahmen der Umstellungsvorgänge nach der Geburt gestört sein oder aufgrund der mangelnden Leistungsfähigkeit der Organe zu dieser Zeit Probleme bereiten. Daneben gibt es viele angeborene Stoffwechseldefekte, die vor allem bei Neugeborenen auffallen, in vielen Fällen ein Weiterleben nicht ermöglichen und in anderen Fällen ein schnelles Handeln verlangen.

! Leitsymptome

Bei folgenden klinischen Zeichen sollte neben dem Ausschluss anderer Ursachen (z. B. Infektionen) an einen Stoffwechseldefekt gedacht werden:

- **Nahrungsverweigerung**
- **Erbrechen**
- **Gedeihstörung**
- **auffälliger Körpergeruch (z. B. nach Ahornsirup, Mäuseurin, Früchten)**
- **Vergrößerung von Leber und Milz**
- **sepsisähnliches Krankheitsbild ohne Erregernachweis**
- **Versagen mehrerer Organe (z. B. Leber und Niere)**
- **muskuläre Hypotonie oder Hypertonie**
- **Atemstörungen und Apnoen**
- **Krampfanfälle**
- **komatöser Zustand**
- **neurologische Auffälligkeiten**
- **unklare pathologische Laborbefunde, z. B. Hypoglykämie, Azidose, Laktaterhöhung, Ammoniakerhöhung, Transaminasenerhöhung, Ketonkörper**

Wenn mehrere solcher Symptome auftreten und keine eindeutige anderweitige Ursache zu finden ist, muss intensiver nach möglichen Stoffwechseldefekten gesucht werden.

Bei **Verwandtenehen** sind Stoffwechseldefekte aufgrund der überwiegend autosomal rezessiven Erblichkeit sehr viel häufiger. Deswegen sollten die Eltern ggf. nach einer möglichen Verwandtschaft befragt werden.

21.1 Vorübergehende Stoffwechselprobleme

Nach der Geburt ändert sich die Stoffwechselsituation des Neugeborenen entscheidend. Die kontinuierliche Zufuhr bestimmter Stoffwechselsubstrate über die Plazenta entfällt ebenso wie die Entsorgung von Stoffwechselendprodukten durch die Mutter. Die dabei stattfindenden physiologischen Umstellungsprozesse können in einigen Fällen zu Problemen führen. Bis zu einem gewissen Grad ist auch die Hyperbilirubinämie eine vorübergehende Stoffwechselbesonderheit des Neugeborenen (Kap. 20).

21.1.1 Hypoglykämien

! Leitsymptome

- **Zittrigkeit, Unruhe**
- **gesteigerter Such-/Saugreflex**
- **Bewusstlosigkeit, Krampfanfälle**

Die häufigsten Abweichungen gibt es im Glukosestoffwechsel. Das Hauptproblem sind Hypoglykämien (Unterzucker). Bei Erwachsenen spricht man bei einem Blutzucker unter 70 mg% von einer Hypoglykämie.

Beim **Neugeborenen** liegt die Hypoglykämieschwelle in den ersten Stunden unter 45 mg/dl. Ab dem 2. Lebenstag sollte der Blutzucker über 50 mg/dl liegen, wobei meist Werte über 60 mg/dl gemessen werden.

! Merke

Werte unter 30 mg/dl bedürfen der sofortigen Intervention.

Ursachen

Ursache der Hypoglykämie ist in der Regel der Wegfall der kontinuierlichen Glukosezufuhr durch die Mutter. Der Stoffwechsel des Kindes muss von Glukosespeicherung auf Glukosefreisetzung (Glykogenolyse) und Glukoseproduktion (Glukoneogenese) umstellen. Da die Zufuhr über die Nahrung anfangs nur sehr gering ist, wird dieses System stark gefordert. Zusätzlich steigt der Glukoseverbrauch nach der Geburt drastisch an, z. B. für die Wärmeproduktion. Die Ursache einer Hypoglykämie ist also entweder eine verminderte Bereitstellung oder ein erhöhter Verbrauch.

Ursachen für ein vermindertes Glukoseangebot:

- Mangelgeburt (verminderte Reserven und Polyglobulie)
- Frühgeburt (verminderte Reserven, Unreife)
- sehr lange oder stressreiche Geburt (vorzeitiges Aufbrauchen der Reserven)
- Asphyxie (bereits unter der Geburt verbrauchte Reserven)
- mangelnde Substitution (erhöhter Bedarf wird nicht beachtet)

Ursachen für einen erhöhten Glukoseverbrauch:

- Asphyxie/Sauerstoffmangel: Durch unvollständige Verbrennung erfolgt ein weitgehender Abbau der Reserven bei gleichzeitig nur geringem Energiegewinn.
- Unterkühlung
- Stress, Infektionen
- erhöhte Insulinausschüttung, z. B. bei Kindern diabetischer Mütter

Merke

Zu besonders gefährlichen Hypoglykämien kommt es, wenn sich mehrere Faktoren ungünstig kombinieren, z. B. bei Asphyxie oder Frühgeburt.

Klinische Zeichen

Eine Hypoglykämie äußert sich zunächst durch Zittrigkeit, Unruhe und einen gesteigerten Such- und Saugreflex. Sinkt der Glukosespiegel weiter, können Krampfanfälle auftreten. Wenn fast keine Glukose mehr vorhanden ist, wird das Neugeborene bewusstlos und kann in diesem Zustand auch versterben. Ein Neu- oder Frühgeborenes mit Hypoglykämie kann aber auch völlig ohne hinweisende Symptome sein.

Um solche gefährlichen Verläufe zu verhindern, müssen **alle Kinder mit Risikofaktoren** für Hypoglykämien besonders intensiv überwacht werden. Dazu gehört nicht nur die klinische Beobachtung, sondern der Blutzucker muss kontrolliert werden, entweder nach einem festen Zeitplan oder generell vor den Mahlzeiten. Wenn man, etwa bei einem dystrophen Neugeborenen, nach einigen Tagen erkennt, dass keine Blutzuckerschwankungen mehr auftreten und das Kind klinisch auch keine diesbezüglichen Besonderheiten mehr zeigt, können die Kontrollen wieder beendet werden, wenn auch sonst eine stabile Stoffwechselsituation erreicht ist, d. h., wenn das Kind wieder zunimmt.

Die meisten behandlungsbedürftigen Hypoglykämien kommen **in den ersten zwei Lebenstagen** vor. Nach dem Einschießen der Muttermilch und bei ausreichender Trinkmenge sind Blutzuckerschwankungen sehr selten. Kommt dies trotzdem vor, muss auch nach neu entstandenen Ursachen, z. B. Infektion, gesucht werden.

Therapie

Stillberatung

- Bei Hypoglykämien muss natürlich neben den Kontrollen sehr großzügig Nahrung angeboten werden, d. h. häufiger anlegen (ggf. zufüttern bzw. sondieren).
- Muttermilch ist sinnvoller als reine Zuckerlösung, da auch Fette und Eiweiß zur Energiegewinnung zur Verfügung gestellt werden.
- Der Abstand zwischen den Mahlzeiten wird auf 3 oder weniger Stunden verkürzt (8, evtl. 10 oder 12 Mahlzeiten/Tag).

Reicht dies nicht aus oder verträgt das Kind die Nahrung nicht, muss eine **Glukoseinfusion** zusätzlich erfolgen, deren Glukosekonzentration der Situation angepasst werden kann. Bei hochprozentiger Glukoselösung (12,5 % oder mehr) muss ein zentraler Venenzugang gelegt werden.

Hyperglykämien (zu hoher Blutzucker) gibt es nur selten, z. B. im Rahmen von schweren Stresssituationen (Asphyxie, Operationen), bei unkontrollierter intravenöser Glukosezufuhr und bei den extrem seltenen neonatalen Glukosetoleranzstörungen.

21.1.2 Besonderheiten bei Kindern diabetischer Mütter

Leitsymptome

- **großes Geburtsgewicht bei relativer Unreife**
- **Atemnotsyndrom trotz Reife**
- **ausgeprägte Hypoglykämien in den ersten Lebenstagen**

Besteht ein **mütterlicher Diabetes mellitus**, hat dies verschiedene Auswirkungen auf das Kind. Es gibt offenbar schon in der Embryonalphase Einflüsse, denn die allgemeine Fehlbildungsrate ist bei Kindern von Diabetikerinnen um das 4- bis 8-Fache erhöht. So können Herzfehler und Fehlbildungen des Zentralnervensystems 16- bis 18-mal häufiger vorkommmen, ähnlich häufig auch andere Fehlbildungen. Die Häufigkeit steigt proportional mit dem **HbA_{1c}** im ersten Trimester an, sobald der Normwert überschritten wird. Das HbA_{1c} spiegelt den Durchschnittswert des Blutzuckers wider und ist somit ein Gradmesser für die Qualität der Stoffwechseleinstellung.

Als **Ursache** für die erhöhte Fehlbildungsrate bei Diabetikerinnen werden u. a. erniedrigte Arachidonsäurespiegel und Ansammlungen von Sorbitol und Spurenelementen im Embryo diskutiert.

Merke

Die beste Prophylaxe der pränatalen und postnatalen Probleme bei mütterlichem Diabetes ist eine optimale Einstellung und Stoffwechselkontrolle der Mutter.

Klinische Zeichen

Im Allgemeinen ist auch bei gut eingestellten Diabetikerinnen der Blutzucker im Durchschnitt etwas erhöht, und während der Schwangerschaft kommt noch die diabetogene Eigenschaft der hormonellen Umstellung hinzu. Der erhöhte Blutzucker bedeutet ein **permanentes Überangebot für den Fetus**. Als Folge hypertrophieren die β-Zellen des fetalen Pankreas. Sie schütten viel Insulin aus, damit die großen Glukosemengen auch verarbeitet werden.

Dies führt zu einem übergroßen körperlichen Wachstum (**Makrosomie**). Das Geburtsgewicht dieser Kinder überschreitet oft 4000 g! (▶ **Abb. 21.1**)

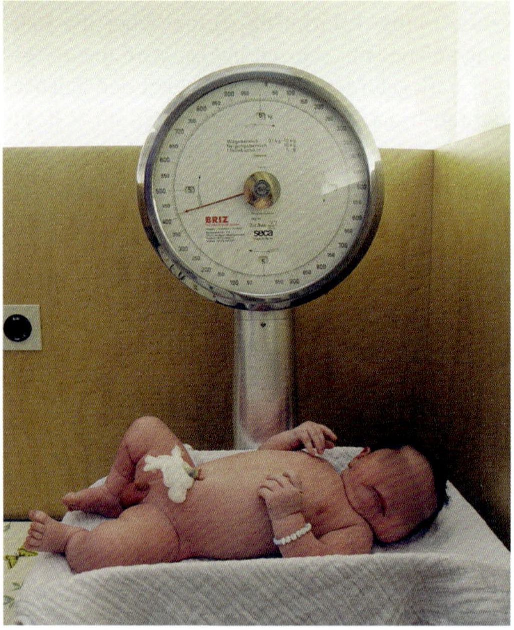

▶ **Abb. 21.1** Neugeborenes einer diabetischen Mutter. (Kerstin Steiner, Stuttgart)

Aufgrund des hohen Gewichtes kommt es etwas häufiger zu Frühgeburten, wobei dann das „normale" Gewicht nicht über die Unreife hinwegtäuschen darf. Solche Kinder sind im Gegenteil viel anfälliger für ein Atemnotsyndrom und andere Anpassungsstörungen. Die Häufigkeit des Atemnotsyndroms ist dann selbst bei reifen Kindern sehr hoch. Wegen des hohen Geburtsgewichts treten Geburtsverletzungen gehäuft auf.

Auch Hypokalzämien, Polyglobulie, verstärkter Ikterus, Ernährungsschwierigkeiten und andere Auffälligkeiten treten bei Kindern diabetischer Mütter gehäuft auf, ebenso Soorinfektionen.

Wenn der Diabetes der Mutter schon sehr lange besteht und über längere Zeiträume schlecht eingestellt war, kann es sein, dass die uterinen Gefäße schon verändert sind. In solchen Fällen sind paradoxerweise **Mangelgeborene** die Folge. Diese Kinder sind dann besonders gefährdet, schwere Hypoglykämien zu entwickeln. Sie sollten unmittelbar nach der Geburt eine zuverlässig laufende Infusion und engmaschige Blutzuckerkontrollen erhalten.

Die **dauerhaft erhöhte Insulinproduktion** stellt das Hauptproblem der Kinder während der Fetalzeit dar. Nach der Durchtrennung der Nabelschnur fällt die hohe Glukosezufuhr plötzlich weg, bei zunächst noch hoher Insulinproduktion. So kommt es in den ersten Tagen auch bei reifen Kindern zu schweren **Hypoglykämien**, oft gerade in den ersten Lebensstunden (3. bis 8. Lebensstunde besonders kritisch). Darum muss bei Kindern diabetischer Mütter der Blutzucker sehr engmaschig überwacht werden.

Reife Neugeborene diabetischer Mütter bekommen Blutzucker-Kontrollen nach 2, 4, 6, 12 und ggf. 24 Stunden sowie bei Symptomen. Wenn die Werte jeweils normal sind, kann auf weitere Routinekontrollen verzichtet werden. Messungen erfolgen dann am 2. und 3. Lebenstag nur bei Symptomen.

Therapie

In den allermeisten Fällen ist es sinnvoll, eine **Glukose-Elektrolyt-Lösung** zu infundieren und frühzeitig so viel Nahrung wie möglich anzubieten. Problematisch ist speziell bei diesen Kindern, dass sie durch die hohe Insulinausschüttung kaum in der Lage sind, auf ihre Reserven zurückzugreifen. Denn Insulin unterdrückt die Freisetzung von Glukose aus Glykogen und die Umwandlung von Fettgewebe. Es stehen also auch keine alternativen Brennstoffe zur Verfügung.

Wenn sonst keine Komplikationen auftreten, hat sich im Normalfall nach wenigen Tagen der Stoffwechsel des Neugeborenen normalisiert. Das Kind selbst hat keinen Diabetes mellitus, und die Chance, diese Erkrankung irgendwann zu bekommen, ist geringer als 5 % (wenn beide Eltern Diabetiker sind, liegt sie etwas höher).

Stillberatung

- Wenn die Mutter dazu in der Lage ist, kann und sollte das Kind gestillt werden.
- In den ersten Lebenstagen muss wegen der Hypoglykämiegefahr zugefüttert werden.

21.1.3 Hypokalzämie

Leitsymptome

- **„Tetanie“ (krampfähnlicher Zustand)**
- **Schreckhaftigkeit und Übererregbarkeit**
- **im Gegensatz zu Krampfanfällen keine Bewusstlosigkeit**

Ein weiteres häufiges Problem bei Neugeborenen sind Störungen im Kalziumstoffwechsel, besonders die Hypokalzämie. Der Bedarf an Kalzium ist gegen Ende der Fetalzeit und in den ersten Lebensmonaten besonders hoch. Zwei Drittel des Kalziums werden in den letzten 10 SSW aufgenommen.

Normalerweise wird ein erniedrigter Kalziumspiegel durch Mobilisierung aus den Knochen ausgeglichen. Das ist aber beim Neugeborenen schlechter möglich, sodass relativ schnell erniedrigte Spiegel auftreten können. Kalzium ist nicht nur für den Aufbau der Knochensubstanz von Bedeutung, sondern auch für die Funktion zahlreicher Zellsysteme, vor allem auch für das Nervensystem.

Muttermilch enthält ausreichend Kalzium. Bei Kindern, die in den ersten Lebenstagen lediglich Tee, Glukoselösung, einfache Infusionslösung etc. erhalten, kann es jedoch zu Mangelsituationen kommen. **Frühgeborene** sind besonders empfindlich. **Asphyktische** Kinder haben eine vorübergehende Hypokalzämie. Auch eine erhöhte Phosphatzufuhr bei noch ungenügender Ausscheidungsleistung der Niere kann den Kalziumspiegel senken.

Erkrankungen der Mutter können eine Hypokalzämie beim Neugeborenen verursachen, z. B. Störungen im Kalzium-, Magnesium- und Phosphathaushalt sowie Erkrankungen der Nebenschilddrüsen und der Nieren.

Klinische Zeichen

Klinisch äußert sich eine Hypokalzämie in der **Neugeborenentetanie**, einem krampfähnlichen Zustand, der aber von einem echten zerebralen Anfall zu unterscheiden ist. Die Kinder sind sehr schreckhaft und übererregbar. Echte Krampfanfälle können bei länger erniedrigtem Kalzium ebenfalls vorkommen. Bei einer Hypokalzämie muss auch der Magnesiumspiegel kontrolliert werden, am besten auch das Serumphosphat.

Stillberatung

- Normales Stillen ist möglich und erwünscht.
- Eine Kalziumgabe ist zusätzlich nötig (intravenös oder oral).

21.1.4 Vitamin-D-Mangel

Leitsymptome

- **außer bei den sehr seltenen genetischen Formen keine Frühsymptome**
- **Rachitis mit weichen Schädelknochen, Auftreibungen an den Rippen sowie weiteren typischen Körperstellen**
- **„biegsame" Knochen mit verminderter Festigkeit**

Vitaminmangelerscheinungen spielen bei Neugeborenen noch keine Rolle, können aber beim Säugling durchaus zu Erkrankungen führen. Dabei ist das Vitamin D von besonderer Bedeutung. Die Muttermilch enthält relativ wenig Vitamin D, und wenn die stillende Mutter selbst nicht sehr gut mit Vitamin D versorgt ist, also besonders in den Wintermonaten, kann sie auch wenig an das Kind weitergeben. Die meisten industriellen Säuglingsnahrungen sind mit Vitamin D angereichert, was aber den Bedarf allein nicht deckt.

Vitamin D wird benötigt, um die Knochensubstanz aufzubauen, besonders die Kalziumsalze, die für die Festigkeit der Knochen notwendig sind. Auch der Kalziumhaushalt wird dadurch beeinflusst, sodass Allgemeinerscheinungen wie bei einem Kalziummangel auftreten können.

Klinische Zeichen der Rachitis

Ein Mangel an Vitamin D führt zu einer verminderten Festigkeit der Knochen, wobei bestimmte Bezirke stärker betroffen sind:

- An der **Schädeldecke** finden sich weiche Stellen, meist im Hinterhauptsbereich, die Schädelknochen sind sehr dünn und elastisch eindrückbar („Kraniotabes").
- An den **Rippen** bilden sich an den Übergangsstellen zum Knorpel Verdickungen, die als „Rosenkranz" bezeichnet werden, weil sie wie eine Perlenschnur am Brustkorb erscheinen.
- Ferner sind die äußeren **Hand- und Fußknöchel** aufgetrieben.
- Die weichen Knochen können sich verbiegen, was besonders an den **Beinen** (O-Beine), am **Becken** und an der **Wirbelsäule** dauerhafte Schäden hinterlässt.

Das Krankheitsbild tritt meist zwischen dem 3. und 9. Lebensmonat auf. Schwere Verläufe sind selten geworden, ebenso Folgeschäden wie ein verengtes Becken. Dieses war in früheren Jahrhunderten ein häufiges Geburtshindernis.

Prophylaxe

Verhindert wird die Rachitis durch ausreichende Vitamin-D-Gaben. Da die Zufuhr durch die Nahrung nicht sicher gewährleistet ist und die eigene Bildung zumindest bei städtischer Lebensweise meist nicht ausreicht, wurde die **Vitamin-D-Prophylaxe** eingeführt (Kap. 5.2.2).

Risikogruppen

Die **Rachitis** ist trotz Prophylaxe nicht ausgestorben. Sie kommt vor allem bei zwei Risikogruppen vor:

- bei Kindern aus Familien mit sozialen Problemen. Sprachliche bzw. Verständigungsprobleme oder kulturelle Barrieren bestehen häufig. Dunkelhäutige Kinder sind hierzulande besonders gefährdet, weil bei ihnen die Lichtwirkung und damit die körpereigene Vitamin-D-Produktion eingeschränkt ist.
- Die andere Risikogruppe sind Familien, bei denen aus ideologischen Gründen kein Vitamin D gegeben wird. Man kann den Kindern helfen, indem man genaue Anweisungen für eine **„alternative" Rachitisprophylaxe** gibt: Die Gabe von Kalkpräparaten oder anderen „Aufbaustoffen" hilft wenig, wenn nicht durch ausreichend Sonnenlicht Vitamin D gebildet werden kann. Es ist also zu gewährleisten, dass das Kind mindestens 2 Stunden im Freien ist (keine direkte Sonneneinstrahlung!). Dabei zählen nur die Stunden in

der Tagesmitte, im Winter praktisch nur die Mittagszeit. Es ist nicht sinnvoll, erst dann mit der Vitamin-D-Verabreichung oder der „alternativen Rachitisprophylaxe" zu beginnen, wenn schon rachitische Symptome vorhanden sind. Dann sind nicht nur höhere Dosen nötig, sondern auch schon Schäden möglich. Im Extremfall kann bei einer Rachitis der Körper so stark an Kalzium verarmen, dass es auch zu einer Hypokalzämie mit Krampfanfällen kommt.

Stillberatung

- Eine Vitamin-D-Mangel-Rachitis kommt auch bei gestillten Kindern vor.
- Stillen allein reicht zur Rachitisprophylaxe nicht aus.
- Die Vitamin-D-Prophylaxe wird deshalb für alle Säuglinge empfohlen.

21.2 Angeborene Stoffwechselkrankheiten

Bei den meisten Stoffwechseldefekten handelt es sich um **Enzymdefekte**. Die mannigfaltigen Stoffwechselleistungen des Körpers laufen nicht spontan ab, sondern sind nur mithilfe biologischer Katalysatoren möglich. Das sind in der Regel Enzyme, meist größere Eiweißmoleküle, die spezialisierte Aufgaben übernehmen, d. h. eine bestimmte chemische Reaktion erleichtern bzw. induzieren. Erst das Zusammenspiel vieler solcher enzymatisch gesteuerter Reaktionen erlaubt komplexe Stoffwechselleistungen.

Die Bauanleitungen für die Enzyme sind in der Erbsubstanz festgelegt. Da nicht alle Enzyme von allen Zellen und jederzeit benötigt werden, ist außerdem ein Steuerungsmechanismus nötig, der bestimmte Enzyme herstellen bzw. „anschalten" oder auch wieder „abschalten" hilft. Wenn in der Erbsubstanz Defekte bestehen, entweder in der Bauanleitung des Enzyms oder in dessen Steuerungsmechanismus, können bestimmte Stoffwechselleistungen nicht oder nur unvollständig erbracht werden.

Es sind **mehrere Tausend angeborene Stoffwechseldefekte** bekannt, und jeden Monat werden etwa 50 neue genetische Abweichungen entdeckt, sehr viele davon mit Auswirkungen auf den Stoffwechsel. Die meisten dieser Defekte sind äußerst selten, oft auch nicht therapierbar. Dennoch sollte eine Diagnose gestellt werden, damit die Prognose für das Kind eindeutig gestellt werden kann und eventuelle Therapiemöglichkeiten nicht versäumt werden. Außerdem ist eine exakte Diagnose für die genetische Beratung der Familie von Bedeutung.

Durch den doppelten Chromosomensatz sind im Prinzip alle Informationen der Zelle zweifach vorhanden. In den meisten Fällen genügt es, wenn eine dieser Anlagen intakt ist, sodass Stoffwechselstörungen erst dann manifest werden, wenn der gleiche Teil der Erbsubstanz in beiden Chromosomensätzen geschädigt ist. Daher wirken sich die meisten Stoffwechseldefekte durch ihren **rezessiven Erbgang** erst dann aus, wenn beide Gene betroffen sind. Es gibt aber auch andere Vererbungsmodi (z. B. X-chromosomal rezessive oder dominante Störungen).

Viele Stoffwechselerkrankungen sind äußerst selten oder kommen nur in bestimmten regionalen oder ethnischen Bevölkerungsgruppen vor. Daher fällt selbst Spezialisten die Übersicht über alle bekannten Defekte schwer. Weltweit werden genetische Defekte in einer **Datenbank** gesammelt (www.omim.org).

Einige wenige Krankheiten sind **relativ häufig** und gleichzeitig **behandelbar**, sodass ihre Früherkennung von Bedeutung ist (siehe Kap. 21.3.). Hier können nur exemplarisch einige wenige dieser vielen Erkrankungen dargestellt werden. Besonders erfolgreich ist die Früherkennung und -behandlung bei Phenylketonurie und Galaktosämie.

21.2.1 Phenylketonurie (PKU)

! Leitsymptome

- **Urin riecht nach Mäusekot (einziges Frühzeichen!).**
- **Später fällt eine verlangsamte psychomotorische Entwicklung auf.**
- **schwere geistige Behinderung**

Aminosäuren sind die Einzelbausteine der Eiweißmoleküle. Es gibt etwa 21 Aminosäuren, die für den menschlichen Stoffwechsel Bedeutung ha-

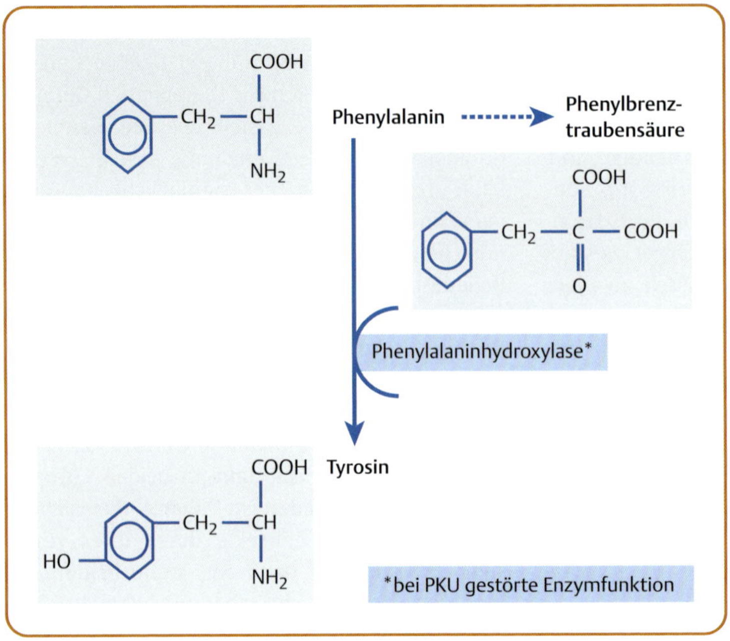

▶ **Abb. 21.2** Phenylalaninstoffwechsel, häufigste Form.

ben. Acht davon sind **essenziell,** d. h., sie können vom eigenen Stoffwechsel nicht synthetisiert werden, sondern müssen in fertiger Form in der Nahrung vorkommen. Die anderen können entweder komplett oder durch Umbau hergestellt werden, sodass der Körper nicht auf ihre permanente Zufuhr angewiesen ist. Vor allem die essenziellen Aminosäuren stehen bei einer Gemischtkost mit tierischem Eiweiß ausreichend zur Verfügung. Bei einer rein vegetarischen Ernährung können Engpässe bei einigen Aminosäuren auftreten, wenn die Eiweißarten nicht in geeigneter Weise kombiniert werden.

Die **häufigste Störung** des Aminosäurenstoffwechsels, die Phenylketonurie (PKU), betrifft den Abbau des **Phenylalanins** (▶ Abb. 21.2). Die körpereigenen Eiweißsubstanzen enthalten etwa 5 % Phenylalanin, das einen wichtigen Baustein darstellt. Es wird in der Nahrung allerdings, wie alle Aminosäuren, im Überschuss zugeführt, sodass der nicht für den Einbau in die Körpersubstanz benötigte „Rest" abgebaut werden muss.

Phenylalanin wird über mehrere Zwischenschritte in die ebenfalls essenzielle Aminosäure Tyrosin umgewandelt, wobei das erste **Zwischenprodukt** die **Phenylbrenztraubensäure** ist. Wenn dieser Abbauweg durch einen Enzymdefekt unterbrochen ist, steigen die Spiegel von Phenylalanin und Phenylbrenztraubensäure im Blut extrem an. Der Überschuss wird erst bei sehr hohen Spiegeln über die Niere ausgeschieden, da Aminosäuren als wertvolle Produkte weitestgehend aus dem Primärharn zurückresorbiert werden.

Die Erkrankung ist wie die meisten angeborenen Stoffwechseldefekte autosomal rezessiv erblich, d. h., das Wiederholungsrisiko nach einem erkrankten Kind beträgt 25 %, die Kinder eines Erkrankten sind immer Erbträger. Die **Häufigkeit** wird regional unterschiedlich angegeben. Sie liegt in Deutschland bei ca. 1 : 5 500. Die Erkrankung ist in Skandinavien häufiger, im Süden etwas seltener. Es gibt milder verlaufende Varianten der PKU mit Defekten an anderer Stelle im Stoffwechsel, was aber extrem selten ist.

Klinische Zeichen

Phenylalanin und Phenylbrenztraubensäure sind bei höheren Spiegeln toxisch. Vor allem das sich entwickelnde **Nervensystem** ist betroffen. Der Mechanismus der Schädigung ist nicht ganz klar. Aus Phenylalanin entsteht normalerweise Tyrosin, das u. a. zu Melanin, dem Hautfarbstoff, weiterverarbeitet wird. Dieser Stoffwechsel wird bei unbehandelter PKU indirekt gestört, denn trotz ausreichender Tyrosinversorgung bilden die Patienten weniger Pigment, fallen also durch blonde Haare und eine blasse Hautfarbe auf.

Eine unbehandelte PKU führt in den ersten Lebensmonaten kaum zu diesen Folgen. Bei sehr aufmerksamer Beobachtung bemerkt man einen durch die ausgeschiedene Phenylbrenztraubensäure bedingten **Geruch des Urins**: Die Windeln riechen ähnlich wie Mäusekot.

Die Entwicklungsverzögerung wird meist erst am Ende des ersten Lebensjahres oder sogar noch später festgestellt. Mit zunehmendem Alter ist sie nicht mehr zu übersehen: Die Patienten bleiben etwa auf der Stufe eines Kleinkindes stehen, müssen also lebenslang betreut werden und sind nur zu einfachen Verrichtungen fähig. Die soziale Interaktion ist oft schwierig. Die Lebenserwartung ist im Prinzip normal.

Wenn die Verdachtsdiagnose gestellt ist, muss durch eine exakte **Analyse der Aminosäuren im Blut** dieser Verdacht bestätigt oder ausgeräumt werden. Ist der Phenylalanin-Spiegel eindeutig erhöht und bestehen keine Hinweise auf andere Stoffwechselentgleisungen, ist die Diagnose gesichert. Der Gendefekt (auf Chromosom 12) kann nachgewiesen werden, es sind mehr als 400 Varianten des Defektes bekannt.

Therapie

Die Behandlung hat zum Ziel, die toxischen Wirkungen des Phenylalanins und seiner Stoffwechselprodukte zu vermeiden. Wenn es nicht zugeführt wird, kann es auch nicht giftig sein, aber dann würde der Baustoffwechsel nicht mehr genügend Substrat bekommen und ein regelrechter Aufbau der Körpersubstanz nicht mehr gewährleistet sein.

Daher muss Phenylalanin weitestgehend aus der Nahrung eliminiert werden, aber gleichzeitig in der essenziell nötigen Menge zugeführt werden. Dies wird dadurch erreicht, dass alle Nahrungsmittel aus tierischem Eiweiß (Fleisch und Fleischprodukte, Milch, Eier, auch Muttermilch und der Süßstoff Aspartam) aus der Nahrung gestrichen werden. An ihre Stelle tritt ein Eiweißhydrolysat, das alle anderen Aminosäuren enthält und zu einer Säuglingsnahrung zubereitet werden kann. Solche **fertigen Mischungen** sind im Handel erhältlich (z. B. Milupa PKU 1, PKU 2). Das benötigte Phenylalanin wird z. B. in Form kleinster Mengen Milcheiweiß hinzugefügt (1 g Milchpulver enthält 17 mg Phe).

Der **Bedarf an Phenylalanin** beträgt in den ersten Lebenswochen meist um 40 bis 60 mg/kg KG pro Tag und sinkt dann kontinuierlich bis auf weniger als 20 mg/kg KG pro Tag. Diese Mengen müssen also genau ausgerechnet werden. Durch regelmäßige Blutspiegelkontrollen ist die diätetische Einstellung zu kontrollieren. Wenn auf feste Nahrung übergegangen wird, muss der Phenylalaningehalt aller Nahrungsmittel bekannt sein. Die Tagesbedarfsmenge liegt fest, und es wird über den Tag zusammengezählt. Die Bedarfsmenge darf nicht regelmäßig überschritten werden. Wenn noch etwas fehlt, wird grammweise Milchpulver zugefügt.

Auf diese Weise ist ein einigermaßen normales Leben mit weitgehend veganer Ernährung möglich, wobei die übrigen Nährstoffe immer auch kontrolliert werden müssen, damit nicht eine Mangelernährung bezüglich anderer Stoffe entsteht. Die Diät wird in der strengen Form bis zur Gehirnreife durchgeführt, meist **bis etwa zum 10. Lebensjahr**. Es hat sich gezeigt, dass auch danach eine weitere Diät sinnvoll ist, da sonst häufig Konzentrationsprobleme und weitere neurologische Symptome auftreten.

! Merke

Bei konsequenter Behandlung wird eine normale körperliche und geistige Entwicklung erreicht.

Einige PKU-Patienten sprechen auf die Zufuhr von Tetrahydrobiopterin an, das bei diesen Kindern den Phenylalanin-Spiegel senkt. Ein entsprechendes Medikament steht zur Verfügung, wobei die Wirksamkeit im Einzelfall durch eine Enzymdiagnostik überprüft wird.

Kinder mit PKU werden in spezialisierten Zentren dauerhaft betreut.

Stillberatung
- Bei sehr genauer Bilanzierung des Phenylalaninspiegels und relativ genau kontrollierter Menge ist teilweises Stillen möglich.
- Bei problematischer Mitarbeit der Eltern, ohne Bereitschaft zu großer Mengendisziplin, sollte vom Stillen eher abgeraten werden.
- Bei einigen Sonderformen der PKU ist normales Stillen möglich.

Schwangerschaft von Frauen mit Phenylketonurie

Ein Sonderproblem ist die Frage der Schwangerschaft von Frauen, die selber eine PKU haben, aber dank der Therapie eine normale Entwicklung genommen haben. Ihre Kinder werden normalerweise gesund sein, sind allerdings heterozygote Erbträger.

Eine Frau mit PKU muss **schon vor der Schwangerschaft** erneut mit einer konsequenten Diät und regelmäßigen Stoffwechselkontrollen beginnen und diese streng bis zur Geburt durchhalten, wenn der bei ihr erhöhte Spiegel nicht dem Fetus schaden soll, auch wenn dieser genetisch gesund ist.

Die **Fehlbildungs-** und die **Schädigungsrate** ist bei solchen Kindern trotz allem erhöht. Hält die Mutter während der Schwangerschaft keine Diät ein, kann ein schwerbehindertes Kind geboren werden, weil das sich entwickelnde Gehirn durch die erhöhten Phenylalaninspiegel stark geschädigt wird.

21.2.2 Galaktosämie

! Leitsymptome
- **sepsisähnliches Krankheitsbild mit Lebervergrößerung, schlechtem Allgemeinzustand, Ikterus, Gerinnungsstörung und Krampfanfällen**
- **Spätfolgen bei mangelnder Diätdisziplin sind psychomotorische Behinderung, Blindheit durch Linsentrübung und Leberzirrhose.**

Kohlenhydrate oder Zuckerstoffe sind besonders wichtige Bestandteile des Stoffwechsels. Das wichtigste Kohlenhydrat ist Glukose, der Hauptenergielieferant des Körpers und für das Nervensystem sogar der einzige. Daher wird Glukose aus vielen anderen Stoffen aufgebaut. Gleichzeitig wird Glukose gespeichert, um kurzfristige Schwankungen in der Nahrungszufuhr ausgleichen zu können. Für alle diese Auf- und Umbauprozesse sind Enzyme nötig. Kohlenhydrate spielen auch im Baustoffwechsel eine Rolle und sind in zahlreichen kom-

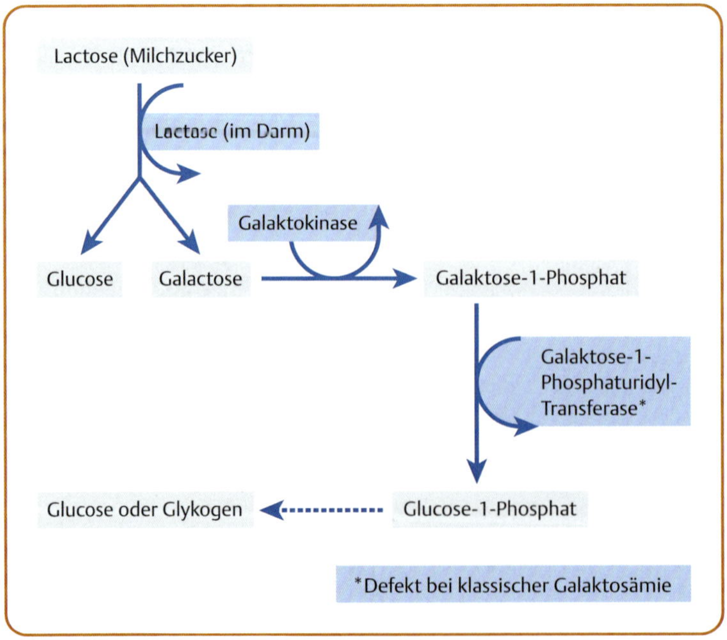

▶ **Abb. 21.3** Galaktosestoffwechsel.

plexen Körpersubstanzen mit eingebaut, wobei es sich dann meist nicht um Glukose, sondern um andere Kohlenhydrate handelt.

Die **Galaktosämie** ist die wichtigste Störung des Zuckerstoffwechsels. Milchzucker (Laktose) ist ein Disaccharid und besteht aus je einem Molekül Glukose und Galaktose. Die Glukose kann direkt vom Stoffwechsel verwendet werden, die Galaktose muss erst in Glukose umgewandelt werden. Der Sinn dieser Besonderheit liegt sicher darin, mit einer Milchmahlzeit beim Säugling eine längere Sättigung und eine gleichmäßigere Versorgung mit Glukose zwischen den Mahlzeiten zu erreichen. Galaktose wird über einen enzymatischen Schritt an Phosphat gebunden, es entsteht Galaktose-1-Phosphat. Dieses wird dann über einen weiteren Zwischenschritt in Glukose umgewandelt (▶ Abb. 21.3).

Normalerweise treten bei Milchernährung sehr geringe Mengen an Galaktose im Blut auf. Bei der Galaktosämie ist die Weiterverarbeitung von Galaktose-1-Phosphat durch einen Enzymdefekt nicht möglich. Wegen des **fehlenden Abbaus** erhöht sich der Galaktose-Spiegel, und dieser entfaltet eine toxische Wirkung auf Gehirn, Leber, Nieren, Augenlinse und Immunsystem.

Die Erkrankung wird autosomal rezessiv vererbt. Die **Häufigkeit** beträgt etwa 1 : 75 000. Neben der klassischen Galaktosämie kommen einige weitere seltenere Formen vor, mit partieller Funktion der Galaktose-1-Phosphat-Uridyltransferase oder anderen Enzymdefekten. Einige dieser Unterformen verlaufen wesentlich milder.

Klinische Zeichen

Bei einer unbehandelten klassischen Galaktosämie kommt es **innerhalb der ersten Lebenstage** zu einer schweren Symptomatik mit Trinkschwäche, blassgrauem Aussehen, zunehmendem Leberversagen mit Ikterus und Blutgerinnungsstörungen, Krampfanfällen und schlechtem Allgemeinzustand.

> **Merke**
> **Klinisch ist der Zustand kaum von einer bakteriellen Sepsis zu unterscheiden, und oft wird die Erkrankung zunächst so gedeutet.**

Die Situation wird noch dadurch kompliziert, dass bei einem Teil der Kinder zusätzlich eine Sepsis mit Escherichia coli auftritt. Dank der Nahrungskarenz tritt bald eine Besserung ein, die als Erfolg der antibiotischen Behandlung fehlgedeutet wird. Erst wenn dann unter der Behandlung der Nahrungsaufbau wieder begonnen hat und die Symptomatik erneut beginnt, wird die Verdachtsdiagnose geäußert.

Bei unzureichender Behandlung, auch bei den selteneren, anfangs harmloseren Unterformen, stehen die **Spätfolgen** im Vordergrund: Die Leber schwillt dauerhaft an, und die entzündlichen Veränderungen führen zu einer frühzeitigen Leberzirrhose, die sich bereits im ersten Lebensjahr ausbilden kann. Es treten in vielen Fällen Krampfanfälle auf und die Kinder haben einen zunehmenden Entwicklungsrückstand, oft auch strukturelle Veränderungen im Gehirn (Mikrozephalus, Hydrozephalus). In die Linse eingelagerte Galaktose führt zur Blindheit. Der Tod tritt meist durch die Folgen der Leberzirrhose ein.

Die Verdachtsdiagnose wird in vielen Fällen klinisch gestellt, vor allem bei der schwer verlaufenden Form. Ansonsten ist das **Neugeborenen-Screening** eine wichtige Methode, um die Kinder mit erhöhtem Galaktose-Spiegel zu entdecken. Früher war dazu die Ernährung mit Laktose nötig, da im Screening direkt die erhöhte Galaktose gemessen wurde. Heute kann die verminderte oder fehlende Enzymaktivität direkt gemessen werden. Eine Milchfütterung vor der Abnahme des Screenings ist nicht mehr nötig.

Therapie

Die Behandlung erscheint einfach: **Weglassen des Milchzuckers**. Das Kind darf also keine Milch und keine Milchprodukte bekommen, auch nicht gestillt werden. Als Ersatznahrung kommen verschiedene Spezialnahrungen in Frage, die bis auf den Austausch des Milchzuckers einer volladaptierten Nahrung entsprechen. „Laktosefreie“ Milch kann die gespaltenen Teile der Laktose enthalten, also genauso viel Galaktose wie normale Milch, und ist dann genauso schädlich.

Bei der Einführung von **Beikost** gestaltet sich dies schon wesentlich schwieriger, denn Milchzucker ist in zahlreichen Nahrungsmitteln enthalten, in denen man ihn nicht vermutet.

Besonderes Augenmerk muss auch auf **Arzneimittel** gerichtet werden. Bereits einige Vitamin-D-Tabletten enthalten oft Milchzucker, und wenn die Apotheke das Laktose-freie Präparat durch einen anderen Hersteller „substituiert“, ist es schon „passiert“. Viele Saftzubereitungen und auch viele Naturheilmittel bzw. homöopathische Medikamente wie alle „Globuli“ enthalten Laktose. Solche kleinen Mengen können die Entwicklung der Leberzirrhose fördern, müssen also vermieden werden.

Insofern stellt die Behandlung doch eine erhebliche Beeinträchtigung dar und es ist viel Aufmerksamkeit von allen gefordert.

Die **Diät** muss **lebenslang** eingehalten werden. Trotzdem sind Schäden nicht immer zu vermeiden, da Galaktose auch im endogenen Stoffwechsel gebildet werden kann.

Stillberatung

- Sofortiges Abstillen nach der Diagnosestellung!
- Auch kleine Mengen Muttermilch verstärken die Schädigung.

Leider ist die vollständige Elimination der Galaktose aus dem Körper nicht möglich, da es keine Möglichkeit gibt, die Eigenproduktion des Körpers auszuschalten, denn Galaktose wird für die Synthese von Eiweißmolekülen produziert. Deswegen ist die **Prognose** der schweren Form nicht so gut: Wachstumsstörungen, Intelligenzdefekte und Unfruchtbarkeit bei Mädchen treten auf.

21.2.3 Fruktoseintoleranz

! Leitsymptome im Säuglingsalter
keine

Relativ selten (ca. 1 : 20 000) ist die Fruktoseintoleranz, bei der Fruchtzucker nicht in Glukose umgewandelt werden kann. Es besteht ein rezessiv erblicher Gendefekt (Fruktose-1-Phosphat-Aldolase). Die Erkrankung äußert sich nicht im Neugeborenenalter, sondern erst dann, wenn Fruchtzucker zugeführt wird (z. B. durch Obst und Gemüse). Die **Diagnose** kann sowohl genetisch als auch durch eine Leberbiopsie gestellt werden.

Akute Symptome sind: Hypoglykämie („Unterzucker“), Übelkeit, Erbrechen, Blässe, Schwitzen, auch Krampfanfälle.

Chronische Symptome bei länger dauernder Fruktosezufuhr sind: Gedeihstörung, Leberfunktionsstörung, Tubulusschaden (Nierenschädigung).

Eine **streng fruktosefreie Ernährung** ist notwendig. Extrem gefährlich sind fruktosehaltige Infusionslösungen, die aber seit einigen Jahren in Mitteleuropa nicht mehr verwendet werden.

Diese hereditäre Fruktoseintoleranz darf nicht mit der vergleichsweise **harmlosen Fruktosemalabsorption** verwechselt werden, bei der es durch Fruktose zu Durchfall, Bauchschmerzen und Blähungen kommt. Dieses Darmproblem tritt meist im Anschluss an einen Magen-Darm-Infekt auf und verschwindet oft wieder. Die Diagnose wird durch einen Atemtest gestellt.

21.2.4 Glykogenosen

! Leitsymptome

- **Hypoglykämie**
- **Lebervergrößerung**
- **je nach Typ der Erkrankung uneinheitliche weitere Symptome**

Am Auf- und Abbau des Glykogens sind zahlreiche Enzyme beteiligt, die die komplizierte Produktion dieser Speicherform der Glukose regeln. Wenn eines der Enzyme fehlt, vor allem eines der abbauenden, entstehen atypische Glykogenmoleküle, die nie wieder abgebaut werden können und in den Zellen immer größer werden. Diese **Speicherkrankheiten** nennt man Glykogenosen. Es gibt verschiedene Formen, die einen unterschiedlichen Verlauf nehmen.

Klinische Zeichen

Da zwischen den Mahlzeiten Glukose schlecht oder gar nicht aus Glykogen freigesetzt wird, kommt es zu Hypoglykämien. Andererseits führt die Speicherung zu Organschäden. Meist ist besonders die Leber betroffen, die immer größer wird und sich zirrhotisch umwandelt.

Bei anderen Glykogenosen sind weitere Organe, z. B. Herz, Nieren oder Skelettmuskulatur, betroffen. Diese Formen haben eine besonders schlechte Prognose und führen zum frühzeitigen Tod.

Die genaue **Diagnose** wird durch Stoffwechseltests (Hypoglykämie beim Fasten) und mittels Ultraschall vermutet und dann durch eine Leberbiopsie und die Messung der Enzymaktivität bzw. genetisch gestellt.

Therapie

Heilbar sind Glykogenosen nicht.

- Für eine Form (Typ II, Morbus Pompe) steht eine extrem aufwendige und teure Enzymersatztherapie zur Verfügung. Bei den anderen Formen kommt teils eine Lebertransplantation in Frage.
- Meist bleibt nur die diätetische Behandlung mit vielen kleinen kohlehydratreichen Mahlzeiten und nächtlicher kontinuierlicher Sondenernährung.

Wegen der Vielgestalt der unterschiedlichen Glykogenosen ist die Dauerbetreuung in einem entsprechenden Zentrum notwendig.

Stillberatung

- Im Prinzip kann gestillt werden.
- Meist sind sehr häufige Mahlzeiten (auch nachts!) auf Dauer nötig, sodass in vielen Fällen zugefüttert werden muss.

21.2.5 Lipidspeicherkrankheiten

Zellmembranen und Nervenscheiden enthalten fettähnliche Substanzen, die eine sichere Abgrenzung der Strukturen und die elektrischen Funktionen der Zelle ermöglichen. Die Strukturlipide für diese Membranen werden innerhalb der Zelle produziert und dann gezielt, z. B. in die Wand oder in Zellausläufer, eingebaut. Es gibt zahlreiche Defekte, bei denen der Einbau nicht gewährleistet ist und die Stoffe daher im Übermaß produziert werden, ohne eine Funktion zu erfüllen.

In anderen Fällen ist der Abbau verbrauchter Zellbestandteile nicht gewährleistet, sodass sich Membranreste nicht mehr verwerten lassen und so immer größere „Müllhalden" entstehen. Wenn solche Ansammlungen von Stoffwechselprodukten entstehen, spricht man von einer **Speicherkrankheit**. Gerade bei Lipiden und verwandten Stoffen gibt es zahlreiche Speicherkrankheiten.

Klinische Zeichen

Da der Umsatz dieser Substanzen im Gehirn bzw. im Nervensystem besonders hoch ist, beobachtet man auch dort die meisten Symptome. Meist sind die Kinder zunächst unauffällig, zeigen dann aber zunehmende neurologische Auffälligkeiten, oft auch den Verlust bereits erworbener Fähigkeiten. Bei zunehmender Speicherung gehen weitere Funktionen verloren, sodass am Ende in vielen Fällen eine erhebliche geistige Behinderung zusätzlich zu neurologischen Symptomen besteht.

Jede der Erkrankungen hat ihren typischen Verlauf. Es gibt einige mit einem sehr schnellen Eintritt (Morbus Krabbe, eine Zerebrosid-Speicherkrankheit), andere können nach vielen Jahren oder sogar erst im Erwachsenenalter manifest werden.

Therapie

Bei diesen Speicherkrankheiten ist meist keine Behandlung möglich, da der körpereigene Baustoffwechsel kaum von außen, z. B. durch eine Ernährung, zu beeinflussen ist.

21.2.6 Fettsäureoxidationsstörungen

Am häufigsten ist der Defekt der mittelkettigen Acyl-CoA-Dehydrogenase (mCAD-Defekt). In längeren Nüchternperioden oder bei Infekten treten **Hypoglykämien** auf. Es reichern sich ferner giftige Acylcarnitine an. Symptome sind Lethargie, Erbrechen, Hypoglykämie, Krampfanfälle und Koma.

Diese Kinder sind durch **Nahrungspausen**, z. B. bei Magen-Darm-Infekten oder in Nüchternphasen (z. B. vor Narkosen), **massiv gefährdet**, solche Stoffwechselkrisen zu bekommen. Dann muss hoch dosierte Glukose intravenös verabreicht werden.

Generell wird eine kohlenhydratreiche Ernährung mit möglichst vielen Mahlzeiten empfohlen, bei eher etwas reduzierter Fettzufuhr.

21.2.7 Atmungskettendefekte/ Mitochondriopathien

Bei dieser Gruppe von Defekten funktioniert die Energiegewinnung in der Zelle nicht richtig. Zucker und Fette können nicht richtig verbrannt werden. Da Mitochondrien nur über die Eizelle weitervererbt werden, gelten die „normalen" Vererbungsregeln nicht.

Klinische Zeichen

Als Folgeerscheinung tritt eine Azidose auf. Weitere Symptome bzw. messbare Veränderungen sind Hypoglykämie, schwere Störungen des Nervensystems, der Leberfunktion sowie Funktionseinschränkungen der Skelettmuskulatur und des Herzmuskels.

Je nach der Art der Erkrankung fallen die Kinder schon direkt nach der Geburt auf. Die Symptome sind leicht mit einer Asphyxie zu verwechseln. Bei einigen Formen solcher Defekte treten die Symptome nur in besonderen Situationen auf, z. B. bei körperlichem Stress oder Infektionen, längeren Hungerzuständen.

21.2.8 Weitere seltene Stoffwechseldefekte

Im Stoffwechsel der **Spurenelemente** gibt es einige selten auftretende Störungen, z. B. die Einlagerung und Speicherung von Kupfer (**Morbus Wilson**). Solche Erkrankungen betreffen aber meist ältere Kinder, d. h., die Symptome werden bei Neugeborenen noch nicht bemerkt.

Auch einige **Vitamine** werden innerhalb des Stoffwechsels ein- und umgebaut. Hier können Defekte vorkommen, sie sind aber sehr selten. Beim Kalzium- und Vitamin-D-Stoffwechsel kennt man einige angeborene Defekte, die bis zu einem gewissen Grad an eine Rachitis erinnern, nur mit dem Unterschied, dass kein Mangel an Vitamin D besteht, sondern eine Wirkungsstörung, sodass durch eine Zufuhr von Vitamin D das Problem nicht zu beheben ist.

Ein Sonderproblem stellen **Transportdefekte** dar. Hier werden wichtige Substanzen nicht aufgenommen oder ausgeschieden, weil das dazu nötige Transportsystem fehlt. Besonders in der Niere sind solche Defekte bekannt, bei denen dann bestimmte Stoffe wie Aminosäuren, Salze oder Spurenelemente über den Harn verloren gehen, also nicht rückresorbiert werden, obwohl der Körper sie noch benötigt.

Stillberatung

- Bei sehr vielen Stoffwechseldefekten kann gestillt werden. Eine pauschale Empfehlung ist jedoch nicht möglich.
- Im Einzelfall muss die Ernährungsberatung und damit auch die Stillempfehlung mit dem Team der spezialisierten Stoffwechselambulanz abgestimmt werden.

21.3 Screening-Untersuchungen auf angeborene Stoffwechseldefekte und andere Erkrankungen

Bei einigen gut behandelbaren Stoffwechselerkrankungen besteht das Ziel, durch frühzeitige Erfassung Schäden weitestgehend zu vermeiden. Dieses Screeningprogramm wird bundesweit durchgeführt und betrifft die in der ▸ **Tab. 21.1** aufgeführten Erkrankungen. In einigen Screening-Laboren wird noch nach weiteren meist sehr seltenen Erkrankungen gesucht, z. B. Tyrosinämie, Citrullinämie, Homocystinurie, Propionacidämie, Malonacidurie.

Gleichzeitig wird im Screening nach einer **Hypothyreose** gesucht, also einer hormonellen Erkrankung. Da die Hypothyreose vergleichsweise häufig und die Frühtherapie besonders wichtig ist, ist dieser Teil des Screenings besonders hilfreich. Außerdem bezieht sich das Screening auf Mukoviszidose (Kap. 14.12.2).

21.3.1 Anforderungen an eine Screening-Untersuchung

Der Sinn des Screenings (engl.: durchsieben) besteht darin, die gesamte Population, hier also alle Neugeborenen, möglichst lückenlos zu erfassen. Folgende Anforderungen sind daher an eine Screening-Untersuchung zu stellen:

▶ **Tab. 21.1** Screeningprogramm angeborene Stoffwechseldefekte.

Erkrankung	Häufigkeit (ca.)	Kapitelverweis/Erklärung
Hypothyreose	1 : 3300	Kap. 22.1.
Biotinidasemangel	1 : 28 000	Defekt im Stoffwechsel von Vitamin B_7; Hautsymptome, neurologische Schäden, immunologische Probleme
adrenogenitales Syndrom	1 : 15 000	Kap. 22.4
Galaktosämie	1 : 75 000	Kap. 21.2.2
Phenylketonurie	1 : 5500	Kap. 21.2.1
Ahornsirupkrankheit	1 : 170 000	Störung im Abbau der verzweigtkettigen Aminosäuren; schwere neurologische Schäden; verschiedene Verlaufsformen
MCAD-Mangel	1 : 10 000	Kap. 21.2.6
LCHAD-Mangel	1 : 140 000	ähnlich wie MCAD
VLCAD-Mangel	1 : 75 000	ähnlich wie MCAD
Carnitinzyklus-defekte	1 : 50 000	verschiedene Defekt im Harnstoffzyklus; Anstieg des Ammoniak mit Schäden vor allem an Hirn und Leber
Glutarazidurie	1 : 140 000	Abbaudefekt der Aminosäuren Lysin und Tryptophan; Schädigung von Hirn und anderen Organen, besonders in katabolen Phasen
Isovalerianazidämie	1 : 90 000	Abbaudefekt von Leucin; frühe neurologische Schädigung; Therapie diätetisch
Mukoviszidose	1 : 2700	Kap. 14.12; getrennte Einwilligung nötig, Aufklärung nur durch Ärzte!
SCID (schwere zelluläre Immundefekte)	1 : 30 000	Frühe Diagnostik kann Schädigungen und Todesfälle durch Infektionen und Lebendimpfungen verhindern.
Sichelzellanämie	unterschiedlich; größere Verbreitung in Afrika	schwer hämolytische Anämie
spinale Muskelatrophie	1 : 75 000	Kap. 15.12.1

- **Zuverlässige Erfassung der Krankheitsfälle:** Eine Screening-Methode (Reihenuntersuchung) hat kaum Sinn, wenn eine erhebliche Unsicherheit besteht, ob alle Krankheitsfälle zuverlässig erfasst werden.
- **Geringe Rate falsch positiver Befunde:** Ein positiver Screening-Befund bedeutet, auch wenn der Verdacht sich nicht bestätigt, eine erhebliche Irritation der Familie und auch eine Belastung des Kindes durch zusätzliche Untersuchungen.
- **Einfache technische Durchführung:** Der Test muss ohne größere Eingriffe vonstattengehen können. So ist für den Guthrie-Test nur eine kapillare (oder venöse) Blutentnahme nötig, bei der keine wesentliche Beeinträchtigung und Gefahr für das Kind besteht. Auch die Anweisungen müssen klar und einfach sein.
- **Wenig Fehlermöglichkeiten:** Der Test sollte so wenig wie möglich durch Umgebungsbedingungen oder individuelle Besonderheiten zu stören sein.
- **Behandelbare Krankheit:** Ein Screening ist nur dann wirklich sinnvoll, wenn auch eine Konsequenz daraus gezogen werden kann.
- **Zentrale Auswertung:** Die Auswertung darf nicht individuellen Schwankungen unterworfen sein, sondern sollte möglichst an einer zentralen Stelle erfolgen, letztlich auch, damit Fehler rechtzeitig erkannt werden.
- **Möglichst geringer Aufwand:** Ein Screening muss auch „lohnen". Dies bedeutet, dass der personelle Aufwand, die Organisation und die Testmaterialien optimiert werden müssen. Die Kosten für das derzeit durchgeführte Neugeborenen-Screening liegen bei ca. 100 Euro pro

Kind. Dies ist eine Summe, die den Krankenkassen, also letztlich der Gemeinschaft, für eine zusätzliche Untersuchung ohne Weiteres zugemutet werden kann. Die rechtzeitige Entdeckung eines kranken Kindes und die erfolgreiche Therapie sind wesentlich billiger als die lebenslange Pflege bei schwerer Behinderung. Auch wenn man sich gegen solche volkswirtschaftlichen Berechnungen wehrt, sind sie notwendig, denn nicht alles Machbare ist auch bezahlbar, vom Sinn und Zweck einmal abgesehen. Dass neben den Kosten auch der menschliche Aspekt nicht vergessen werden darf, ist selbstverständlich. Insofern „lohnt" sich das Screening doppelt und sollte daher entsprechend ernst genommen werden.

21.3.2 Praktische Durchführung

- Technisch läuft der Test so ab, dass dem Kind kapillär Blut entnommen wird, das man auf einer speziell markierten Filterpapierkarte auftropft. Ist aus anderen Gründen eine venöse Blutentnahme nötig, kann das venös abgenommene Blut selbstverständlich auch verwendet werden.
- Das Blut wird nach vorheriger Desinfektion mit einem Alkoholtupfer **seitlich an der Ferse** entnommen. Zwecks besserer Durchblutung kann der Fuß mit einem 40 bis 42 °C warmen Tuch umwickelt werden. Kirschkernkissen o. Ä. sind gefährlich und dürfen zu diesem Zweck nicht verwendet werden.
- Die Lanzette für die kapillare Blutentnahme sollte eine maximale **Eindringtiefe** von 2,4 mm haben, um keine tieferen Strukturen zu verletzen. Vor allem sollte der Knochen nicht erreicht werden (Abstand von der Haut beim Neugeborenen 3,5 mm, bei Frühgeborenen 1,9 bis 2,2 mm!). Deshalb sind die üblichen Lanzetten für die kapillare Blutentnahme, wie sie bei größeren Kindern oder Erwachsenen verwendet werden, nicht geeignet! Für die technisch richtige Blutentnahme gibt es Automatiklanzetten („Stechhilfen"), die eine definierte Eindringtiefe haben und vergleichsweise wenig Schmerzen verursachen.
- Wichtig ist, dass die **Karte** im markierten Bereich **gut durchtränkt** wird (▶ **Abb. 21.4**). Das Blut soll dann bei Raumtemperatur antrocknen und die Karte wird nach vollständigem Ausfüllen von Personalien und Einsender an das Screening-Labor geschickt. Ein längeres Sammeln von Karten, um Porto zu sparen, darf natürlich nicht vorkommen, also sind die Karten täglich zu verschicken.

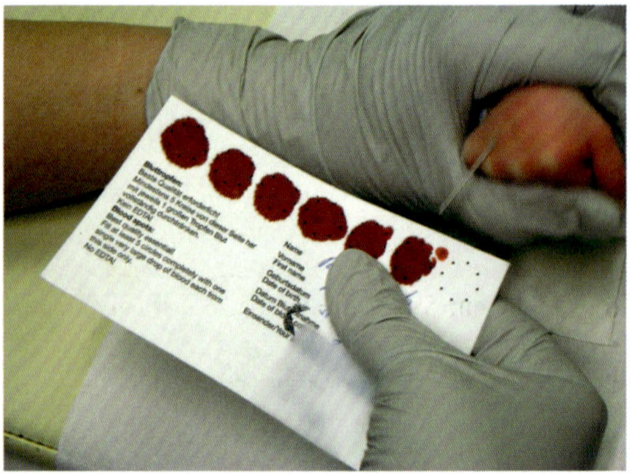

▶ **Abb. 21.4** Screening-Testkarte. (Kerstin Steiner, Stuttgart)

Im **Labor** wird dann eine kleine Probe aus einem eingetrockneten Blutfleck ausgestanzt und aufgelöst. Diese Probe kommt in ein kleines Plastikgefäß, wobei viele solche Minigefäße zu einer großen Mikrotiterplatte zusammengefasst sind. Es werden chemische Reagenzien hinzugegeben und dann das Ergebnis bestimmt. Auf diese Weise lassen sich viele Proben gleichzeitig und schnell untersuchen. Der ganze Ablauf ist automatisiert, und die Ergebnisse liegen innerhalb des Tages vor. Durch eine verbesserte Methodik ist in den letzten Jahren eine wesentliche Beschleunigung und Verbesserung erreicht worden bei gleichzeitig sinkenden Kosten.

Fällt ein Test pathologisch aus, wird zunächst aus den noch vorhandenen Testkarten die Bestimmung wiederholt. Wenn der Test dann nicht eindeutig normal ist, sondern wieder grenzwertig oder pathologisch ausfällt, wird der Einsender benachrichtigt und um eine zweite Probe gebeten. Je nach der Erkrankung muss bereits jetzt die Behandlung beginnen. In den meisten Fällen ist es dann auch sinnvoll, durch weitergehende Untersuchungen den Verdacht auf eine Stoffwechselerkrankung auszuschließen oder zu bestätigen.

Bei diesem Screening-Test gibt es einige **Fehlermöglichkeiten**, wobei sich die meisten Fehler durch entsprechende Sorgfalt vermeiden lassen. Daher sind die folgenden Punkte zu beachten:

- **Richtiger Zeitpunkt:** Da intrauterin toxische Stoffwechselprodukte über die Plazenta entsorgt werden, braucht das Neugeborene eine gewisse Zeit, bis ein Stoffwechseldefekt sich auswirken kann. Laut Richtlinie ist der optimale Zeitpunkt die **48. bis 72. Lebensstunde**. Bevor man den Testzeitpunkt eigenmächtig vorverlegt, sollte mit dem Screening-Labor Rücksprache gehalten werden. Da die Neugeborenen immer früher aus der Geburtsklinik entlassen werden, versucht man, die Screening-Tests so einzustellen, dass die Entnahme ab der 36. Lebensstunde zu einem zuverlässigen Ergebnis führt. Zu spät sollte der Test natürlich auch nicht erfolgen, um nicht wertvolle Zeit zu verlieren. Bei sehr unreifen Frühgeborenen (< 32. SSW) sollte ein abschließendes Zweitscreening im korrigierten Alter von 32 SSW erfolgen.
- **Richtige Technik:** Ist zu wenig Blut auf der Testkarte, fällt der Test falsch negativ aus. Eine mangelnde Durchtränkung der Testkarte wird im Labor bemerkt. Durch die dann nötige Zweiteinsendung wird Zeit verloren und die Eltern werden verunsichert.
- Unsachgemäße **Aufbewahrung** bzw. ungeeigneter **Transport** der Testkarten können das Ergebnis verfälschen. So kann ein Briefkasten im Sommer sehr warm werden und theoretisch zu einem falschen Ergebnis führen. Kälte ist dagegen unkritisch. Auch die (versehentliche) Einwirkung von Desinfektionsmitteln verfälscht einige Testergebnisse.
- **Natives Blut:** Nur direkt entnommenes Blut ist verwertbar. EDTA-Blut (z. B. aus Blutbildröhrchen) ist ungeeignet und verfälscht einige der Testverfahren.
- **Medizinische Maßnahmen** wie Austauschtransfusionen können je nach der Methodik das Screening für Tage bis Monate sinnlos machen. Deswegen sollte in solchen Fällen ein Screening vor der Maßnahme abgenommen werden, auch wenn das Kind noch nicht 36 Stunden alt ist. Auch eine parenterale Ernährung kann Stoffwechseldefekte vortäuschen, vor allem, wenn das Screening-Blut aus einem zentralen Katheter entnommen wird.
- **Richtige Beschriftung:** Name, Geburtsdatum und die weiteren notwendigen Angaben müssen zweifelsfrei erkennbar sein, vor allem auch eine Telefonnummer, um die Befundübermittlung bei einem pathologischen Screening zu ermöglichen.
- **Richtige Dokumentation:** Das erfolgte Screening wird im U-Heft dokumentiert.
- Bei **Ablehnung des Screenings** durch die Eltern sowie beim Tod des Neugeborenen vor der Blutentnahme muss dies eindeutig in der Akte und im Untersuchungsheft dokumentiert werden.

Merke

Die Verantwortung für die richtige Durchführung des Screenings und die Rücklaufkontrolle liegt beim Einsender (das ist derjenige, der die Geburt verantwortlich geleitet hat), also bei Klinik, Hebamme (oder Kinderarzt). Daher ist unbedingt für eine sachgerechte Durchführung und Einsendung zu sorgen.

Die **Meldung eines pathologischen Befundes** erfolgt grundsätzlich an den Einsender! Deshalb ist ebenfalls sicherzustellen, dass ein pathologischer Befund entsprechende Konsequenzen hat. Wird z. B. durch Urlaub oder andere Umstände ein Befund zu spät an den Patienten bzw. seine Eltern weitergegeben und erfolgt dadurch eine verspätete definitive Diagnosestellung und Therapie, können entsprechende **haftungsrechtliche Ansprüche** geltend gemacht werden. Solche Fälle kommen vor. Daher ist das Screening immer mit der nötigen Sorgfalt durchzuführen und die lückenlose Informationsübermittlung sicherzustellen.

Eine **Befund-Rücklauf-Kontrolle** ist nötig, damit versehentlich vergessene Abnahmen oder verloren gegangene Proben oder Befunde nacherhoben werden können. Von der betreuenden Hebamme und dem Kinderarzt, der die Vorsorgeuntersuchungen durchführt, muss darauf geachtet werden, dass jedes Kind gescreent wurde.

22 Endokrine Erkrankungen

Die innersekretorischen Drüsen sind beim Neugeborenen zwar vorhanden und aktiv, erkranken aber äußerst selten. Von den angeborenen Erkrankungen spielt die Hypothyreose die wichtigste Rolle.

22.1 Angeborene Hypothyreose

Leitsymptome

- **„ruhiges", schläfriges Kind**
- **Apathie und Trinkschwäche**
- **verlängerter Ikterus**
- **Die Spätzeichen mit einer verzögerten psychomotorischen Entwicklung und äußeren Stigmata lassen sich durch die Therapie vermeiden.**

Die Schilddrüse funktioniert als Synthese- und Speicherort für die **Schilddrüsenhormone**, die in einem komplizierten Wechselspiel synthetisiert, aktiviert und abgebaut werden. Die wichtigsten Substanzen sind Trijodthyronin (T3), das gering aktiv ist, und Thyroxin (T4), das die eigentliche Hormonwirkung entfaltet. In der Blutbahn sind die Hormone überwiegend an Eiweiß gebunden.

Die Schilddrüsenhormone haben allgemein eine **stoffwechselaktivierende Funktion**. Wenn sie fehlen, laufen die meisten Stoffwechselvorgänge deutlich langsamer ab. Überschuss aktiviert wiederum den Stoffwechsel, sodass sehr viel Energie für die Grundfunktionen des Körpers verbraucht wird. Zur Synthese des Schilddrüsenhormons ist Jod nötig, daher kann Jodmangel zu einer erworbenen Hypothyreose führen. Um einen solchen Mangel zu vermeiden, kann die Schilddrüse einen Jodvorrat anlegen, sodass eine vorübergehende Unterversorgung ausgeglichen werden kann.

Definition

Als **Hypothyreose** bezeichnet man die Unterfunktion der Schilddrüse, wobei verschiedene Mechanismen zu einem Mangel an Schilddrüsenhormon führen können.

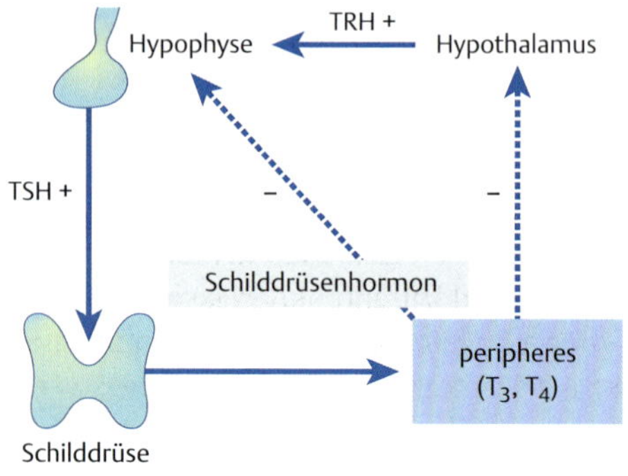

TSH = Thyreoidea Stimulierendes Hormon
TRH = Thyreotropin Releasing Hormon
\+ = verstärkende Wirkung
– = bremsende Wirkung (negative Rückkopplung)

► **Abb. 22.1** Regelkreis Schilddrüsenhormon.

Normalerweise reguliert der Organismus die Produktion und Abgabe des Schilddrüsenhormons sehr genau. Dazu dient eine Art Messstation im Stammhirnbereich, die über zwei hormonelle Verstärkerstufen (TRH und TSH) die Schilddrüse zur Produktion von Schilddrüsenhormon anregt (► **Abb. 22.1**).

22.1.1 Ursachen

Die angeborene Unterfunktion der Schilddrüse kommt etwa bei jedem 3000. Neugeborenen vor. Die **Ursachen** können sehr vielfältig sein: In den meisten Fällen fehlt die Schilddrüse oder sie ist so klein, dass keine ausreichende Funktion gewährleistet ist. Andere Möglichkeiten sind Stoffwechselstörungen bei der Herstellung des Schilddrüsenhormons oder Steuerungsdefekte, sodass trotz vorhandener Schilddrüse kein Hormon gebildet oder abgegeben wird.

Der Fetus muss sein eigenes Thyroxin bilden. Wenn er dies nicht kann, liefert das mütterliche T4 etwa ein Viertel des Spiegels normaler Neugeborener. TSH ist nicht plazentagängig. TRH kann die Plazenta passieren. T4, also das wirksame

Schilddrüsenhormon, ist plazentagängig, wird aber im 3. Trimenon von der Plazenta rasch zum inaktiven T 3 dejodiert.

Hat die **Mutter** eine **immunologisch bedingte Fehlfunktion der Schilddrüse** (z. B. Autoimmun-Thyreoiditis), können die im Rahmen einer solchen Erkrankung gebildeten Antikörper die Plazenta passieren und den Schilddrüsenstoffwechsel des Fetus beeinflussen. Dies kann je nach der Erkrankung der Mutter zu einer Über- oder Unterfunktion führen. Auch **Medikamente** zur Steuerung der Schilddrüsenfunktion können diaplazentar wirksam werden. In allen solchen Situationen muss die Funktion der Schilddrüse beim Neugeborenen sehr exakt und konsequent überwacht werden.

22.1.2 Klinische Zeichen

Beim **Neugeborenen** können körperliche Merkmale auf eine Hypothyreose hindeuten: Übergewicht, Übertragung, große hintere Fontanelle, verzögertes Knochenalter, Nabelhernie und sichtbarer Kropf.

Nach der Geburt steigt der Bedarf an Schilddrüsenhormon steil an. Wenn keine Behandlung der Hypothyreose erfolgt, treten innerhalb weniger Tage bis Wochen **Frühzeichen** auf: Das Kind ist sehr schläfrig und geduldig, meldet sich kaum wegen Hunger. Oft gibt es Fütterungsschwierigkeiten, wobei trotz der geringen Nahrungsmenge eine erstaunliche Gewichtszunahme erreicht wird. Die Kinder haben einen auffällig großen Bauch und sind obstipiert. Die Körpertemperatur ist niedrig, die Herzfrequenz eher niedrig. Ödeme können auftreten. Als Zeichen des verlangsamten Stoffwechsels beobachtet man einen verlängerten Ikterus.

Besonders problematisch ist die Schilddrüsen-Unterfunktion bei **sehr kleinen und kranken Frühgeborenen**. Wegen des Hormonmangels sind viele Körperfunktionen beeinträchtigt. Andererseits steigt nach der Verabreichung von Schilddrüsenhormon der Sauerstoffbedarf und damit die Gefährdung durch Sauerstoffabfälle stark an.

Die **Spätzeichen** der Hypothyreose sind heutzutage nur noch sehr selten zu sehen: Die Kinder haben einen auffälligen Gesichtsausdruck mit großer Zunge und dadurch offen stehendem Mund, eine geringe Mimik, sehr struppige Haare

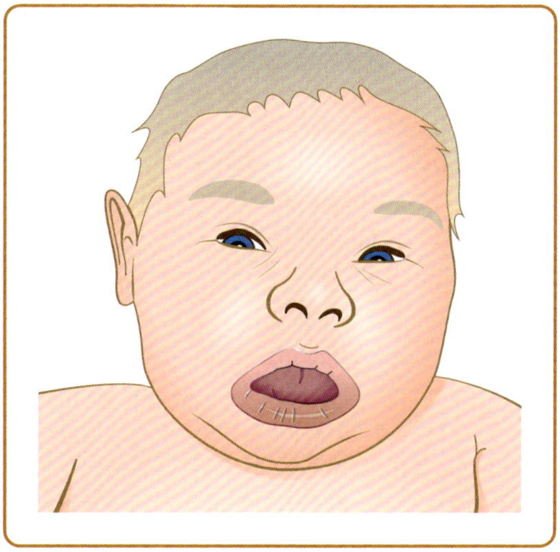

▶ **Abb. 22.2** Kind mit angeborener Hypothyreose.

(▶ **Abb. 22.2**). Die körperliche Entwicklung ist verzögert, und es resultiert ein ausgeprägter Minderwuchs mit infantilen Proportionen, oft mit Übergewicht. Die Patienten sind in ihren Bewegungen und Reaktionen verlangsamt. Hinzu kommt eine sehr deutliche geistige Retardierung bzw. Intelligenzminderung.

22.1.3 Therapie

Die Behandlung besteht in einer **lebenslangen Substitution** mit Thyroxin. Dieses Schilddrüsenhormon wird oral verabreicht und muss nach Körpergewicht und Stoffwechsellage dosiert werden. Dabei sind regelmäßige Blutspiegelkontrollen notwendig.

Stillberatung

- Kinder mit Schilddrüsenerkrankungen werden normal gestillt.
- Vor Therapiebeginn muss manchmal wegen einer Trinkschwäche Muttermilch abgepumpt und über eine Sonde verabreicht werden.

Die **Prognose** über die intellektuelle Entwicklung ist schlecht, wenn nicht in den ersten Lebenswochen mit einer konsequenten Behandlung begonnen wurde. Längere Unterbrechungen der Therapie dürfen ebenfalls nicht vorkommen. Bei der Einhaltung der Vorsorgemaßnahmen und regelmäßiger Kontrolle und Therapieanpassung entwickeln sich die Kinder jedoch körperlich und geistig normal.

22.1.4 Differenzialdiagnose: vorübergehende Hypothyreose

In einigen Fällen kann eine vorübergehende Hypothyreose vorliegen. Hier ist die Schilddrüse vorhanden, stellt aber nicht ausreichend Hormon zur Verfügung. **Ursache** kann z. B. ein Jodmangel sein, aber auch ein Jodüberschuss. Daher sind jodhaltige Bäder bzw. die großflächige und wiederholte Anwendung von jodhaltigen Desinfektionsmitteln bei Neugeborenen abzulehnen. Wenn solche Mittel trotzdem angewendet werden, muss die Gefahr einer Hypothyreose bekannt sein und beachtet werden.

Um vorübergehende von dauerhaften Formen unterscheiden zu können, ist nach einigen Monaten der Behandlung ein **Auslassversuch** der Schilddrüsenhormonbehandlung sinnvoll. Wenn dies unter kontrollierten Bedingungen geschieht, wird das Kind durch den eventuellen kurzzeitigen Mangel an Thyroxin keinen Schaden erleiden.

22.1.5 TSH-Screening

Da ein verspäteter Beginn der Behandlung einer Hypothyreose ausgeprägte Folgen hat, wird im Rahmen des Neugeborenen-Screenings nach der Hypothyreose gesucht.

! Merke

Die Hypothyreose ist mit ca. 200 Kindern/Jahr in Deutschland die häufigste im Rahmen des Screenings gefundene Erkrankung.

Beim Hypothyreose-Screening macht man sich die Tatsache zunutze, dass beim Mangel an Schilddrüsenhormon der Steuerungsmechanismus der Hypophyse einsetzt: Sie produziert TSH, das normalerweise die Schilddrüse zur Produktion von Hormon anreizt. Geschieht dies aufgrund einer Fehlbildung oder Fehlfunktion nicht, steigt das **TSH** auf ein Mehrfaches (ca. 40-Faches des Normwertes) an.

Durch den Stress während und den Kältereiz nach der Geburt ist die TSH-Ausschüttung am ersten Lebenstag um ein Vielfaches gesteigert, daher gibt eine zu frühe Abnahme des Screenings eventuell einen falsch positiven Befund. Der beste **Abnahmezeitpunkt** für das Screening ist ab der 36. Lebensstunde, da keine unnötige Zeit verloren gehen soll. Dieser Zeitpunkt ist insofern günstig, als das Screening für die Stoffwechselkrankheiten gleichzeitig erfolgt.

Wird ein **erhöhter TSH-Wert** gefunden, kontrolliert man dies mit einer genaueren Methode nach und bestimmt gleichzeitig die Menge an Schilddrüsenhormon. Bis zur Bestätigung der Diagnose muss auf jeden Fall mit Schilddrüsenhormon behandelt werden.

Ein **fälschlich erhöhtes TSH** kommt vor allem bei der Verwendung jodhaltiger Desinfektionsmittel vor. Falsch negative Resultate durch Steuerungsdefekte mit niedrigem TSH trotz Schilddrüsenhormonmangels sind extrem selten. Insofern ist das Screening sehr sinnvoll und erfolgreich.

22.2 Diabetes insipidus

! Leitsymptome

- **große Mengen eines sehr hellen Urins**
- **schnelle Austrocknung**
- **starke Gewichtsschwankungen**

Störungen der Hypophysenfunktion (Hirnanhangsdrüse) können sehr vielgestaltig sein, je nachdem welches Hormonsystem betroffen ist. Von den zahlreichen unterschiedlichen Syndromen spielt beim Neugeborenen der Diabetes insipidus gelegentlich eine Rolle.

Die Hypophyse produziert ein Hormon (**ADH: antidiuretisches Hormon**), das die Niere zur Rückresorption von Wasser anregt. Dadurch wird der Wasserhaushalt zentral geregelt, und es wird genauso viel Urin ausgeschieden, wie Wasserüberschuss im Körper herrscht. Fällt das ADH aus, produziert die Niere einen sehr verdünnten Harn in sehr großen Mengen. Diese Erkrankung wird als Diabetes insipidus bezeichnet. Meistens handelt es sich um eine sekundäre Störung, z. B. nach Asphyxie oder Hirnblutung oder bei intrauterinen Infektionen, z. B. Toxoplasmose. Nur in sehr seltenen Fällen besteht eine genetische Ursache.

22.2.1 Therapie

Die Behandlung erfolgt in Form einer **Substitution des fehlenden Hormons**. Dabei wird das ADH (= Vasopressin) als Nasenspray bzw. -tropfen angewendet, wobei die genaue Dosierung vor allem bei Neugeborenen nicht ganz einfach ist. Das sehr kurz wirksame Hormon wird von der Schleimhaut gut aufgenommen. Eine Überdosierung führt zur Überwässerung bei gleichzeitigem Salzmangel. Starke Schwankungen des Wasser- und Salzhaushalts lassen sich bei der Behandlung oft nicht vermeiden und können schnell zu kritischen Situationen führen.

Stillberatung

- Normales Stillen ist möglich.
- Ein Flüssigkeitsdefizit muss ggf. zusätzlich ausgeglichen werden.

22.3 Seltene Funktionsstörungen der Hypophyse

Eine zu **hohe Ausschüttung von ADH** kann als vorübergehendes Problem auftreten: Nach Hirnblutungen oder asphyktischer Hirnschädigung kann die Hypophyse sehr viel ADH freisetzen (SIADH = Syndrom der inadäquaten ADH-Ausschüttung). Folge ist eine Überwässerung mit massiven Ödemen, weil das Wasser zurückresorbiert wird und nicht, wie eigentlich nötig, in genügender Menge ausgeschieden werden kann.

Ein **angeborener Wachstumshormonmangel** ist sehr selten. Beim Neugeborenen führt er in erster Linie zur Hypoglykämie. Je nach Ursache ist eine zeitweilige oder lebenslange Hormonsubstitution nötig.

Sehr selten kommt es zum kompletten Ausfall aller Hypophysenhormone (**Panhypopituitarismus**). Die Kinder fallen durch Hypoglykämien, Cholestase, Trinkschwäche und Jungen durch einen Mikropenis auf. Bei der septooptischen Dysplasie kommt es gleichzeitig noch zu Störungen im Bereich der Sehnerven.

22.4 Adrenogenitales Syndrom (AGS)

Ein autosomal rezessiv vererbter Enzymdefekt führt zu einer verminderten Produktion des „Stresshormons“ **Kortisol** und/oder der **Mineralokortikoide**. Durch den Ausfall dieser Hormone wird die Nebennierenrinde von der Hypophyse stark stimuliert (der Regelkreis funktioniert ähnlich wie bei der Schilddrüse). Der Stoffwechseldefekt führt dazu, dass vermehrt Vorstufen des Kortisols gebildet werden, und diese haben Eigenschaften wie männliche Geschlechtshormone.

Die **Symptome** sind sowohl durch den Ausfall des Kortisols und ggf. auch des Aldosterons bedingt als auch durch ein Überangebot von Testosteron. Die Kinder entwickeln Hypoglykämien, Lethargie, Trinkschwäche und, je nach Art des Defektes, auch einen Salz- und Gewichtsverlust. Der Kortisolmangel kann sich als lebensbedrohliche Addison-Krise äußern. Bei Jungen ist der Genitalbereich hyperpigmentiert, bei Mädchen finden sich verschiedene Ausprägungen eines intersexuellen Genitales mit Klitorishypertrophie bis hin zum äußerlich männlichen Genitale.

Die **Therapie** besteht aus einer lebenslangen und der jeweiligen Altersstufe und Situation angepassten Substitution der fehlenden Hormone. So muss z. B. bei Infekten oder in anderen körperlichen Stresssituationen die Kortisondosis vorübergehend erhöht werden.

Das AGS ist eine der Zielkrankheiten im **Neugeborenen-Screening**. Einige Unterformen des AGS werden allerdings im Screening nicht sicher gefunden (Kap. 16.9.2, Kap. 21.3).

23 Genetische und chromosomale Erkrankungen

23.1 Aufbau der menschlichen Erbsubstanz

Die Informationen über den Aufbau des menschlichen Körpers und seine Funktionen sind im Zellkern vorhanden. Dabei ist nicht nur die Bauanleitung für die Körpersubstanz festgehalten, sondern auch die regulativen Vorgänge zur Herstellung der Enzyme und der anderen strukturellen Bestandteile des Körpers. Der Träger der Erbinformationen ist die **DNA** (Desoxyribonukleinsäure).

Die Erbsubstanz ist nicht willkürlich verteilt, sondern in einer festen Anordnung. Die einzelnen **Gene**, also Einzelinformationen, sind zu **Chromosomen** zusammengefasst. Diese stellen im Prinzip sehr lange (mehrere Meter!) Fäden dar, die aus einer fast unendlich langen Informationszeile bestehen. Der Aufbau ist allerdings etwas komplexer, denn diese „Fäden" enthalten neben den für uns erkennbaren Genen sehr lange „sinnlose" Abschnitte, deren Funktion weitgehend unklar ist, ferner Wiederholungen, Varianten und zahllose weitere Besonderheiten. Ebenso ist nur teilweise bekannt, wie das gezielte Lesen der einzelnen Informationen, das An- und Abschalten einzelner Gene in unterschiedlichen Zellen und Lebensaltern wirklich funktioniert.

Das menschliche Genom unterscheidet sich nur in einem relativ geringen Teil von dem „verwandter" Tiere: So sind fast 99 % der menschlichen Gene mit denen des Schimpansen identisch.

Merke
Wir Menschen haben zwei Sätze mit je 23 Chromosomen, also insgesamt 46, wobei sich immer zwei im Prinzip gleiche Chromosomen gegenüberstehen, jeweils ein von der Mutter und ein vom Vater stammendes Chromosom.

Damit ist die Vererbung sowohl väterlicher als auch mütterlicher Eigenschaften möglich, wobei auch hier noch weitgehend unklar ist, auf welche Weise ausgewählt wird, welches dieser zwei Gene angeschaltet wird, wenn sich die Gene unterscheiden. Es scheint aber relativ zuverlässige Mechanismen zu geben, dass bei einem Gendefekt das jeweils defekte Gen ausgeschaltet und das funktionierende angeschaltet wird.

Merke
Ausnahmen von der Parallelität der Chromosomen sind die Geschlechtschromosomen: Frauen haben zwei X-Chromosomen, Männer ein X-Chromosom und ein (kleineres) Y-Chromosom.

Das **Y-Chromosom** dient wohl in erster Linie dazu, die männlichen Merkmale anzuschalten, wobei die Gene für die männliche Entwicklung teilweise auch auf anderen Chromosomen verteilt sind.

Neben dem Zellkern enthalten auch die **Mitochondrien** DNA. Die Mitochondrien sind die „Kraftwerke" der Zellen, damit für den Energiehaushalt unverzichtbar und in fast allen Zellen enthalten – außer in Spermien. Deshalb werden sie nur von der Mutter vererbt, also praktisch unverändert von Generation zu Generation weitergegeben. Aus diesem Grund ist die Erbsubstanz der Mitochondrien für Genetiker besonders interessant, weil hier auch noch nach vielen Generationen Völkerwanderungen und Verwandtschaften erforscht werden können.

23.1.1 Wichtige Begriffe der Genetik

- **Dominant** bezeichnet eine Erbanlage, die sich als Merkmal durchsetzt, auch wenn die zweite Erbanlage dieses Merkmal nicht trägt. Beispiel: Blutgruppe A oder B.
- **Rezessiv** bezeichnet eine Erbanlage, die sich nicht durchsetzt, sich also erst zeigt, wenn auf beiden Chromosomen dieselbe Anlage vorhanden ist. Beispiel: Blutgruppe 0. Die meisten Stoffwechseldefekte sind rezessiv erblich, d. h. eine intakte Erbinformation reicht aus. Nur wenn auf beiden Chromosomen derselbe Defekt vorliegt, ist das Kind krank.

- **X-chromosomal rezessiv:** Eine rezessive Erbanlage auf dem X-Chromosom kommt bei einer Frau nicht zum Tragen, wenn nur *ein* X-Chromosom betroffen ist. An ihre Söhne kann aber das gesunde oder kranke Gen weitergegeben werden, sodass diese zu 50 % krank sind. Die Töchter sind zu 50 % Überträgerinnen an die nächste Generation. (Beispiele: Hämophilie A, Muskeldystrophie Duchenne, Rot-Grün-Blindheit u. a.)
- **Homozygot** (= reinerbig) bezeichnet den Zustand, dass auf beiden Chromosomen dieselbe Anlage bzw. derselbe Defekt vorhanden ist. Beispiele sind die meisten Stoffwechseldefekte.
- **Heterozygot** (= spalterbig) bezeichnet den Fall, dass auf den beiden zueinandergehörenden Chromosomen zwei verschiedene Anlagen vorhanden sind. Beispiel: Blutgruppe AB, auf einem Chromosom A und auf dem anderen B.
- **Hemizygot** bezeichnet den Zustand, dass nur eine Genkopie vorhanden ist, was bei Männern die Gene auf den Geschlechtschromosomen betrifft. Hier wirken sich sonst rezessive Erbanlagen aus, weil nur eine Genkopie vorhanden ist.
- **Chromosomen** sind die Träger der Erbsubstanz. Beim Menschen gibt es normalerweise 46 Chromosomen, davon 22 Autosomen-Paare (also 44), und 2 Geschlechtschromosomen (▶ **Abb. 23.1**).
- **Gonosomen** sind die Geschlechtschromosomen (X und Y).
- **Autosomen** heißen alle anderen Chromosomen.
- **Karyotyp** bezeichnet den individuellen Chromosomensatz eines bestimmten Menschen.
- **Trisomie und Monosomie** bedeuten, dass ein bestimmtes Chromosom dreifach bzw. nur einfach vorhanden ist.
- **Partielle Monosomie** bedeutet, dass einem Chromosom ein mehr oder weniger großes Bruchstück fehlt.
- **Mosaik** bezeichnet ein Individuum, dessen Zellen aus zwei genetisch verschiedenen Linien bestehen.

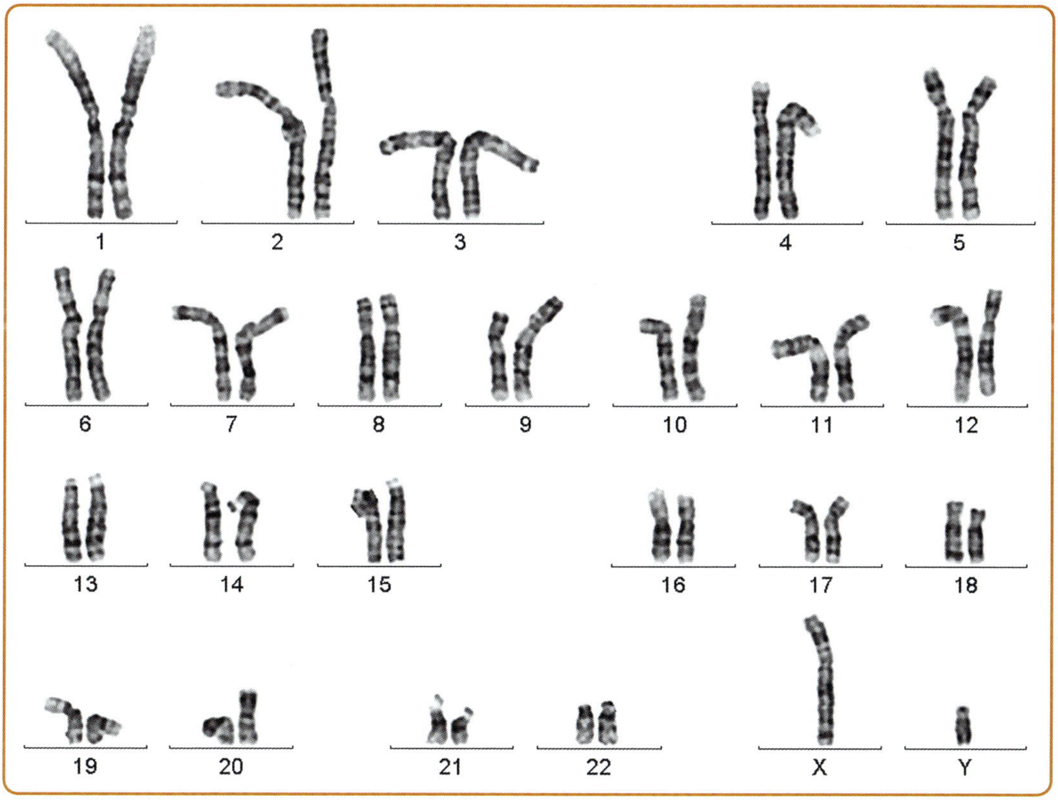

▶ **Abb. 23.1** Normaler männlicher Chromosomensatz. (Krause W, Weidner W, Sperling H, Diemer T, Hrsg. Andrologie. 4. Aufl. Stuttgart: Thieme; 2011)

- **Numerische Aberration:** Die Gesamtzahl der Chromosomen weicht vom Normalfall ab (z. B. 47 statt 46 Chromosomen).
- **Translokation:** Ein Bruchstück eines Chromosoms ist an einer falschen Stelle eingebaut und wird dadurch auch bei der Zellteilung anders weitergegeben.
- **Deletion:** Ein Bruchstück eines Chromosoms fehlt.

23.2 Genetische Diagnostik

Ein wichtiges Werkzeug des Genetikers ist die **Familienanamnese**, mit der sich Hinweise auf vererbbare Krankheiten gewinnen lassen und eine zufällige Genänderung („Neumutation") von einer vererbten Krankheit unterschieden werden kann (▶ Abb. 23.2).

Unter den Labormethoden steht die **Chromosomenanalyse** an erster Stelle. Dabei werden aus einer Blutprobe (oder einer anderen Zellkultur) die Zellen des Patienten zur Teilung angeregt und in der Teilungsphase gestoppt, denn nur dann lassen sich die Chromosomen mikroskopisch differenzieren. Bei dieser Untersuchung fallen nicht nur fehlende oder überzählige Chromosomen auf, sondern auch Beschädigungen, Verschiebungen und andere größere strukturelle Anomalien. Bei einem begründeten Verdacht auf eine Chromosomenstörung (z. B. bei einem erhöhten Risiko für eine Trisomie) kann diese numerische und strukturelle Analyse auch aus **Fruchtwasserzellen** oder einer **Chorionzottenbiopsie** in der Frühschwangerschaft vorgenommen werden. Ferner ist es technisch möglich, im mütterlichen Blut Bruchstücke der embryonalen bzw. fetalen DNA zu identifizieren und daraus den Chromosomensatz des Feten annähernd zu rekonstruieren. Damit lassen sich Trisomien und einige andere Störungen recht sicher identifizieren.

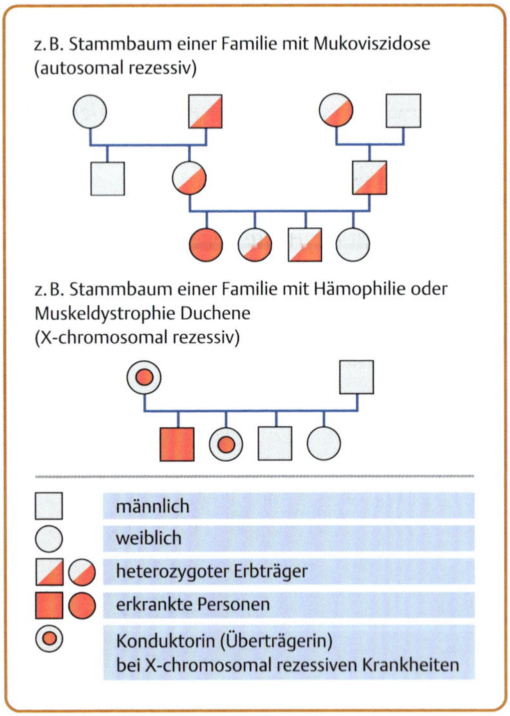

▶ **Abb. 23.2** Genetische Symbole und Stammbäume.

Bei den meisten genetischen Fragestellungen wird nicht nach der Zahl der Chromosomen oder nach größeren strukturellen Abweichungen gesucht, sondern gezielt **nach einzelnen erblichen Erkrankungen** (z. B. Mukoviszidose, Muskeldystrophie). Hier wird nach Defekten in einzelnen Genen gesucht. Dazu dienen **molekulargenetische Methoden**:

- **PCR** (*polymerase chain reaction*): Zunächst wird die DNA massenhaft kopiert, um dann den Defekt z. B. mit einer immunologischen Methode leicht nachweisen zu können.
- **FISH** (Fluoreszenz-in-situ-Hybridisierung): Nachweis bestimmter Gensequenzen durch Fluoreszenzmikroskopie
- **Sequenzierung:** Gene können „Buchstabe für Buchstabe" gelesen werden, in erster Linie die Exons, d. h. die kodierenden Abschnitte, die z. B. die Bauanleitung für ein Enzym liefern. Aber auch Teile der Introns (die nicht kodierenden Abschnitte) können wichtig sein und werden gezielt gelesen.

In den letzten Jahren ist die genetische Diagnostik wesentlich verbessert worden, sodass zahlreiche Erkrankungen relativ schnell und zweifelsfrei diagnostiziert werden können, wenn eine entsprechende Fragestellung vorliegt.

Häufig wird von Eltern nicht verstanden, dass man nicht generell nach erblichen Erkrankungen suchen kann, sondern nur nach einigen wenigen bestimmten. Ein solcher **„genetischer Check-up“** wird zunehmend von kommerziellen Laboren angeboten. Die Zuverlässigkeit und Aussagekraft ist sehr unterschiedlich, und die Daten sind für eine Beratung meist nicht geeignet. Ein solcher Ansatz ist auch ethisch extrem fragwürdig, da bei jedem Menschen eine Vielzahl heterozygoter Genveränderungen vorliegt. Daher wird es trotz aller Diagnostik immer Kinder mit genetischen Erkrankungen geben, und erst **nach** dem ersten Kind bzw. einem Erkrankungsfall in der engeren Verwandtschaft ist eine Frühdiagnose sinnvoll.

Die genetische Diagnostik ist durch das **Gendiagnostik-Gesetz** (GenDG 2009) geregelt. Genetische Untersuchungen und Beratungen dürfen nur von Ärzten vorgenommen werden. Diese müssen eine entsprechende Qualifikation vorweisen (Fachärzte für Genetik oder andere Ärzte mit entsprechender Weiterbildung). Patienten bzw. gesetzliche Vertreter (Eltern) müssen vor einer genetischen Untersuchung über deren Zweck, Art, Umfang und Aussagekraft aufgeklärt werden und schriftlich zustimmen. Das beinhaltet auch das Recht auf Nichtwissen, z. B. bei Genträgerschaft eines gesunden Menschen. Ferner ist zu regeln, an wen der genetische Befund mitgeteilt werden darf.

Untersuchungen bei gesunden Minderjährigen (z. B. Geschwister eines Kindes mit genetischer Erkrankung) dürfen nicht allein deswegen erfolgen, um die Genträgerschaft festzustellen.

Genetische Untersuchungen zur Feststellung der Abstammung **(Vaterschaftstest)** dürfen nur mit Zustimmung der betreffenden Person oder ihres Vertreters vorgenommen werden.

23.3 Trisomie 21

! Leitsymptome

- **typisches Gesicht**
- **gehäuft Anpassungsstörungen**
- **Einige Organfehlbildungen (Herzfehler, Atresien im Darm) führen in der Neonatalzeit zu Problemen.**

Die freie Trisomie 21 ist die häufigste Chromosomenanomalie. Die Häufigkeit beträgt etwa 1 : 650, wobei das Risiko von 0,1 % bei 20-jährigen Müttern auf etwa 3 % bei 44-jährigen Müttern ansteigt. Die Erkrankung ist auch unter der Bezeichnung **Down-Syndrom** bekannt.

Es handelt sich meist um eine zufällig auftretende Verteilungsstörung der elterlichen Chromosomen. In seltenen Fällen ist es keine freie Trisomie, sondern die zwei Chromosomen eines Elternteils sind miteinander verschmolzen. Dadurch entsteht zwangsläufig bei allen Kindern ein dreifacher Chromosomensatz. Bei einer solchen Translokation beträgt das Wiederholungsrisiko 100 %, sonst etwa 1 % bei jungen Frauen.

23.3.1 Klinisches Bild

Die Kinder fallen meist gleich nach der Geburt durch typische äußere Merkmale auf:

- **Gesicht:** Lidachsenstellung mit Epikanthus (Oberlidfalte, die den inneren Augenwinkel verdeckt), große Zunge, tief liegende Nasenwurzel, einfach geformtes und tief angesetztes Ohr. An den Augen: helle Iris mit kleinen weißen Flecken.
- Am **Körper** fällt allgemein ein Minderwuchs auf mit kurzen Gliedern und Händen mit kurzen Fingern. In vielen Fällen findet man eine Vierfingerfurche (ohne begleitende zweite Handlinie), eine auffallend große Lücke zwischen der Großzehe und den anderen Zehen (Sandalenlücke). Die Neugeborenen zeigen bei guter Aktivität eine muskuläre Hypotonie.
- Außerdem haben die Kinder oft **innere Fehlbildungen:** Fast die Hälfte der Patienten hat einen Herzfehler. Meist handelt es sich um Ventrikelseptumdefekte oder einen AV-Kanal. Letzterer ist sonst sehr selten und kommt überwiegend bei der Trisomie 21 vor. Gehäuft sind ferner Atresien im Verdauungstrakt, besonders Anal-, Ösophagus- und Duodenalatresien.

Im weiteren Verlauf sind noch andere Charakteristika von Bedeutung, die beim Neugeborenen meist noch nicht auffallen bzw. erst später beobachtet werden: Viele Kinder haben eine **Immunschwäche,** die eine erhöhte Infektanfälligkeit gegenüber Bakterien und manchen viralen Erkrankungen bedeutet. Die Abweichungen im Immunsystem zeigen sich auch in einer erhöhten Rate von Leukämien, seltener auch anderer Tumoren.

Ein besonders wichtiges Merkmal ist die **psychomotorische Entwicklungsverzögerung.** Neben der muskulären Hypotonie ist besonders die verspätete motorische Entwicklung von Bedeutung, d. h., die Kinder lernen später sitzen und laufen, sind außerdem „ungeschickter", weniger differenziert in ihrer Grobmotorik und Koordination und erreichen bei der Feinmotorik ein wesentlich geringeres Niveau als der Durchschnitt. Dies geht mit einer erheblich verzögerten geistigen Entwicklung einher, die in einer Debilität mit einem durchschnittlichen IQ von etwa 50 endet. Dabei sind die Kinder aber ausgesprochen heiter, lieb und nur sehr selten aggressiv. Sie sind in aller Regel in die Familie gut zu integrieren und sollten auch dort aufwachsen.

Die **Diagnose** wird durch Chromosomenanalyse gestellt, was einige Tage dauert. Den Eltern teilt man aufgrund der meist klinisch eindeutigen Zeichen die Verdachtsdiagnose meist schon vorher mit.

Es gibt bereits in der Frühschwangerschaft **Hinweise im Ultraschall** (Nackenfaltenmessung), die eine Trisomie 21 vermuten lassen. Vor allem bei älteren Schwangeren wird gezielt danach gesucht. Mittels **Chorionzottenbiopsie** oder **Amniozentese** können fetale Zellen gefunden und dadurch die Trisomie 21 zweifelsfrei festgestellt werden. Es gibt weiterhin auch die Möglichkeit, im mütterlichen Blut nach kindlicher DNA zu suchen und so ohne Gefährdung der Schwangerschaft genetische Erkrankungen des Fetus festzustellen, u. a. Trisomie 21. Der Test wird aber ethisch und politisch kontrovers diskutiert und ist nicht allgemein verfügbar.

Etwa 8 bis 90 % der Eltern entscheiden sich nach der Diagnose Trisomie 21 für einen Schwangerschaftsabbruch, sodass diese Kinder seltener werden.

23.3.2 Therapie

- Die **Grunderkrankung** ist wie bei allen Chromosomenstörungen nicht zu behandeln.
- **Fehlbildungen** werden wie bei anderen Kindern versorgt.

Bei **sehr schweren Fehlbildungen** oder Kombinationen (z. B. Herzfehler und Ösophagusatresie) kann eine Versorgung extrem schwierig bis unmöglich werden, sodass sich die ethische Frage stellt, ob ein solches aus mehreren Gründen schwer krankes Neugeborenes versorgt werden soll. Diese Entscheidungen sind immer sehr schwierig. Sie sollten niemals in Eile gefällt und niemals von einer Person allein getragen werden.

Die **geistige Behinderung** ist ebenfalls unausweichlich. Allerdings gibt es sehr gute Förderprogramme, die die eingeschränkten Fähigkeiten dieser Kinder voll zur Geltung bringen und besondere Begabungen auch gezielt ansprechen. Deshalb sollte immer eine **Frühförderung** mit dem Ziel einer möglichst guten Entwicklung angestrebt werden. Die meisten Kinder mit Trisomie 21 können in einen (integrativen) Kindergarten gehen.

Gelegentliche Sensationsmeldungen über Wundertherapien und eine geistig normale Entwicklung sind sehr vorsichtig zu interpretieren. Meist handelt es sich um Menschen mit Mosaiken, d. h., nicht alle Körperzellen haben die Trisomie, und das Nervensystem besteht z. B. aus „normalen" Zellen.

23.3.3 Prognose

Aufgrund der häufigen Herzfehler, der anderen Fehlbildungen, durch die Immunschwäche und durch Leukämien ist die Sterblichkeit erhöht (8 % im ersten Jahr, weitere 4 % bis zum 10. Lebensjahr). Die meisten Patienten erreichen aber das Erwachsenenalter.

Zahlreiche Erkrankungen treten bei Trisomie 21 häufiger auf, z. B. Zöliakie, Fremdkörperaspirationen, Pneumonien und manche Malignome. Die Alzheimer-Demenz tritt schon vor dem 50. Lebensjahr fast 100-mal häufiger auf als sonst. Auch ohne Herzfehler ist die durchschnittliche Lebenserwartung mit ca. 60 Jahren geringer als in der übrigen Bevölkerung.

Stillberatung

Kinder mit Trisomie 21 werden ganz normal ernährt, also gestillt.

23.4
Trisomie 18 (Edwards-Syndrom)

Leitsymptome
- **typische äußere Fehlbildungen (Gesicht, Hände)**
- **häufig innere Fehlbildungen**
- **geringe Überlebenswahrscheinlichkeit, oft frühzeitiger Tod**

Die Trisomie 18 ist bekannter unter dem Namen Edwards-Syndrom. Diese Anomalie kommt bei etwa 1 : 5000 Neugeborenen vor. Das Risiko steigt mit dem Alter der Mutter an.

23.4.1 Klinische Zeichen

Auch hier lässt sich die Diagnose schon klinisch aufgrund einiger charakteristischer klinischer Merkmale stellen:
- Die Kinder sind meist untergewichtig bzw. dystroph.
- Das **Gesicht** zeigt eine vorgewölbte schmale Stirn, sehr kleine Augen mit gehäuften Fehlbildungen wie eine Katarakt, einen ebenfalls sehr kleinen Mund und ein kurzes Kinn. Die Ohren sitzen tief und sind einfach geformt oder fehlgebildet. Sehr häufig beobachtet man eine Lippen-Kiefer-Gaumen-Spalte.
- Die **Hände** zeigen eine charakteristische Haltung mit Überkreuzen der äußeren Finger. Auch zusammengewachsene Zehen mit verkleinerten oder fehlenden Nägeln sind häufig.
- In der Schwangerschaft gibt es gehäuft Probleme, wie vorzeitige Wehen, Blutungen, Hydramnion.

Neben diesen äußeren Merkmalen treten praktisch immer schwere **innere Fehlbildungen** auf: Herzfehler sind sehr häufig, die Nieren sind in verschiedener Weise betroffen (Hydronephrose, Nierenzysten), Atresien und Rotationsanomalien des Darmes werden auch fast immer beobachtet.

Die **geistige Entwicklung** ist extrem verzögert. Bereits beim Neugeborenen findet man eine Muskelhypotonie. Fehlbildungen des Nervensystems sind ebenfalls gehäuft, vor allem Myelomeningozele, Hydrozephalus und weitere lokale Fehlbildungen des Gehirns. Als Folge werden häufig Krampfanfälle und Apnoen beobachtet.

23.4.2 Verlauf und Prognose

Die Kinder sterben fast immer in den ersten Lebenswochen. Da auch später nicht mit einer Entwicklung zu rechnen ist und die begleitenden Fehlbildungen meist aufgrund der kombinierten Probleme nicht versorgt werden können, ist die Prognose infaust. Daher wird man normalerweise nur palliativ behandeln. Die sichere Diagnose erfolgt mit der Chromosomenanalyse.

Stillberatung
Wenn die Mutter sich dazu in der Lage fühlt, kann und darf sie stillen. Die Kinder trinken allerdings schlecht.

23.5
Trisomie 13 (Pätau-Syndrom)

Leitsymptome
- **typische äußere Fehlbildungen (Gesicht, Haut, Hände)**
- **Nabelschnurbruch**
- **innere Fehlbildungen**
- **geringe Überlebenswahrscheinlichkeit**

Benannt ist dieses Syndrom nach dem Pädiater Pätau (der sich nach seiner Zwangsemigration in die USA dort Patau nannte). Die Erkrankungen kommt bei 1 : 5000 Geburten vor.

23.5.1 Klinische Zeichen

Wie bei den anderen Trisomien wird die Diagnose meist aufgrund charakteristischer Merkmale klinisch bereits gestellt, bevor sie durch Chromosomenanalyse bestätigt wird:
- Geburtsuntergewicht bzw. Dystrophie.
- Im **Gesicht** fallen vor allem die kleinen, manchmal sogar ganz fehlenden Augen auf. Sie können weitere Abnormitäten wie Kolobome (unvollständige Iris) und Katarakt zeigen. Sehr häufig liegt eine beidseitige Lippen-Kiefer-Gaumen-Spalte vor. Die Ohren sind tief sitzend und fehlgeformt.
- Oft finden sich **Hautdefekte**, meist am Kopf.
- An den **Händen** und/oder **Füßen** liegt fast immer eine Hexadaktylie vor, d. h., es gibt einen Finger bzw. eine Zehe zu viel. Die Nägel sind eigenartig krallenartig geformt.

Neben diesen äußeren Merkmalen treten fast immer **schwere innere Fehlbildungen** auf: Herzfehler, Nierenfehlbildungen, Omphalozele (Nabelschnurbruch mit offener Bauchdecke), Rotationsanomalien des Darmes, Fehlbildungen des inneren und äußeren Genitales. Das Gehirn ist meist in Form massiver Großhirnfehlbildungen beteiligt, gelegentlich liegen auch andere Anomalien vor. Krampfanfälle sind häufig.

23.5.2 Verlauf und Prognose

Bei den betroffenen Kindern ist keine psychomotorische Entwicklung zu erwarten. Sie versterben aufgrund der Fehlbildungen und der gestörten Hirnfunktion innerhalb der ersten Lebenswochen oder -monate. Die wenigen länger Überlebenden sind blind, taub, weisen keine geistige Entwicklung auf und haben eine Epilepsie.

Stillberatung
Wenn die Mutter sich dazu in der Lage fühlt, kann und darf sie stillen. Die Kinder trinken allerdings schlecht.

23.6 Turner-Syndrom (X0)

Leitsymptome
- **Hand- und Fußrückenödeme in den ersten Lebenstagen**
- **großer Mamillenabstand**
- **Pterygium („Flügelfell")**

Das Turner-Syndrom ist die **einzige lebensfähige Erkrankung mit einer Monosomie**, also dem kompletten Fehlen eines Chromosoms. Es handelt sich um Mädchen, bei denen nur ein X-Chromosom vorhanden ist, was durch die Bezeichnung 45, X0 ausgedrückt wird. Die **Häufigkeit** beträgt etwa 1 : 2500 bei weiblichen Neugeborenen. Mosaiken sind beim Turner-Syndrom häufig, d. h., bei demselben Menschen treten Zellen mit Monosomie und normalem Chromosomensatz auf.

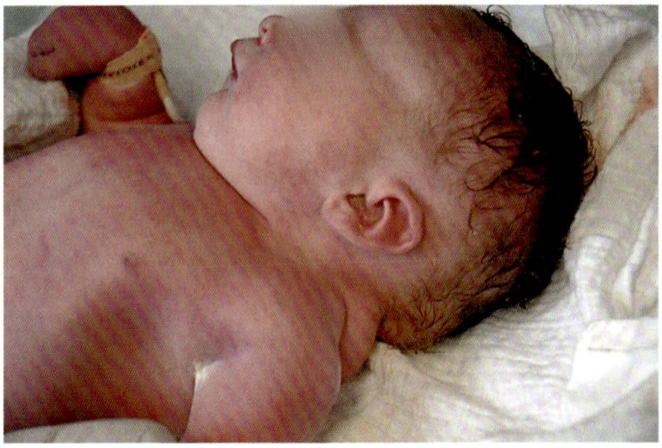

▶ **Abb. 23.3** Turner-Syndrom (X0). (Kerstin Steiner, Stuttgart)

23.6.1 Klinische Zeichen

Die Mädchen entwickeln einige typische äußere Merkmale:
- Das **Gesicht** zeigt schräge Lidachsen (umgekehrt wie bei der Trisomie 21), aber gleichzeitig oft einen Epikanthus. Das Kinn ist sehr klein, die Ohren sind abstehend.
- Die Mädchen sind minderwüchsig. Der **Hals** ist kurz, wobei sich dieser Eindruck durch das Pterygium (Flügelfell) verstärken kann (▶ **Abb. 23.3**). Dieses ist aber nicht immer in typischer Weise vorhanden. Der Haaransatz im Nacken verläuft invers, von außen unten nach innen oben.
- Am **Thorax** fällt der große Abstand der Mamillen auf, die fast seitlich liegen. Dadurch wird die große freie Brustfläche mit einem Schild verglichen, daher die Bezeichnung Schildthorax. Die Unterarme sind im gestreckten Zustand x-förmig nach außen gerichtet.

Daneben bestehen weitere, **nicht äußerlich sichtbare Anomalien**:
- Die Ovarien sind unterentwickelt, sodass keine normale Pubertät stattfindet und eine primäre Amenorrhö resultiert. Entsprechend gering ausgeprägt sind die sekundären Geschlechtsmerkmale, also die Brustdrüsenentwicklung und die Schambehaarung.
- Herzfehler kommen gehäuft vor, vor allem aber Fehlbildungen an den großen Gefäßen, wie Aortenisthmusstenosen oder atypische Arterienabgänge.

- Die geistige Entwicklung ist normal.
- Es besteht oft eine Innenohrschwerhörigkeit.

Bei sehr genauer Untersuchung kann das Turner-Syndrom schon beim Neugeborenen erkannt werden, wobei die wichtigsten klinischen Merkmale der breite Mamillenabstand, eventuell das Pterygium sowie auffällige Hand- und Fußrückenödeme sind. In vielen Fällen wird die Diagnose erst kurz vor oder während der Pubertät gestellt.

23.6.2 Therapie

Die eigentliche Störung lässt sich natürlich nicht behandeln. Begleitende Fehlbildungen werden operativ versorgt.

Der **Minderwuchs** kann durch eine Therapie mit Wachstumshormon teilweise ausgeglichen werden, wenn die Erkrankung frühzeitig entdeckt wird. In der Pubertät ist eine Wachstumshormon-Behandlung kaum noch sinnvoll, da das Knochenwachstum fast abgeschlossen ist.

Die **sekundären Geschlechtsmerkmale** werden durch Substitution von Östrogen altersgerecht entwickelt. Auch eine Regelblutung lässt sich auf diese Weise erzeugen, wegen der Unterentwicklung der Eierstöcke besteht jedoch eine Infertilität. Bei etwa 10 % der X0-Frauen ist die Pubertätsentwicklung relativ normal, und bei einem sehr kleinen Anteil kann es zu normalen Schwangerschaften kommen.

Über die rein medizinische Betreuung hinaus ist meist eine **psychologische Betreuung** sinnvoll, denn die Frauen müssen ja mit diesem Problem lebenslang zurechtkommen.

23.7 Klinefelter-Syndrom (XXY)

Leitsymptome

- **meist keine Besonderheiten im Säuglingsalter**
- **später Hochwuchs, kleine Hoden, verringerte Intelligenz**

Bei dieser Anomalie wird Jungen ein **zusätzliches X-Chromosom** vererbt, sodass der Chromosomensatz 47, XXY entsteht. Seltener sind Fälle, bei denen weitere zusätzliche X-Chromosomen vorliegen, also XXXY oder sogar XXXXY. Die Symptomatik ist aber bei allen diesen Formen ähnlich. Das Klinefelter-Syndrom kommt bei etwa jedem 1000. Jungen vor.

23.7.1 Klinische Zeichen

In den ersten Lebensjahren sind die Patienten im Wesentlichen unauffällig. Die psychomotorische Entwicklung ist etwas verlangsamt und die Intelligenz leicht vermindert, aber noch innerhalb der normalen Verteilung.

Die Patienten sind oft auffällig groß und zeigen als Erwachsene eine Stammfettsucht, also eine für Männer atypische Verteilung des Körperfettes. In der Pubertät fällt das mangelnde Wachsen der Hoden und des Penis auf, bei geringer Scham- und Bartbehaarung, gleichzeitig besteht eine Gynäkomastie. Die Männer mit Klinefelter-Syndrom sind aufgrund der fehlenden Ausreifung der Hoden infertil.

Die **Diagnose** wird in der Regel nicht nach der Geburt gestellt, sondern in vielen Fällen erst in oder nach der Pubertät.

23.7.2 Therapie

Eine eigentliche Behandlung gibt es nicht. Durch die Gabe männlicher Hormone ab der Vorpubertät können einige der Auffälligkeiten etwas reduziert werden.

23.8 XYY-Syndrom

Selten wird ein zusätzliches Y-Chromosom vererbt (ca. 1 : 2000). Diese Jungen haben diskrete Auffälligkeiten, die aber nicht immer und vor allem kaum vollständig auftreten: Größere Zähne und Ohren, längere Hände und Füße, Synostose von Ulna und Radius, Herzfehler, Hodenhochstand.

Die Jungen scheinen öfter motorische Unruhe und Aufmerksamkeitsdefizit zu haben. Insgesamt sind Entwicklung, Fertilität und Lebenserwartung normal.

Lange Zeit wurde berichtet, dass Männer mit XYY-Syndrom gewalttätiger seien, was aufgrund einer oberflächlichen und zahlenmäßig nicht ausreichenden Statistik vor Jahrzehnten in die Welt gesetzt wurde. Die Behauptung hat sich aber nicht bestätigt.

23.9 Fragiles-X-Syndrom

Bei diesem Syndrom (= Martin-Bell-Syndrom, ca. 1 : 8000) ist eine Stelle des X-Chromosoms besonders brüchig. Bei Frauen kann dies ohne Bedeutung sein, weil noch ein zweites X-Chromosom vorhanden ist. Der Vererbungsmodus ist kompliziert, weil das fragliche X-Chromosom in jeder Generation unterschiedliche Eigenschaften aufweisen kann, wodurch es unterschiedliche Ausprägungsformen der Erkrankung gibt.

23.9.1 Klinische Zeichen

Klinische Erscheinungen sind also meist **bei Männern** zu finden: Das Gesicht zeigt eine hohe Stirn, einen vorstehenden Unterkiefer, vor allem aber sehr große, abstehende Ohren. Im Kindesalter besteht eher Hochwuchs, Gelenke können überstreckbar sein. Mitralklappenprolaps und Abnormitäten des Aortenbogens kommen vor. Ab der Pubertät sind die Hoden auffallend groß.

Die **geistige Entwicklung** ist verzögert und der IQ deutlich vermindert, dabei besteht aber gleichzeitig eine Hyperaktivität und Extrovertiertheit, die oft falsch als Witzigkeit und Schlagfertigkeit gedeutet wird. Der IQ liegt oft nur um 60.

Eine **Behandlung** außer Förderungsmaßnahmen ist nicht möglich.

23.10 Strukturelle und funktionelle Aberrationen

Leitsymptome

- **Sehr viele verschiedene Syndrome sind bekannt.**
- **keine einheitliche Symptomatik**
- **meist Kombination äußerer Stigmata (z. B. Auffälligkeiten im Gesicht) mit neurologischen Besonderheiten**
- **Meist kommt es zu einer unterschiedlich verzögerten Entwicklung.**

Es gibt zahlreiche Beschreibungen über teilweise Chromosomenverluste, „kleinere" Defekte, Verschiebungen von Chromosomenbruchstücken, abnorme Brüchigkeit einzelner oder aller Chromosomen etc. Die meisten dieser Defekte sind **sehr selten**, und die klinische Symptomatik ist obendrein innerhalb desselben Defektes oft sehr unterschiedlich. Daher ist es, außer für den Spezialisten, kaum möglich, hier einen Überblick zu gewinnen.

23.10.1 Mikrodeletionssyndrom 22q11 (diGeorge-Syndrom)

Das Mikrodeletionssyndrom 22q11 wird meist als diGeorge-Syndrom bezeichnet und tritt etwa bei einem von 4 000 Neugeborenen auf. Es treten Fehlbildungen auf, die sich teils in einer typischen Gesichtsmorphologie zeigen sowie auch Gaumenspalten. Viele Kinder weisen Herzfehler bzw. Anomalien an den zentralen großen Blutgefäßen auf. Weiterhin ist oft der Thymus und damit auch das Immunsystem betroffen. Viele Kinder entwickeln sich geistig nicht normal.

Allerdings sind die Kinder mit 22q11-Syndrom sehr unterschiedlich, manche haben kaum Symptome und andere sind schwer krank. Neben der Korrektur der Fehlbildungen steht die frühzeitig beginnende Förderung im Vordergrund

23.10.2 Katzenschreisyndrom

Die häufigste und bekannteste dieser Deletionen ist das Katzenschreisyndrom. Die Erkrankung kommt bei 1 : 50 000 Neugeborenen vor und wird durch einen Teilverlust am kurzen Arm des Chromosoms 5 (symbolisiert durch die Bezeichnung 46,5p-) hervorgerufen.

Die Kinder sind dystroph, haben ein eigenartiges Gesicht mit kleinem Kinn, schrägen Lidachsen, Epikanthus, flacher Nasenwurzel. Finger und Zehen können sowohl überzählig als auch zusammengewachsen sein. Der Kehlkopf ist verkleinert und fehlgebildet, wodurch ein sehr eigenartiger Schrei entsteht, der an das Miauen oder Schreien einer Katze erinnert, woher das Syndrom seinen Namen hat.

Die Kinder entwickeln eine hochgradige Debilität (IQ < 30), haben keine Sprachentwicklung, bleiben inkontinent, sind also **schwerstbehindert**.

Aufgrund innerer Fehlbildungen und durch Komplikationen der ausbleibenden körperlichen Entwicklung ist die Lebenserwartung niedrig.

23.11 Weitere genetisch bedingte Erkrankungen

▶ **Tab. 23.1** gibt einen Überblick über weitere genetische Erkrankungen.

▶ **Tab. 23.1** Beispiele und Verweise für weitere genetische Erkrankungen.

Erkrankungen	Vererbungsmodus	Häufigkeit	Verweis
Mukoviszidose	autosomal rezessiv	1 : 2000–2500	Kap. 14.12
Phenylketonurie (PKU)	autosomal rezessiv	1 : 10 000	Kap. 21.2.1
Galaktosämie	autosomal rezessiv	1 : 40 000	Kap. 21.2.2
Muskeldystrophie Duchenne	X-chromosomal rezessiv	1 : 12 000	Kap. 15.12.2
Hämophilie	X-chromosomal rezessiv	1 : 15 000	Kap. 19.7.3
spinale Muskelatrophie	autosomal rezessiv	1 : 20 000	Kap. 15.12.1

24 Infektionskrankheiten

Infektionen spielen bei Schwangeren und Neugeborenen trotz aller Vorsicht und Hygiene eine bedeutsame Rolle als Auslöser von Erkrankungen. In diesem Kapitel werden Infektionserkrankungen bzw. Erreger besprochen, bei denen eine der folgenden Fragen von Bedeutung ist:

- Können Auswirkungen auf den Embryo bestehen? – Können Auswirkungen auf den Fetus bestehen?
- Kann die Erkrankung das Neugeborene betreffen bzw. gibt es spezielle Risiken oder Verlaufsformen in den ersten Lebenstagen und -wochen?
- Besteht eine Gefährdung für das Neugeborene, wenn die Erkrankung in der Umgebung (Familie, Geschwister etc.) auftritt?

24.1 Infektionsbedingte Krankheitsbilder

Eine Infektion kann sich durch die Erkrankung eines bestimmten Organsystems äußern, z. B. der Haut, der Lunge. Auch bei Neugeborenen gibt es solche lokalisierten Infektionen. Von größerer Bedeutung sind jedoch Infektionen mit Allgemeinsymptomen, die also mehrere Organsysteme gleichzeitig betreffen bzw. den ganzen Körper in Mitleidenschaft ziehen.

Leitsymptome

An eine Allgemeininfektion (Sepsis) muss bei den folgenden klinischen Zeichen gedacht werden, besonders wenn diese kombiniert auftreten:

- **Trinkschwäche, Apathie**
- **starker Gewichtsverlust**
- **graublasses Aussehen**
- **beschleunigte oder unregelmäßige Atmung**
- **Schwellung von Leber und Milz**
- **Ikterus**
- **ausladend geblähtes Abdomen („Infektband")**
- **Fieber**
- **gestörte Mikrozirkulation (= Kapillarfüllungszeit: Beim Betasten des Bauches bleiben weiße „Fingerabdrücke" länger als drei Sekunden zurück.)**
- **Apnoen**
- **Krampfanfälle**

Fieber ist ein sehr unsicheres Infektionszeichen bei Neugeborenen. Eine Temperaturerhöhung kann bei völlig gesunden Kindern auftreten, besonders wenn sie einen leichten Flüssigkeitsmangel haben („Durstfieber"). Andererseits tritt bei den meisten septischen Infektionen im Gegensatz zu älteren Kindern keine starke Temperaturerhöhung auf. Im Gegenteil: Untertemperatur ist ein Warnzeichen, bei dem auch immer auch an eine Infektion gedacht werden muss.

Neben uncharakteristischen Allgemeinzeichen gibt es einige **organbetonte Zeichen**, die auf eine **lokalisierte Infektion** hindeuten und bei Kombination mit den oben genannten Symptomen auf eine lokale Infektion mit Generalisierung:

- **Meningitis** (Hirnhautentzündung): Sie ist zwar meistens mit einer Sepsis verbunden, kann aber auch isoliert auftreten. Bei Neugeborenen kommen überwiegend bakterielle Meningitiden vor. Die wichtigsten Auslöser sind E. coli (Kap. 24.7.4), B-Streptokokken (Kap. 24.7.12), Listerien (Kap. 24.7.7) und andere gramnegative Erreger. Virusbedingte Meningitiden sind bei Neugeborenen sehr viel seltener.
- **Durchfälle,** bei Neugeborenen meist durch Rotaviren (Kap. 24.6.12).
- **Blasen auf der Haut,** besonders nässende (meist Staphylokokken; Kap. 24.7.10).
- **Beschleunigung der Atmung und knisternde Atemgeräusche** deuten auf eine Pneumonie (Kap. 12.6) hin, meist durch B-Streptokokken. Sie können aber auch bei vielen anderen Erregern auftreten. Diese Symptomatik kommt aber auch bei vielen anderen Problemen vor, besonders beim Atemnotsyndrom (Kap. 12.6) und bei der Fruchtwasseraspiration.

- **Stinkender Urin** als Zeichen einer Harnwegsinfektion (Kap. 16.5).
- **Eitrige Augen** können unspezifisch, aber auch infektiös ausgelöst sein. Besonders wichtig sind die Infektionen durch Gonokokken (Kap. 24.7.5).
- Ein geröteter, schmieriger, z. T. auch stinkender **Nabel**.

24.2 Untersuchungen bei Infektionsverdacht/Sepsis

Merke
Das Wichtigste ist die Verdachtsdiagnose, d. h., dass man bei Auffälligkeiten des Kindes an eine Infektion denkt.

Der erste Schritt ist dann immer eine **gründliche körperliche Untersuchung**, um diesen Verdacht zu erhärten oder auszuschließen. Bei den anschließenden Laboruntersuchungen ist die Hauptfrage zuerst, ob es sich um eine bakterielle oder virale Infektion handelt. Da sich dies nur durch indirekte Zeichen schnell entscheiden lässt, müssen mehrere Untersuchungen herangezogen werden.

Beim **Verdacht auf eine Allgemeininfektion** wird man daher folgende Untersuchungen veranlassen:

- **Blutbild mit Differenzialblutbild und Thrombozyten**: Im Blutbild kann sowohl eine stark erhöhte als auch eine erniedrigte Zahl von Leukozyten auf eine Infektion hindeuten. Beim Differenzialblutbild achtet man auf die Anzahl der unreifen Leukozyten. „Linksverschiebung" bedeutet, dass zu viele unreife (stabkernige) Neutrophile zu finden sind. Vergleichbar ist der I/T-Quotient (immature/total), bei dem das Verhältnis der unreifen zu den gesamten Neutrophilen angegeben wird. Eine Erniedrigung der Thrombozyten weist auf eine fortgeschrittene Allgemeininfektion hin, meist durch Bakterien, kommt aber auch bei manchen Virusinfektionen und auch anderen Krankheiten vor. Ursache der Thrombopenie bei bakteriellen Infektionen ist meist eine Gerinnungsstörung, die dann weiter abgeklärt und behandelt werden sollte. Bei Virusinfektionen kann eine Thrombopenie aufgrund einer Bildungsstörung vorübergehend auftreten.
- **Entzündungsmediatoren: CRP** ist ein Protein, das von der Leber bei Entzündungsreaktionen gebildet wird. Der CRP-Wert steigt erst im Verlauf von 12 bis 24 Stunden an. Wenn das Kind ganz akut krank ist, schließt ein (noch) niedriger CRP-Wert also eine schwere Infektion nicht aus. Im Zweifelsfall muss daher eine Antibiotikatherapie auch bei einem negativen CRP begonnen werden. Interleukin 6 und 8 (IL6 und IL8) und Procalcitonin sind bei einer Infektion schon sehr früh erhöht und deswegen bei Neugeborenen besser zur Infektionsdiagnostik geeignet.
- **Blutgasanalyse** (= Astrup, BGA): Ein erniedrigter pH-Wert ist ein Hinweis auf den schlechten Zustand des Kindes. Hingegen deutet eine metabolische Azidose auf eine Mikrozirkulationsstörung hin.
- **Urinstatus:** Viele septische Infektionen bei Neugeborenen gehen von den Harnwegen aus, vor allem, wenn Fehlbildungen bestehen. Daher sind die entsprechenden Untersuchungen im Urin oft notwendig.
- **Röntgenaufnahme des Thorax:** Sie gibt Hinweise auf eine Pneumonie, ein Atemnotsyndrom, evtl. auch auf einen Herzfehler.

Erhärtet sich der Infektionsverdacht, werden weitere Untersuchungen angeschlossen, um den Erreger zu identifizieren und die Ausbreitung im Körper zu erkennen:

Beim Verdacht auf eine virale Infektion

- Serologische Nachweise sind bei Neugeborenen problematisch, da meist mütterliche Antikörper vorhanden sind. Wenn sich bei der Mutter Hinweise auf eine frische Infektion finden, kann dies für das Neugeborene essenziell wichtig sein.
- Antigennachweis, z. B. durch PCR
- Schnelltests (mit monoklonalen Antikörpern) können manche Virusinfektionen sehr schnell nachweisen, was auch für Isoliermaßnahmen wichtig ist (RSV, Rotaviren, Adenoviren).

Beim Verdacht auf eine bakterielle Infektion

- Blutkulturen
- Rachensekret, Trachealsekret
- ggf. Nabelabstrich, Wund- oder Bläschenabstrich
- Lumbalpunktion zum Ausschluss einer meningealen Infektion und zur Gewinnung von Liquorkulturen

- Urinkulturen, die oft durch Blasenpunktion gewonnen werden müssen (nur bei Neugeborenen, die älter als 48 Stunden sind)
- Kulturen aus Magensaft und anderen Körperflüssigkeiten
- unspezifische Infektionsparameter wie Interleukin 8 oder CRP
- Gerinnungswerte wie Quick, PTT, Fibrinogen, da bei einer Allgemeininfektion die Gerinnung zusammenbrechen kann
- Bilirubin: Im Rahmen von Infektionen ist häufig die Bilirubin-Ausscheidung beeinträchtigt, was zum Anstieg der Blutkonzentration führt.

Weitere Untersuchungen werden gezielt vorgenommen, z. B. Leber- und Nierenfunktionswerte, Sonografie von Schädel und Abdomen, Augenhintergrundspiegelung (zur Abklärung einer Chorioretinitis) etc.

Nicht vergessen werden darf, dass auch **über die Muttermilch** Infektionen weitergegeben werden können. Dies betrifft nicht nur Virusinfektionen wie HIV oder Hepatitis, sondern vor allem bei abgepumpter Milch auch bakterielle Keime, denn die keimtötende Kapazität der Muttermilch ist bald aufgebraucht. Manchmal sind auch die Milchgänge der Mutter mit Problemkeimen besiedelt (z. B. Staphylococcus aureus, B-Streptokokken), sodass das Neugeborene einer großen Keimzahl ausgesetzt ist.

24.3 Therapiegrundsätze

> **Merke**
> **Besteht der Verdacht auf eine Sepsis, ist schnelles Handeln nötig, denn mit jeder Stunde steigt die Gefahr des Organversagens.**

Bei einer unbehandelten septischen Erkrankung kommt es sehr bald zum **septischen Schock**. Die Folge ist ein Blutdruckabfall, sodass wichtige Organe nur ungenügend mit Sauerstoff und Nährstoffen versorgt werden und Schaden nehmen. Es kommt zur **Mikrozirkulationsstörung** in den Geweben, wodurch die **Blutgerinnung aktiviert** wird und sich überall kleine Thromben bilden. Als Folge verstärken sich die lokalen Durchblutungsstörungen bis hin zu Organinfarkten. Die verbrauchten Gerinnungsfaktoren fehlen dem Körper, sodass an anderen Stellen lebensbedrohliche Blutungen auftreten. Letztendlich tritt der Tod durch **Multiorganversagen** ein.

Durch mikrobiologische Kulturen versucht man, bakterielle Erreger zu identifizieren. Da der kulturelle Nachweis aber ein bis drei Tage benötigt, kann man nicht auf das Ergebnis warten, sondern beginnt sogleich mit der Behandlung. Am wichtigsten ist die **Antibiotikagabe**. Solange man den Erreger nicht kennt, nimmt man meist eine Kombination aus zwei oder drei Medikamenten, mit denen die meisten bakteriellen Erreger erreicht werden. Dabei ist wichtig, dass man weiß, welche Keime mit welchen Resistenzen zu erwarten sind, z. B. aufgrund der Wahrscheinlichkeit in dieser Altersstufe, und welche Bakterien in der Klinik gehäuft auftreten, denn danach richtet sich die „Routinetherapie“. Die mikrobiologischen Befunde müssen deswegen auch erfasst und regelmäßig statistisch ausgewertet werden.

Zusätzlich müssen **Atmung, Kreislauf, Gerinnung und Ausscheidungsfunktionen** überwacht und ggf. korrigiert werden. Je früher die Behandlung beginnt, desto weniger Komplikationen treten auf.

24.4 Besonderheiten des Immunsystems in der Schwangerschaft und beim Neugeborenen

Das **Immunsystem** hat die Aufgabe, schädigende Einflüsse, vor allem auch Krankheitserreger, zu erkennen und zu neutralisieren. Dabei müssen körpereigene Substanzen zuverlässig erkannt werden und dürfen nicht zu Abwehrreaktionen führen. Das Immunsystem besteht aus einer Vielzahl verschiedener Zelltypen, die zahlreiche Regulations- und Mitteilungsfunktionen haben. Trotz intensiver Forschung sind längst nicht alle Regulationsvorgänge erkannt und verstanden.

Eine **Schwangerschaft** bedeutet für das Immunsystem eine besonders große Herausforderung, denn schon der Embryo stellt etwas „Fremdes“ dar, und während der ganzen embryonalen und fetalen Entwicklung soll dieser „Fremdling“ vom mütterlichen Immunsystem geduldet werden. Gleichzeitig sollen aber alle anderen Abwehrfunktionen so gut wie möglich erhalten bleiben. Dabei können Fehlleistungen des Immunsystems nicht ausbleiben. Beispielsweise bei der Rhesus-Unverträglichkeit bildet das mütterliche Immunsystem Antikörper gegen kindliche Zellen. Bei einigen weiteren Erkrankungen passiert Ähnliches. Nicht alle Infektionserreger können in der Schwangerschaft so gut abgefangen werden wie sonst, und bei einigen kann das Immunsystem der Mutter den Übertritt auf Embryo oder Fetus nicht verhindern.

Im Einzelnen gibt es folgende **Besonderheiten des Immunsystems** bei Schwangeren und Neugeborenen:

Die **Plazenta** ist keine absolute Barriere für Keime oder Immunreaktionen. Manche Erreger können nur zu bestimmten Zeiten die Plazenta passieren (▸ **Tab. 24.1**).

Immunglobuline („Abwehrstoffe") passieren die Plazenta hauptsächlich in der Spätschwangerschaft. Dabei handelt es sich um die IgG-Klasse der Immunglobuline. Diese haben eine relativ lange Halbwertszeit und stellen den **„Nestschutz"** dar: Das Kind kann in den ersten Wochen oder Monaten nicht an denjenigen Erregern erkranken, gegen die Immunglobuline vorhanden sind.

Beim Fetus und beim Neugeborenen in den ersten Lebensmonaten sind die **zellulären Abwehrfunktionen** nicht bzw. nur wenig aktiv. Die entsprechenden Zellen sind noch unreif, sodass z. B. Bakterien nicht so wirksam verfolgt und beseitigt werden können wie im späteren Leben. Intrauterin hat diese späte Reifung den Sinn, dass die Plazenta nicht vom kindlichen Immunsystem angegriffen wird oder gar Immunreaktionen bei der Mutter ausgelöst werden. **Nach der Geburt** ist diese Unreife ein Nachteil und bedeutet eine große Gefährdung durch bakterielle Infektionen, gegen die das Kind praktisch schutzlos ist. Die Reifung der zellulären Immunfunktionen braucht einige Monate Zeit. Daher vermindert sich das Risiko, dass z. B. aus einer harmlosen Hautinfektion eine Sepsis wird, ganz erheblich nach dem ersten Lebenshalbjahr.

Aufgrund dieser Besonderheiten besteht eine **erhöhte Empfänglichkeit für Erkrankungen**, wobei einige Organsysteme wesentlich häufiger betroffen sind als im späteren Leben (z. B. Leber, Gehirn), was an deren relativ großer Stoffwechselaktivität in der Fetal- und Neonatalzeit liegt. Die Empfänglichkeit für Infektionen gilt nicht in gleichem Maße für alle Keime. Je nach deren Eigenschaften lösen besondere Erreger bevorzugt Erkrankungen bei Neugeborenen aus, wenn sie aufgrund der spezifischen immunologischen Abweichungen besonders gute Wachstums- und Vermehrungsbedingungen vorfinden. Hinzu kommt auch die später nie wieder auftretende Situation, dass ein Organismus erstmalig von Bakterien und Pilzen besiedelt wird. In dieser Phase ist es offenbar für manche pathogenen Keime sehr leicht, den Körper anzugreifen (z. B. B-Streptokokken, Candida).

▸ **Tab. 24.1** Pränatale Infektionen.

Erreger	Übertritt SSW	Schädigung	Verweis
Röteln	bis ca. 16. SSW	Embryopathie	Kap. 24.6.11
Zytomegalie	ganze Schwangerschaft	Aborte, fetale Infektion	Kap. 24.6.15
Varizellen	ganze Schwangerschaft?	Abort, fetale Infektion, selten Embryopathie	Kap. 24.6.14
Lues	ganze Schwangerschaft	Schädigung erst ab ca. 4./5. SS-Monat	Kap. 24.7.8
Toxoplasmose	ganze Schwangerschaft, aber zunehmendes Risiko	Abort, mannigfaltige Organmanifestation bei konnataler Toxoplasmose	Kap. 24.9.1
Listeriose	ganze Schwangerschaft	fetaler Abort, Granulomatosis infantiseptica u. a.	Kap. 24.7.7
Hepatitis B	Geburt	evtl. Infektion des Neugeborenen	Kap. 24.6.3
HIV/AIDS	Geburt	evtl. Infektion des Neugeborenen	Kap. 24.6.6
Parvoviren	ganze Schwangerschaft	Abort, fetale Anämie	Kap. 24.6.9

24.5
Erregertypen, die bei Infektionen eine Rolle spielen können

Die Krankheitserreger lassen sich in verschiedene Gruppen unterscheiden, die jeweils spezifische Eigenschaften und Fähigkeiten haben:

Viren sind sehr einfach aufgebaut: Sie besitzen im Grunde nur die Erbinformation über ihren Aufbau, umgeben von einer schützenden Hülle. Eigene Stoffwechselleistungen sind nicht oder nur sehr eingeschränkt möglich. Viren sind daher darauf angewiesen, zu ihrer Vermehrung in Zellen einzudringen und deren Stoffwechsel so zu manipulieren, dass weitere Viren gebildet werden. Für das Immunsystem sind Viren in der Regel an ihrer Hülle erkennbar.

Bakterien haben einen eigenen vollständigen Stoffwechsel. Sie sind oft beweglich, manche können sich einkapseln und somit ungünstige Zeiten überstehen. Sie vermehren sich meist sehr schnell, und zwar durch Teilung. Viele Bakterien brauchen bestimmte Umgebungsbedingungen (Temperatur, Nährstoffe, Sauerstoff etc.), um optimal gedeihen zu können. Bakterien haben im Gegensatz zu Viren meist zahlreiche und sehr unterschiedliche Oberflächeneigenschaften bzw. -charakteristika, sodass sie für das Immunsystem sehr viel schwerer fassbar sind. Sie werden zur Vernichtung meist von Zellen (weißen Blutkörperchen) aufgefressen. Andererseits gibt es viele nützliche oder notwendige Bakterien, die z. B. Vitamine für uns produzieren. Solche Arten werden in der Regel vom Immunsystem geduldet und überschreiten Haut bzw. Schleimhaut unter normalen Bedingungen nicht. Auf und in einem gesunden Menschen leben deutlich mehr Bakterien, als der Mensch Körperzellen hat (Mikrobiom).

Pilze sind sehr verbreitet und kommen auf fast jeder Schleimhaut vor, besonders Candida (Hefepilz). Bei Neugeborenen können dieser und andere Pilzerreger über die Haut oder die Schleimhäute eindringen und schwere generalisierte Infektionen hervorrufen. Besonders gefährdet sind Frühgeborene oder kranke Neugeborene mit antibiotischer Behandlung, vor allem, wenn zusätzlich zentrale Katheter, Dauerbeatmung oder andere Risikofaktoren vorliegen. Septische Pilzinfektionen verlaufen nicht selten tödlich, auch deswegen, weil diese Erreger nur schwer und mit ziemlich toxischen Medikamenten behandelt werden können.

Protozoen sind höhere Lebewesen, die in ihrem Aufbau einzelnen Zellen entsprechen. Sie haben einen richtigen Zellkern, der die Erbinformationen enthält, und sind in vielen Fällen zu wesentlich komplexeren Leistungen fähig als Bakterien. Neben Malaria und Amöben, die nur in den Tropen eine Rolle spielen, wird die Toxoplasmose (Kap. 24.9.1) durch Protozoen verursacht. Sie sind für das Immunsystem meist relativ schwer erkennbar und auch nicht leicht abzuwehren und haben oft ihrerseits Fähigkeiten, dem Immunsystem zu entkommen oder es unwirksam zu machen.

Parasiten sind höhere, mehrzellige Lebewesen. Sie gehören sehr vielen zoologischen Gruppen an wie Milben (Krätze), Flöhe, Wanzen. Diese Parasiten spielen für Neugeborene keine Rolle.

Würmer gehören ebenfalls verschiedenen Gruppen an, wobei hierzulande hauptsächlich die Rundwürmer Bedeutung haben, also Madenwürmer, die man bei Kleinkindern häufiger findet, oder Spulwürmer.

24.6
Viruserkrankungen

24.6.1 Coronavirus (COVID-19)

! Leitsymptome

- Fieber und grippeähnliche Symptome
- Geschmacks- und Geruchsverlust
- Übergang in Lungenentzündung
- Gefäßentzündungen, Thrombosen

Klinische Zeichen

Sehr viele Erkrankungen verlaufen ohne nennenswerte klinische Zeichen. Diese infizierten Menschen werden im Rahmen von Testungen zufällig entdeckt.

Häufig tritt zu Beginn der Erkrankung Fieber auf, begleitet von grippeähnlichen Symptomen. Da das Riechepithel ein wichtiger Eintrittsort für das Virus ist, berichten viele Patienten über Geruchs- und Geschmacksverlust, ohne dass die Nase verstopft ist. Sind die tiefen Atemwege betroffen, kommen Reizhusten und eventuell der Übergang in eine Pneumonie dazu. Diese Pneumonie verläuft untypisch und betrifft das Lungengerüst, dadurch wird die Atmung sehr erschwert bei gleichzeitig massiv verschlechterter Sauerstoffaufnahme. Durch eine überschießende Entzündungsreaktion sind oft Blutgefäße betroffen, mit unterschiedlichen Folgen wie Thrombosen, Embolien und Vaskulitiden. Bei einigen Patienten führt eine maximale Aktivierung von Entzündungsmediatoren zum Multiorganversagen. Diese entzündlichen Komplikationen können letztlich in jedem Lebensalter auftreten. **Risikofaktoren** für einen schweren Verlauf oder Tod sind Adipositas (in jedem Alter!), Diabetes Typ II, Bluthochdruck, pulmonale Hypertonie und schwerwiegende immunologische Störungen z. B. Immunsuppression nach Transplantationen.

Diagnostik

Der Nachweis der frischen Infektion erfolgt meist durch einen Antigen-Schnelltest. Diese Tests sind nur bei akuter Infektion und vergleichsweise hoher Viruslast positiv. Der Nachweis mittels PCR ist wesentlich zuverlässiger. Nach überstandener Infektion ist die PCR noch mehrere Wochen positiv, allerdings mit abnehmendem PC-Wert, d. h. entsprechend zurückgehender Viruslast. Es gibt laborspezifische Grenzwerte, ab denen davon ausgegangen werden kann, dass die Person COVID-19 hatte, aber bei normalen Sozialkontakten nicht mehr infektiös ist.

Bedeutung in der Schwangerschaft

Die meisten Infektionen in der Schwangerschaft verlaufen mild, wie in der entsprechenden Altersgruppe. Es sind aber auch einige schwere Infektionsverläufe sowie Todesfälle beschrieben, zudem Frühgeburten durch Sectio aufgrund des schlechten Zustandes der Schwangeren. Nach schwerer Infektion finden sich in der Plazenta häufiger Gefäßveränderungen, die ihrerseits auch zu Mangelversorgung und Frühgeburtlichkeit führen können. Teratogene Risiken sind nicht bekannt, auch keine erhöhte Abort-Rate bei dem durchschnittlich leichten Verlauf.

Ein intrauteriner Transfer auf den Feten scheint in seltenen, allerdings nicht sehr gut dokumentierten Fällen aufgetreten zu sein. Bei schwerer Erkrankung der Schwangeren ist dies aufgrund der hohen Viruslast im Blut wahrscheinlicher. Über eventuelle Spätfolgen einer solchen intrauterin erfolgten Infektion ist noch wenig bekannt.

Nicht zu vergessen sind die indirekten Folgen der Infektion, z. B. verminderte Vorsorge aus Angst vor Infektionsrisiken, psychischer Stress, sowie wirtschaftliche und gesellschaftliche Folgen.

Bedeutung für das Neugeborene

Wenn die Mutter frisch an COVID-19 erkrankt war (vor oder während der Schwangerschaft), gibt sie Antikörper an das Neugeborene mit. Besonders hoch sind die Antikörper-Titer, wenn die Frau geimpft wurde. Allerdings kann man aus der Höhe des Antikörper-Titers keine klaren Rückschlüsse auf die Schutzwirkung ziehen.

Ist die Mutter zum Zeitpunkt der Geburt an COVID-19 erkrankt, kann das Neugeborene infiziert werden. Die klinischen Zeichen sind ähnlich wie bei anderen Virusinfektionen mit Trinkschwäche, Husten, Dyspnoe, Fieber. Es gibt nur relativ wenig gut dokumentierte Verläufe bei solchen vertikalen Infektionen. Etwa ein Drittel dieser Neugeborenen erkrankte signifikant und wurde intensivmedizinisch überwacht. Todesfälle sind offensichtlich sehr selten.

In der Muttermilch infizierter Frauen wurden bisher keine Viren nachgewiesen, sodass Stillen unter entsprechenden Hygienemaßnahmen als sicher gilt.

Therapie

Eine medikamentöse Therapie der COVID-19-Infektion ist (noch) nicht möglich. Insofern bleibt nur die symptomatische Behandlung, die sich nach der Schwere der Erkrankung und der Art der Komplikationen richtet. Ist die Mutter während der Geburt erkrankt, sollte das Neugeborene streng isoliert und bezüglich der Vitalparameter überwacht werden.

Prophylaxe

Die Impfung mit mRNA-Impfstoff hat sich weitgehend durchgesetzt (BiontechPfizer und Moderna), Vektorimpfstoffe haben eine geringere Bedeutung. Die Schutzwirkung bezüglich schwerer Verläufe ist gut, die Komplikationsrate gering. Aus grundsätzlichen Erwägungen werden Impfungen in der Frühschwangerschaft nicht durchgeführt. Die COVID-19-Impfung mit mRNA-Impfstoff ist im zweiten und dritten Trimenon und in der Stillzeit ausdrücklich empfohlen. Dies gilt besonders bei Adipositas. Über die Dauer des Impfschutzes ist erwartungsgemäß wenig bekannt, insbesondere unter dem Gesichtspunkt der Virusmutanten. Impfungen bei Kindern unter 12 Jahren sind (noch) nicht empfohlen und beschränken sich auf einige wenige Kinder mit schwerwiegenden Risikofaktoren.

> **Stillberatung**
> Eine Mutter mit frisch überstandener bzw. leichter COVID-19-Infektion darf stillen, unter Einhaltung entsprechender Hygieneregeln (Händewaschen und Mund-Nasen-Schutz).

24.6.2 Enteroviren

Leitsymptome

- **Fieber**
- **Hepatitis, evtl. Gerinnungsstörungen**
- **Meningitis mit Krampfanfällen**
- **Durchfall und Erbrechen**
- **selten Herzrhythmusstörungen**

Zu den Enteroviren zählen 72 verschiedene Gruppen wie Coxsackie-, ECHO- und Polioviren.

Klinische Zeichen

Enteroviren sind eine große Gruppe von Viren, die verschiedenste Symptome hervorrufen können. Bei Kindern und Erwachsenen verursachen Enteroviren je nach Stamm Durchfallerkrankungen, Atemwegserkrankungen mit Rippenfellentzündungen, Hirnhaut- und Herzmuskelentzündungen. Auch die „Hand-Mund-Fuß-Krankheit“ und viele Fälle von „Sommergrippe“ sind durch Enteroviren verursacht.

Diagnostik

Der direkte Nachweis der Viren aus Stuhl, Liquor und Blut ist möglich. Spezifische Antikörper beweisen die durchgemachte Infektion.

Bedeutung in der Schwangerschaft

Eine Infektion durch Enteroviren kurz vor der Geburt ist eventuell problematisch. Das Virus kann auf das Neugeborene übertragen werden, und zu diesem Zeitpunkt sind noch keine Antikörper über die Nabelschnur übertragen.

Bedeutung für das Neugeborene

Erkrankt das Neugeborene innerhalb der ersten Lebenstage, können die oben genannten Erkrankungen auftreten, oft in besonders schwerwiegender Form. Typische Komplikationen sind Gerinnungsstörungen durch eine reduzierte Lebersyntheseleistung, Nierenversagen, Krampfanfälle sowie Rhythmusstörungen und akute Herzinsuffizienz.

Therapie

Eine ursächliche Behandlung ist nicht möglich. Die Therapie beschränkt sich daher auf den Ausgleich von Defiziten (z. B. Gerinnungsfaktoren) bzw. auf die Behandlung der Komplikationen.

> **Stillberatung**
> Während einer frischen Infektion im Wochenbett sollte nicht gestillt werden.

Prophylaxe

Die Polio (Kinderlähmung, Kap. 24.6.10) zählt zu den Erkrankungen, die man durch eine Impfung verhindern kann. Für die anderen Enteroviren gibt es außer Hygienemaßnahmen keine Prophylaxe.

24.6.3 Hepatitis B

Leitsymptome im Säuglingsalter

- **Meist verläuft die Infektion ohne wesentliche Symptome.**
- **vorübergehende Trinkschwäche, unspezifische Infektionszeichen**
- **unterschiedlich ausgeprägter Ikterus (bis hin zum akuten Leberversagen)**

Erreger: Hepatitis-B-Virus, Inkubationszeit 60 bis 180 Tage, bei Neugeborenen auch länger. Die Infektion erfolgt vor allem durch Blutkontakt, aber auch durch intensive Schleimhautkontakte und Geschlechtsverkehr.

Zur Infektion des Neugeborenen kommt es meist unter der Geburt, aber auch in der Spätschwangerschaft und postnatal. Es genügen sehr kleine Blutmengen, daher besteht eine große Ansteckungsgefahr für Krankenhauspersonal, das natürlich generell gegen Hepatitis B geimpft sein sollte.

Etwa 0,1 bis 1 % der Schwangeren sind infektiös für Hepatitis B. Bei einigen Bevölkerungsgruppen bzw. Risikokollektiven (Drogenabhängige) ist die Hepatitis-B-Infektiosität häufiger.

Die Hepatitis B stellte eine **wichtige Berufskrankheit** dar, auch für Hebammen. Die Durchseuchung stieg mit der Dauer der Berufstätigkeit. Dank der Impfung sind berufsbezogene Infektionen selten geworden.

Klinische Zeichen

In vielen Fällen verläuft die Hepatitis unbemerkt. Auch nach einem solchen harmlosen Verlauf kann man ansteckend bleiben. Normalerweise beginnt die Erkrankung mit uncharakteristischen Zeichen, wie Grippegefühl, evtl. auch Gelenkschmerzen. Bald kommt es zur Entwicklung der eigentlichen Gelbsucht. Die Stühle sind entfärbt. Appetitstörungen und uncharakteristische Bauchsymptome können vorkommen. Die Leber ist dann meist vergrößert.

Bedeutung in der Schwangerschaft

Embryopathien oder Fetopathien sind nicht bekannt. Wenn eine Mutter dauerhaft infektiös ist, besteht die größte Ansteckungsgefahr für das Kind durch Blutkontakt unter der Geburt, geringer auch schon während der Schwangerschaft bei materno-fetalen Blutübertritten.

Bedeutung für das Neugeborene

Eine Infektion während der Geburt kann eintreten, wenn die Mutter Antigenträgerin, also dauernd infektiös ist (je nach der Art des Infektionsstatus der Mutter liegt das Risiko für das Kind bei 6 bis 80 %). Infektionen nach der Geburt, z. B. durch Stillen, sind prinzipiell möglich, aber seltener.

Die Infektion äußert sich bei Säuglingen nicht sofort, sondern oft erst nach einer langen Inkubationszeit von 6 und mehr Monaten. Bei einem anikterischen Verlauf treten häufig Ausschläge an Wangen, Unterarmen und Beinen auf. In einigen Fällen kommt es zu einer sehr schnell tödlich verlaufenden schwersten Lebererkrankung (akute Leberatrophie). Bei anderen Kindern entwickelt sich eine schnell fortschreitende Leberzirrhose. Das primäre Leberzellkarzinom ist eine nach Jahrzehnten auftretende Spätfolge dieser Infektion.

Insgesamt verläuft die Hepatitis bei Säuglingen schwerer als bei Erwachsenen. Wenn ein Neugeborenes mit Hepatitis B infiziert wird, bleibt es mit 90 %iger Wahrscheinlichkeit sein ganzes Leben infektiös, auch wenn keine klinisch bedeutsame Hepatitis durchgemacht wurde. Die Infektion ist also **chronisch**, und es besteht deswegen ein hohes Risiko für eine Zirrhose. Bei einem späteren Ansteckungszeitpunkt sinkt die Rate der dauerinfektiösen Patienten deutlich ab, bis auf 1 bis 3 % im Erwachsenenalter.

Diagnostik

Die akute Krankheit zeigt sich durch eine Erhöhung der „Leberwerte" (GOT, GPT) und des Bilirubins (direkt und indirekt). Der exakte Nachweis wird durch eine serologische Untersuchung geführt. Dabei wird auch kontrolliert, ob der Patient eine normale Abwehrreaktion entwickelt oder aber dauernd infektiös bleibt.

Therapie

Es gibt verschiedene Therapieoptionen, u. a. mit Interferon. Ein relativ kleiner Anteil der Patienten kann mit dieser aufwendigen Therapie von der chronischen Infektion geheilt werden. Bei Säuglingen scheinen die Chancen schlechter zu sein.

Prophylaxe

Grundsätzlich sollte bei allen Schwangeren der **HBsAg-Status bekannt** sein, dann kann das Kind durch eine gleichzeitige aktiv-passive Impfung mit einer Sicherheit von über 80 % geschützt werden. Zur **Impfung** wird ein spezieller Neugeborenen-Impfstoff verwendet und simultan Hyperimmunglobulin gegeben. Wenn diese Maßnahme nicht in den ersten 12 Lebensstunden vorgenommen wird, sinkt die Erfolgsquote beträchtlich.

Ist das **HBsAg** zum Zeitpunkt der Geburt **nicht bekannt**, d. h., liegen keine Daten vor, muss das Neugeborene geimpft werden (offizielle Empfehlung). Wegen der zunehmenden Bedeutung der Hepatitis B zählt diese Impfung ohnehin zu den Routineimpfungen (Kap. 5.4.1), wird aber ansonsten erst ab dem 2. Lebensmonat im Rahmen der Grundimmunisierung vorgenommen.

Stillberatung

- Eine Ansteckung über minimale Blutkontakte beim Stillen ist möglich.
- Die aktiv/passive Impfung unmittelbar nach der Geburt reduziert das Ansteckungsrisiko deutlich.
- Bei entzündeten Brustwarzen/Rhagaden/Blutungen etc. sollte auf das Stillen verzichtet werden.

24.6.4 Hepatitis C

! Leitsymptome im Säuglingsalter

- **keine typischen Anfangssymptome**
- **selten klinisch erkennbarer Ikterus**
- **Die chronische Infektion stellt das Hauptproblem dar.**

Erreger ist das seit 1988 bekannte Hepatitis-C-Virus. Es wird ähnlich wie das Hepatitis-B-Virus übertragen, also durch Blutkontakte, sexuelle Kontakte sowie vor allem bei Drogenkonsumenten. Eine Übertragung auf das Neugeborene ist ebenfalls möglich.

Klinische Zeichen

Die Erkrankung verläuft sehr oft ohne Ikterus. Es gibt häufig chronische Verläufe, vergleichbar mit der Hepatitis B. Der Nachweis spezifischer Antikörper beweist, dass eine Infektion stattgefunden hat.

Ähnlich wie bei der Hepatitis B kommt es bei chronischer Infektion relativ häufig zur Entwicklung einer Leberzirrhose. Nach längerem Krankheitsverlauf kann ein hepatozelluläres Karzinom als Spätkomplikation auftreten.

Bedeutung in der Schwangerschaft

Meist besteht die Infektion bereits vor dem Eintritt der Schwangerschaft, sodass die akute Infektion meist nicht das Problem darstellt. Embryopathien oder Fetopathien sind nicht bekannt. Wenn die Mutter aber, was oft der Fall ist, infektiös bleibt, kann sie das Neugeborene bei der Geburt oder durch Stillen infizieren.

Bedeutung für das Neugeborene

Eine Infektion bei der Geburt kann nach einigen Wochen zur akuten Erkrankung führen, häufiger kommt es jedoch zu einer chronischen Infektion mit entsprechenden Spätfolgen. Die Infektion über Blutkonserven ist selten, da alle Spender routinemäßig auf Hepatitis C untersucht werden.

Therapie

Bei Erwachsenen und älteren Kindern kann man die Hepatitis C oft zur Ausheilung bringen. Neben Interferon gibt es weitere Substanzen bzw. Therapiepläne, die je nach Untertyp des Virus mit unterschiedlicher, aber insgesamt guter Erfolgsrate eingesetzt werden. Für Neugeborene sind diese Medikamente nicht zugelassen.

Stillberatung

- Eine Ansteckung über das Stillen ist unwahrscheinlich, aber möglich.
- Ein Schutz vor der Infektion ist nicht verfügbar.
- Deshalb sollte bei hoher Viruslast dauerhaft und bei wunden oder blutenden Mamillen vorübergehend vom Stillen abgeraten werden.

Prophylaxe

Eine Impfung ist nicht möglich. Ob eine Mutter mit einer Hepatitis C stillen darf, hängt vom serologischen Status ab. Das Risiko scheint relativ klein zu sein, wenn die Mutter eine geringe Viruslast hat und die Mamille nicht entzündet ist. Bei gleichzeitiger HIV-Infektion scheint das Übertragungsrisiko höher zu sein.

Die Hepatitis-B-Impfung gleich nach der Geburt wird empfohlen, um die nicht seltene Doppelinfektion zu vermeiden.

24.6.5 Herpes simplex

Leitsymptome
- **Bläschen auf der Schleimhaut bis hin zur massiven Infektion, meist im Mund**
- **bei Neugeborenen Allgemeininfektion mit Enzephalitis: Bewusstseinsstörung, Krampfanfälle**

Erreger: Herpes-simplex-Virus (HSV) bzw. Humanes Herpes-Virus (HHV), 2 Typen: Lippenherpes bzw. Herpes simplex (meist Typ 1) und Herpes genitalis (überwiegend Typ 2). Die Inkubationszeit beträgt meist 6 Tage (2 bis 21). Die Durchseuchung mit Typ 1 ist hoch, am Ende des 2. Lebensjahres beträgt sie bereits >80 %, und 70 bis 90 % der Erwachsenen bleiben Virusträger! Die Übertragung erfolgt durch Schleimhautkontakte (Kuss) oder indirekt (Löffel, Nahrung etc.), bei Typ 2 meist durch Geschlechtsverkehr oder während der Geburt.

Klinische Zeichen

Primärinfektion: Meist ohne wesentliche Krankheitszeichen oder nur mit einigen Bläschen auf Haut oder Schleimhaut. In wenigen Fällen entwickelt sich eine Stomatitis aphthosa: hochfieberhaft mit Nahrungsverweigerung, geschwürartigen Bläschen auf Zunge und Mundschleimhaut. Nach dem Säuglingsalter sind andere Organe nur selten betroffen.

Reinfektion: Ausgelöst durch Infekte, Sonneneinstrahlung, Stress oder hormonell etc., entsteht meist ein Herpes labialis, seltener ein Herpes auf der Mund- oder Genitalschleimhaut. Die Reizschwelle zur (endogenen) Reinfektion ist individuell sehr unterschiedlich.

Bedeutung in der Schwangerschaft

Eine frische Herpes-(genitalis-)Infektion scheint die Abortrate zu erhöhen. Eine Embryopathie ist nicht bekannt. Selten gibt es eine fetale Infektion. Neben Dystrophie fallen bei den betroffenen Kindern Störungen des Gehirns und der Sinnesorgane auf, ferner atypische Exantheme.

Bedeutung für das Neugeborene

Bei einer frischen Herpes-Infektion im Genitalbereich, weniger bei Typ-1-Infektionen und noch weniger bei rezidivierendem Lippenherpes, kann das Neugeborene infiziert werden. Es gibt drei **Verlaufsformen** der perinatal erworbenen Infektion:
- **kutane Form**, bei der sich gruppiert stehende Herpesbläschen bilden
- **Enzephalitis**, bei der die Neugeborenen Krampfanfälle und andere neurologische Zeichen zeigen
- **sepsisähnliche Verlaufsform**, mit oder ohne Enzephalitis

Die **Prognose** der kutanen Form ist bei rechtzeitiger Behandlung gut. Nach einer Enzephalitis ist die Sterblichkeit hoch, und in den restlichen Fällen folgt meist eine schwerwiegende Gehirnschädigung mit Epilepsie und erheblicher psychomotorischer Behinderung.

Therapie

Eine Infektion wird mit Aciclovir (Zovirax®) i. v. über 5 Tage behandelt. Leider ist die Behandlung nicht immer erfolgreich, wenn die Diagnose spät gestellt wurde.

Stillberatung
- Eine Infektion über das Stillen ist nicht möglich, jedoch über Schleimhautkontakte.
- Ein direkter Kontakt der Herpesbläschen der Mutter (des Vaters oder anderer Personen) mit dem Kind darf nicht stattfinden (kein Küssen, kein Kratzen am Bläschen und dann Berührung des Kindes).
- Das Tragen eines Mundschutzes ist Pflicht für die stillende Mutter mit Herpes, und eine lokale Aciclovir-Therapie ist zu empfehlen.

Prophylaxe

Aktive Impfung oder passiver Schutz sind bisher nicht möglich. Bei einer frischen Herpes-genitalis-Infektion kann die Geburt durch Sectio eine Infektion verhindern helfen, allerdings nur, wenn die Sectio vor dem Blasensprung oder spätestens 4 bis 6 Stunden nach dem Blasensprung erfolgt.

Neugeborene, die nicht rechtzeitig per Kaiserschnitt geboren werden oder die nach der Geburt einen engen Hautkontakt mit Herpesbläschen hatten, müssen gründlich beobachtet werden und erhalten eine Prophylaxe mit Aciclovir über 5 Tage i. v.

24.6.6 HIV-Infektion/AIDS

Leitsymptome

- **Beim Neugeborenen sind meist keinerlei Symptome zu beobachten.**
- **atypische Infektionen (besonders der Atemwege) nach einigen Lebensmonaten**
- **oft auch jahrelang symptomarmer Verlauf**

Erreger: Human immunodeficiency Virus (HIV), in Mitteleuropa überwiegend Typ I, sehr selten Typ II. Es handelt sich um ein Retrovirus, das sich zunächst vor allem in den T-Helfer-Zellen des Immunsystems einnistet, dann aber auch andere Organsysteme infiziert. Die Übertragung erfolgt über Blutkontakte. Die häufigsten Übertragungswege sind homosexueller und heterosexueller Geschlechtsverkehr, gemeinsame Benutzung von Utensilien bei Drogengebrauch, (inzwischen) extrem selten Blut und Blutprodukte sowie die vertikale Infektion von einer infizierten Mutter auf das Neugeborene.

In der Anfangszeit der Epidemie erfolgten viele Infektionen über Blutprodukte, vor allem durch Faktor-VIII-Präparate bei Blutern. In Mitteleuropa ist die Gefahr durch Blutkonserven heute geringer als 1 : 1 000 000, während in einigen, vorwiegend afrikanischen Ländern bis zu ⅓ aller Konserven HIV-positiv sind! Die Gefahr einer Infektion durch einmaligen Geschlechtsverkehr mit einem HIV-positiven Partner beträgt für Frauen etwa 0,5 %, für Männer etwa 0,2 %, wobei solche Angaben mit einer gewissen Vorsicht interpretiert werden müssen, da Viruslast und Erkrankungsstadium des infektiösen Partners dabei eine Rolle spielen.

Eine Übertragung durch Muttermilch ist möglich, wie mehrere dokumentierte Fälle zeigen, bei denen Kinder durch Spenderinnenmilch infiziert wurden. HIV-infizierte Kleinkinder haben in extrem seltenen Fällen durch Bisse die Infektion auf andere Kinder übertragen.

Das **Risiko für das Krankenhauspersonal** ist gering, da zur HIV-Übertragung eine relativ große Blutmenge nötig ist. Außerhalb des Körpers ist der Erreger sehr instabil, sodass z. B. herumliegende Spritzen von Drogenabhängigen nach einem Tag kaum noch infektiös sind (allerdings gilt das nicht für Hepatitis B und C!).

Keine Ansteckungsgefahr besteht durch normale Sozialkontakte wie Hautkontakte, gemeinsamen Haushalt, Nahrungsmittel, Insektenstiche.

Klinische Zeichen

Hat sich eine erwachsene Person frisch infiziert, gibt es nach 4 bis 6 Wochen eine Frühphase mit leichten unspezifischen Krankheitssymptomen und vorübergehend relativ hoher Viruslast, damit auch Ansteckungsfähigkeit.

Wegen der langen Inkubationszeit von Monaten bis eher Jahren sind die Anfangssymptome oft uncharakteristisch. Bei Säuglingen ist die Inkubationszeit eher geringer, sodass die ersten Krankheitserscheinungen oft schon nach einigen Monaten auftreten. Da das Abwehrsystem primär erkrankt, können atypische oder unüblich verlaufende Infektionen am Anfang stehen.

Da Neugeborene HIV-infizierter Mütter passiv übertragene Antikörper haben, lässt sich der Infektionsstatus oft nicht sehr sicher bestimmen. Beim Direktnachweis der Viren ist allerdings eine kindliche Infektion sicher bewiesen.

Die Infektion wird in mehrere Stadien unterteilt, wobei diese Einteilung für Kinder und Erwachsene unterschiedlich ist (CDC-Klassifizierung). Neben atypischen Infektionen, z. B. mit Pneumocystis, Mykobakterien, Candida, kann es zu Organerkrankungen an Lunge, Lymphknoten und Zentralnervensystem kommen. Ferner kommen bestimmte Tumoren und Leukämiearten als Folge vor. Der Tod tritt entweder durch Infektionen oder durch solche malignen Erkrankungen ein.

Bedeutung in der Schwangerschaft

Eine Embryopathie oder Fetopathie durch HIV gibt es nicht. Wenn die Mutter manifest an AIDS erkrankt ist, kann es dadurch zu einer Dystrophie, zu Infektionskomplikationen und zu einer höheren

Infektionsrate bei der Geburt kommen. Viel häufiger ist, dass eine asymptomatische oder gering manifeste Infektion der Mutter besteht, die vielleicht sogar zufällig während der Schwangerschaft entdeckt wird. Allerdings ist es möglich, dass durch die Schwangerschaft der Ausbruch der AIDS-Erkrankung beschleunigt wird. Trotzdem stellt eine asymptomatische HIV-Infektion keine generelle Indikation für einen Schwangerschaftsabbruch dar.

Auf „blutige" Eingriffe wie eine Amniozentese sollte während der ganzen Schwangerschaft möglichst verzichtet werden. Wenn dies nicht möglich ist, muss der Eingriff unter antiretroviraler Therapie stattfinden.

Bei bekannter Infektion wird eine **antiretrovirale Behandlung** in der Schwangerschaft als Schutzmaßnahme für Mutter und Kind empfohlen. Die Auswirkungen der Medikamente auf den Fetus sind zwar nicht in allen Fällen ausreichend untersucht, aber bei einer Abwägung der Risiken wird eindeutig die Therapie als weniger belastend für den Fetus angesehen als die Infektion (AWMF-Leitlinie). Es gibt spezialisierte Empfehlungen für die Überwachung einer solchen Schwangerschaft. Ein besonderes zusätzliches Problem stellen Drogen dar, z. B. auch eine Methadon-Substitution.

Bei **geringer Viruslast** ist eine vaginale Geburt möglich, sonst wird eine Sectio empfohlen, da die Transmissionsrate dabei geringer ist. Das kommt u. a. daher, dass bei der Sectio weniger mütterliches Blut auf die kindlichen Schleimhäute gelangt.

Bedeutung für das Neugeborene

Ohne jede Maßnahme liegt die Transmissionsrate bei unbehandelten Frauen bei ca. 40 %. Durch Behandlung der Mutter und die entsprechenden Maßnahmen kann die vertikale Transmissionsrate (d. h. die Infektion des Neugeborenen unter der Geburt) auf weniger als 1 % reduziert werden. Aktuell gibt es in Deutschland weniger als 10 solche Fälle im Jahr, oft nach unzureichender Schwangerschaftsvorsorge.

Je nach Viruslast gibt es in der gängigen Richtlinie unterschiedliche Anweisungen, ab wann und wie die Mutter antiretroviral behandelt wird, um eine Transmission zu vermeiden. Das Neugeborene wird entsprechend der Richtlinie für 2 bis 4 Wochen (bzw. abweichend in speziellen Situationen) antiretroviral behandelt.

Diagnostik

Der Nachweis spezifischer Antikörper zeigt, dass eine Infektion erfolgt ist, wobei bei Neugeborenen mütterliche Antikörper bis zu einem Jahr lang nachweisbar sein können. Die Viren können direkt nachgewiesen werden, wobei das Vorhandensein von Viren eine aktive Infektion beweist, z. B. beim Säugling. Die Anzahl der Viren („Virenlast" = Kopienzahl) zeigt die Aktivität der Erkrankung an.

Schwangere aus Risikogruppen wie (ehemalige) Drogenabhängige, HCV-, HBV-positive Frauen, Herkunft aus HIV-Endemiegebieten etc. sollten unbedingt in der Frühschwangerschaft bezüglich HIV getestet werden.

Therapie

Die Erkrankung kann nicht kausal behandelt werden. Durch Kombination verschiedener **Virustatika** kann die weitere Vermehrung der Viren gestoppt oder zumindest extrem verlangsamt werden. Dies ist jedoch nur so lange möglich, wie auch die Therapie (mit allen ihren Nebenwirkungen) erfolgt. Sensationsberichte über Heilungen betreffen einzelne Fälle mit speziellen genetisch bedingten Besonderheiten im Immunsystem.

Neben der antiretroviralen Therapie werden Folgeerscheinungen und komplizierende Infektionen behandelt.

Stillberatung

- Eine Übertragung mit Muttermilch ist möglich, die Transmissionsrate wird durch Stillen verdoppelt.
- Außerdem sind der Übergang in die Muttermilch und die Auswirkung der antiretroviralen Medikamente unklar. Deswegen sollte in Ländern, in denen eine Ernährung mit industrieller Nahrung problemlos möglich ist, abgestillt werden.
- In Drittwelt-Ländern ist die Versorgung mit Ersatznahrung jedoch häufig nicht gewährleistet, sodass das Risiko der Übertragung in Kauf genommen wird.

Prophylaxe

Eine Impfung oder einen anderen zuverlässigen Schutz gibt es nicht. **Kondome** schützen relativ sicher vor einer sexuellen Übertragung des HIV. Entsprechende Aufklärungskampagnen haben in den letzten Jahren zumindest vorübergehend zu einem veränderten Sexualverhalten besonders bei Jugendlichen geführt.

Die **vertikale Übertragung (von der Mutter auf das Neugeborene)** ist nicht sicher zu verhindern, aber das Risiko einer Übertragung lässt sich durch geeignete Maßnahmen erheblich senken.

Zusatzinfo
Leitlinie unter http://www.awmf.org

Verhalten bei Blutkontakt bzw. Stichverletzung
In einer Klinik, die Patienten mit HIV behandelt, ist die Bevorratung mit Medikamenten zur antiretroviralen Notfalltherapie bei versehentlichen Blutkontakten zwingend vorgeschrieben, außerdem müssen Anweisungen/Merkblätter für den Fall einer Verletzung lückenlos verfügbar sein.

- Wunde ausbluten lassen bzw. Blutung induzieren, unter fließendem Wasser abspülen
- Stichkanal desinfizieren mit 70 %igem Isopropanol
- Blutabnahme, um Ausgangsbefunde zu erhalten (Serologie)
- eine Serumprobe tiefgefrieren und aufbewahren
- Sicherstellung des Materials (Kanüle, Spritze, Blutreste), denn darin kann ggf. das HIV-Virus nachgewiesen werden
- zügige Untersuchung in einem geeigneten Labor
- Information des Betriebsarztes/Risikoabschätzung
- bei hohem Risiko antiretrovirale Therapie nach den gängigen Richtlinien, in der Regel als Dreifachtherapie (z. B. mit AZT, 3TC, IDV) nach entsprechender Aufklärung
- Therapieüberwachung durch spezialisierte Ambulanz
- serologische Kontrollen nach 6 Wochen, 3 Monaten sowie 6 bis 9 Monaten

24.6.7 Masern

Leitsymptome

- **in den ersten Lebensmonaten meist „stille“ Infektion ohne wesentliche Krankheitszeichen mit einem atypischen milden Hautausschlag**
- **Bei fehlendem Nestschutz ist eine sehr schwere, systemisch verlaufende Infektion möglich.**

Erreger ist das Masernvirus. Die Inkubationszeit beträgt 11 Tage, bis zum Ausbruch des Exanthems vergehen 14 Tage.

Klinische Zeichen

Die Erkrankung beginnt mit einem **Prodromalstadium** (Vorläuferstadium) mit allgemeinen Krankheitszeichen: Fieber, Rhinitis, Konjunktivitis, Koplik-Flecken (weiße festhaftende Stippchen, besonders auf der Wangenschleimhaut), Husten.

Danach folgt eine kurze scheinbare Erholungsphase mit Fieberabfall. Im anschließenden **Exanthemstadium** tritt erneut hohes Fieber auf. Das Exanthem beginnt hinter den Ohren und breitet sich über Hals und Gesicht zentrifugal aus. Es ist eher großfleckig, mit leicht erhabenen, unregelmäßigen Flecken, die am Oberkörper sehr dicht stehen.

Bedeutung in der Schwangerschaft

Masernerkrankungen verlaufen bei Erwachsenen meistens schwerer, daher kann es bei Infektionen in der Schwangerschaft zu Aborten und Frühgeburten kommen. Embryopathien scheinen nicht vorzukommen.

Bedeutung für das Neugeborene

Treten die Masern unmittelbar vor der Geburt oder im Wochenbett auf, kann das Neugeborene sehr schwer erkranken.

Da aber mehr als 98 % der Schwangeren einen Masernschutz haben, geben sie ihn an das Neugeborene weiter, sodass es in den ersten Lebensmonaten vor einer Infektion geschützt ist.

Therapie

Symptomatisch mit Bettruhe, evtl. fiebersenkenden Medikamenten, evtl. Schutz vor bakteriellen Superinfektionen.

Komplikationen

- **Masern-Krupp:** Bellender Husten durch Infektion von Luftröhre und Kehlkopf, bei etwa 1 %, meist ungefährlich.
- **Mittelohrentzündung,** bei ca. 1 %.
- **Lungenentzündung,** bei ca. 1 %, bei mangelernährten oder immungeschwächten Kindern sehr viel häufiger (eine der wichtigsten Todesursachen in Ländern mit schlechtem Gesundheitsschutz!).
- **Enzephalitis,** bei ca. 0,1 %, mit Krampfanfällen, Koma und zahlreichen wechselnden neurologischen Symptomen, häufig mit Dauerfolgen, wie Krampfleiden, geistiger Entwicklungsverzögerung und Teilleistungsstörungen.
- **SSPE** (subakut sklerosierende Panenzephalitis), Latenz zur Masernerkrankung meist 5 bis 7 Jahre, ca. 1 : 5000 bis 10 000. Uncharakteristischer Beginn mit Persönlichkeitsveränderungen, Verhaltens- und Intellektstörungen. Diese nehmen innerhalb einiger Monate deutlich zu. Anschließend Bewegungsstörungen, Krampfanfälle, muskuläre Hypertonie. Allmählicher Übergang in einen komatösen Dämmerzustand, immer tödlicher Ausgang. Das Risiko für eine SSPE ist wesentlich höher nach (milden) Infektionen im Säuglingsalter.

Prophylaxe

Lebendimpfung mit abgeschwächten Viren. Sie wird mit 11 bis 14 Monaten und ein zweites Mal mit 15 bis 23 Monaten vorgenommen, kann aber auch noch später nachgeholt werden. Die Impfung wird meist mit der Impfung gegen Mumps, Röteln und Varizellen kombiniert.

24.6.8 Mumps

! Leitsymptome

- **Bei Säuglingen besteht praktisch immer Nestschutz.**
- **Wenn es überhaupt zur Infektion kommt, dann ist diese atypisch.**

Erreger: Mumpsvirus; die Erkrankung wird auch Parotitis epidemica oder Ziegenpeter genannt, es gibt zahlreiche regional unterschiedliche volkstümliche Bezeichnungen. Inkubationszeit 14 bis 24 (Mittelwert 17) Tage. Die Krankheit wird durch Tröpfcheninfektion übertragen.

Klinische Zeichen

Meist gibt es keine wesentlichen Vorzeichen, gelegentlich Kopf- und Halsschmerzen. Die Erkrankung beginnt mit einer meist erst einseitigen, teigigen, schmerzhaften Schwellung einer Speicheldrüse, besonders der Parotis (Ohrspeicheldrüse). Die Patienten haben meist nur leichtes Fieber. Die anderen Speicheldrüsen erkranken in der Regel nach einigen Tagen.

Bedeutung in der Schwangerschaft

Verschiedentlich wurden Fehlbildungen durch Mumpsinfektionen in der Schwangerschaft vermutet. Sie sind aber noch nicht sicher bewiesen, sodass keine Indikation für einen Schwangerschaftsabbruch besteht.

Bedeutung für das Neugeborene

In den allermeisten Fällen hat das Neugeborene einen passiven Schutz durch mütterliche Antikörper (> 96 %). Daher sind Infektionen in den ersten Lebenswochen extrem selten. Sie verlaufen dann allerdings wesentlich schwerer als später.

Therapie

Keine, nur symptomatisch (fiebersenkende Maßnahmen, Umschläge auf die Schwellungen).

Komplikationen

Eine Hirnhautreizung kommt bei Mumps sehr häufig vor (bis 50 %), eine Hirnhautentzündung in 1 bis 2 % der Fälle, wobei meist keine Dauerschäden nachfolgen.

Bei Jungen nach der Pubertät und bei Männern kommt es in etwa 30 % zu einer schmerzhaften **Infektion des Hodens**. Etwa ⅓ der befallenen Hoden atrophieren. Mumps ist die häufigste Ursache einer erworbenen Sterilität bei Männern. Auch Frauen sind gefährdet, wobei eine Salpingitis mit nachfolgender Sterilität als Mumpsfolge oft nicht als solche erkannt wird.

Prophylaxe

Lebendimpfung mit abgeschwächten Viren. Sie wird mit 11 bis 14 Monaten und ein zweites Mal mit 15 bis 23 Monaten vorgenommen, kann aber auch noch später nachgeholt werden. Die Impfung wird meist mit Masern, Röteln und Varizellen kombiniert.

24.6.9 Parvovirus (Ringelröteln)

! Leitsymptome

- **Anämie, eventuell schwerwiegend**
- **Infektion im Säuglingsalter meist mit atypischem Exanthem, daher schwer zu diagnostizieren**

Erreger: Parvovirus B19; Inkubationszeit 6 bis 17 Tage.

Klinische Zeichen

Die Erkrankung (Ringelröteln) verläuft sehr häufig unbemerkt bzw. uncharakteristisch. Das Exanthem beginnt meist im Gesicht mit einer rötlich lividen Verfärbung der Wangen. Dann treten besonders an den Streckseiten der Extremitäten girlandenförmige Effloreszenzen auf, die aus zentral abblassenden Flecken entstehen. Als Begleitsymptom können Gelenkbeschwerden vorkommen.

Bedeutung in der Schwangerschaft

Das Virus hat eine besondere Neigung, das Knochenmark zu befallen, vor allem die Vorläuferzellen der Erythrozyten. Dadurch kann es zur Anämie bei der Schwangeren kommen. Die Infektion kann in der Folge zum Abort führen. Etwa ab der 10. SSW tragen die embryonalen Erythrozyten das Blutgruppenantigen P, das für die Infektion nötig ist. In der Plazenta ist dieses Merkmal ebenfalls vorhanden, geht aber im letzten Drittel der Schwangerschaft wieder zurück. Daher besteht das größte Risiko für eine embryonale oder fetale Infektion zwischen der 10. und 20. SSW. Dies führt dann zu einer ausgeprägten fetalen Anämie, die bis zum Hydrops oder Fruchttod führen kann.

Eine Infektion der Mutter ist kein Grund für einen Schwangerschaftsabbruch, sie sollte aber besonders intensive Überwachungsmaßnahmen nach sich ziehen, um eine fetale Anämie zu erkennen und ggf. zu behandeln.

Bedeutung für das Neugeborene

Bei einer Infektion nach der Geburt kann ebenfalls eine Anämie auftreten. Diese ist dann aber leicht zu erkennen und zu behandeln.

Therapie

Eine ursächliche Behandlung gibt es nicht. Bei einer ausgeprägten fetalen Anämie kann eine intrauterine Transfusion erfolgen.

24.6.10 Poliomyelitis (Kinderlähmung)

! Leitsymptome

- **meist Enteritis oder unspezifische Infektionszeichen**
- **Lähmungen bis hin zur Atemlähmung**
- **Erkrankung und Folgeschäden sind extrem selten geworden.**

Erreger: Polioviren (drei Typen: Typ I bei ca. 85 % der Infektionen, Typ II [inzwischen weltweit ausgerottet], Typ III bei 10 % der Infektionen. Es entwickelt sich keine Kreuzimmunität, deshalb sind theoretisch Erkrankungen mit allen Typen nacheinander möglich.) In Europa gibt es derzeit nur importierte Erkrankungen, die sich unter dem nicht geimpften Teil der Bevölkerung lokal ausbreiten können. Die Inkubationszeit beträgt 10 bis 14 Tage.

Klinische Zeichen

Die Polioinfektion wird in vielen Fällen nicht bemerkt oder als leichter uncharakteristischer Infekt erlebt. Bei einem **leichten Verlauf** haben die Patienten Fieber, Kopfschmerzen, Schwindel, Erbrechen, Durchfall und unspezifische katarrhalische Symptome wie Schnupfen. Die Erkrankung des Nervensystems erfolgt nicht in jedem Fall und beginnt immer erst nach diesem Vorstadium.

Die **schwere Verlaufsform** kann einmal wie eine Meningitis oder Enzephalitis ablaufen. Bei der paralytischen Polio kann die charakteristische „Morgenlähmung" beobachtet werden: Nach bereits überstandenem Infekt bemerkt der Patient beim Aufstehen eine schlaffe Lähmung, meist zuerst der Beine. Die Beteiligung anderer Muskeln, auch der Atemmuskulatur, ist möglich. Als Folge bleiben ausgedehnte Nerven- und Muskelatrophien und Koordinationsstörungen zurück. Bei Kindern wachsen die betroffenen Extremitäten aufgrund der Lähmungen nicht mehr richtig weiter, sodass als Spätfolge z. B. Beinverkürzungen, Kontrakturen und Skoliosen entstehen.

Bedeutung in der Schwangerschaft

Embryopathien oder Fetopathien sind nicht bekannt. Indirekte Schädigungen bei einer schweren Erkrankung der Mutter sind denkbar.

Bedeutung für das Neugeborene

Der Nestschutz bei Polio ist nicht so zuverlässig wie bei anderen Viren. Mit der Muttermilch werden wahrscheinlich Antikörper übertragen, die das Eindringen der Polioviren verhindern. In den ersten Lebensmonaten scheint die Erkrankung leichter zu verlaufen als später.

Therapie

Eine spezifische Therapie ist nicht bekannt. Bei Atemlähmung erfolgt eine Intensivtherapie mit Beatmung. Eine orthopädische und krankengymnastische Behandlung der Lähmungsfolgen ist notwendig.

Prophylaxe

Bei der aktiven **Impfung** werden abgetötete Viren (meist in Kombination mit anderen Impfungen) gespritzt, wobei gegen alle Typen gleichzeitig geimpft wird. Die Impfung ist unproblematisch und wird gut vertragen. Sie kann auch während der Schwangerschaft vorgenommen werden.

Die frühere Schluckimpfung wird seit 1998 nicht mehr allgemein empfohlen, weil sie in sehr seltenen Fällen und vor allem bei Menschen mit schweren angeborenen Immundefekten (weniger als 1 von 4 Mio.) zu einer polioähnlichen Erkrankung führen konnte und außerdem eine Übertragung auf andere Personen möglich war. Die jetzt empfohlene Impfung („IPV") beinhaltet solche Risiken nicht.

24.6.11 Röteln

! Leitsymptome der Rötelnembryopathie

- **Augen- und Ohrfehlbildungen (Blindheit und/oder Taubheit)**
- **Herzfehler**
- **Mikrozephalus**

! Leitsymptome der Rötelninfektion

- **im Säuglingsalter fast immer Netzschutz für die ersten Lebensmonate**
- **daher atypische oder sogar unbemerkte Infektion**

Erreger: Rötelnvirus, Inkubationszeit 14 bis 23 Tage, Ansteckungsfähigkeit 6 Tage vor bis 8 Tage nach dem Exanthemausbruch. Die Kontagiosität ist relativ gering. Früher lag das durchschnittliche Erkrankungsalter bei 5 bis 15 Jahren, jetzt sind sehr häufig auch junge Erwachsene betroffen, da sie wegen der geringeren Kinderzahl pro Familie erst später mit dem Virus in Kontakt kommen. Etwa 4 % der Schwangeren haben keinen Rötelnschutz.

Klinische Zeichen

Häufig symptomlose Erkrankung, aber auch dann ansteckend! Nur schwache Vorzeichen, dann Schwellung der Lymphknoten besonders im Nackenbereich für etwa eine Woche, danach Exanthem. Es ist feinfleckig, makulös, leicht erhaben, teils dichtstehend, aber nicht konfluierend. Es beginnt am Kopf und ist etwa 3 Tage lang sichtbar.

Bedeutung in der Schwangerschaft

Bei Röteln in den ersten Schwangerschaftswochen kommt es in ca. 80% der Fälle zur Infektion der Plazenta und dadurch in ca. 15% der Fälle zum Abort. Der Embryo ist bei etwa zwei Dritteln der mütterlichen Erkrankungen infiziert, und bei der Hälfte kommt es in der Folge zu einer Embryopathie. Die Fruchtschädigung ist am häufigsten und intensivsten bis zur 8. SSW. Nach der 17. SSW besteht praktisch keine Gefahr mehr für Fehlbildungen. Allerdings kann der Fetus auch zu diesem Zeitpunkt infiziert werden. Auch wenn die Infektion einige Tage bis wenige Wochen vor der Konzeption stattfindet, muss mit einer Infektion des Embryos gerechnet werden.

Eine **Infektion mit Röteln bis zur 10. SSW** ist eine medizinische Indikation für einen Schwangerschaftsabbruch. Für die 11. bis 17. Woche wird eine pränatale Diagnostik empfohlen, jetzt liegt keine sichere Indikation für einen Abbruch mehr vor. Nach der 17. SSW besteht keine Indikation mehr für eine pränatale Untersuchung.

Nach einem **Kontakt mit Röteln in der Schwangerschaft** wird bei fehlender Rötelnimmunität eine passive Immunisierung innerhalb von 72 Stunden empfohlen. Die Immunglobulingabe kann eine Infektion aber nicht sicher verhindern.

Bedeutung für das Neugeborene

Die typischen Zeichen der **Rötelnembryopathie** betreffen vor allem Gehirn, Sinnesorgane und Herz. Die Schwere und Art der Fehlbildungen hängt dabei vom Zeitpunkt der Infektion ab. Die wichtigsten Symptome sind:

- Katarakt (dadurch Erblindung), Hornhauttrübung, Netz- und Aderhautentzündung
- Herzfehler (offener Ductus arteriosus, Pulmonalarterienstenose u. a.)
- Taubheit (und dadurch oft Taubstummheit)

(Diese ersten drei Symptome werden nach dem Entdecker auch als **Gregg-Trias** zusammengefasst.)

- Mikrozephalus (mit begleitenden Hirnfehlbildungen)
- geistige Behinderung durch eine Hirnentzündung
- Leber- und Milzvergrößerung, Ikterus
- Exanthem
- Thrombozytopenie
- Myokarditis

Weniger häufig treten (zusätzlich) auf:

- Mikrophthalmus (zu kleiner Augapfel, bis zum völligen Fehlen) oder Buphthalmus (zu großer Augapfel)
- Syndaktylie (zusammengewachsene Finger und Zehen)
- Lippen-Kiefer-Gaumen-Spalte und Zahnanomalien
- weitere Fehlbildungen

Zusätzlich entwickeln sich vorübergehende **Symptome, die auf die Infektion hindeuten**: Das Kind gedeiht kaum. Die Infektion kann sich in vielen Organen weiter ausbreiten, besonders in Leber, Hirn und Knochenmark. Als sichtbare Zeichen beobachtet man Zeichen der Leberentzündung, vor allem einen verstärkten und verlängerten Ikterus, eine Anämie und vor allem Thrombozytopenie mit Hautblutungen sowie Krampfanfälle. Auch Lungenentzündungen kommen gehäuft vor.

Da die frühe Infektion des Embryos oder Fetus auf ein noch sehr unreifes Immunsystem trifft, verläuft die Infektion u. a. auch deswegen atypisch, weil **keine zuverlässige Abwehrreaktion** in Gang kommt. Das Neugeborene mit Rötelnembryopathie scheidet massiv Viren aus und ist daher im Gegensatz zu seiner Mutter sehr ansteckend. Die Virusausscheidung dauert Monate bis wenige Jahre.

Diagnostik

Titerbestimmung in der Schwangerschaft:

- bei HAH 1 ≤ 8 und ELISA IgG 1 ≤ 64 keine Immunität
- bei HAH 1 ≥ 16 und ELISA IgG 1 ≥ 256 wahrscheinlich bis sicher vorhandener Schutz
- bei sehr hohen Titern oder positivem IgM frische Infektion wahrscheinlich

Diagnostik beim Neugeborenen: Serologie mit HAH und IgG- und IgA-ELISA und Virusnachweis aus Rachensekret, Urin, Blut und Liquor jeweils mittels PCR.

Therapie

- Beim größeren Kind besteht die Therapie in Bettruhe, ggf. Fiebersenkung.
- Eine ursächliche Behandlung des infizierten Neugeborenen ist nicht möglich.
- Unterstützende Maßnahmen bei den Defekten der Sinnesorgane und Frühförderung sind sinnvoll.

Stillberatung

- Säuglinge mit Rötelnembryopathie können gestillt werden.
- Ist die Mutter zum Zeitpunkt der Geburt erkrankt, sollte mit dem Stillen gewartet werden (Ansteckungsgefahr bis 8 Tage nach dem Höhepunkt des Exanthems).

Prophylaxe

Lebendimpfung mit zwei Injektionen im zweiten Lebensjahr, gleichzeitig mit der Masern-, Mumps- und Varizellenimpfung. Ist im Kindesalter nie eine Impfung erfolgt, sollte sie bei Mädchen vor der Pubertät vorgenommen werden. Bei allen Schwangeren wird im Rahmen der Vorsorge die Immunität gegen Röteln überprüft. Dies sollte bei Kinderwunsch und Sterilitätsbehandlung noch vor dem Eintritt der Schwangerschaft erfolgen, um noch rechtzeitig impfen zu können.

Wenn die **Schwangerschaft bereits eingetreten** ist, wird nicht mehr geimpft, auch wenn bisher keine Fruchtschädigungen durch die Impfung bekannt geworden sind. So ist eine versehentliche Rötelnimpfung in der Frühschwangerschaft auch keine Indikation für einen Schwangerschaftsabbruch. Man sollte die Impfung bei nicht geschützten Frauen möglichst bald nach einer Schwangerschaft vornehmen, damit sie später nicht vergessen wird.

Ein **passiver Schutz mit Gammaglobulin** ist nach einem sicheren oder fraglichen Rötelnkontakt in der Frühschwangerschaft indiziert, wenn kein Schutztiter bei der Mutter besteht. Für diese passive Immunisierung gibt es spezielle Gammaglobulinpräparate mit besonders hohen Rötelntitern. Eine Infektion lässt sich dadurch aber nicht mit Sicherheit verhindern.

24.6.12 Rotavirus

! Leitsymptome

- **Erbrechen und (wässriger) Durchfall**
- **blutige Stühle**
- **aufgetriebener Bauch**
- **manchmal sepsisähnliches Krankheitsbild**

Erreger: Es gibt 6 Serotypen mit Subtypen. Sie rufen vor allem Durchfallerkrankungen hervor. Die Inkubationszeit beträgt 24 bis 72 Stunden, die Ansteckungsfähigkeit ist sehr hoch, Mehrfacherkrankungen und Reinfektionen sind häufig. Besonders schnell breitet sich das Rotavirus auf Neugeborenen- und Säuglingsstationen aus. Die Durchseuchung ist bereits im ersten Lebensjahr sehr hoch.

Klinische Zeichen

Die Erkrankung beginnt relativ plötzlich mit übel riechenden, oft grün verfärbten Stühlen, evtl. mit Blutbeimengung, ferner mit Übelkeit bzw. Trinkschwäche und Nahrungsverweigerung. Vor allem bei Frühgeborenen kann ein sepsisähnliches Bild mit Allgemeinsymptomen beobachtet werden. Als Folgeerscheinung können aufgrund einer Schleimhautschädigung sehr lange dauernde Durchfälle mit sehr problematischem Nahrungsaufbau auftreten.

Bedeutung in der Schwangerschaft

Keine, außer vorübergehenden Kreislaufproblemen.

Bedeutung für das Neugeborene

Bei Neugeborenen verläuft die Erkrankung oft besonders schwer. Durch Rotaviren wird die Darmschleimhaut durchlässiger, sodass zugefütterte Nahrungsbestandteile leichter in die Blutbahn gelangen können. Rotaviren können daher, besonders bei nicht gestillten Kindern, die Entstehung von Nahrungsmittelallergien begünstigen, ferner durch eine Schädigung der Darmzotten einen Laktasemangel hervorrufen, sodass vorübergehend kein Milchzucker vertragen wird.

Therapie

- Eine gezielte Behandlung ist nicht möglich. Wenn möglich, sollte unbedingt weitergestillt werden.
- Bei einem drohenden Flüssigkeitsverlust erfolgt eine Infusionstherapie mit anschließendem Nahrungsaufbau.
- Bei einem komplizierten Verlauf kann eine milchzuckerfreie Hydrolysatnahrung nötig werden.

> **Stillberatung**
> - Weiterstillen
> - Muttermilchernährte Säuglinge überstehen die Rotavirus-Infektion schneller und besser als künstlich ernährte!

Prophylaxe

Die beste Prophylaxe ist die **Isolierung** der Erkrankten und die **strenge (Hand-)Hygiene** der betreuenden Personen. In der Klinik müssen geeignete virussichere Desinfektionsmittel verwendet werden.

Gegen Rotaviren gibt es zwei **Schluckimpfstoffe** (Lebendimpfung), die ab der 6. Lebenswoche verwendet werden und schwere Infektionen recht zuverlässig verhindern können. Diese Impfung ist nur für die ersten Lebensmonate zugelassen und kann später nicht mehr nachgeholt werden.

24.6.13 RS-Virus

> **! Leitsymptome**
> - **Bronchitis und/oder Schnupfen**
> - **häufig Überblähung des Brustkorbs und Atemnot**
> - **Trinkschwäche**

RS(*respiratory syncytial*)-Viren sind weit verbreitete **Erreger** von Atemwegsinfekten. Weder Kinder noch Erwachsene erwerben eine dauerhafte Immunität, sodass man sich immer wieder mit diesen Erregern infizieren kann.

Klinische Zeichen

Erwachsene haben meist Schnupfen und/oder Bronchitis, schwere Erkrankungen sind selten. Bei Säuglingen oder Kleinkindern kommt es häufig zu obstruktiven Bronchitiden mit einer unterschiedlich schwer ausgeprägten, teils lebensbedrohlichen Atemnot. Innerhalb weniger Tage klingt die Erkrankung wieder ab.

Bedeutung in der Schwangerschaft

Die Infektion ist ungefährlich, d. h., ein Übergang auf den Fetus ist nicht möglich.

Bedeutung für das Neugeborene

In den ersten Lebensmonaten löst das RS-Virus häufig eine Bronchiolitis aus, d. h., die feinsten Bronchien schwellen durch die Infektion so weit zu, dass die Atmung extrem erschwert ist und Sauerstoffmangel auftritt.

Therapie

Die Erkrankung selbst kann nicht ursächlich behandelt werden. Schwerkranke Kinder bekommen Sauerstoff, Flüssigkeit, Monitorüberwachung, in Extremfällen eine Intensivtherapie.

> **Stillberatung**
> - Mütter mit akuter RSV-Infektion sollten einen Mund-Nasen-Schutz tragen.
> - Allerdings ist der Verlauf bei Erwachsenen so leicht, dass man meist nicht weiß, dass es sich um eine RS-Vireninfektion handelt.

Komplikationen und Spätfolgen

Sauerstoffmangel, Pneumothorax etc. sind relativ selten. Bei Kindern, die eine genetische Disposition zu Asthma haben, wird dieses oft durch die RSV-Infektion ausgelöst bzw. verschlimmert.

Prophylaxe

Die beste Prophylaxe ist **Hygiene und Isolierung**. Eine Impfung ist nicht möglich, obwohl es zahlreiche Versuche gibt. Bei Hochrisikokindern (z. B. Zustand nach Langzeitbeatmung und BPD, extrem kleinen Frühgeborenen, Säuglingen mit zyanotischen Herzfehlern) ist eine passive Antikörper-Prophylaxe möglich, die in der ersten Infektsaison durchgeführt wird. Es handelt sich um gentechnisch hergestellte „menschliche" Antikörper, die einmal monatlich in der Infektsaison gespritzt werden müssen.

24.6.14 Varizellen (Windpocken) und Zoster (Gürtelrose)

Leitsymptome

- **Es besteht fast immer Nestschutz, sodass Säuglingsinfektionen sehr selten sind oder ganz harmlos mit nur einzelnen Bläschen verlaufen.**
- **Ohne Nestschutz schwere Infektion mit dichtstehenden Bläschen und Krusten, Zeichen der Allgemeininfektion, Bewusstseinsstörungen und Krampfanfällen.**

Erreger: Varizella-Zoster-Virus (VZV)

Ersterkrankung: Varizellen (Windpocken). Inkubationszeit 11 bis 21 Tage, im Durchschnitt 18 Tage. Die Kontagiosität ist hoch, deshalb ist auch die Frühdurchseuchung groß (bis 10. Lebensjahr > 90 %). Aber ca. 5 % der Frauen im gebärfähigen Alter haben keine Immunität gegen Windpocken.

Zweiterkrankung: Zoster (Gürtelrose)

Klinische Zeichen

Varizellen: Zunächst entwickeln sich uncharakteristische Symptome wie bei einem grippalen Infekt. Dann beginnt das Exanthem mit feinen rötlichen, leicht erhabenen Flecken, die sich innerhalb eines Tages in Bläschen mit einem anfangs hellen, dann einem gelblich trüben Inhalt umwandeln, sie sind ca. 2 bis 5 mm groß. Danach kommt es zur Eintrocknung und Schwarzfärbung der Krusten, die nach einigen Tagen abfallen, gelegentlich unter Hinterlassung von Narben. Das Exanthem kann länger als eine Woche sichtbar sein. Typischerweise findet man Bläschen aller Stadien nebeneinander. Betroffen ist der ganze Körper einschließlich der Kopfhaut. Es besteht ein starker Juckreiz. In vielen Fällen entwickelt sich ein subklinischer Verlauf ohne Fieber mit sehr wenigen Bläschen, sodass die Diagnose verpasst wird.

Zoster: Im Ausbreitungsgebiet eines oder mehrerer Nerven, z. B. gürtelförmig am Stamm oder längs verlaufend an den Extremitäten, entstehen schmerzhafte oder stark juckende, dichtstehende Bläschen, ca. 2 bis 4 mm groß, mit trübem Inhalt und einer relativ stabilen Blasendecke. Das Fieber ist meist nur leicht. Innerhalb einiger Wochen erfolgt die Abheilung unter Bildung von Krusten.

Bedeutung in der Schwangerschaft

Eine **Zoster-Infektion** in der Schwangerschaft bedeutet keine Gefahr für Embryo oder Fetus.

Die **Windpockeninfektion** kann zum Abort oder zur Frühgeburt führen, meist aber nur bei einer schweren mütterlichen Erkrankung, wobei Schwangere durch komplikationsreiche Varizellen-Pneumonien besonders gefährdet sind.

Sehr viel seltener als bei Röteln, wahrscheinlich in 1 bis 2 % der Fälle, kommt es nach einer Windpockenmanifestation der Mutter zu einer Infektion des Embryos oder Fetus mit Zeichen der Schädigung. Dabei treten neben einer Mangelentwicklung fast immer Narben oder größere Hautdefekte auf, meistens Verkürzungen oder Wachstumsstörungen der Gliedmaßen, aber auch andere Fehlbildungen an Muskeln oder Skelett. Ferner kommen Augenfehlbildungen, Krampfanfälle, Mikrozephalie und eine geistige Entwicklungsverzögerung vor.

Hat die Mutter die **Windpocken kurz vor der Geburt** bekommen, so wird in etwa 30 % der Fälle das Kind infiziert. Wenn die mütterlichen Windpocken vom 5. Tag vor der Geburt bis zum 2. Tag nach der Geburt auftreten, ist die Gefahr einer lebensbedrohlichen Erkrankung des Neugeborenen hoch (30 %ige Mortalität, wenn keine unverzügliche Therapie erfolgt). Treten die Windpocken davor oder danach auf, ist der Verlauf beim Kind milder und in der Regel nicht letal.

Nach einer Windpockeninfektion in der Schwangerschaft kommen gehäuft atypische Verläufe beim Kind vor, z. B. ein Zoster ohne vorhergehende Varizellen oder ein gleichzeitiges Auftreten beider Stadien.

Bedeutung für das Neugeborene

Neben der recht seltenen Embryo-/Fetopathie sind Infektionen in den ersten Lebenswochen bei fehlendem Nestschutz problematisch. Neben den äußeren typischen Symptomen kommt es in diesen Fällen zu einer Enzephalitis, Pneumonie oder Infektion anderer innerer Organe, jeweils mit oft tödlichem Verlauf.

Therapie

- Symptomatisch: fiebersenkende Mittel, bei starkem Juckreiz Antihistaminika oder Auftragen von Zinkschüttelmixtur.
- Erkrankt die Mutter 5 Tage vor bis 2 Tage nach der Geburt, wird Varizellen-Hyperimmunglobulin gegeben.
- Ansonsten werden Erkrankungen beim Neugeborenen und schwere Erkrankungen in jedem Alter mit Aciclovir behandelt.

Stillberatung

- Frauen mit akuten Windpocken zum Zeitpunkt der Geburt sollten mit dem Stillen abwarten, bis die letzten Krusten abgefallen sind.
- Wenn das Neugeborene mit Hyperimmunglobulin geschützt wird, kann mit dem Stillen begonnen werden.

Komplikationen

Eine **bakterielle Superinfektion** der Windpockenbläschen ist zumindest bei größeren Kindern relativ harmlos, führt aber immer zur Entstehung von Narben. Eine antibiotische Behandlung ist trotzdem nur selten angezeigt.

Weitere Komplikationen (Enzephalitis, Pneumonie, schwere Weichteilinfektionen) sind jenseits des Neugeborenenalters selten.

Prophylaxe

Menschen, die mit Varizellen inkubiert sind oder die Erkrankung haben, sind in Kliniken streng zu isolieren. Schwangere und Neugeborene sollten auch zu Hause möglichst keinen Kontakt mit Windpockenerkrankten haben. Erkrankt eine Schwangere weniger als 5 Tage vor dem Termin an Varizellen, kann man versuchen, die Geburt über den kritischen Zeitpunkt hinaus zu „verschieben".

Gegen Varizellen wird aktiv geimpft. Es handelt sich um eine **Lebendimpfung**, die gleichzeitig mit Masern-, Mumps- und Rötelnimpfung durchgeführt und sehr gut vertragen wird (1. Dosis 11. bis 14. Monat und 2. Dosis 15. bis 23. Lebensmonat).

Hat ein Neugeborenes einer nicht immunen Mutter Varizellenkontakt, ist ein **passiver Schutz** mit Hyperimmunglobulin sinnvoll. Dies gilt besonders für Frühgeborene < 28. SSW mit < 1000 g Körpergewicht oder für immungeschwächte Neugeborene, z. B. bei Kortisontherapie.

24.6.15 Zytomegalie (CM)

Leitsymptome bei Neugeborenen und jungen Säuglingen

- **Frühgeburt**
- **Ikterus, Leber- und Milzvergrößerung**
- **Dystrophie**
- **flohstichartige Hautblutungen**
- **Krampfanfälle**
- **Mikrozephalus**

Erreger ist das sehr weit verbreitete Zytomegalievirus (CMV). Eine volkstümliche Bezeichnung für die Erkrankung gibt es nicht. Es ist keine typische Inkubationszeit bekannt. Die Durchseuchung ist hoch, auch wenn die Angaben sehr schwanken. 20 bis 80 % aller Schwangeren tragen das Virus, davon sind 4 bis 5 % Virusausscheider (Urin, Speichel, Blut, Zervixschleim). Die Häufigkeit der kongenitalen Infektion beträgt 0,4 bis 8 %!

Durch eine serologische Blutuntersuchung kann nicht eindeutig geklärt werden, ob der Patient infektiös ist oder nicht. Die Menge der ausgeschiedenen Viren ist auch nicht konstant, sodass die Bestimmung der Viruslast keine größere Sicherheit bringt.

Klinische Zeichen

Bei **Erwachsenen** entwickeln sich meist nur uncharakteristische Krankheitszeichen wie Fieber, Lymphknotenschwellungen, Milzvergrößerung.

Symptome einer **angeborenen Zytomegalie** sind Frühgeburtlichkeit, Dystrophie, Petechien, Ikterus, Leber- und Milzvergrößerung, Lungenentzündung, Mikrozephalie, Hydrozephalus, intrakranielle Verkalkungen, Krampfanfälle, Netzhaut- und Aderhautentzündung mit schwerer Schädigung der Augen, Schwerhörigkeit bis zur Taubheit.

Bedeutung in der Schwangerschaft

Das CMV-Virus kann besonders ab der Mitte der Schwangerschaft die Plazenta passieren und den Fetus infizieren. Bei der Ersterkrankung der Mutter während der Schwangerschaft beträgt das Infektionsrisiko für den Fetus ca. 40 % bei einer Schädigungsrate von 5 bis 15 %. Bei einer Reaktivierung der Infektion in der Schwangerschaft (bei ca. 10 % der seropositiven Schwangeren) werden ca. 5 % der Feten infiziert. Von diesen intrauterin infizierten Kindern zeigt etwa jedes zehnte klinische Symptome einer CMV-Infektion. Auch die anderen, zunächst unauffälligen Kinder können später Symptome entwickeln, z. B. Taubheit.

Bedeutung für das Neugeborene

Auch das Neugeborene kann noch frisch infiziert werden, z. B. während der Geburt durch mütterlichen virushaltigen Urin oder über die Muttermilch, und dieselben Krankheitszeichen entwickeln wie bei einer fetalen Infektion. Allerdings führt längst nicht jeder Kontakt mit dem CM-Virus zu einer Erkrankung, d. h., nicht alle ausscheidenden Mütter haben später kranke Kinder.

Bei Früh- und Neugeborenen sollten nur **CMV-freie Blutkonserven** zur Transfusion verwendet werden. Dies ist aber nur bei geplanten Transfusionen mehr oder weniger lückenlos zu gewährleisten, sodass ein „Restrisiko" besteht, durch Blut und andere aus frischem Blut stammende Produkte eine CMV zu übertragen.

Diagnostik

Die Viren können im Urin nachgewiesen werden, was aber sehr aufwendig ist und nicht so schnell geht. Eine serologische Blutuntersuchung gibt keine sichere Auskunft über die Ansteckungsfähigkeit.

Differenzialdiagnose: Andere angeborene Infektionen, besonders Toxoplasmose, Röteln, Herpes sowie bakterielle Sepsis.

Therapie

Bei schweren akuten Infektionssymptomen kann eine Therapie mit Ganciclovir versucht werden. Die Infektion wird aber nur zurückgedrängt und eine gewisse Abwehrschwäche wird dafür in Kauf genommen. Im Prinzip ist die einmal ausgebrochene Erkrankung nicht mehr aufzuhalten.

Stillberatung

- Da auch eine Übertragung durch Muttermilch möglich ist, sollte dieses Risiko einer Infektion bei extremen Frühgeborenen bedacht werden. Dies muss auch mit den Eltern besprochen werden. Wenn man aber die Vorteile der Muttermilch abwägt (Schutz vor Infektionen und NEC), so ist das Stillen doch die sinnvollere Alternative.
- Frauen mit akuter CMV-Infektion sollten nicht stillen.
- Die Virusausscheidung über die Muttermilch ist nicht konstant, sodass die Bestimmung der Viruslast in der Muttermilch im Regelfall nicht indiziert ist.

Prophylaxe

Bei Früh- und Neugeborenen und anderen sehr gefährdeten Patienten ist ein passiver Schutz mit spezifischem Immunglobulin möglich.

Schwangere ohne frühere CMV-Infektion in Gesundheits- und Pflegeberufen sowie Erzieherinnen haben ein erhöhtes Risiko für die Erstinfektion in der Schwangerschaft. Daher bekommen sie ein Tätigkeitsverbot. Sinn dieser Maßnahme ist, Kontakt mit Urin und Blut von CMV-Ausscheidern zu vermeiden. Verwaltungstätigkeiten etc. sind natürlich weiterhin möglich.

24.7
Bakterielle Erkrankungen

24.7.1 Botulismus

Leitsymptome im Säuglingsalter
- **Atemlähmung**
- **Verwechslung mit SIDS (plötzlicher Kindstod)**

Erreger ist das Bakterium Clostridium botulinum. Dieser Keim produziert unter bestimmten Umgebungsbedingungen (wie sie u. a. im Säuglingsdarm herrschen!) ein Toxin. Dieses ist das stärkste bekannte biologische Gift.

Klinische Zeichen

Zunächst treten vegetative Erscheinungen auf, dann Lähmungen. Durch Atemlähmung tritt der Tod ein. Bei Neugeborenen und Säuglingen wird dann oft die Verdachtsdiagnose „plötzlicher Kindstod“ gestellt.

Bedeutung für das Neugeborene

Aufgenommene (und im späteren Leben harmlose) Sporen können im Säuglingsdarm auskeimen und bilden dann das Toxin. Am häufigsten geschieht dies nach der Verabreichung von Honig, der vergleichsweise oft mit Sporen verunreinigt ist, was älteren Kindern und Erwachsenen nichts ausmacht, selbst dann nicht, wenn sie krank sind.

Prophylaxe

Keine Verfütterung von Naturhonig im Säuglingsalter, speziell in der Stillzeit. Pasteurisierter Honig aus industrieller Herstellung ist unbedenklich.

24.7.2 Chlamydien

Leitsymptome
- **„eitrige“ Konjunktivitis mit Lidschwellung**
- **Pneumonie mit atypischem Verlauf, meist erst nach einigen Monaten**
- **Tachypnoe, Hustenreiz, auch Apnoen**

Chlamydia trachomatis ist ein häufiger **Erreger** von Genital- und Harnwegsinfektionen sowie der „Schwimmbadkonjunktivitis“. Die Inkubationszeit beträgt 2 bis 25 Tage.

Klinische Zeichen

Bei Erwachsenen sind die Symptome oft relativ leicht. Brennen beim Wasserlassen und Sekret aus der Harnröhre werden am häufigsten geschildert. Die Infektion kann bis in die Tuben aufsteigen. Sie ist eine der häufigsten Ursachen für Fertilitätsstörungen. Mit 18 Jahren sind mehr als 10 % der Frauen bereits infiziert.

Bedeutung in der Schwangerschaft

Die Frage, ob es durch Chlamydien gehäuft zu Abort und Frühgeburt kommt, ist nicht endgültig entschieden. Embryopathien und Fetopathien kommen sicher nicht vor.

Bedeutung für das Neugeborene

Die Infektion wird bei der Passage durch den Geburtskanal erworben. Dabei gibt es hauptsächlich zwei Erscheinungsformen:

Konjunktivitis: Meist in der 2. Lebenswoche (3. Tag bis 6. Woche) beginnende eitrige Entzündung eines oder beider Augen, mit Lidschwellung und Pseudomembranen. Bei routinemäßigen Abstrichen werden keine Erreger gefunden, wenn nicht gezielt nach Chlamydien gesucht wird.

Pneumonie: Sie beginnt bis zum 3. Lebensmonat, aber auch schon beim Neugeborenen mit zunehmender Tachypnoe, Hustenreiz und Apnoen, ohne Fieber. Bei rechtzeitiger Behandlung verläuft die Pneumonie meist gutartig. Nachfolgend entwickelt sich jedoch oft ein überempfindliches Bronchialsystem.

Therapie

Die Konjunktivitis wird lokal antibiotisch, die Pneumonie systemisch mit Erythromycin behandelt.

Prophylaxe

Bei einer nachgewiesenen Infektion der Mutter kann eine rechtzeitige antibiotische Behandlung die Infektion des Neugeborenen verhindern.

24.7.3 Diphtherie

Leitsymptome
- **Nabelinfektion mit schmierigen, membranartigen Auflagerungen**
- **Allgemeininfektion mit Herzmuskelentzündung**

Erreger ist das Corynebacterium diphtheriae. Die Erkrankung zählt zu den sogenannten Kinderkrankheiten. Sie ist aufgrund ihres heute seltenen Auftretens fast in Vergessenheit geraten. Kleinepidemien kommen jedoch immer wieder vor, und mit einem häufigen Wiederauftreten ist zu rechnen, denn auch in der Vergangenheit hat die Aktivität der Erkrankung in jahrzehntelangen Zyklen gewechselt.

Die Inkubationszeit beträgt 2 bis 5 Tage, aber auch länger. Die Verbreitung erfolgt durch Tröpfcheninfektion.

Klinische Zeichen

Die Erkrankung beginnt mit Halsschmerzen, Unwohlsein und leichtem Fieber. Danach entwickeln sich zunächst dünne, graue, spinnwebartige Membranen auf den Tonsillen. Die Lymphknoten und Halsweichteile schwellen stark an. Eine Gaumensegellähmung ist möglich, auch Kreislaufsymptome. Im weiteren Verlauf können die Symptome sich auf Kehlkopf, Nase und Haut ausbreiten, bei Neugeborenen auf den Nabel. Diese Komplikationen sind dann häufig bedrohlich.

Eine **Sonderform** ist die **toxische Diphtherie**, bei der es durch Fernwirkung des Bakterientoxins zu einer Erkrankung anderer Organe, vor allem des Herzmuskels, kommt.

Bedeutung in der Schwangerschaft

Eine Übertragung der Erkrankung auf den Fetus ist nicht möglich.

Bedeutung für das Neugeborene

Bei nicht geimpften Schwangeren besteht für das Neugeborene kein Nestschutz, sodass es an Nabel- und Nasendiphtherie erkranken kann. Die Sterblichkeit ist dann sehr hoch. In einigen Entwicklungsländern, besonders im pazifischen Raum, spielt die Diphtherie eine nennenswerte Rolle bei der Säuglingssterblichkeit.

Therapie

Es wird Antitoxin gespritzt, welches die Schwere der Erkrankung und damit die Sterblichkeit reduziert. Gleichzeitig wird antibiotisch behandelt, um die Bakterien zu reduzieren.

Prophylaxe

Die **Impfung** mit einem modifizierten und damit ungiftigen Toxin (als Toxoid bezeichnet) wird gut vertragen. Zur Impfung (und Auffrischung) bei Erwachsenen steht ein besonderer, in der Menge reduzierter Impfstoff zur Verfügung. Auch während der Schwangerschaft ist eine Diphtherie-Impfung möglich.

24.7.4 Escherichia coli

Leitsymptome
- **wässrige Durchfälle mit Schleim**
- **kein Blut im Stuhl**
- **leichte Fieberzeichen**

Escherichia coli ist bei Neugeborenen ein wichtiger Sepsiserreger. Ansonsten ist es ein normaler Darmkeim, der allerdings auch für viele Harnwegsinfekte verantwortlich ist. Einige Stämme sind aufgrund ihrer Oberflächeneigenschaften von Bedeutung (Kennzeichnung durch O und Zahl, z. B. O 112), z. B.:

- **Enteropathogene Stämme:** Sie bilden ein Bakteriengift (Toxin) und haben eine besondere Bedeutung durch ihr epidemieartiges Auftreten auf Säuglingsstationen (früher Dyspepsie-Coli genannt).
- **Enteroinvasive Stämme:** Sie wandern durch die Schleimhaut des Dickdarmes und lösen so eine schwere Infektion aus.

Klinische Zeichen

Typisch sind plötzlich einsetzende wässrige Durchfälle mit Schleimbeimengungen, aber ohne Blut (Differenzialdiagnose: Rotaviren!).

Bedeutung in der Schwangerschaft

Keine

Bedeutung für das Neugeborene

Neugeborene und Säuglinge erkranken relativ schwer. Eine gleichzeitige Erkrankung mehrerer Neugeborener deutet auf schwere Hygienemängel hin! Besonders gefürchtet sind die **lebensbedrohliche E.-coli-Sepsis und Meningitis**. Sie verlaufen oft äußerst schnell und dramatisch mit septischem Schock, Pneumonie mit Beatmungsbedürftigkeit und schwerer und anhaltender Gerinnungsstörung. Eine Meningitis führt zusätzlich häufig zu einer Defektheilung. E. coli spielt auch als Erreger der Nabelentzündung eine bedeutende Rolle.

Therapie

- Flüssigkeits- und Elektrolytersatz
- beim Neugeborenen Antibiotika (Sepsistherapie)

Prophylaxe

Die beste Prophylaxe ist eine **gute Hygiene**. Beim Auftreten im Kinderzimmer ist eine sofortige Isolierung der Erkrankten nötig, bei Massenerkrankungen Kohortensystem und strengste Handhygiene.

24.7.5 Gonokokken (Gonorrhö)

! Leitsymptome

- **eitrige Bindehautentzündung**
- **Hornhauttrübung mit nachfolgender Blindheit**

Der **Erreger** der Gonorrhö (Tripper) ist das Bakterium Neisseria gonorrhoeae.

Bedeutung in der Schwangerschaft

Auswirkungen auf den Embryo oder Fetus gibt es nicht, da es sich um eine lokalisierte Infektion handelt.

Bedeutung für das Neugeborene

Wenn die Mutter infiziert ist, kommt es während der Geburt zur Ansteckung des Neugeborenen. Folge ist eine Blenorrhö bzw. Konjunktivitis. Sie tritt ein- oder beidseitig auf, zunächst mit einer Rötung, dann mit einem grünlich-eitrigen Sekret im Auge. Bei einer unzureichenden oder zu späten Behandlung wird die Hornhaut geschädigt, was zur Erblindung führt.

Um diese Komplikation zu verhindern, wurde 1884 die **Credé-Prophylaxe** erstmalig eingeführt, die Gabe von je einem Tropfen Silbernitrat als Desinfektionsmittel in jedes Auge des Neugeborenen nach der Geburt. Später wurde diese Prophylaxe gesetzlich vorgeschrieben, dann auch mit anderen Substanzen (Antibiotika-Augentropfen) vorgenommen. Inzwischen ist die Prophylaxe aber wieder abgeschafft, da Gonokokken sehr gut mit Penicillin zu behandeln sind, sodass eine generelle Prophylaxe in Mitteleuropa nicht mehr gerechtfertigt ist. Allerdings nimmt die Häufigkeit der Gonorrhö wieder etwas zu.

Therapie

Behandlung mit Penicillin, bei Resistenz β-Lactamase-stabile Penicilline.

Stillberatung

- Frauen mit frischer Gonokokken-Infektion können im Prinzip stillen, sollten aber selbstverständlich antibiotisch behandelt sein.
- Handhygiene!
- gute Überwachung des Neugeborenen, ggf. auch antibiotische Therapie

24.7.6 Haemophilus influenzae

! Leitsymptome

- **Mittelohrentzündung**
- **Bronchitis**
- **andere Infektionen im oberen Atemtrakt**

Haemophilus influenzae Typ B (HiB) ist ein Bakterium, das sehr häufig Mittelohrentzündungen, Nebenhöhleninfektionen, Bronchitiden u. a. hervorruft. Bei Säuglingen und Kleinkindern können zusätzlich sogenannte invasive Erkrankungen vorkommen, bei denen die Schleimhautbarriere überschritten wird. Dies sind besonders Hirnhautentzündung (Meningitis) und Kehldeckelentzündung (Epiglottitis). Bei Neugeborenen ist Haemophilus influenzae ein wichtiger Erreger von Sepsiserkrankungen.

Klinische Zeichen

Die meisten Säuglinge mit Haemophilus-influenzae-Typ-B-Besiedelung sind asymptomatisch oder haben einfache (Atemwegs-)Infekte. Die schweren Infektionen sind:

- **Meningitis**, mit kompliziertem Verlauf, nachfolgend neurologische Schäden und Hörstörungen
- **Epiglottitis**, vor allem bei Kleinkindern. Sie äußert sich mit Atemnot, gleichzeitiger Schluckstörung, sehr hohem Fieber und einer Schwellung am Hals. Es ist eine akut bedrohliche Erkrankung mit hoher Sterblichkeit (Tod durch Ersticken oder reflektorischen Herzstillstand).

Bedeutung in der Schwangerschaft

Keine

Bedeutung für das Neugeborene

Auch bei nichtinvasiven Haemophilus-Stämmen kann das Neugeborene infiziert werden und septisch erkranken. Wenn Geschwisterkinder an akuten Ohr- und anderen Entzündungen leiden, sollte daher der Kontakt mit dem Neugeborenen nicht allzu eng sein. Vor allem bedeutet es aber, dass Kleinkinder mit solchen Erkrankungen nichts auf einer Entbindungsstation zu suchen haben und dass die Forderung, nur gesunde Geschwister als Besuch zuzulassen, berechtigt ist.

Therapie

Antibiotika

Stillberatung

- Bei der Mutter wird eine HiB-Infektion kaum festgestellt, da man praktisch niemals danach sucht.
- keine Einschränkung des Stillens (unter Überwachung des Kindes)

Prophylaxe

Gegen die invasiven Haemophilus-Stämme wird geimpft (HiB-Impfung, im Rahmen der Grundimmunisierung).

24.7.7 Listeriose

! Leitsymptome

- **sepsisähnliche Erkrankung**
- **zahlreiche feine pickelähnliche Granulome**
- **Trinkschwäche**
- **Atemnotsyndrom**
- **Ikterus, Vergrößerung von Leber und Milz**
- **Meningitis und Enzephalitis**

Der **Erreger** Listeria monocytogenes kommt bei vielen Tieren (besonders Haustiere und Wild) vor. Listerien sind relativ hitzestabil. Mit dem Kot werden besonders viele Erreger ausgeschieden, daher besteht eine Infektionsmöglichkeit nicht nur beim Kontakt mit den Tieren, sondern auch über verunreinigten Boden oder z. B. naturgedüngtes, nicht ausreichend gekochtes Gemüse. Milch von Kühen, Ziegen und Schafen kann infiziert sein, dadurch auch Rohmilchkäse.

Klinische Zeichen

Bei Erwachsenen und größeren Kindern gibt es meist nur uncharakteristische grippeähnliche Symptome mit Lymphknotenschwellung, seltener auch eine Hepatitis.

Bedeutung in der Schwangerschaft

Der Keim ist plazentagängig und löst meist einen fieberhaften Abort bzw. eine Frühgeburt aus.

Bedeutung für das Neugeborene

Es gibt eine Frühform, bei der die Infektion intrauterin erworben wurde (und vielleicht die Geburt ausgelöst hat), und eine Spätform, die unter der Geburt erworben wird, wobei die Symptome nicht sofort, sondern erst nach 1 bis 6 Wochen beginnen.

Vor allem bei der **Frühform** steht eine septische Erkrankung im Vordergrund (Granulomatosis infantiseptica): Die Absiedelung der Keime erfolgt in viele Organe. An der Haut entstehen Tausende feiner rötlicher, leicht erhabener Granulome. Die Allgemeinsymptome bestehen in Trinkschwäche, Bewegungsarmut und Erbrechen. Verstärkter Ikterus, Atemnotsyndrom, Hepatosplenomegalie und Myokarditis können hinzukommen.

Bei der **Spätform** tritt vor allem eine Meningitis oder Enzephalitis auf, aber auch eine Allgemeininfektion. Bei beiden Formen ist die Sterblichkeit sehr hoch, trotz rechtzeitiger Therapie beträgt sie bis 50 % und bei einer späten Erkennung des Erregers nahezu 100 %! Als Folgezustand bleiben häufig Hydrozephalus, Behinderungen und Entwicklungsstörungen zurück.

Diagnostik

Kultureller Nachweis des Bakteriums in Fruchtwasser, Mekonium, Blutkultur, Liquor, Stuhl und Abstrichen des Neugeborenen.

Therapie

antibiotisch (Kombination eines Aminopenicillins und Aminoglykosids)

Cave

Beim Verdacht auf eine Listeriose muss das Kind sofort in eine Kinderklinik verlegt werden.
Die Wöchnerin muss streng isoliert werden, da eine nicht unerhebliche Ansteckungsgefahr für andere Schwangere bzw. Neugeborene von ihr ausgeht, aber auch für das Personal!

Stillberatung

- Bei einer bekannten Infektion sollte bis zur wirksamen antibiotischen Behandlung nicht gestillt werden.
- In den meisten Fällen wird die Erkrankung bei Erwachsenen nicht diagnostiziert!

Prophylaxe

Verzicht auf unkontrollierte Milchprodukte in der Schwangerschaft

24.7.8 Lues (Syphilis)

Leitsymptome

- **langdauernder blutiger Schnupfen**
- **Pemphigoid, d. h. große Blasen mit eitrigem Sekret, besonders an den Fußsohlen**
- **Zeichen der Allgemeininfektion mit Vergrößerung von Leber und Milz**

Erreger ist Treponema pallidum aus der Gruppe der Spirochäten. Die Erkrankung wird sexuell übertragen, mit Ausnahme der Infektion des Neugeborenen. Die Durchseuchung liegt unter 1 %, aber bei jeder 2000. Schwangeren muss mit einer unentdeckten Infektion gerechnet werden.

Klinische Zeichen

- An der Eintrittspforte (meist Genitalschleimhaut, aber auch oral) entwickelt sich ein schmerzloser Primäraffekt.
- Nach 2 bis 12 Wochen beginnt das **Sekundärstadium** mit Allgemeinsymptomen wie Exanthemen, Lymphknotenschwellungen und Beteiligung verschiedener Organsysteme. Der Erreger kann weiterhin latent vorhanden sein und z. B. in der Schwangerschaft reaktiviert werden.
- Das **Tertiärstadium** mit Gefäß- und Hirnschäden tritt nur bei jedem dritten (unbehandelten) Patienten auf.

Bedeutung in der Schwangerschaft

Das Risiko einer Fruchtschädigung ist im ersten Jahr nach der mütterlichen Infektion am größten. Der Erreger kann etwa ab dem 4. Monat die Plazenta passieren. Bei einer frühen fetalen Infektion oder einer frischen Infektion der Mutter folgen meist Abort bzw. Tot- oder Frühgeburt.

Bedeutung für das Neugeborene

Die Zeichen der Infektion können sofort auftreten, bei der Geburt bereits vorhanden sein oder erst nach jahrelanger Latenz erscheinen.

Frühzeichen, die innerhalb der ersten Lebenswochen auftreten, sind: ein persistierender (oft blutiger) Schnupfen, ein rötelnähnliches, aber intensiveres und dauerhaftes Exanthem, ein Pemphigoid, d. h. bis zu centstückgroße Blasen, beson-

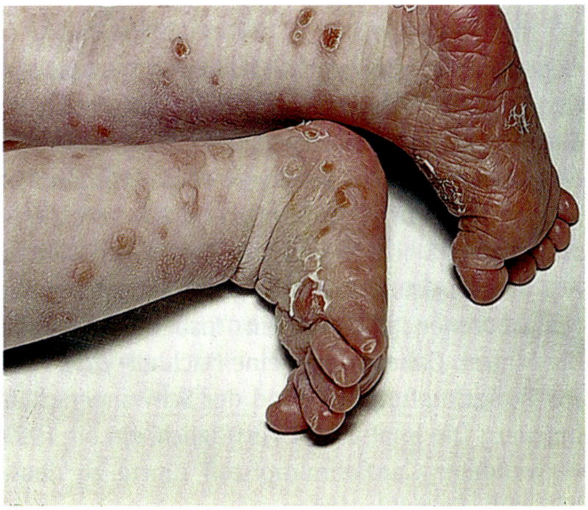

▶ **Abb. 24.1** Lues connata: Hautveränderungen bei einem Neugeborenen. (Gortner L, Meyer S, Sitzmann F, Hrsg. Duale Reihe Pädiatrie. 4. Auflage. Stuttgart: Thieme; 2012)

ders an den Fußsohlen, mit eitrigem Sekret (▶ **Abb. 24.1**). Organsymptome sind ferner eine Vergrößerung von Leber und Milz sowie der Lymphknoten. Eine Osteomyelitis wird gelegentlich beobachtet, besonders an den langen Röhrenknochen, dadurch kommt es zu einer Auftreibung oberhalb der Hand- und Fußgelenke und als Folge davon zu einer schmerzhaften Scheinlähmung.

Spätzeichen (nach Jahren, selten geworden) sind eine Sattelnase, tonnenförmige Schneidezähne mit typischen Schmelzdefekten, Skelettabnormitäten (Säbelscheidentibia u. a.), Taubheit oder Schwerhörigkeit sowie als allgemeine Zeichen Gedeihstörungen und Entwicklungsverzögerungen.

Therapie

Penicillin ist fast immer wirksam, wobei es zu Beginn der Behandlung zu heftigen immunologischen Reaktionen kommen kann, daher grundsätzlich stationäre Therapie in der Kinderklinik.

Stillberatung

- Unter antibiotischer Behandlung und guter Überwachung ist Stillen möglich.
- Einhaltung einer guten Hygiene, bis die Infektion der Mutter beherrscht ist.

Prophylaxe

In den Mutterschaftsrichtlinien ist der **TPHA-Test** als Screening vorgesehen. Wird eine Schwangere nicht korrekt behandelt, muss das Neugeborene, auch wenn es klinisch gesund erscheint, mit Penicillin behandelt werden.

Wundsekret, Blut, Nasenrachensekret u. a. sind bei einer angeborenen Lues hochgradig infektiös. Die Kinder müssen daher **streng isoliert** werden, bis sie mindestens 24 Stunden antibiotisch behandelt sind.

24.7.9 Pertussis (Keuchhusten)

! Leitsymptome

- **Atemstillstand**
- **Hustenanfälle mit Vorstrecken der Zunge**
- **Zyanoseanfälle**
- **Erbrechen**

Erreger ist Bordetella pertussis. Die Bakterien wachsen nur auf den Schleimhäuten der Atemwege. Sie bilden ein Toxin, das den Husten zentral im Stammhirn auslöst. Die Inkubationszeit beträgt 7 bis 21, meist ca. 10 Tage. Die Durchseuchung ist bereits im Kleinkindalter hoch.

Klinische Zeichen und Verlauf

Katarrhalisches Stadium (1 bis 2 Wochen) mit Schnupfen, leichtem Husten und unspezifischen Infektzeichen.

Konvulsives Stadium (2 bis 4 Wochen, teils länger): Die Hustenanfälle werden häufiger und intensiver: stakkatoartiger Husten mit 10 bis 20 Hustenstößen. Dadurch kommt es schrittweise zu einer immer intensiveren Ausatmung, am Ende folgt ein langer lauter Atemzug. Während des Anfalls entwickelt sich eine unterschiedlich ausgeprägte Zyanose, daher entsteht für die Umgebung der Eindruck des Erstickens. Anschließend kann glasig aussehender Schleim erbrochen werden. Anfälle werden ausgelöst durch Essen, Trinken etc. und durch Racheninspektion! Erwachsene (z. B. die Schwangere) haben oft lediglich einen hartnäckigen „Reizhusten“ ohne typische Anfälle, sind aber ansteckend!

Klinische Zeichen

Scharlach beginnt nach einer Inkubationszeit von meistens 2 bis 4 Tagen (1 bis 8 Tagen) abrupt mit schnell steigendem Fieber, Halsschmerzen, einem allgemeinen erheblichen Krankheitsgefühl, Kopf- und Gliederschmerzen. Die Rachenhinterwand ist dunkelrot, die Zunge ist anfangs weißlich belegt, hat aber bald eine samtartige gleichmäßige Rötung mit verdickten Papillen (Erdbeerzunge). Das Exanthem tritt am 2. bis 4. Krankheitstag auf, kann aber sehr diskret sein oder fehlen. Es ist kleinfleckig, oft dichtstehend bis konfluierend. Es beginnt am oberen Thorax, am Hals, an den Schenkelbeugen und am Gesäß und breitet sich zentrifugal aus mit Aussparung der Perioralregion. Nach dem Abblassen des Exanthems kommt es zu einer unterschiedlich ausgeprägten Hautschuppung. Mehrfacherkrankungen sind möglich, Reinfektionen mit Streptokokken häufig, dann aber meist ohne Exanthem.

Der Scharlach kann einige **Folgeerkrankungen** nach sich ziehen, vor allem eine Endokarditis mit Herzklappenschädigung sowie eine Nierenschädigung. Streptokokkeninfektionen sind die häufigste Ursache für erworbene Herzfehler und früher auch für den Verlust der Nierenfunktion.

Bedeutung in der Schwangerschaft

Keine. Wenn eine symptomatische Infektion (z. B. Scharlach) auftritt, wird diese behandelt. Die dabei üblicherweise verwendeten Antibiotika sind für Embryo und Fetus unbedenklich.

Bedeutung für das Neugeborene

Bei Scharlach in der Umgebung gibt es keinen Nestschutz. Das Neugeborene kann erkranken, wird aber meist keinen typischen Scharlach, sondern eine Allgemeininfektion bekommen.

Therapie

Immer antibiotisch, wobei Penicillin meistens wirksam ist.

Stillberatung

- Bei einer akuten Streptokokken-Angina sollte die Mutter nach Beginn der antibiotischen Behandlung für 24 Stunden einen Mundschutz tragen.
- Eine Weitergabe der Infektion über die Muttermilch ist sehr unwahrscheinlich.

Prophylaxe

Hygiene. Eine Impfung gegen Streptokokkeninfektionen ist nicht möglich.

24.7.12 Streptokokken B

Leitsymptome

- **Allgemeininfektion**
- **sehr schnell auftretende Pneumonie, die ein Atemnotsyndrom vortäuscht**
- **Meningitis**
- **Sepsis, septischer Schock**

Bei größeren Kindern und Erwachsenen haben diese Keime kaum eine Bedeutung bzw. rufen meist nur harmlose Erkrankungen hervor.

Klinische Zeichen

Frühform: Die Erkrankung beginnt bei Neugeborenen oft sehr schnell und plötzlich mit Verschlechterung des Zustandes, beschleunigter Atmung, Einziehungen, Zyanose und Stöhnen. Im weiteren Verlauf können sich ein septischer Schock und eine disseminierte intravasale Gerinnung und Meningitis entwickeln. Da die ersten Symptome die Atemwege betreffen, ist die Infektion über die Lunge naheliegend. Die Sterblichkeit der B-Streptokokken-Sepsis liegt bei 10 %. Zu Verwechslungsmöglichkeiten und Differenzialdiagnosen siehe ▶ Tab. 24.2.

Spätform (Late-Onset-Sepsis): Nach 1 bis 8 Wochen entwickelt sich eine Meningitis. Das erste Zeichen kann eine plötzliche Zunahme des Kopfumfanges sein, dann Unruhe, Trinkschwäche, Krampfanfälle und sekundäre Sepsiszeichen. Diese spät beginnende Streptokokken-Erkrankung ist zwar wesentlich seltener, aber genauso gefährlich.

▸ **Tab. 24.2** Differenzialdiagnosen der B-Streptokokken-Sepsis.

Krankheit	Häufigkeit	Unterscheidung durch
B-Streptokokken-Sepsis	1 : 300	• weitere Sepsiszeichen • Leber und Milz vergrößert • Störung der Mikrozirkulation
zyanotischer Herzfehler	1 : 400	• zentrale Zyanose • meist Lebervergrößerung • evtl. Herzgeräusch
Atemnotsyndrom	1 : 100	• vorwiegend Tachypnoe • anamnestische Risikofaktoren
Galaktosämie	1 : 70 000	• Besserung nach Nahrungskarenz • nur Lebervergrößerung

Bedeutung in der Schwangerschaft

Für die Mutter selbst ist der Keim nicht gefährlich. Ein erheblicher Anteil der Schwangeren ist aber mit B-Streptokokken besiedelt (5 bis 30 %).

Bedeutung für das Neugeborene

Bei einer vaginalen Besiedelung der Mutter kann das Neugeborene infiziert werden. Bei ca. 0,5 bis 2 % aller Geburten muss damit gerechnet werden. Das Risiko steigt bei einem vorzeitigen Blasensprung kontinuierlich an, innerhalb der ersten 15 Stunden auf das Zehnfache! Kleine Frühgeborene sind besonders gefährdet (Risiko 15 bis 20 %). B-Streptokokken können die intakten Eihäute von der Scheide her durchwandern, sodass auch bei einer normalen Geburt und einem zeitgerechten Blasensprung eine Infektion möglich ist. Wenn das Fruchtwasser bereits besiedelt war, beobachtet man meist die Frühform der Erkrankung mit Symptomen bereits in den ersten Lebensstunden. Bei einer später erfolgten Infektion tritt eher die primäre Meningitis als sogenannte Spätform auf.

Diagnostik

Beim Verdacht auf eine B-Streptokokken-Infektion erfolgt der Nachweis in Abstrichen und Blutkulturen, zusätzlich ist er auch in Liquor, Urin oder Magenabsaugsekret möglich.

Therapie

Immer antibiotisch (i. v. Behandlung mit einem Kombinationspräparat) und natürlich Therapie des septischen Schocks und der anderen Begleiterscheinungen. Die Behandlung sollte **schon beim geringsten Verdacht** begonnen werden.

Stillberatung

- Bei einer akuten Infektion der Mutter (selten) sollte diese bis ca. 3 Tage nach Beginn der antibiotischen Behandlung einen Mund-Nasen-Schutz tragen.
- Eine Weitergabe der Infektion über die Muttermilch ist unwahrscheinlich.

Prophylaxe

Ist die Mutter mit B-Streptokokken besiedelt (außer bei einer Sectio ohne Wehen oder Blasensprung), sollte vor der Geburt eine Antibiotika-Prophylaxe erfolgen. Wurde diese Antibiotika-Gabe versäumt, so ist das Neugeborene für 48 bis 72 Stunden regelmäßig zu überwachen und beim geringsten Infektionsverdacht auch zu behandeln. Wenn der Blasensprung mehr als 18 Stunden vor der Geburt stattfand, sollte ebenso verfahren werden.

Ein Screening aller Schwangeren auf eine B-Streptokokken-Besiedelung in der 35. SSW wird empfohlen.

24.7.13 Tetanus

Leitsymptome

- **Verkrampfung der Gesichtsmuskulatur**
- **zunehmende generalisierte krampfartige Zustände**
- **frühzeitig eintretender Tod**

Erreger ist das toxinbildende Bakterium Clostridium tetani. Es kommt praktisch überall vor, vor allem im Boden und Staub, besonders intensiv in Gartenerde, wenn mit Pferde- oder Kuhmist gedüngt wird. Die Keime dringen über verschmutzte Wunden in den Körper ein. Die Inkubationszeit beträgt 3 bis 14 Tage.

Klinische Zeichen

Tonische, schmerzhafte Muskelkrämpfe beginnen meist in der Nähe der Verletzung oder im Gesicht. Danach erfolgt eine Generalisierung mit krampfartigen generalisierten Spasmen der Skelettmuskulatur, die durch Berührung oder andere Stimuli ausgelöst werden. Das Bewusstsein bleibt erhalten. Die Erkrankung verläuft fast immer tödlich.

Bedeutung in der Schwangerschaft

Eine Infektion in der Schwangerschaft kommt zum Glück nicht häufig vor. Sie hat keine direkte Wirkung auf den Fetus, verläuft bei der schlechten Prognose aber natürlich fatal.

Bedeutung für das Neugeborene

Normalerweise besteht ein Nestschutz. Wenn die Mutter jedoch nicht geimpft ist, kann das Neugeborene bei Kontakt erkranken. Der vom Nabel ausgehende Tetanus ist tödlich. Die Kinder fallen zuerst durch die Verkrampfung der Gesichtsmuskulatur auf, was ihnen einen eigenartig grinsenden Ausdruck verleiht.

Leider ist es immer noch in einigen Ländern mit traditioneller Lebensweise üblich, Wunden mit Kuhmist zu behandeln und auch den Nabel damit abzudecken. Dadurch werden viele Tetanus-Todesfälle verursacht. In diesen Regionen trägt die Erkrankung dadurch zur Säuglingssterblichkeit bei, während sie bei uns dank der Impfung keine Rolle spielt.

Therapie

Bei bereits bestehender Erkrankung versucht man eine Therapie mit Antibiotika, Muskelrelaxierung und Beatmung. Die Behandlung entspricht praktisch einer Narkose über mehrere Wochen, bis das Toxin abgebaut ist. Trotzdem ist die Überlebenschance auch heute nicht viel höher als früher.

Prophylaxe

Die **Impfung**, die im 3. Lebensmonat begonnen wird, ist sehr gut verträglich und in der Wirkung sehr sicher. Wenn zu viel geimpft wird, z. B. bei gehäuften Verletzungen, können allergieähnliche Reaktionen auftreten. Ungeimpfte Schwangere sollten während der Schwangerschaft geimpft werden.

Bei Verletzungen ohne ausreichend vorhandenen Impfschutz erfolgt eine passive Immunisierung.

24.7.14 Tuberkulose

Leitsymptome

- **im Säuglingsalter oft Allgemeininfektion**
- **atypisch verlaufende Lungeninfektion**
- **Meningitis**

Erreger ist das Mycobacterium tuberculosis. Die Erkrankung ist in den letzten Jahrzehnten sehr viel seltener geworden, nimmt seit 2015 wieder etwas zu (ca. 5000 Neuerkrankungen/Jahr, davon 300 bei Kindern unter 14 Jahren). Es gibt mehr eingeschleppte Fälle und dadurch vermehrte Kontaktmöglichkeiten. Die Inkubationszeit liegt bei über 3 Wochen, die Ansteckungsfähigkeit ist relativ gering, wobei Kinder kaum Bakterien aushusten, sodass die Ansteckung in der Regel durch Erwachsene erfolgt. Die Erkrankung breitet sich bei uns nur von Mensch zu Mensch aus. Die Rindertuberkulose und dadurch infizierte Milchprodukte gibt es nur noch außerhalb von Mitteleuropa.

Klinische Zeichen

Man unterscheidet zwischen der Primärinfektion, also beim ersten Kontakt, und den Folgeerkrankungen durch Reaktivierung des Erregers (postprimäre Formen).

Die **Primärinfektion** findet praktisch immer in der Lunge statt, und nur bei geschwächten Patienten und Säuglingen verläuft diese Phase bereits schwer. Normalerweise wird das Immunsystem zumindest so weit mit der Erkrankung fertig, dass die Erreger in Lymphknoten abgekapselt werden.

Unter besonderen Bedingungen, die das Immunsystem beeinträchtigen (Masern, HIV, schwere Erkrankungen), kann es dann zu einer **endogenen Reinfektion** kommen, die nicht nur den ersten Infektionsort betreffen kann, sondern den ganzen Körper. Besonders häufig sind neben den Lungen die Nieren, Nebennieren, Hirnhäute, Knochen und vor allem die Lymphknoten beteiligt, oder es kommt zu einer („miliaren") Aussaat in alle Organe.

Symptome einer **neonatalen Infektion** sind Lebervergrößerung, Ikterus, Milzvergrößerung, Meningitis und Chorioretinitis. Ein infiziertes Neugeborenes kann aber auch asymptomatisch sein und erst im Lauf von einigen Wochen klinisch erkranken. In diesem jungen Alter sind die Symptome nicht ganz typisch.

Bedeutung in der Schwangerschaft

Eine Erstinfektion in der Schwangerschaft kann den Allgemeinzustand der Mutter beeinträchtigen. Eine Aktivierung der Tuberkulose in der Schwangerschaft ist ebenfalls möglich. Bei einer hämatogenen Streuung der Tuberkulose sowie bei einer tuberkulösen Peritonitis oder Salpingitis kann der Fetus intrauterin Tuberkelbakterien aus der Fruchthöhle aspirieren und erkranken.

Bei der Erstinfektion in der Schwangerschaft kann auch die Plazenta infiziert werden und ein diaplazentarer Übertritt stattfinden. Allerdings ist diese angeborene Tuberkulose extrem selten. Eher kommt es zum Abort, zur Tot- oder Frühgeburt.

Bedeutung für das Neugeborene

Ist die Mutter oder eine andere Person in der näheren Umgebung infektiös, kann das Neugeborene angesteckt werden. Es erkrankt aufgrund seiner immunologischen Unreife schwer mit einer sofort einsetzenden Absiedelung der Bakterien in alle Organe. Auch in den ersten 6 bis 12 Lebensmonaten treten meist atypische schwere Infektionen auf, die wegen des uncharakteristischen Beginns nicht immer gleich erkannt werden.

Therapie

Sie erfolgt mit speziellen Antibiotika, die bei den besonderen Stoffwechseleigenschaften der Tuberkelbakterien wirksam sind. Die Behandlung besteht meist aus einer Kombination mehrerer Medikamente und dauert mindestens 6 Monate, meist länger.

Stillberatung

- Frauen mit aktiver offener Tuberkulose sollten nicht stillen.
- Mit geschlossener bzw. ausreichend behandelter Tuberkulose kann gestillt werden, wenn der Allgemeinzustand der Mutter es erlaubt.

Prophylaxe

Sichere Maßnahmen zur Verhütung einer Infektion gibt es nicht. Tuberkulosekranke dürfen keinen Kontakt mit Neugeborenen haben. Tuberkulosekranke Neugeborene sind wie alle Menschen mit noch nicht ausreichend behandelter Erkrankung streng zu isolieren. Eine Impfung gibt es aktuell nicht.

24.8 Pilzinfektionen/Mykosen

Es gibt verschiedene Arten von Pilzinfektionen, die meisten spielen jedoch bei Schwangeren und Neugeborenen keine Rolle. Allein die Sprosspilze sind von großer Bedeutung. Der wichtigste Vertreter ist der Soor-Pilz, von dem es zahlreiche Unterarten und Varianten gibt. Die Unterscheidung spielt aber in der täglichen Praxis keine Rolle.

24.8.1 Soor (Candidamykose)

Leitsymptome

- **weiße, fest haftende Beläge im Mund, auch auf der Zunge**
- **schuppende oder gerötete Hautareale, besonders im Windelbereich und in den Gelenkbeugen**
- **Trinkschwäche, unspezifische Bauchsymptome**

Der wichtigste **Erreger** ist Candida albicans (Soorpilz, 90 %), daneben gibt es noch andere Hefepilze, die dieselben Symptome hervorrufen. Der Pilz kommt auf jeder Schleimhaut in geringen Mengen vor. Candida ist ein opportunistischer Erreger, d. h. unter besonderen Umständen kann er überwuchern, z. B. bei Neugeborenen, bei Immunmangelzuständen aller Art, aber auch bei Störungen des bakteriellen Gleichgewichts auf der Schleimhaut, z. B. nach einer antibiotischen Behandlung.

Klinische Zeichen

- **Mundsoor:** Bei Neugeborenen finden sich weißliche Beläge, teils festhaftend, besonders in den Wangentaschen, aber auch am Gaumen und auf der Zunge (▶ **Abb. 24.2**).
- **Intestinalsoor:** Bei einer Ausbreitung über den Darm zeigt das Kind Trinkschwäche, einen aufgetriebenen Bauch und Koliken.
- **Windelsoor:** Er ist sehr häufig, meist kombiniert mit Mund- und Darmsoor. Ferner kommt er als Superinfektion bei einer Windeldermatitis oder bei Infekten mit antibiotischer Behandlung vor. Es entwickelt sich eine intensive Rötung, teils flächenhaft mit einzelnen satellitenartig angeordneten Streuherden. Diese sind scharf begrenzt mit leicht schuppendem Rand. Gelegentlich gibt es auch blutende Erosionen.
- **invasive Mykosen:** Bei Frühgeborenen und schwerkranken Neugeborenen kann durch invasive Maßnahmen (z. B. zentrale Katheter im Gefäßsystem, Operationen) eine invasive Pilzinfektion auftreten, die in vielen Fällen lebensbedrohlich ist. Sehr selten gibt es eine angeborene Candida-Sepsis oder Candida-Pneumonie im Rahmen eines mütterlichen Amnioninfektionssyndroms.

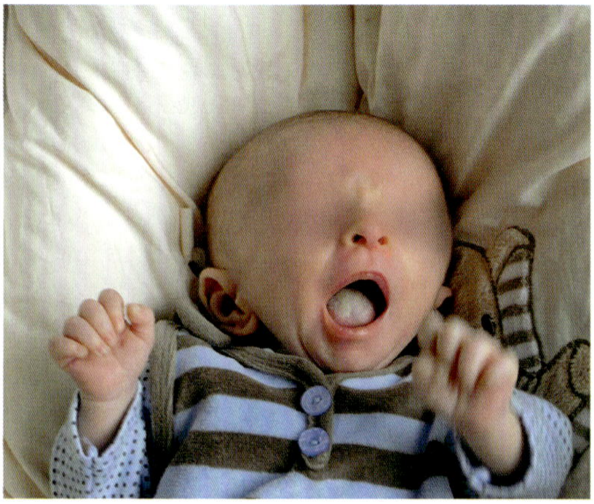

▶ **Abb. 24.2** Mundsoor. (Kerstin Steiner, Stuttgart)

Bedeutung in der Schwangerschaft

Eine vorgeburtliche Schädigung selbst bei massiver Soorinfektion der Mutter ist nicht bekannt.

Bedeutung für das Neugeborene

Wenn eine dichte vaginale Besiedelung mit Candida albicans besteht, hat das Neugeborene ein größeres Infektionsrisiko. Ferner spielt mangelnde Hygiene eine Rolle. Die Infektion äußert sich meist an Schleimhäuten und Haut.

Therapie

Wirksam sind die **Antimykotika** Nystatin, Amphotericin B und Miconazol. Sie werden als Suspension nach der Mahlzeit gegeben oder als Paste auf die befallenen Hautstellen aufgetragen. Diese Medikamente werden nur in geringer Menge von den Schleimhäuten resorbiert. Sie sind für die Kinder ungiftig, aber auch nur am Auftragungsort wirksam.

Die systemische Infektion wird mit Amphotericin B intravenös therapiert. Darüber hinaus stehen noch einige neuere Substanzen zur Verfügung, die aber in der Neugeborenenmedizin nicht gut erprobt sind.

Stillberatung

- Normales Stillen ist möglich.
- Die Mutter sollte sich bei einer massiven Soor-Infektion behandeln lassen.

Prophylaxe

Die beste Prophylaxe ist eine ausreichende **Hygiene**.

24.9
Protozoen

24.9.1 Toxoplasmose

Leitsymptome einer fetalen Infektion
- **Hydrozephalus oder Mikrozephalus**
- **Krampfanfälle**
- **Leber- und Milzvergrößerung**

Der **Erreger** Toxoplasma gondii wird meist durch Katzen übertragen (die Katze hat akuten Durchfall), aber auch durch andere Haustiere sowie den Genuss von rohem Fleisch. Ausgeschiedene Zysten können unter günstigen Umgebungsbedingungen über Monate infektiös sein. Die Durchseuchung bei Schwangeren beträgt 30 bis 50 %!

Klinische Zeichen

Bei **Erwachsenen und älteren Kindern** verläuft die Infektion häufig unbemerkt oder nur mit leichten Krankheitszeichen. Lymphknotenschwellungen sind charakteristisch und werden meist beobachtet.

Die **fetale Infektion** führt immer zu einem generalisierten Organbefall. Betroffen sind zunächst Leber, Lunge, Herzmuskel und vor allem das Gehirn. Die Symptome der Enzephalitis durch Toxoplasmose können sehr variieren. Man findet z. B. einen Hydrozephalus oder Mikrozephalus, Verkalkungen, einen Diabetes insipidus und andere hormonelle Abweichungen durch den Befall der Hypophyse, Krampfanfälle und fast immer eine schwere Entwicklungsverzögerung. Häufig ist auch eine Chorioretinitis, die zur Sehbehinderung führen kann. Ferner kommt eine Blutbildung in der Haut vor, was zu zahlreichen kleinen violetten Knötchen führt (*blueberry-muffin*). Früh- oder Totgeburten sind gehäuft.

Die Erkrankung kann auch intrauterin ablaufen und bereits ausgeheilt sein, sodass nur noch die Folgeerscheinungen (Hirnschädigung) zu sehen sind, die Ursache aber letztlich nicht erkannt wird.

Bedeutung in der Schwangerschaft

Bei einer Erstinfektion in der Schwangerschaft droht eine Infektion des Fetus. Auch bei einer frischen Infektion in der Frühschwangerschaft gelangen die Erreger erst ab ca. der 16. SSW zum Fetus. Die fetale Infektionsrate steigt bei der Erstinfektion der Mutter im ersten Trimenon von 15 bis 25 % auf ca. 65 % bei einer Erstinfektion im letzten Trimenon. Die Häufigkeit der fetalen Infektion wird sehr unterschiedlich angegeben, mit ca. 1 : 3000 Schwangerschaften muss gerechnet werden.

Die fetale Erkrankung verläuft umso schwerer, je früher in der Schwangerschaft die Infektion stattfindet. Eine pränatale Diagnostik ist möglich. Eine Toxoplasmose-Infektion in der Schwangerschaft ist nicht zwangsläufig eine Indikation zum Abbruch. Eine erhebliche Schädigung des Fetus ist bei einer Infektion im ersten Trimenon allerdings sehr wahrscheinlich (mehr als ⅔).

Diagnostik

Auch wenn das Neugeborene klinisch unauffällig erscheint, sollte bei einer gesicherten oder fraglichen Toxoplasmose-Infektion in der Schwangerschaft und trotz korrekter Therapie der Mutter beim Neugeborenen eine serologische Diagnostik und die direkte Erregersuche mit PCR veranlasst werden. Ferner sind Schädel- und Abdomensonografie, augenärztliche Untersuchung, Liquorpunktion und EEG nötig.

Therapie

Eine frische Infektion muss bereits in der Schwangerschaft behandelt werden. Postnatal muss bei einer aktiven Entzündung eine langdauernde Therapie mit Pyrimethamin, Sulfadiazin und Folsäure im Wechsel mit Spiramycin durchgeführt werden. Die Medikamente werden oft schlecht vertragen, und eine Infektion der Augen lässt sich trotzdem nicht sicher behandeln bzw. verhindern.

Prophylaxe

Wenn vor der Schwangerschaft bereits ein Antikörper-Titer besteht, ist das Kind nicht gefährdet. Wenn eine Schwangere toxoplasmosenegativ ist, sollte sie den Kontakt mit Katzen, anderen Kleintieren und vor allem deren Ausscheidungen vermeiden sowie bei der Gartenarbeit etc. Handschuhe tragen.

24.9.2 Pneumocystis jirovecii

Leitsymptome
- **Husten und leichtes Fieber**
- **beschleunigte Atmung**
- **Einziehungen und Zyanose**

Der **Erreger** Pneumocystis jirovecii (früher carinii) ist normalerweise harmlos und spielt nur bei immunologisch inkompetenten Patienten eine Rolle. Dazu zählen auch Säuglinge und Patienten mit AIDS. Der Erreger ist auch in der Lunge von gesunden Personen zu finden, wird aber vom Immunsystem beherrscht, sodass keine Gefahr von ihm ausgeht. Antikörper sind daher bei sehr vielen Menschen zu finden.

Klinische Zeichen

Die Erkrankung beginnt mit Husten, leichtem Fieber, beschleunigter Atmung und zunehmender Atemnot, dann fallen atemsynchrone Einziehungen und eine Zyanose auf. Die Lunge hört sich dabei relativ normal an. Unbehandelt endet die Erkrankung oft tödlich. Sie ist selten, kam aber schon in Säuglingsstationen gehäuft vor.

Bedeutung in der Schwangerschaft

Keine

Therapie

Antibiotische Behandlung, z. B. mit Cotrimoxazol.

24.10 Meldepflicht bei Infektionen

Nach den §§ 3, 4, 5, 8 des Infektionsschutzgesetzes (IFSG) sind zahlreiche Krankheiten zu melden. Die Liste wird in regelmäßigen Abständen aktualisiert (▸ **Tab. 24.3**, www.rki.de).

Meldepflichtig sind ferner gehäuft auftretende Infektionen mit allen Erregern, wenn sie in Krankenhäusern, Geburtskliniken, Säuglingsheimen, Tagesstätten etc. nicht nur vereinzelt auftreten („Ausbruch") und nicht bereits vor der Aufnahme in die betreffenden Institutionen bestanden.

Im Rahmen der COVID-19-Pandemie ist die Erkrankung meldepflichtig.

Zusätzlich zur namentlichen Meldepflicht bei Erkrankungen bzw. Krankheitsverdacht gibt es eine **Labor-Meldepflicht**, d. h., die Meldung erfolgt durch das nachweisende Labor:
- namentlich: Rotaviren, Noroviren, Influenza A, FSME
- nicht namentlich: HIV, konnatale Röteln oder Toxoplasmose oder Syphilis

Meldepflichtig sind ferner **Ausbrüche nosokomialer Infektionen** mit epidemiologischem Zusammenhang, d. h., wenn innerhalb einer Station oder Klinik nicht nur im Einzelfall Infektionen auftreten, die dort erworben wurden.

Wenn **zwei oder mehr Erkrankungen gleicher Art** auftreten, bei denen ein epidemischer Zusammenhang wahrscheinlich ist oder vermutet wird, und dies eine Gefahr für die Allgemeinheit bedeutet oder bedeuten kann, besteht ebenfalls eine Meldepflicht.

Merke
Bei Zweifeln über die Meldepflicht empfiehlt sich ein Anruf beim zuständigen Gesundheitsamt.

Die Meldung erfolgt an das **nächstliegende Gesundheitsamt** innerhalb von 24 Stunden.

Verantwortlich für die Meldung ist der behandelnde Arzt, in Krankenhäusern der leitende Arzt. In der Regel wird die Meldung stillschweigend delegiert. Der leitende Arzt bzw. dessen Vertreter (zuständiger Oberarzt) müssen aber über eine Meldung unbedingt informiert sein. Eine Kopie der Meldung gehört zur **Dokumentation** an die Akte.

▸ **Tab. 24.3** Meldepflichtige Infektionskrankheiten (Auszug).

Krankheit/Erreger	Kommentar/Ergänzung
Botulismus	
Cholera	
Diphtherie	
Hämorrhagisches Fieber	nur virusbedingt, z. B. Hantaviren
Hepatitis, akute virale	Typ: .... (A, B, C, weitere)
Masern	Auch unkomplizierte Masern sind meldepflichtig.
Meningokokken-Meningitis/Sepsis	
Milzbrand	
Paratyphus	
Poliomyelitis	Als Verdacht gilt jede akute schlaffe Lähmung.
Pest	
Tollwut	
Tollwutexposition, mögliche	(§ 6 Abs. 1 Nr. 4 IfSG)
Typhus abdominalis	
Tuberkulose	Erkrankung/Tod auch bei fehlendem bakteriologischem Nachweis. Ferner sind Therapieabbruch/-verweigerung meldepflichtig.
mikrobiell bedingte Lebensmittelvergiftung	meldepflichtig bei Tätigkeit im Lebensmittelbereich oder bei mehrfachen Erkrankungen mit vermutetem epidemiologischen Zusammenhang; Angabe des Erregers
gesundheitliche Schädigung nach Impfung	gesonderter Meldebogen über das Gesundheitsamt zu beziehen

25 Plötzlicher Kindstod (SIDS)

Definition

Unter SID oder SIDS (*sudden infant death syndrome*) versteht man den unvorhergesehenen, nicht erklärbaren, ohne fassbare ursächliche Krankheitszeichen eintretenden Tod im Säuglingsalter.

Dieses Ereignis betrifft etwa **jeden 1000. Säugling** mit einer Häufung im 2. bis 4. Lebensmonat und stellt in Deutschland die häufigste Todesursache von Säuglingen vom 2. bis 12. Lebensmonat dar.

Nicht selten werden Kinder sozusagen im letzten Moment gerettet, d. h., die Eltern finden ein lebloses Kind vor, das nach heftiger Stimulation wieder zu atmen beginnt (*near missed*, ALTE: *apparent life-threatening event*). Es ist in solchen Fällen nicht immer leicht zu unterscheiden, ob es sich wirklich um ein gefährliches Ereignis gehandelt hat oder ob die Eltern eine „normale" Atempause, das Pressen beim Stuhlgang oder andere harmlose Situationen fehlgedeutet haben. Im Zweifel wird man immer den schlimmeren Fall annehmen und vor allem solche Säuglinge in der Kinderklinik sehr gründlich untersuchen.

25.1 Ursachen

Merke

Das Risiko steigt in folgenden Situationen:

- **SIDS bei Geschwistern**
- **Schlafen in Bauchlage**
- **passives Rauchen**
- **keine Muttermilchernährung**
- **ungünstige Schlafumgebung (zu weich, zu warm)**
- **Früh-, Mangelgeborene, Mehrlinge**
- **schlechter Sozialstatus**

Es gibt zahlreiche wissenschaftliche Untersuchungen, um den Ursachen dieses Ereignisses auf die Spur zu kommen. Regelmäßig werden mehr oder weniger sensationelle Veröffentlichungen publiziert, bei denen der Eindruck erweckt wird, endlich sei **die** Ursache gefunden. Bei der Obduktion findet man auch bei einigen tot aufgefundenen Säuglingen nachträglich mögliche Todesursachen, z. B. eine nicht erkannte Meningitis. In einigen Fällen mögen auch unerkannte Herzrhythmusstörungen zum Tode geführt haben. Und es gibt durchaus auch Kinder, die unbeabsichtigt oder mit kriminellem Hintergrund schwer verletzt oder getötet wurden.

In den meisten Fällen liegt aber tatsächlich ein SIDS ohne weitere Ursachen vor. Man erklärt den SIDS durch eine **Regulationsstörung im Atem- und Kreislaufzentrum des Gehirns**. Eine Aufwachreaktion, die sonst einen Atemstillstand und Kreislaufkollaps verhindern würde, bleibt aus.

25.2 Differenzialdiagnosen

In vielen Fällen eines plötzlichen Todes oder lebensbedrohlichen Ereignisses im Säuglingsalter lassen sich **andere Ursachen** (z. B. bei der Obduktion) finden:

- Herzrhythmusstörungen durch Besonderheiten im Reizleitungssystem
- Infektionen wie Hirnhautentzündung, Mittelohrentzündung
- Atemstillstand durch Keuchhusten
- Verlegung der Atemwege (Erbrechen, Ersticken durch Fremdkörper, Fehlbildungen der Atemwege)
- Misshandlung (Hirnblutungen, z. B. durch Schütteln des Säuglings)
- Stoffwechselerkrankungen
- zahlreiche weitere seltene Ursachen

Weil es so viele andere Möglichkeiten gibt, sollte immer eine **Obduktion** angestrebt werden, letztlich auch, um den Eltern zu helfen. Einerseits können in vielen Fällen dadurch Schuldgefühle abgebaut werden, andererseits kann in einigen wenigen Fällen ein krimineller Hintergrund aufgeklärt werden. Außerdem wird oft nachträglich bereut, wenn keine Ursachenforschung betrieben wurde, spätestens wenn ein weiteres Kind unterwegs ist und sich die Frage des Wiederholungsrisikos stellt.

25.3 Beratung der Eltern/Prophylaxe

Besonders wichtig ist der richtige **Umgang mit den Eltern**. So sind Verdächtigungen und Vorwürfe („Warum haben Sie nicht nach dem Kind geschaut?“ etc.) unbedingt zu vermeiden. Die Eltern sollten über alle nachträglich erhobenen Befunde exakt und schnell informiert werden. Eine psychosoziale Betreuung sollte nach Möglichkeit erfolgen oder angeboten werden, vor allem auch Kontakt zur Selbsthilfegruppe. Die Adresse der lokalen Selbsthilfegruppe kann über die nächste Kinderklinik in Erfahrung gebracht werden.

Es gibt leider keine Möglichkeit, den plötzlichen Tod eines Säuglings zuverlässig zu verhindern. Allerdings kann das Risiko durch geeignete Maßnahmen deutlich reduziert werden. Dabei muss man unterscheiden zwischen allgemeinen Empfehlungen, die für alle Säuglinge gelten, und speziellen Maßnahmen, die nur bei einem erhöhten Risiko, z. B. nach dem Tod eines vorangegangenen Geschwisterkindes oder nach einem Beinahe-Todesfall, nötig sind.

Allgemeine Empfehlungen zur Reduzierung des SIDS-Risikos

- Anleitung zum Stillen
- Vermeiden von Passivrauchen (Rauchverbot in der Wohnung), Nikotinvermeidung in der Schwangerschaft
- Schlafen in Rückenlage, solange das Kind seine Schlafposition noch nicht aktiv wählt
- keine Kopfkissen, feste Unterlage
- keine dicken Decken etc., die zur Überwärmung führen können, am besten einen Schlafsack benutzen
- Raumtemperatur im Schlafraum 18 °C oder etwas darunter, Überwärmung vermeiden
- Schnuller zum Einschlafen
- Schlafen im Zimmer der Eltern, aber im eigenen Bett
- keine Gegenstände im Bett, die die Atmung behindern können

Bei allen diesen Empfehlungen gilt es, **keine unnötige Angst auszulösen**. Diese Maßnahmen sind ja auch allgemein vernünftig und dienen einer gesunden Lebensweise. Der Gesichtspunkt SIDS-Verhinderung sollte daher nicht allzu sehr in den Vordergrund treten.

Spezielle Maßnahmen bei erhöhtem Risiko sind:

- bei überlebenden Kindern mit ALTE (S. 306) kardiologische, neurologische und Stoffwechseluntersuchung, in aller Regel stationär in der Kinderklinik, unter Monitorkontrolle
- Reanimationstraining für die Eltern
- Monitorüberwachung im ersten Lebensjahr bei Kindern nach ALTE und nachfolgenden Geschwistern nach SIDS oder ALTE oder bei anderen Hochrisiko-Kindern

Wird ein **Monitor** für nötig gehalten, genügt es also nicht, über die Krankenkasse ein solches Gerät zu besorgen. Die Eltern müssen sehr genau in die Funktion eingewiesen werden, wie man ein zuverlässiges Monitoring durchführt, wie man Fehlalarme erkennt und noch besser vermeidet. Außerdem gehört ein **Reanimationstraining** dazu, denn es ist nicht sinnvoll, dass man Notsituationen zwar erkennt, aber nicht weiß, was dann zu tun ist. In den meisten Kinderkliniken werden entsprechende Trainingsprogramme angeboten.

25.4 Reanimation von Säuglingen und Kindern

Praktisches Vorgehen

- **Bewusstsein prüfen:** rütteln, kneifen, laut um Hilfe rufen
- **Atemwege öffnen:** Kopf nach hinten kippen, Kinn anheben, dabei Unterkiefer vorschieben (evtl. Erbrochenes entfernen)
- **Atmung prüfen:** beobachten, hören, fühlen; Atemwege freimachen
- **Beatmen:** 5 Atemspenden Mund zu Mund und Nase bzw. Maskenbeatmung. Der Brustkorb sollte sich nach jedem Atemhub wieder entleeren. Sind dabei keine angemessenen Atembewegungen zu sehen, müssen Kinn-, Kopf-, Halsposition überprüft und ggf. modifiziert werden.
- **Puls prüfen** (nur für Geübte möglich, sonst gilt: keine Zeit damit verlieren): Oberarmpuls tasten, wenn Puls < 60/Min. → Herzmassage

- **Herzmassage:** Brustkorb umfassen, mit Druck auf unteres Brustbein, zweimal pro Sekunde, ⅓ des Brustkorbs eindrücken, Verhältnis Herzdruckmassage/Atemspende 3 : 1 (Neugeborene) bzw. 15 : 2 (ältere Babys und Kinder). Beim Säugling wird der Brustkorb mit beiden Händen umfasst, beim Kleinkind wird mit einer Hand über dem unteren Brustbeindrittel komprimiert, beim Schulkind und Adoleszenten mit zwei Händen.
- Ist **nur ein Helfer anwesend**, wird zunächst unverzüglich für eine Minute reanimiert, dann erst wird die Reanimation unterbrochen und ein Reanimationsteam gerufen.

26 Medikamente in Schwangerschaft und Stillzeit

Nachdem man in der Vergangenheit mehrfach schwere Fehlbildungen durch eine Medikamenteneinnahme in der **Schwangerschaft** erlebt hat, werden seit mindestens 40 Jahren alle neuen Medikamente auf ihre Teratogenität untersucht. Dabei ist es niemals völlig sicher, ob ein bei Versuchstieren unbedenkliches Arzneimittel auch beim Menschen keine Fehlbildungen hervorruft. Insofern ist es zur Gewohnheit geworden, dass man in der Schwangerschaft besonders kritisch bei der Verordnung von Medikamenten vorgeht. Es ist ebenfalls üblich geworden, dass praktisch jeder Begleitzettel eines Medikamentes den Hinweis trägt, dass die Arznei in der Schwangerschaft **nur bei besonders kritischer Indikationsstellung** zu verwenden ist. Damit ist die Verantwortung für die Gabe eines Medikamentes ganz auf den Verordnenden übergegangen und verlangt von ihm besonders gute Kenntnisse der Gefahren der jeweiligen Substanzen. ▶ **Tab. 26.1** nennt einige Beispiele für teratogene Medikamente und die typischen Schädigungen.

Manche Substanzen haben eine so lange Wirkdauer, dass auch eine Gabe **vor der Schwangerschaft** noch zu Auswirkungen führen kann. Ein Beispiel ist die (innerliche) Aknetherapie mit Retinoiden. Daher ist nach solchen Behandlungen über die eigentliche Therapie hinaus eine sichere Antikonzeption zu gewährleisten.

Medikamente, die **kurz vor der Geburt** oder im Kreißsaal gegeben werden, können kurzfristige Auswirkungen auf das Neugeborene haben. Dazu zählen vor allem Narkotika und besonders Opiate, die gelegentlich als Schmerzmittel eingesetzt werden. Sie haben eine atemdepressive Wirkung, sodass das Neugeborene durch die indirekte Medikamentenwirkung asphyktisch werden kann. Man sollte anstreben, durch ein Antidot (z. B. Naloxon neonatal®) die Wirkung aufzuheben, um so z. B. eine Beatmung zu vermeiden.

In der **Stillzeit** liegt die Problematik etwas anders, denn jetzt geht es vorwiegend um den Übertritt der Medikamente in die Muttermilch. Nicht alle Medikamente können gut übertreten, und nicht alle, die sich in der Muttermilch wiederfinden, sind für das Kind schädlich. Trotzdem ist eine ungewollte „Mitbehandlung" des gestillten Säuglings nicht anzustreben. Von besonderer Bedeutung ist dabei, dass einige der Substanzen, die auf den Säugling Auswirkungen haben können, rezeptfrei sind (▶ **Tab. 26.2**)!

▶ **Tab. 26.1** Embryo- und Fetopathien durch Medikamente (Auswahl).

Medikament	e/f	Art der Schädigung
Thalidomid	e	„Contergan-Kinder", Phokomelien etc. (Defektbildungen der Extremitäten) u. a.
Tetracycline	f	Zahnanomalien (Schwarzfärbung)
Aminoglykoside	f	Nieren- und Gehörschäden
Zytostatika	e/f	vielfältige Effekte
Hydantoin	e/f	typische Embryo-/Fetopathie
Valproat	e	Spina bifida u. a.
Cumarine	e/f	typische Embryopathie, fetale Blutungen
Vitamin A (Hochdosis)	e	schwere allgemeine Fehlbildungen
Retinoide	e	wie Vitamin A
Androgene	f	Vermännlichung weiblicher Feten
e: Embryopathie, f: Fetopathie		

Bedacht werden muss, dass auch **andere Substanzen mit pharmakologischer Wirkung** in die Muttermilch übergehen können. Kaffee und Tee in hohen Mengen können z. B. nennenswerte Koffein- und Theophyllin-Konzentrationen in der Muttermilch hervorrufen, die zu einer vermehrten Unruhe beim Kind führen können. Alkohol geht nur in relativ geringen Mengen in die Muttermilch über, sollte aber trotzdem nicht exzessiv konsumiert werden.

Auch **Drogen** können ein Problem darstellen. Das allgemein als relativ harmlos angesehene Haschisch (= Marihuana) kumuliert in der Muttermilch bis zur 8-fachen Konzentration, wird auch aus dem Rauch resorbiert und kann zu neurologischen Schäden und Entwicklungsstörungen führen.

Merke

Allgemeines Prinzip ist daher die strenge Indikationsstellung bei jeder medikamentösen Therapie während der Stillzeit. Bei chronischen Erkrankungen der Mutter muss prinzipiell eine Beratung über die Behandlung und die Stillmöglichkeit erfolgen.

▶ **Tab. 26.2** Medikamente in der Stillzeit, die Bedeutung für den Säugling haben.

Substanz	Übertritt	Effekt beim Kind	Stillen
Analgetika/Antiphlogistika (Schmerzmittel)			
Acetylsalicylsäure	+	keine wesentlichen NW, nur bei sehr hoher mütterlicher Dosis metabolische Azidose; Einzeldosen erlaubt, Low-dose-Therapie unbeschränkt	Ü
Diclofenac	(+)	Einzeldosen erlaubt	Ü
Ibuprofen	–	kein Effekt	E
Morphin, Pethidin	+	Kumulationsgefahr, Atemdepression, Entzug	Ü
Pentazocin	+	bei einmaliger Dosis kein Effekt	Ü
Phenylbutazon	+	Kumulationsgefahr, beim Säugling relativ hohe Konzentrationen	KI
Piroxicam	+	geringer Übergang, kein Effekt bekannt	Ü
Paracetamol	+	bei niedriger Dosis kein Effekt, bei hoher Dosis Kumulation möglich	Ü
Indometacin	?	evtl. Krampfanfälle	KI
Propyphenazon	?	evtl. Hämolyse, wenig bekannt	KI
Metamizol	+	wenig untersucht; Zyanoseanfälle!	KI
Antiallergika			
Antihistaminika	+	zentralnervöse Wirkungen beim Säugling denkbar, bei zwingender Notwendigkeit Antihistaminika mit kurzer HWZ einsetzen	KI/Ü
Antiarrhythmika/Kardiaka			
Digoxin	+	Konzentration beim Säugling etwa 10 % der Konzentration bei der Mutter	Ü
Procainamid	+	Kumulationsgefahr, Effekte aber nicht bekannt	Ü
Sotalol	+	Bradykardie, Hypotonie	Ü
Verapamil	+	Unruhe, kumuliert in der MM	Ü

▶ **Tab. 26.2** Fortsetzung

Substanz	Über-tritt	Effekt beim Kind	Stillen
Antiasthmatika			
Theophyllin	+	toxische Spiegel beim Säugling möglich, Folge sind z. B. Krampfanfälle, Übererregbarkeit; Kumulationsgefahr wegen längerer HWZ!	KI
Terbutalin	+	in der MM hohe Spiegel, aber beim Kind kein Effekt nachzuweisen	Ü
Inhalative Betamimetika sind in normaler Dosierung harmlos!			
Ketotifen	+	Müdigkeit, Trinkschwäche	Ü
inhalative Steroide	–	kein Effekt	E
Antibiotika			
Aminoglykoside			
Aminoglykoside (Amikacin, Gentamicin, u. a.)	(+)	Übergang nur in Spuren, werden aber vom Neugeborenen enteral resorbiert	E
Cephalosporine			
Cefadroxil	+	Kumulationsgefahr, wenig toxisch	Ü
Cefalexin, Cefuroxin, Ceftazidim	+	Kumulationsgefahr, wenig toxisch, geringe Konzentration in der MM	Ü
Cefazolin, Cefotaxim, Cefotiam	–	sehr geringer Übertritt	E
Chloramphenicol	+	bei Säuglingen therapeutisch oder toxische Dosis möglich!	KI
Penicilline			
Amoxicillin, Ampicillin	+/–	geringer Übergang, Effekte unwahrscheinlich	Ü
Penicillin G und V	-	kein wesentlicher Übergang	E
Tetrazykline	+	relativ hohe MM-Konzentrationen, Durchfälle und Einbau in Knochensubstanz	KI
Gyrasehemmer	?	wegen denkbarer Schädigungen von Knorpel, sicherheitshalber nicht geben	KI
Makrolide und weitere Substanzen			
Erythromycin	+	kumuliert, therapeutische Konzentrationen beim Säugling!	Ü
Azithromycin	+	keine Daten	KI/Ü
Clarithromycin	+	keine Daten	Ü
Roxithromycin	(+)	keine Effekte zu erwarten	E
Clindamycin	+	hohe Konzentrationen, Effekte unklar	KI
Lincomycin	+	hohe Konzentrationen, Effekte unklar	KI
Nitrofurantoin	–	kein Effekt	E
Sulfonamide			
Sulfamethoxazol	+	sehr hohe MM-Konzentrationen, Kumulation beim Neugeborenen; bei Säuglingen unter Überwachung möglich	KI
Trimethoprim	+	kumuliert, Konzentrationen höher als bei der Mutter!	Ü
Sulfasalazin	+/–	nur sehr geringe Konzentrationen	Ü
Metronidazol	+	kumuliert beim Säugling, höhere Konzentration als bei der Mutter, Effekte unklar bei Kurztherapie 24 h Stillpause	KI/Ü

▶ **Tab. 26.2** Fortsetzung

Substanz	Über-tritt	Effekt beim Kind	Stillen
Tuberkulostatika			
Dihydrostreptomycin, Pyrazinamid	–	kein wesentlicher Übergang	E
INH, PAS, Rifampicin, Streptomycin	+	keine eindeutigen Effekte bekannt	Ü
Antidepressiva siehe Psychopharmaka			
Antiemetika (Mittel gegen Erbrechen und Übelkeit)			
Metoclopramid	+	bereits in geringen Konzentrationen zentralnervöse Symptome beim Kind möglich	Ü
Dimenhydrinat	?	kein Effekt bei Einzelgaben	E
Antiepileptika			
alle Substanzen	+	Müdigkeit und zentralnervöse Störungen beim Kind möglich, ggf. Spiegelbestimmung beim Kind, evtl. Zufüttern oder Abstillen bei Symptomen	Ü
Antihypertonika (blutdrucksenkende Mittel)			
Methyldopa	/–	kein Effekt	E
Betablocker (Propanolol u. a.)	(+)	Blutdrucksenkung möglich, Bradykardie	Ü
Rauwolfia-Alkaloide	+	Hypersekretion, Atemdepression, Apathie bei Neugeborenen	KI
Clonidin	+	hohe MM-Konzentration, Effekt unbekannt, Angaben widersprüchlich!	Ü/KI
Captopril, Enalapril	–	sehr geringe MM-Konzentrationen (Ödeme?)	E
Hydralazin, Dihydralazin	(+)	Antihypertensivum der Wahl in der Stillzeit	E
Minoxidil	+	hohe MM-Konzentrationen!	KI
Hydralazin, Dihydralazin	(+)	keine Wirkung bekannt	E
Antihypotonika	–	keine Wirkungen bekannt	E
Antikoagulanzien (gerinnungshemmende Medikamente)			
Heparin	–	kein Effekt	E
Warfarin	–	kein Effekt nachgewiesen	E
Cumarine	+/–	Beeinflussung der Gerinnung möglich, evtl. Blutungen	KI/Ü
Antimykotika			
systemische (orale, i. v. Antimykotika, alle Substanzen)	+	weitgehend unbekannt (Fluconazol scheint am ehesten geeignet zu sein)	??
lokale	–	keine Effekte	E
Antiphlogistika siehe Analgetika			
Antitussiva (hustenlösende Medikamente)			
Expektoranzien (Ambroxol, ACC, Mukolytika)	+	keine Probleme	E
Codein	+	hohe Konzentration in der MM, bei niedriger Dosierung vorübergehend unbedenklich, evtl. Atemdepression. Einzelgaben erlaubt	Ü/KI
Betamimetika (oral)	+	Unruhe, neurologische Auffälligkeiten	KI

► **Tab. 26.2** Fortsetzung

Substanz	Übertritt	Effekt beim Kind	Stillen
Diuretika (harnausscheidende Medikamente)			
alle Präparate:		Dehydratationsrisiko, evtl. Laktationshemmung!	
Amilorid	+	geht über, Wirkung unbekannt	KI
Chlortalidon	+	lange HWZ, Wirkung auch beim Säugling	KI
Triamteren	+	keine ernsten NW	Ü
Furosemid	+	Verdrängung von Bilirubin vom Albumin	Ü
Hydrochlorthiazid	+	Verdrängung von Bilirubin	Ü
Spironolacton	+	Diurese	Ü
Kontrastmittel			
jodhaltige K.	+	Stillpause von 24 bis 48 h empfohlen	Ü
Laxanzien (Abführmittel)			
Bisacodyl	(+)	Darmtätigkeit des Säuglings	Ü
Phenolphthalein	+	Darmtätigkeit des Säuglings	KI
Sennoside und andere pflanzliche Laxanzien	(+)	Durchfälle beim Säugling	Ü
Lactulose	–	keine Nebenwirkungen	E
Leinsamen und andere Quellmittel		unbedenklich	
Macrogol	–	unbedenklich	Erlaubt
Magen-Darm-Therapeutika			
Cimetidin, Ranitidin, Famotidin	+	Kumulationsgefahr (Einzeldosen erlaubt)	KI
Antazida (Sucralfat, Magaldrat)	–	keine NW	E
Dimeticon	–	keine NW	E
Metoclopramid	+	ZNS-Wirkung	Ü
Mund- und Rachentherapeutika		sind unbedenklich	E
Narkosegase			
Sevofluran, Halothan	+	Atemdepression u. a. NW, 24 h Stillpause	KI
Psychopharmaka			
Antidepressiva			
Amitriptylin	+	Effekt nicht eindeutig bekannt	Ü
Imipramin	+	Effekt unklar	Ü
Lithiumsalze	+	Elektrolytverschiebungen, zentrale Wirkungen	KI
Citalopram (und andere Serotonin-Wiederaufnahmehemmer)	+	ZNS-Symptome, Erregbarkeit	Ü/KI

▶ **Tab. 26.2** Fortsetzung

Substanz	Über-tritt	Effekt beim Kind	Stillen
Tranquillanzia			
Diazepam, Bromazepam, Clobazam u. a.	+	Schläfrigkeit, zentrale NW, bei Neugeborenen verstärkter Ikterus	KI
Lorazepam, Lormetazepam	+/–	geringer Übertritt	Ü
Hypnotika			
Chloralhydrat	+/–	Sedierung	Ü
Neuroleptika			
Haloperidol	+	extrapyramidale Symptome, Entwicklungsverzögerung	Ü
Phenothiazine	+	ZNS-Symptome, Lethargie	KI/Ü
Radionuklide			
Technetium	+	Stillpause, Abpumpen und Verwerfen (12 h)	Ü
Jod 131	+	längere Abgabe an MM: Abstillen empfohlen	KI
Rhinologika (Schnupfenmittel)			
orale Sympathomimetika und Kombinationen mit Antihistaminika	+/–	unterschiedliche Effekte	Ü
lokal abschwellende Nasentropfen	–	kein Effekt	E
Röntgenkontrastmittel			
Röntgenkontrastmittel (jodhaltige)	+	Stillpause 48 h, ggf. Kontrolle der Schilddrüsenparameter beim Kind	KI
Schilddrüsentherapeutika			
Jod	+	starker Übertritt! In normaler Supplementierungsdosis unproblematisch, sogar für die Stillzeit empfohlen. In hoher Dosis kontraindiziert. Ggf. Kontrolle der Schilddrüsenparameter beim Kind.	E/KI
Carbimazol, Methimazol	+	Hypothyreose	KI
Thiouracil	+/–	geringer Übertritt, kein Effekt	Ü
Thyroxin	+	physiologisch, keine NW	E
Schlafmittel siehe Psychopharmaka			
Sexualhormone			
Ovulationshemmer	+	Dosen meist niedrig	Ü
Cyproteronacetat (Gestagen)	+	relativ hohe MM-Dosis	KI
andere Gestagene	+/–	wahrscheinlich unbedenklich	Ü
Medroxyprogesteron	+	kumuliert	KI
Androgene	+	Virilisierung	KI
Estradiol	+	relativ hohe MM-Dosis	Ü
andere Östrogene	+/–	wahrscheinlich unbedenklich	Ü/E
Zytostatika und Immunsuppressiva			
Zytostatika	+/–	aus prinzipiellen Gründen wegen Spätwirkungen (Kanzerogenität) abzulehnen	KI

▶ **Tab. 26.2** Fortsetzung

Substanz	Über-tritt	Effekt beim Kind	Stillen
Immunsuppressiva			
Tacrolimus u. a.	+	dosisabhängiger Effekt	KI
Ciclosporin	+	dosisabhängiger Effekt	KI
Mycophenolat	+	Effekt unbekannt	KI
Etanercept und andere Biologicals	+	Effekte unwahrscheinlich trotz Übertritt, trotzdem Empfehlung zum Abstillen	(KI)
Rauschgifte und Suchtmittel			
Äthylalkohol	+	geringe Toleranz, zentrale NW, Hypoglykämien	Ü/ KI
Marihuana/Haschisch	+	Übergang über MM und direkt aus dem Rauch, kumuliert stark! neurologische Schäden	KI
Nikotin	+	Atemwegserkrankungen, Allergieneigung	KI
Kaffee	+	Unruhe	Ü
Tee siehe Theophyllin (bei Antiasthmatika)			E/Ü

+: tritt über, –: tritt nicht oder nicht wesentlich über; ?: nicht genau bekannt
KI: Kontraindikation; ??: unbekannt, lieber auf Stillen verzichten; E: erlaubt; Ü: Überwachung des Kindes, kann dann gegeben werden; HWZ: Halbwertszeit; MM: Muttermilch; NW: Nebenwirkungen

27 Palliativmedizin und ethische Fragen

Thomas Strahleck

27.1 Grundlagen der Ethik

Ungefähr die Hälfte aller natürlichen Todesfälle bei Kindern ereignet sich in der Perinatalperiode oder aufgrund von angeborenen Fehlbildungen. Alle an der Versorgung von Schwangeren und Neugeborenen Beteiligten werden immer wieder mit lebensbedrohlichen oder lebensbegrenzenden Erkrankungen sowie mit schwerwiegenden Beeinträchtigungen konfrontiert. Es geht darum, Therapieziele zu finden, die dem betroffenen Kind und seiner Familie am besten gerecht werden. Das kann der Verzicht auf belastende lebensverlängernde Therapiemaßnahmen sein. Dafür treten dann leidenslindernde Maßnahmen in den Vordergrund. In solchen Situationen sind ethisch begründete Entscheidungen zwischen den möglichen Handlungsoptionen wichtig.

Grundlagen der ethischen Beurteilung und Entscheidungsfindung Damit eine medizinische Behandlung überhaupt durchgeführt werden darf, müssen folgende **Grundsätze** erfüllt sein:

- Es muss eine **medizinische Indikation** geben, d. h., durch die Behandlungsmaßnahme ist ein Nutzen bzw. insgesamt mehr Nutzen als Schaden für den Patienten zu erwarten.
- Es muss eine **Einwilligung** des Patienten bzw. seiner gesetzlichen Vertreter vorhanden sein (Autonomie). Das Kindeswohl muss beachtet werden.
- Die Behandlung muss **lege artis** (= nach den Regeln der Kunst) ausgeführt sein, d. h. nach dem aktuellen medizinischen Wissensstand und mit der gebotenen ärztlichen Sorgfalt.

Es ist die grundlegende ärztliche Aufgabe, zu entscheiden, ob eine Behandlung **medizinisch indiziert** ist oder nicht. Es darf keine Therapie angeboten oder durchgeführt werden, bloß weil sie technisch machbar ist, aber für den Patienten keinen Nutzen hat. Beispielsweise kann man die Sauerstoffsättigung mit Sauerstoff anheben, ein hirntoter Patient bleibt aber trotzdem weiter hirntot, es gibt keinen Nutzen. Es ist daher wichtig, ob eine Maßnahme einen Nutzen hat, und Nutzen darf nicht mit Wirksamkeit verwechselt werden.

Nutzlosigkeit im weiteren Sinn bedeutet:

- Es sind keine erstrebenswerten Behandlungsziele mehr erreichbar.
- Es ist eine inakzeptable Lebensqualität zu erwarten.
- Eine Behandlungsmaßnahme bietet voraussichtlich mehr Schaden als Nutzen für den Patienten.

Hier ist eine Bewertung erforderlich:

- Was ist eine **geringe** Erfolgsaussicht?
- Wann (und **für wen**) ist die Lebensqualität inakzeptabel?
- Wie ist Nutzen gegen Schaden aufzuwiegen?
- Wer beurteilt, was erstrebenswerte (Behandlungs-) Ziele sind?

In solchen Situationen ist also eine **ethisch gut begründete Entscheidung** nötig. Diese Entscheidung muss sich immer am Einzelfall orientieren und darf nicht standardisiert oder pauschal getroffen werden. Medizinische, psychologische, soziokulturelle und spirituelle Aspekte sind zu berücksichtigen. Grundlage ist der Wertehorizont der Eltern, nicht der des Behandlungsteams. Erstrebenswert ist ein Konsens im Behandlungsteam und mit den Eltern, der die Interessen des Kindes berücksichtigt und ethisch gut begründet ist. Die Gespräche und die Begründung der Entscheidung müssen **dokumentiert** werden. Das Recht der Eltern als primär Sorgeberechtige, selbst für ihr Kind zu entscheiden, muss zu jedem Zeitpunkt respektiert werden. Im Regelfall haben die Eltern die Kompetenz zu entscheiden, was das Kindeswohl für ihr Kind ausmacht. Die Entscheidung über durchgeführte, unterlassene oder abgebrochene Maßnahmen darf allerdings keinesfalls **allein** an die Eltern delegiert werden, die die Belastung einer solchen Entscheidung ihr Leben lang tragen. Die Einbeziehung der Eltern in die Behandlungsplanung darf keinesfalls eingeschränkt werden. Die Behandler sollen die Eltern dabei unterstützen, gut fundierte und abgewogene Entscheidungen im Rahmen ihres eigenen Wertehorizontes zu treffen. Unterschiede zur Einschätzung des Behandlungsteams müssen dabei akzeptiert werden. Wenn die Eltern es wünschen, kann eine gut begründete Empfehlung durch das Behandlungsteam gegeben werden, möglichst auf wissenschaftlicher und der Grundlage der lokalen Behandlungsergebnisse.

Im Rahmen der ethischen Entscheidungsfindung ist es eine wesentliche Aufgabe der behandelnden Ärzte und des behandelnden Fachpersonals, mit den (werdenden) Eltern die Basis für eine gut begründete Entscheidungsfindung zu schaffen. Diesen Prozess nennt man partizipative Entscheidungsfindung oder *shared decision making*. Hierbei müssen die Ärzte und das behandelnde Fachpersonal die Wertvorstellungen und Lebensziele der Eltern erfragen, erklären, welche Behandlungsoptionen medizinisch indiziert sind und was die Konsequenzen, Chancen und Gefahren der jeweiligen Optionen sind. Dabei dürfen primär nur Behandlungsoptionen ausgeschlossen werden, die wirkungs- oder völlig nutzlos sind. Ärzte und behandelndes Fachpersonal müssen akzeptieren, dass Eltern manchmal andere Optionen wählen als das Team vorschlägt.

Sehr selten steht eine Entscheidung der Eltern dem Kindeswohl eindeutig entgegen. Lässt sich keine Einigkeit über die Therapieoptionen erzielen, sind u. U. auch eine juristische Klärung und eine Entscheidung über einen vom Familiengericht bestimmten Vormund für medizinische Belange einzuleiten. Im Zweifelsfall soll wegen der Unwiederbringbarkeit des Lebens eine Entscheidung für den Erhalt des Lebens getroffen werden.

In den allermeisten Fällen und bei einem in ethischer Entscheidungsfindung erfahrenen Team wird die gemeinsame Entscheidungsfindung mit den Eltern gelingen. Bei der Suche nach einem Konsens ist das Betrachten und Abwägen aller möglichen Handlungsoptionen auf der Grundlage der einzelnen medizinethischen Prinzipien meist hilfreich. Bei Unsicherheit und Differenzen ist es sinnvoll, manchmal sogar geboten, eine **(ggf. externe, nicht dem Team zugehörige) Ethikberatung oder ein Ethikkomitee hinzuzuziehen**. Die Entscheidungsfindung wird nicht an diese Personen delegiert, sondern das Ziel ist ein strukturierter Prozess der individuellen ethischen Entscheidungsfindung unter Beteiligung des Teams und Berücksichtigung des Wertesystems der Eltern und der Ressourcen des Kindes. In vielen Kliniken gibt es dafür ein Ethikkomitee oder Ethikberater. Sonst bestehen Möglichkeiten, über die Institute für medizinische Ethik der Universitäten, über die Kinderhospizdienste oder über Seelsorger eine Ethikberatung zu organisieren.

Die vier medizinethischen Prinzipien nach Childress und Beauchamp

- Wohltun, Fürsorge, Benefizienz
- Keinen Schaden zufügen, Nonmalefizienz
- Autonomie
- Gerechtigkeit/Verpflichtungen gegenüber Dritten

Wird auf eine Therapiemaßnahme verzichtet, bedeutet das nie, dass für das Kind nichts mehr getan werden kann oder dass das Kind aufgegeben wird. Gemeint ist immer nur der **Verzicht auf einzelne medizinische Maßnahmen**, die unterlassen werden, da kein Nutzen für das Kind besteht oder gesehen wird. Das Kind wird aber weiter behandelt, wobei leidensmindernde Maßnahmen oft im Vordergrund stehen.

27.2 Betreuung der Eltern

Lässt sich bei schwer kranken Kindern der eventuell tödliche Ausgang absehen, ist es von besonderer Bedeutung, ein Vertrauensverhältnis zwischen Klinikteam und Eltern zu schaffen. Die Eltern müssen, mehr noch als sonst auf Intensivstationen, **feste Ansprechpartner** haben und **die ständige Möglichkeit, schwerwiegende Themen zu besprechen**.

Wichtig ist immer, **authentisch und ehrlich** mit den Eltern und den anderen Angehörigen umzugehen. Keinesfalls darf aus Unsicherheit eine „Wand“ aufgebaut werden, was dazu führt, dass die Eltern sich allein gelassen fühlen. Auch sollte deutlich werden, dass keine eindeutigen und zuverlässigen Aussagen z. B. über die voraussichtliche Lebensdauer, die Chancen von Therapien, die Wahrscheinlichkeit, mit der Symptome auftreten, etc. gemacht werden können.

Merke
Es sollten in keinem Fall Versprechungen oder Prognosen abgegeben werden, die nicht zu erfüllen sind.

Dies gilt auch für praktische Belange: Man darf z. B. nicht versprechen, dass es möglich ist, den Vater und die Geschwister mit stationär aufzunehmen, solange dies nicht mit der Station, die das leisten soll, geklärt ist. Hier ist es fairer, anzubieten, dass man sich darum kümmert, aber eben noch nicht weiß, ob es möglich ist.

Eigene Unsicherheiten dürfen nicht dazu führen, dass ein Aktionismus entsteht. So darf man nicht, nur weil man als Arzt besonders gut medizinische Maßnahmen vornehmen kann, Medikamente ansetzen oder Eingriffe durchführen, die nicht indiziert sind. Ebenso darf es nicht dazu kommen, dass man die Familie alleinlässt, z. B. mit der Ansage „Ich kann nichts mehr tun, nachher kommt der Seelsorger, der sich um alles kümmert". Alleinlassen bedeutet hier nicht, dass man ständig bei der Familie mit dem sterbenden Kind bleiben muss, sondern man sollte den Eltern die Möglichkeit der privaten Atmosphäre ermöglichen, aber klar signalisieren, dass immer jemand erreichbar ist, wenn sich Fragen ergeben oder andere Formen der Unterstützung nötig sind. Ist die Familie allein, sollte man immer wieder aktiv das Zimmer betreten und nach Bedürfnissen fragen.

Merke
Es ist wichtig, dass man seine Worte in den Gesprächen mit den Eltern oder im Beisein der Eltern mit Bedacht wählt. Wir können den Eltern mit allem, was wir sagen und tun, und allem, was wir nicht sagen und nicht tun, Steine in den Weg legen und zusätzliche Lasten aufbürden und/oder Stütz- und Hilfspunkte für sie schaffen.

Beispiel: Ein nach 22 SSW Frühgeborenes wird „Kind" genannt. Es wäre unerfreulich, wenn die Eltern abfällige Bemerkungen oder missverständlichen Klinikjargon hören müssten. Die Wortwahl ist hier auch für unsere eigene Einstellung zum Kind wichtig. Letztlich ist es auch für die Mitglieder des Behandlungsteams einfacher, wenn wir **würdevoll mit der Situation umgehen**. Wörter wie „Therapieabbruch", „Sterbehilfe" oder Sätze wie „Wir können nichts mehr für Ihr Kind tun" sind dabei nicht hilfreich. Das Kind wird immer weiterbehandelt, es werden nur die Maßnahmen beendet oder nicht begonnen, die dem Kind Schaden zufügen.

Merke
Worte sind in der Palliativmedizin, was Skalpelle in der Chirurgie sind. Werden sie falsch eingesetzt, kann es zu gefährlichen „Verletzungen" kommen.

Die **Gespräche** sollten **ohne Zeitdruck, ohne Störungen** (Telefon, Piepser) in möglichst privater Atmosphäre geführt werden. Der Wunsch nach Anwesenheit von Familie, Freunden oder anderen Vertrauenspersonen wird respektiert oder sogar antizipiert, d. h., man sollte die Eltern aktiv danach fragen, wer als Gesprächspartner oder Begleiter dabei sein sollte. Das Gespräch wird nach Möglichkeit mit beiden Eltern geführt, ggf. auch mit Dolmetscher.

Der Familie sollte **Wertschätzung** entgegengebracht werden, auch mit Fragen „Wie geht es Ihnen?", „Ist es sehr schlimm für Sie?", „Was könnte Ihnen helfen?" etc. Das bedeutet auch, dass die Eltern nach ihrem persönlichen Eindruck von dem Kind gefragt werden. Und die Eltern dürfen ihre Gedanken offenlegen und Gefühle zeigen. Dabei kann man die Eltern gut dort „abholen", wo sie stehen. Auf keinen Fall wird in solchen Gesprächen despektierlich über Kollegen oder Teammitglieder gesprochen, auch wenn man selbst deren Entscheidungen nicht richtig findet. Ein wesentlicher Anteil des Gesprächs sollte sein, den Eltern Raum zu geben, sich zu äußern und ihnen zuzuhören.

Merke
Interne Diskussionen bzw. auch Auseinandersetzungen dürfen nie im Beisein der Familie stattfinden.

In den Gesprächen sollten **umfassende Informationen** gegeben werden, über Missverständnisse aufgeklärt und Fehleinschätzungen ggf. korrigiert werden. Den Eltern darf die eigene Sicht nicht aufgedrängt werden. Das Tempo des Gespräches muss dem Verstehen der Familie angepasst werden. Wichtig ist, dass nie nur die Probleme thematisiert werden, sondern auch Zeit und Raum bleibt, um die positiven Seiten des Kindes wahrzunehmen und wertzuschätzen, z. B. seine schönen Augen, seine positive Reaktion auf Zuwendung, seine Tapferkeit u. Ä. Es ist wichtig, immer auch Hoffnung auszudrücken, wenn auch nicht auf unerreichbare Ziele. Man kann z. B. auch die berechtigte Hoffnung ausdrücken, dass das Kind mit einer guten Schmerztherapie nicht leiden muss.

Die Eltern wollen verstehen und begreifen, was geschieht. Sie wollen etwas selbst gestalten können. Und sie möchten auch einer schlimmen Situation einen Sinn geben. Eltern sind sehr dankbar, wenn wir sie dabei unterstützen.

27.3 Frühgeborene an der Grenze der Lebensfähigkeit

Die Überlebenswahrscheinlichkeit von Frühgeborenen hängt nicht allein von der Reife ab, sondern auch vom Geburtsgewicht, von der pränatalen Steroidbehandlung, vom Geschlecht, davon, ob es sich um ein Einzel- oder Mehrlingskind handelt, und von anderen pränatalen, perinatalen und postnatalen Einflussfaktoren.

In Deutschland wird die Grauzone der Lebensfähigkeit als der Bereich für eutrophe Frühgeborene zwischen 22 + 0 und 23 + 6 SSW definiert, für hypotrophe Frühgeborene < 400 g zwischen 23 + 0 und 24 + 6 SSW (▶ **Abb. 27.1**).

Frühgeborene unter 22 vollendeten Wochen sowie hypotrophe Frühgeborene < 400 g < 23 + 0 werden palliativ begleitet, eine Intensivbehandlung ist in dem Regelfall nicht indiziert. Die Wahrscheinlichkeit des Überlebens steigt bei den eutrophen Kindern von 22 + 0 SSW bis 23 + 6 SSW auf über 50 % an, wobei das Risiko der Überlebenden, eine schwere Schädigung davonzutragen, bei ca. 30 % liegt. Eine Prognose lässt sich aufgrund der perinatalen Anamnese und des klinischen Zustandes nur unzuverlässig stellen.

Ab 24 + 0 SSW und bei hypotrophen Kindern < 400 g ab 25 + 0 SSW soll das Frühgeborene nach der Leitlinie der deutschen Fachgesellschaften (Nr. 024/019) intensivmedizinisch versorgt werden, wenn nicht schwerste Fehlbildungen oder Gesundheitsstörungen vorliegen. In anderen Ländern werden diese Grenzen zum Teil aufgrund anderer Ergebnisse und Einschätzungen anders gesetzt.

Im Bereich von 22 + 0 bis 22 + 6 soll eine Therapie mit dem Ziel, das Leben zu erhalten, nur auf ausdrücklichen Wunsch der Eltern erfolgen. Die Eltern müssen interdisziplinär über die hohen Risiken und ihre Bedeutung (auch langfristig) und über alle Behandlungsoptionen einschließlich der palliativen Möglichkeiten beraten worden sein und ihre Entscheidung im Bewusstsein der Risiken treffen.

Im Bereich von 23 + 0 bis 23 + 6 steigt die Überlebensrate auf deutlich über 50 %, wobei ein großer Teil der Kinder an dauerhaften, teilweise auch schweren Beeinträchtigungen leidet. Eine verzögerte Entwicklung und Störungen wie Aufmerksamkeitsstörungen, Lernstörungen, Hyperaktivität sind zu erwarten. Die Prognose hängt sehr stark von den prä-, peri- und postnatalen Risiko- und Schutzfaktoren (Geschlecht, Gewicht, abgeschlossene Lungenreifetherapie) ab, sodass diese unbedingt mit berücksichtigt werden müssen.

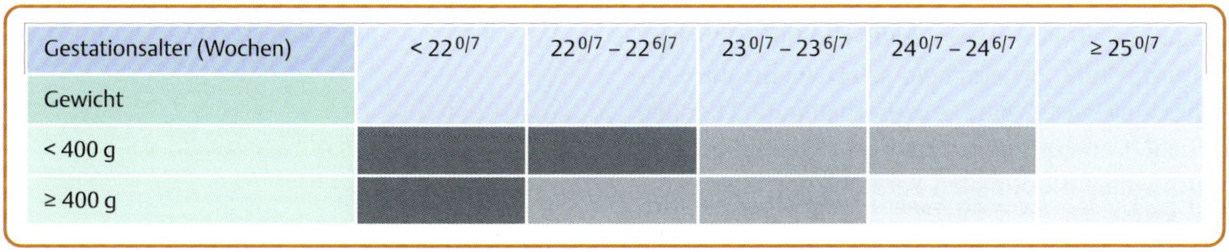

▶ **Abb. 27.1** Schematische Darstellung der „Grauzone". (AWMF LL 024-19 Frühgeburtlichkeit an der Grenze der Lebensfähigkeit)

Im Bereich der **Grauzone** muss immer die Frage gestellt werden, welche Behandlungsmaßnahmen im besten Interesse des Kindes sind, was die Vorstellungen der Eltern und was die bindenden Vorgaben der jeweiligen Fachgesellschaften sind. Eine Entscheidung darüber, was getan und was unterlassen werden soll, muss eine Einzelfallentscheidung sein.

Merke

Das Ziel ist ein shared decision making (S. 317): Die sorgeberechtigten Eltern stehen im Zentrum des Entscheidungsprozesses. Sie müssen ihren Wünschen und Bedürfnissen entsprechend von den Mitgliedern des interdisziplinären Behandlungsteams detailliert beraten, aufgeklärt und in dem von ihnen gewünschten Ausmaß an der Entscheidungsfindung beteiligt werden.

Das heißt, einerseits darf ihnen die Last einer alleinigen Entscheidung einschließlich der Folgen nicht aufgebürdet werden, andererseits muss ihre Autonomie, also die Freiheit zur eigenen Entscheidung und eigenen Verantwortung bezüglich der Versorgung ihres Kindes, berücksichtigt werden. Die Beratung muss auch die palliativen Möglichkeiten umfassen.

Die Eltern haben das Recht, medizinischen Maßnahmen zuzustimmen oder sie abzulehnen. Sie müssen umfassend aufgeklärt und seelsorgerisch und psychologisch begleitet werden. Eine Entscheidung gegen den Willen der Eltern darf bei unsicherer Prognose nicht getroffen werden.

Den Eltern muss auch klargemacht werden, dass das Therapieziel geändert werden kann, wenn sich z. B. im Therapieverlauf dramatische Verschlechterungen einstellen. Droht eine Frühgeburt an der Grenze der Lebensfähigkeit, ist immer die Verlegung in ein Perinatalzentrum der höchsten Versorgungsstufe anzustreben, selbst wenn die Entscheidung gegen eine lebenserhaltende Therapie spricht. Denn nur dort sind die Strukturen und Erfahrungen zur optimalen Beratung der Eltern vorhanden.

Zusatzinfo

Leitlinie 024/019 „Frühgeburt an der Grenze der Lebensfähigkeit" der Arbeitsgesellschaft der medizinischen Fachgesellschaften unter: http://www.awmf.org

Die Entscheidung für eine Behandlung muss oft unter Zeitdruck getroffen werden. Dann ist es nicht möglich, ausreichende Informationen über die Einstellungen, Hoffnungen, Ängste und Wünsche der Eltern einzuholen und sie umfassend medizinisch und psychosozial zu beraten, um dann erst mit der Reanimation oder Beatmung zu beginnen.

Unter ethischen Gesichtspunkten sind Nichtbeginn einer Behandlung und Abbruch einer Behandlung (**Provisional Care: Behandlung unter Vorbehalt**) gleichwertig. Man kann also die lebenserhaltende Therapie beginnen, holt dann die nötigen Informationen ein und führt Gespräche. Die ethische Entscheidungsfindung kann nun in Ruhe und im Konsens stattfinden und gut begründet werden. Liegt es nicht im besten Interesse des Kindes, mit allen verfügbaren Mitteln am Leben erhalten zu werden, ist es dann immer noch gerechtfertigt, die Intensivbehandlung des Kindes einzuschränken oder auch zu beenden.

Zum Beispiel bedeutet der Verzicht auf eine Beatmung **keine aktive Sterbehilfe**, denn Ziel ist hier nicht das Sterben des Kindes, sondern sein Sterben nicht künstlich zu verlängern. Das bedeutet aber auch nicht, dass die Behandlung des Kindes beendet wird: Der Umgang mit dem Kind muss immer würdevoll sein, Grundbedürfnisse (Stillen von Hunger und Durst, Wärme, menschliche Zuwendung) müssen immer befriedigt werden und leidvolle Symptome (z. B. Schmerz, Atemnot, Angst) selbstverständlich lindernd behandelt werden.

27.4
Perinatale Palliativversorgung

27.4.1 Grundlagen

Prinzipien der pädiatrischen Palliativversorgung
- Leid auf der körperlichen, psychischen, spirituellen, sozialen und praktischen Ebene wahrnehmen und mindern
- Lebensqualität in den Fokus der Betreuung stellen
- das Kind als Teil einer Familie/Lebensgemeinschaft wahrnehmen
- den Eltern und Geschwistern Begleitung und Betreuung über den Tod des Kindes hinaus anbieten
- Sorge für das Palliativteam tragen

Palliativversorgung hat das Ziel, Leid und leidvolle Symptome auf der körperlichen, seelischen, emotionalen, spirituellen, sozialen und praktischen Ebene wahrzunehmen und zu mildern. Perinatale Palliativversorgung ist immer familienzentriert, das Kind wird als Teil einer Familie wahrgenommen, behandelt und betreut. Die palliative Betreuung benötigen nicht nur der erkrankte Patient selbst, sondern auch seine Eltern, seine Geschwister und das umgebende soziale System. Palliativversorgung bedeutet, auch über den Tod hinaus Begleitung und Betreuung anzubieten.

Palliativversorgung ist multidimensional, deswegen müssen abhängig von den Bedürfnissen verschiedene Fach- und Berufsgruppen mitwirken: Hebammen, Frauenärzte, Kinderärzte, Pflegekräfte in Geburtshilfe und Kinderheilkunde, Seelsorger, Psychologen, Sozialarbeiter, Physiotherapeuten, Case Manager, Kinderhospizdienste, andere Ärzte je nach Situation (z. B. Genetiker, Anästhesisten) und andere Berufsgruppen (Erzieherinnen usw.). Gute Palliativversorgung trägt auch Sorge für das behandelnde Team.

Das Beachten palliativer Ziele bedeutet nicht, dass das Leben eines Menschen aufgegeben wird. Auch das weitere Verfolgen kurativer Ziele widerspricht dem nicht. So kann z. B. bei einer Lungenhypoplasie ein Behandlungsversuch gerechtfertigt sein, auch wenn mit hoher Wahrscheinlichkeit kein Überleben möglich ist. Für das Kind werden unter der Intensivtherapie leidvolle Maßnahmen nur unter strenger Abwägung und unter guter Schmerztherapie durchgeführt. Die Familie hat die Chance, wichtige Rituale durchzuführen (z. B. Taufe) und emotional wichtige Schritte mit dem Kind zu gehen.

Beispiele für leidvolle Symptome auf unterschiedlichen Ebenen sowie Therapie- und Lösungsansätze

Körperlich

Schmerzen: sind z. B. durch Verletzungen, Durchblutungsstörungen und Entzündungen bedingt. Zum Einsatz kommen nicht pharmakologische und pharmakologische Methoden (Kap. 7.15). Wichtig ist zu verstehen, dass die Äußerung von Schmerz auch eine nicht körperliche Ursache haben kann, die als körperlicher Schmerz wahrgenommen und ausgedrückt wird (z. B. in einer schlimmen Situation sticht es uns ins Herz, es ist wie die Faust im Magen etc.). Hier wäre es unsinnig und sogar kontraproduktiv, Schmerzmittel zu verabreichen, Lösungen müssen auf einer anderen Ebene gesucht werden.

Atemnot: ist ein sehr leidvolles Symptom und wird auch von denjenigen, die sie bei einem Angehörigen miterleben, als sehr leidvoll empfunden: Bei Sekret in den oberen Atemwegen sollte natürlich abgesaugt werden, unter Umständen kann eine nichtinvasive Beatmung/CPAP Atemnot lindern. Reversible und behebbare Ursachen sollten behandelt werden. Umgekehrt sollten keine Therapien begonnen werden, die keinen Nutzen haben. So ist etwa eine invasive Beatmung (bei infauster Prognose) in der Regel mit noch mehr Leid und Stress verbunden. Auch Sauerstoff sollte in der palliativen Situation nur dann eingesetzt werden, wenn dadurch wirklich Symptome gelindert werden. Das alleinige Anheben des Messwertes der Sauerstoffsättigung, ohne dass subjektiv die Atemnot gelindert wird, hat keinen Nutzen. Meist ist Sauerstoff in der Sterbesituation also unnötig und störend.

Hilfreich ist eine atemerleichternde Lagerung, die individuell gesucht werden muss, z. B. mit etwas überstrecktem Kopf in seitlicher Bauchlage, sodass die Atemhilfsmuskulatur eingesetzt werden kann, aber die Last des Körpers nicht auf das

Zwerchfell drückt. Weiterhin wichtig sind Wärme und die Nähe des Kindes zu den Eltern.

Verabreicht werden können Opiate und Benzodiazepine, Medikamente, die die Atemnot lindern. Sie können intravenös, oral oder nasal gegeben werden. Im Regelfall ist eine (Neu-)Anlage eines Venenzugangs nicht nötig und belastet das Kind nur unnötig.

Atempausen: Frühgeborene machen oft Atempausen. Sauerstoffmangel führt bei ihnen im Gegensatz zu Säuglingen nicht zu gesteigertem Atemantrieb und Atemnot, sondern dazu, nicht zu atmen. Dies ist nicht mit Stress oder Leid für das Kind verbunden. Deshalb müssen Atempausen durch mangelnden Atemantrieb in der palliativen Situation auch nicht behandelt werden. Eine Stimulation, so wie man es bei gesunden Frühgeborenen machen würde, ist eher mit Stress für ein sterbendes Kind verbunden und sollte unterbleiben. Gerade bei Früh- und Neugeborenen sind Atempausen und ein nachlassender Atemantrieb normal. Dies muss den Eltern allerdings erklärt werden.

Krampfanfälle: Bei Kindern mit Stoffwechseldefekten, mit schwerwiegenden genetisch bedingten Syndromen und bei Hirnfehlbildungen können oft schwer zu beeinflussende Krampfanfälle auftreten. Bei großen Krampfanfällen besteht immer ein Bewusstseinsverlust, d. h., der Patient selbst nimmt nichts oder höchstens einen Vorboten des Anfalls (die Aura) wahr. Danach ist er oft schläfrig, Muskelschmerzen können vorliegen. Bei kleinen Anfällen kann das Bewusstsein verändert sein, sie können mit Erschrecken, Unwohlsein, Angst verbunden sein. Es ist also sehr wichtig zu beobachten, ob der Patient selbst unter den Anfällen leidet. Für die Familie sind Krampfanfälle sehr erschreckend und beängstigend und oft schlimmer als für das Kind selbst. Man wird versuchen, die Ursache oder die Krampfanfälle medikamentös zu behandeln, was aber oft nur schwer und nicht vollständig gelingt. Wichtig ist, den Eltern zu erklären, dass große Krampfanfälle nicht leidvoll für ihr Kind sind. Es macht keinen Sinn, zu viele verschiedene Medikamente in kurzer Zeit auszuprobieren, da dann die Nebenwirkungen nicht mehr überschaubar sind. Eine Senkung der Krampfbereitschaft lässt sich durch viele sedierende Medikamente bis hin zur einer Narkose erreichen. Allerdings wird dadurch auch die Kommunikationsfähigkeit reduziert oder aufgehoben, was gerade in der palliativen Situation als leidvoll empfunden wird.

Muskelkrämpfe, muskulärer Hypertonus, Dystonien: Bei vielen neurologischen Erkrankungen oder Syndromen liegt eine veränderte Muskelspannung vor. Starke Anspannung von oft vielen Muskelgruppen und ihren Gegenspielern gleichzeitig führt zu Schmerzen und Stress. Hier helfen Wärme, Zuwendung, Ruhe, Vermeiden von hektischen Bewegungen, menschliche Nähe. Physiotherapie kann hier auch einen lindernden Einfluss haben. Medikamentös helfen Benzodiazepine, evtl. Muskelrelaxanzien und sedierende Medikamente, wenn die Verkrampfungen durch Unruhe ausgelöst werden.

Hunger und Durst sollten immer gestillt werden. Umgekehrt führt eine erzwungene Ernährung oder Flüssigkeitszufuhr oft zu Stress und Schmerzen, insbesondere in der Sterbesituation. Hier kann Flüssigkeitsüberladung zusätzlich zu Atemnot führen. Eine erzwungene Füllung des Magens kann Erbrechen, Reflux und Bauchschmerzen zur Folge haben. Ein sterbender Mensch hat in der Regel keinen Hunger. Hier muss abgewogen werden, was für den Patienten wichtig ist. Ein trockener Mund kann auch mit guter Mundpflege versorgt werden.

Emotional und seelisch

Ängste können diffus oder konkret sein. Ängste beim Neugeborenen kann man sich vor allem im Rahmen einer Trennung von der Bezugsperson vorstellen. Die Ängste der Familie sollten erfragt und möglichst konkretisiert werden. Wenn Ängste vor bestimmten Momenten oder Ereignissen bestehen, kann man konkret Lösungsansätze für diese Situation vorbereiten. Oft ist auch die Unsicherheit ein Angstfaktor, z. B. „Wie sieht die Sterbesituation aus?“, „Was geschieht, wenn mein Kind Atemnot oder Schmerzen hat?“, „Was geschieht nach dem Tod mit meinem Kind?“. Hier ist es wichtig, einfühlsam zu erklären, was zu erwarten ist und welche Lösungen es für eventuell eintretende Probleme gibt.

Manche Eltern glauben, **schuld** an der Erkrankung ihres Kindes zu sein. Gerade in diesen Fällen ist es wichtig, den Eltern die medizinischen Ursachen zu erklären.

Aggressionen können Ausdruck von Bedürfnissen oder von Ohnmacht sein. Hier ist zu klären, was der Auslöser ist, was den Eltern wichtig ist, was ihnen angeboten werden kann und was nicht leistbar ist. Es kann hilfreich sein, den Eltern Möglichkeiten zu geben, etwas selbst gestalten und beeinflussen zu können.

Trauer ist eine normale und notwendige Empfindung beim Verlust eines Kindes. Trauer beginnt nicht erst mit dem Tod, sondern oft schon mit der Diagnose. Für das behandelnde Team ist es wichtig, Trauer zuzulassen und ihr Raum zu geben. Manche Eltern müssen ermutigt und angeleitet werden, zu trauern. Trauerrituale können helfen, Trauerbegleitung ist nötig und muss angeboten werden. Für Angebote zur Trauerbegleitung und psychosozialen Unterstützung nach Verlassen der Klinik soll gesorgt werden.

Spirituell

Bei der Frage nach dem **Warum** sollte den Eltern nicht die eigene Sicht aufgedrängt werden, sondern man sollte sie bei der Sinnsuche unterstützen und evtl. mit ihnen aushalten, dass kein Sinn erkennbar ist. Auch auf die individuellen religiösen Bedürfnisse muss eingegangen werden. Oft ist es gut, hier auch mögliche Rituale aufzuzeigen.

Sozial

Geschwister müssen versorgt werden, der Haushalt muss weiter funktionieren. Es muss geklärt werden, wie den Eltern für ihr krankes Kind und für ihre Familie „der Rücken freigehalten“ werden kann. Wie geht man mit dem Arbeitgeber um? Muss eine Haushaltshilfe organisiert werden? Auch finanzielle Fragen spielen eine Rolle.

Praktisch

Es sollte der Familie ermöglicht werden, möglichst nahe beim Kind zu sein. Wer kann in die Klinik mit aufgenommen werden? Kann man eine Elternwohnung organisieren? Ist es ein erreichbares und wünschenswertes Ziel, dass das sterbende Kind nach Hause kommt?

Alle dafür nötigen Dinge müssen organisiert werden. Dies reicht vom häuslichen Pflegedienst über Geräte wie Nahrungspumpe usw. bis hin zur Wohnungseinrichtung, z. B. wenn ein Geschwisterkind das Zimmer wechseln muss.

27.4.2 Pränatale Aspekte

Eine gute palliativmedizinische Begleitung beginnt zum Zeitpunkt der Diagnose einer lebensverkürzenden Erkrankung. Im Rahmen der Pränataldiagnostik werden häufig schon früh in der Schwangerschaft Diagnosen beim Fetus gestellt, die mit dem längerfristigen Überleben nach der Geburt nicht vereinbar sind (z. B. schwere Hirnfehlbildungen, schwerste inoperable Organfehlbildungen oder genetische Störungen). In solchen Situationen ist es sinnvoll, die Eltern über verschiedene Möglichkeiten zu beraten:

- Beendigung der Schwangerschaft
- Austragen des Kindes mit palliativer Begleitung des Neugeborenen und der Familie
- Beginn einer Behandlung mit Anteilen kurativer Zielsetzung bis hin zu maximaler Intensivtherapie und neue Überlegung, wenn das Ausmaß der Probleme neu abgeschätzt werden kann

Bei dieser Beratung müssen das Wertesystem und die Autonomie der Eltern geachtet werden. Die Eltern müssen über die Befunde und den zu erwartenden Verlauf, die zu erwartenden Probleme sowie auch die Chancen in verständlicher Weise aufgeklärt werden. Die Eltern sollten, wenn sie ihre Entscheidung treffen, die Tragweite verstehen. Es sollten möglichst auch Spezialisten für die jeweilige Erkrankung an der Beratung beteiligt sein (z. B. Genetiker, Neonatologen, Kinderkardiologen, Kinderchirurgen, Neuropädiater etc.).

Ein Schwangerschaftsabbruch sollte ebenso wie die Entscheidung, das Kind auszutragen und in seinem kurzen Leben zu begleiten, als eine **Entscheidung im Interesse des Kindes** gewürdigt werden. Das Kind muss in jedem Fall als Mensch angesehen, eine entsprechende Begleitung und Abschieds- und Trauerrituale für das Kind und die Familien müssen zugelassen und angeboten werden. Die Geburt eines Kindes, das sehr wahrscheinlich nach der Geburt versterben wird, soll in einem Perinatalzentrum erfolgen, in dem es ein peri-/neonatologisches **Palliative Care Team** oder in Palliativmedizin geschulte Mitarbeiter gibt. Diese sollen pränatal und damit frühzeitig hinzugezogen werden. Hierzu gehören auch Seelsorge, psychologische Betreuung und Trauerbegleitung. Im Team wird dann besprochen, was bei der Geburt und danach zu erwarten oder evtl. möglich ist und welche Möglichkeiten existieren, um mit der schwierigen Situation angemessen und würdevoll umzugehen und den Eltern für ihr Baby und sich selbst angeboten werden können. Es sollte dann mit den Eltern ein Palliativplan oder ein Advance Care Planning erstellt werden, in dem die Maßnahmen nachvollziehbar dokumentiert sind.

Soweit vorhanden und gewünscht, kann ein ambulanter Kinderhospizdienst kontaktiert und eingebunden werden.

27.4.3 Bei der Geburt

Bei der palliativen Versorgung des Neugeborenen ergeben die üblichen Abläufe einer Reanimation keinen Sinn. Wichtig ist, sich klarzumachen, dass der Fokus der Behandlung auf **Leidensminderung** und nicht auf Lebenserhaltung liegt. Es darf keinesfalls aus Unkenntnis oder persönlicher Unsicherheit das automatisierte eingeübte Wiederbelebungsszenario ablaufen.

Der Ablauf muss so verändert werden, dass die Aspekte der Leidenslinderung und die Bedürfnisse des Kindes und der Familie in den Vordergrund treten. Je nach Erkrankung und auch je nach Einstellung der Familie kann dies sehr unterschiedlich sein. Ist eine lebenslimitierende Erkrankung vor der Geburt bekannt, sollte möglichst schon vor der Geburt besprochen sein, was gemacht werden soll und welche Maßnahmen unterbleiben sollen (Kap. 27.7).

Zeigt sich erst bei der Geburt, dass das Kind eine mit dem Leben nicht vereinbare Erkrankung hat, ist es selbst unter Zeitdruck sehr wichtig, gemeinsam mit den Eltern zu klären, welche Optionen es gibt, was erreicht werden kann und was nicht oder was unsicher ist, und zu klären, welche Einstellungen die Eltern haben und was ihnen wichtig ist. Das Behandlungsteam darf nie einfach in einen Reanimationsalgorithmus verfallen oder in fatalistischen Nihilismus. Bei Unsicherheit der Prognose sollte eine Behandlung unter Vorbehalt (Provisional Care (S. 320)) begonnen werden, um in Ruhe die Befunde zu bewerten und das Wertesystem der Eltern kennenzulernen.

Die **Grundbedürfnisse des Kindes** werden beachtet und befriedigt. Das Kind erhält menschliche Zuwendung und Wärme und auch an Hunger und Durst sollte es nicht leiden. Leidvolle Symptome (S. 321) müssen erkannt und behandelt werden.

Das Kind sollte so viel wie möglich **Eltern- und Familienkontakt** erhalten. Ein sterbendes Kind wird nicht grundsätzlich auf die Kinder(intensiv)-station verlegt, es kann im Kreißsaal oder im Zimmer der Mutter bleiben und dort behandelt werden (in der Regel von einem Behandlungsteam aus der Kinderklinik), solange die Eltern dies wünschen und können. Wenn die Mutter körperlich oder psychisch erschöpft ist, sollte ihr aber auch die Möglichkeit gegeben werden, das Kind in der Kinderklinik (zeitweise oder langfristig) betreuen zu lassen. Gemeinsam mit den Eltern wird geklärt, was für das Kind und die Eltern **die beste individuelle Lösung** ist und wer (und an welchem Ort) die Versorgung und Begleitung des Kindes leistet (Eltern, Hebamme, Pflegekraft der Wochenstation, Kinderkrankenschwester, Kinderarzt). Diese bestmögliche Lösung sollte gemeinsam mit den dann betreuenden Fachpersonen gesucht werden. Keinesfalls darf die Sterbebegleitung einfach „wegdelegiert" werden (z. B. aus dem Kreißsaal auf die Wochenstation).

Eltern und Geschwister dürfen in dieser schwierigen Situation nicht vernachlässigt werden. Eltern benötigen meist seelsorgerische und psychologische Unterstützung. Geschwistern kann und soll je nach Alter und Verständnis der Zugang zum Neugeborenen ermöglicht werden, damit sie auch wahrnehmen, was in der Familie passiert. Geschwister haben vor allem im Kleinkindalter andere Bedürfnisse als die Eltern, sodass es oft wichtig ist, eine Betreuung zu organisieren, damit die Eltern entlastet sind und die Geschwisterkinder dennoch kindgerecht begleitet werden. Kann dies niemand aus der Familie leisten, haben Kinderhospizdienste meist hierfür ein spezielles Angebot. Andere Angebote sozialer Dienste zur Organisation von Unterstützung (z. B. Haushaltshilfe) können ebenfalls genutzt werden.

Je nach Erkrankung verstirbt das Kind nicht bei oder sofort nach der Geburt. Oft lässt sich gar nicht beurteilen, ob das Kind noch Stunden oder vielleicht sogar Monate leben wird. Diese Unsicherheit muss mit den Eltern thematisiert und entsprechende Versorgungsstrukturen müssen genutzt oder geschaffen werden.

Auch im Verlauf kann z. B. durch nicht bekannte lebensbedrohliche Fehlbildungen, eine fulminante Sepsis, eine Aspyhxie mit schwerster hypoxisch-ischämischer Enzephalopathie, einen plötzlichen Kindstod, einen nicht behandelbaren Stoffwechseldefekt oder eine Gerinnungsstörung eine Situation eintreten, in der das Kind in einen lebensbedrohlichen Zustand gerät oder verstirbt. Bei Früh- und Neugeborenen, die unter der Therapie schwerste Komplikationen erleiden, wird unter Umständen die intensivmedizinische Behandlung eingeschränkt. Hier gelten die gleichen Grundsätze für eine Änderung des Therapieziels und die palliative Begleitung des Kindes und seiner Familie.

27.4.4 Die Phase des Sterbens

Damit sich der oft hektische, routinierte Betrieb eines Kreißsaals oder einer Neugeborenenintensivstation nicht auf die Sterbesituation überträgt, muss den Eltern ein **privater Raum** oder zumindest eine private Nische zur Verfügung gestellt werden. Den Eltern und auch den für sie wichtigen Familienmitgliedern und Freunden sollte freier Zugang gewährt werden, damit sie das Kind halten und begleiten können.

Ein **fester Ansprechpartner** des Klinikteams sollte den Eltern zur Seite stehen. Wenn die Eltern mit ihrem Kind aber in dieser Situation allein bleiben wollen, sollte ihnen auch dies ermöglicht werden. Können die Eltern nicht anwesend sein oder schaffen sie es (körperlich oder seelisch) nicht, ihr Kind selbst zu begleiten, übernimmt jemand aus dem Team diese Aufgabe und sollte dafür auch Zeit und Ruhe haben, also nicht noch andere Aufgaben, Telefonate u. Ä. übernehmen müssen. Auch die „normalen“ Bedürfnisse der Eltern wie Trinken, Essen und Schlaf sollten berücksichtigt werden.

Das normalerweise übliche **Monitoring** sollte die Sterbephase nicht stören. Es ist nun nicht mehr wichtig, Sauerstoffsättigung oder Herzfrequenz zu überwachen. Da ein Monitor sowohl die Eltern als auch alle anderen Personen einschließlich der professionellen Mitarbeiter vom Kind ablenkt, ist es besser, ihn ganz abzuschalten, damit dem Kind die volle Aufmerksamkeit aller zuteilwird.

> **Merke**
> **Es ist nicht wichtig, den genauen Zeitpunkt des letzten Herzschlages am Monitor zu sehen, sondern es ist wichtig, dass das Kind in seinen letzten Minuten viel menschliche Nähe spürt.**

Die Eltern müssen wissen und verstehen, wie der **Sterbeprozess** ablaufen kann. Man erklärt ihnen z. B., dass meist zuerst die Atmung unregelmäßig wird und dann ganz aussetzt, aber Schluckauf oder Schnappatmung immer wieder auftreten können und dass dann das Herz noch weiter schlägt. Es sollte auch klargemacht werden, dass der zeitliche Ablauf und auch die Symptome sehr variabel sind. Besonders leidvolle Symptome sollten wahrgenommen, erklärt und behandelt werden. Alles, was dem Kind und den Eltern guttut, sollte ermöglicht, aber nicht aufgedrängt werden. Religiöse Rituale, die den Eltern wichtig sind, sollten in der Sterbephase und nach dem Tod möglichst unterstützt werden. Es ist manchmal tröstlich, wenn die Eltern etwas haben, was sie selbst für ihr Kind in der Sterbephase tun können.

27.4.5 Nach dem Tod des Kindes

Nachdem der Tod durch einen Arzt festgestellt ist, ist es für die Eltern wertvoll, wenn eine **Würdigung des Kindes** erfolgt, z. B.: „Ihr Kind sieht jetzt so friedlich aus, es muss nun nicht mehr leiden, es hat ja auch tapfer gekämpft.“ Auch die Leistung der Eltern bei der Begleitung ihres Kindes sollte man würdigen. Es ist wichtig, dass die Eltern im wahrsten Sinn des Worts begreifen, dass ihr Kind gestorben ist: Halten, Berühren, Streicheln, Ansehen, Erkunden, Entdecken sowohl von Wunden oder Fehlbildungen und vor allem der normalen und schönen Aspekte sind wichtig, um eine bleibende Erinnerung zu schaffen. Es darf kein Zeitdruck entstehen.

Selten gibt es auch **Eltern, die ihr verstorbenes Kind nicht sehen möchten**. Vielleicht kann man in einem einfühlsamen Gespräch erreichen, dass sie sich anders entscheiden, damit sich keine falschen Vorstellungen entwickeln können, unter denen sie dann später leiden. Zwingen sollte man die Eltern aber nicht. Sinnvoll wäre dann z.B., Fotos des verstorbenen Kindes zu archivieren. Man sollte den Eltern fassbare Erinnerungen an ihr Kind anbieten, z.B. einen Hand-/Fußabdruck oder eine Haarlocke.

Nach dem Tod muss eine ärztliche Leichenschau zur Bescheinigung des Todes durchgeführt werden. Dies kann und sollte, wenn gewünscht, gemeinsam mit den Eltern durchgeführt werden, wobei den Eltern auch erklärt werden kann, was alles normal und gesund an ihrem Baby war. Es muss überlegt werden, ob nach dem Tod noch weitere Diagnostik nötig ist, sei es um für eine weitere Schwangerschaft oder für Geschwisterkinder Risiken zu erkennen und ggf. vermeiden zu können, sei es, um Klarheit über die Erkrankung oder die Todesursache zu bekommen. Hier können die Entnahme von Blut und/oder Gewebe für genetische Untersuchungen, Röntgen, Ultraschall oder Kernspinaufnahmen eine Rolle spielen. Auch eine Obduktion kann sinnvoll sein. Die Eltern haben hier sehr unterschiedliche Vorstellungen und Wünsche: Für manche ist die Unversehrtheit des Körpers so wichtig, dass sie auf alle diese Angebote verzichten. Für andere ist es tröstlich zu wissen, was genau das Problem war, dass nichts übersehen wurde und dass für ein weiteres Kind bessere Chancen erreicht werden können. Hier gilt es, feinfühlig herauszufinden, was den Eltern wichtig ist und was getan werden sollte. Es schont die Eltern nicht, wenn die Obduktion nicht angesprochen wird und sie in späteren Gesprächen erfahren, dass sie evtl. noch wichtige Informationen durch diese Untersuchungen bekommen hätten.

Ein gemeinsames Waschen und Anziehen, die Pflege der Haut („Salben"), das Lagern in schöne Tücher, in ein „Moseskörbchen" oder in das Bettchen, all dies beinhaltet tröstliche Aspekte, die Eltern können etwas für ihr verstorbenes Kind tun. Das „Verstehen" ist ein wichtiger Aspekt in der Trauerbewältigung.

Die Familie darf mit der Trauer nicht alleingelassen werden. Idealerweise gibt es ein Team aus Arzt, Pflegenden, evtl. Seelsorger, Psychologen, Sozialarbeiter, Trauerbegleiter etc. Die **Erinnerung an das Kind** sollte nicht verdrängt, sondern wachgehalten werden, um eine normale Trauerreaktion zu ermöglichen.

Es ist sinnvoll, Kontakt herzustellen zu Trauerbegleitern, Trauergruppen, zu lokalen Kinderhospizdiensten (www.deutscher-kinderhospizverein.de) oder auch zu Elternselbsthilfegruppen über den Bundesverband verwaiste Eltern und trauernde Geschwister e.V. (www.veid.de) oder zu kirchlichen oder überkonfessionellen Diensten.

Private Kontakte, etwa zwischen den Schwestern der Intensivstation, der betreuenden Hebamme und den Eltern eines verstorbenen Kindes, können sich für die verwaisten Eltern positiv auswirken. Diese privaten Kontakte dürfen selbstverständlich von keiner Seite erzwungen oder aufgedrängt werden. Es kann sein, dass die fachliche Bewertung durch private Nähe beeinflusst wird, was man sich bewusstmachen sollte. Mitgefühl und Miterleben können auch dazu führen, dass die psychische Belastung für den Einzelnen zu groß wird und er unter dieser Last zusammenbricht oder „ausbrennt". Hier ist es wichtig, sich über eigene Grenzen und Kräfte klarzuwerden. Daher sollten solche außerdienstlichen Kontakte am besten im Team besprochen werden bzw. mit psychologischer Supervision stattfinden.

Die Zeit zwischen Sterben und Beerdigung wird auch als **Schleusenzeit** bezeichnet. Man muss sich im Klaren darüber sein, dass vieles, was in dieser Zeit gesagt oder getan oder auch unterlassen wird, einen positiven oder negativen Einfluss auf den Trauerverlauf haben kann. Gespräche sollten mit Bedacht geführt, aber nicht aus Angst oder Unsicherheit vermieden werden. Hilfreich ist der Kontakt zu einem ambulanten Kinderhospizdienst.

Die **Trauerreaktionen von Männern und Frauen** sind unterschiedlich. Es ist wichtig, dies den Eltern auch zu erklären. Männer sind eher introvertiert und flüchten in Arbeit und Routine, ihre Trauer scheint kürzer und weniger intensiv. Frauen leiden häufiger unter Schuldgefühlen. Die Trauer verläuft schub- und phasenartig, aber bei den Partnern nicht immer synchron. Wenn Eltern darüber Bescheid wissen, wird die Partnerschaft weniger belastet. Bei Geschwisterkindern ist die Trauerreaktion je nach Altersstufe und schon vor der Pubertät auch vom Geschlecht abhängig sehr verschieden. Professionelle Unterstützung, z.B. durch Psychologen, ist ggf. anzuraten.

Die Eltern müssen Gelegenheit haben, die Umstände und Probleme, die zum Tode des Kindes geführt haben, zu erfahren und zu verstehen. Es dürfen dabei keine Fragen offenbleiben. Es geht nicht nur darum, spätere Anschuldigungen zu vermeiden. Genauso wichtig ist es, **Schuldgefühle** vonseiten der Eltern abzubauen, denn in aller Regel ist der fatale Verlauf schicksalhaft und nicht durch individuelle Schuld hervorgerufen.

Trotz der Trauerreaktion wird auch angesprochen, welche **Bedeutung** der Tod des Neugeborenen **für eventuelle spätere Schwangerschaften** haben könnte. Wenn falsche Befürchtungen nicht schon im Vorfeld ausgeräumt werden konnten, wird unweigerlich die Erinnerung zur großen Belastung. Keinesfalls sollten Eltern aber damit getröstet werden, dass sie jetzt doch bald ein weiteres, gesundes Kind bekommen können.

Auch die schwierige Situation der Geschwisterkinder muss berücksichtigt werden: Sie brauchen einerseits eine kindgerechte Unterstützung in ihrer eigenen individuellen Trauer, andererseits müssen sie als Geschwister und Kinder auch wertgeschätzt werden. Wenn sich alles auf das sterbende oder verstorbene Kind fokussiert, können Schuldgefühle, Verlassensängste und andere Probleme auftauchen. Gut ist es, das Kind nach seinen Bedürfnissen trauern zu lassen, aber auch sein eigenes Leben und seine eigene Entwicklung zu unterstützen. Es muss auch Phasen geben können, in denen nur es selbst wichtig ist. Hier gibt es gute Angebote von den Kinderhospizdiensten, die eine Geschwisterbetreuung für diese spezielle Situation übernehmen, vielleicht auch Geschwistergruppen anbieten, in denen sich die Kinder austauschen können.

Wenn eine Obduktion vorgenommen wurde, sollten die Eltern die Ergebnisse in einem späteren Gespräch erfahren und erläutert bekommen. Es ist sinnvoll, den Eltern einige Zeit nach dem Tod **Gespräche anzubieten**, um offene Fragen zu klären und den Verlauf nochmals abschließend mit allen Ergebnissen zu erklären.

Die **Leitsätze zur Palliativversorgung und Trauerbegleitung in der Peri- und Neonatologie** können beim Bundesverband „Das frühgeborene Kind" bestellt oder heruntergeladen werden: https://www.fruehgeborene.de/fuer-fachleute/palliativversorgung-und-trauerbegleitung.

27.5 Die Nottaufe

In früherer Zeit bestand ein erheblicher Teil der Hebammenlehrbücher aus Anweisungen zur Nottaufe und zu Gebeten. Heute scheinen Glaube und Religion im Alltag oft keine sehr große Rolle mehr zu spielen. Es gibt aber nach wie vor viele Menschen, die christlich erzogen und orientiert sind und besonders in Krisensituationen den Zuspruch und die Sicherheit durch die Religion benötigen. Dazu gehört auch, dass ein schwer krankes oder sterbendes Neugeborenes getauft wird.

Der **Sinn der Taufe** ist ein zweifacher: Zum einen wird damit ein Kind in die christliche Gemeinschaft aufgenommen. Zum anderen wird dadurch zum Ausdruck gebracht, dass jeder Mensch seinen Wert und sein Leben von Gott bekommt. Im Symbol der Taufe kommt der Glaube an Gott zum Ausdruck, der Glaube an das Leben und die Liebe, den auch der Tod nicht zerstören kann. Normalerweise findet die Taufe vor der Gemeinde im Rahmen eines Gottesdienstes statt, denn alle Gemeindemitglieder dürfen und sollen Zeuge sein, wenn ein neues Mitglied in ihre Mitte aufgenommen wird. Das damit verbundene Familienfest unterstreicht den feierlichen Charakter der Taufhandlung.

Die **Nottaufe** wird vorgenommen, wenn eine lebensbedrohliche Erkrankung oder Komplikation vorliegt und nicht sichergestellt erscheint, dass die Taufe in der Kirche gefeiert werden kann. Je nach Situation können die Eltern einen ihnen vertrauten Seelsorger bitten, ihr Kind zu taufen, oder es dem Klinikseelsorger überlassen. Letztendlich kann (und sollte, falls die Zeit nicht reicht, um einen Seelsorger herbeizuholen) die Taufe von jedem Christen und darüber hinaus von jedem Menschen vorgenommen werden, wenn er nicht gegen seine eigene Überzeugung handelt. Die Nottaufe wird von allen christlichen Religionsgemeinschaften gegenseitig anerkannt.

Natürlich dürfen Kinder nur dann die Nottaufe empfangen, wenn die Eltern dies wünschen. Bei tot geborenen Kindern kann die Taufe nicht mehr vorgenommen werden, sie können aber gesegnet werden. Wenn ein Kind aus einer christlichen Familie ungetauft stirbt, ist es trotzdem nicht „verloren", es ist nicht von Gott und seiner Liebe ausgeschlossen und kann im Gegensatz zu früheren Jahrhunderten auch kirchlich bestattet werden.

Die Nottaufe sollte auch auf der Intensivstation oder im Kreißsaal in Ruhe und Würde vorgenommen werden. Nach der Eingangsformel und einem gemeinsamen Gebet (Glaubensbekenntnis) wird die Taufhandlung vorgenommen, bei der der vollständige Name des Kindes genannt wird. Die Meldung der Taufe erfolgt nachträglich an die betreffende Kirche. In Kliniken sind meist entsprechende Meldeformulare vorhanden.

Eltern anderer Religionsgemeinschaften sollten ebenfalls die Möglichkeit erhalten, einen entsprechenden Geistlichen in die Klinik zu bitten, um ihnen beizustehen und zu helfen.

Viele Klinikseelsorger sind mit der Situation eines sterbenden Kindes und den spirituellen Bedürfnissen der Familie vertrauter als die Seelsorger der Gemeinden. Oft kennen sie auch die Bedürfnisse und die Rituale der anderen Religionsgemeinschaften, sodass sie die Familien in der Regel gut individuell unterstützen können. Es ist sinnvoll, Kontakte schon frühzeitig anzubahnen. In den größeren Neonatologien gibt es Seelsorger, die einen Betreuungsauftrag in diesem Bereich haben.

27.6 Empfehlung zum Vorgehen in Notfallsituationen (EVN) und Anordnung eines Verzichts auf Wiederbelebung

Ist es nicht im besten Interesse des Kindes, mit allen Möglichkeiten der Intensivmedizin am Leben erhalten zu werden, kann nach reiflicher Überlegung mit einer ethisch gut begründeten Entscheidung im Konsens mit den Eltern eine Empfehlung zum Vorgehen in Notfallsituationen (EVN) oder sogar ein Verzicht auf Wiederbelebung vom verantwortlichen Arzt festgelegt werden. Vergleichbar wurden die Begriffe **DNR-Order** (*do not resuscitate*) oder **AND** (*allow natural death*) eingesetzt.

In manchen Kliniken wird z. B. die Patientenakte mit einem roten Punkt markiert. Es wird festgelegt, ob überhaupt und ggf. welche Reanimationsmaßnahmen durchgeführt und welche im besten Interesse des Kindes unterlassen werden sollten (z. B. kurzfristige Maskenbeatmung ja, aber keine invasive Beatmung/dauerhafte Intubation).

Wichtig ist, dass der Verzicht auf Wiederbelebung nicht bedeutet, dass für das Kind nichts mehr getan wird. Der Fokus richtet sich auf eine **leidensmindernde Behandlung**, die dem Kind in dieser Situation sehr viel nutzen kann. Auch ein kurativer Ansatz muss durch den Verzicht auf Wiederbelebung nicht verlassen werden, so kann z. B. eine Antibiotikatherapie oder die Therapie eines Krampfleidens sehr wohl mit dem Ansatz weitergeführt werden, dass damit das Leben des Kindes verlängert wird. Die konkrete Ausarbeitung solcher Anordnungen und Dokumente sollte mit einem palliativmedizinischen Team erfolgen, das möglichst frühzeitig hinzugezogen wird.

Die Empfehlung zum Vorgehen in Notfallsituationen oder die Anordnung auf Verzicht auf Wiederbelebung soll allen Personen bekannt sein, die an der Betreuung des Kindes beteiligt sind: Kinderärzten, Pflegepersonal, Hebammen, sowohl in der Klinik als auch in der ambulanten Versorgung und den Rettungsdiensten.

Ein Verzicht auf Wiederbelebung muss regelmäßig überdacht und ggf. der aktuellen Situation angepasst werden und **kann auch widerrufen werden**, wenn sich die Situation ändert. Wichtig ist zu wissen, dass in einer Krisensituation häufig ein Reanimationsteam oder der Rettungsdienst gerufen wird, weil die Not der Eltern groß ist. Das bedeutet nicht, dass die Eltern jetzt doch eine Reanimation wünschen, sondern dass ihr Kind und sie Begleitung und Symptomlinderung brauchen. Wichtig ist, dass für den Krisenfall auch ein Plan besteht, wer zur Hilfe kommen soll. Am besten ist dies jemand, der die Familie und die Situation kennt und weiß, welche leidensmindernden Maßnahmen indiziert sind (z. B. im Rahmen der Betreuung über die SAPPV, spezialisierte ambulante pädiatrische Palliativversorgung).

27.7 Advance Care Planning

Beim *Advance Care Planning* (Behandlung im Voraus planen) werden frühzeitig Gespräche über schwierige Themen (Behinderung, Sterben, Tod, Ängste etc.) mit allen Beteiligten angeboten, jedoch nicht aufgedrängt und ein wiederholter und anhaltender Kommunikationsprozess aufrechterhalten. Die Entscheidungsfindung läuft nach dem Prinzip des shared decision making (S. 317). Es geht darum, Eltern zu ermöglichen, Überlegungen anzustellen und Entscheidungen zu treffen, bevor dies evtl. später dann unter Zeitdruck und Stress in einer Krisensituation geschehen muss. Sinnvoll ist dies, wenn eine relevante Wahrscheinlichkeit für krisenhafte Verschlechterungen oder Versterben besteht.

Ein Advance Care Planning ist bei pränatal gestellter Diagnose einer potenziell lebensbedrohlichen Erkrankung beim Feten auch schon vor der Geburt sinnvoll (**pränatales Advance Care Planning**).

Beim pränatalen Advance Care Planning werden zusätzlich Aspekte besprochen, die Schwangerschaft und Gesundheit der Schwangeren selbst betreffen. Zum Beispiel kann bei infauster Prognose des Kindes bei der Geburt auf eine CTG-Überwachung verzichtet werden, wenn eine Notsectio aus kindlicher Indikation sowieso nicht durchgeführt werden würde. Umgekehrt kann es für die Schwangere wichtig sein, ihr Kind lebendig auf dem Arm zu halten, sodass auf Wunsch auch ein Kaiserschnitt erwogen werden kann. Dieses Beispiel verdeutlicht, dass es nicht unbedingt medizinische Fakten sind, die zu einer Entscheidung für oder gegen eine Maßnahme führen. Wichtig ist vor allem das Wertesystem der werdenden Eltern.

Im Einzelnen geht es beispielhaft um verschiedene **Themenbereiche**:

- Was sind mit der Erkrankung erreichbare **Ziele**, was kann selbst mit Maximaltherapie nicht erreicht werden? Was sind die Ziele, die sich die Eltern für ihr Kind und ihre Familie wünschen: ein möglichst ungestörter natürlicher Verlauf? Eine möglichst große Nähe zum Kind? Möglichst jedes leidvolle Symptom vermeiden? Oder eine möglichst lange, gute Zeit, vielleicht auch mit der Möglichkeit, mit etwas Unterstützung mit dem Kind noch nach Hause kommen, bevor es stirbt? Eine sehr kleine Chance zum Überleben trotz belastender Maßnahmen nutzen? Welches ist hiervon das wichtigste Ziel? Jedes Kind, auch ein sterbenskrankes, hat ein Recht darauf, sich im Rahmen seiner Möglichkeiten zu entwickeln.
- Besprochen werden alle infrage kommenden Therapieoptionen, für die eine medizinische Indikation existiert, sowie Behandlungswege und auch andere Maßnahmen, die für die Schwangere, den Patienten und die Familie wichtig sind, aber nicht unbedingt eine medizinische Bedeutung haben. Ziel ist die Festlegung der bevorzugten Optionen, wenn eine bestimmte Situation eintritt.
- Welche medizinischen Maßnahmen sollen ergriffen werden, wenn es dem Feten intrauterin oder dem Kind postnatal schlechter geht, auch wenn noch nicht keine vitale Bedrohunge bestehen? Soll eine Sectio erfolgen? Soll eine Klinikaufnahme erfolgen, und wenn ja, unter welchen Bedingungen? Aufnahme auf der Intensivstation? Welche Maßnahmen, welche Medikamente (z. B. Koffein, Antibiotika) und evtl. auch welche Operationen sind sinnvoll und zumutbar, welche belasten das Kind unverhältnismäßig, fügen mehr Schaden als Nutzen zu und sollten unterbleiben? Sollen unterstützende, ggf. auch Intensivmaßnahmen, z. B. eine nichtinvasive Atemunterstützung, ergriffen werden?
- Was soll in Notfallsituationen erfolgen (z. B. Erstellen eines Notfallplanes, Empfehlung zum Vorgehen in Notfallsituationen, z. B. des Verzichts auf Wiederbelebung)?
- Was soll im Sterbeprozess und nach dem Versterben erfolgen? Dabei geht es nicht nur um medizinische Gesichtspunkte, sondern um die spirituellen und psychosozialen Wünsche, z. B.: Wer kümmert sich um die Geschwisterkinder? Wie und wann werden sie miteinbezogen? Wer soll dazukommen, wenn das Kind stirbt/gestorben ist (Seelsorger, Freunde, Verwandte)? Welche Begleitumstände (Kleidung, Musik, Umgebung etc.), wie und wo soll das Kind bestattet werden?

Beim *Advance Care Planning* geht es nicht nur um Maßnahmen für den Patienten selbst, sondern es sollen **Optionen für das ganze Umfeld** geklärt werden, z. B. was in den jeweiligen Situationen mit den Geschwistern geschieht, was den Eltern hilft, was andere Verwandte und Freunde brauchen. Und nicht zuletzt wird auch darüber nachgedacht, was das Behandlungsteam benötigt.

Der medizinische und der nichtmedizinische Plan sollen in regelmäßigen Abständen erneut überdacht, mit den Eltern besprochen und ggf. den aktuellen Umständen angepasst werden.

In einigen Kliniken gibt es darauf spezialisierte Ärzte und Fachkräfte, die werdende Eltern von Kindern mit einer möglicherweise lebensbegrenzenden Erkrankung begleiten und die Erstellung eines *Advance Care Plan* anbieten.

27.8 Der Umgang mit Krisensituationen und Sterben

Palliativversorgung ist Teamarbeit, genauso wie die neonatologische Intensivmedizin. An vielen Stellen haben Mitarbeiter oder die unterschiedlichen Berufsgruppen verschiedene Standpunkte. Es ist wichtig, Palliativpläne, Advance-care-Pläne, die Entscheidungsfindung und die Maßnahmen, die erfolgen sollen, transparent und mit gegenseitiger Wertschätzung zu besprechen. In einem guten und solidarischen Team können Teammitglieder weiter mit gutem Gefühl mitarbeiten, auch wenn sie andere Standpunkte vertreten oder Entscheidungen selbst anders getroffen hätten.

Für eine gute Palliativbetreuung ist professionelle Nähe gegenüber den Eltern und dem Kind nötig. Dies bedeutet, dass auf der einen Seite Empathie und Einfühlungsvermögen vorhanden sind, um Bedürfnisse auch im emotionalen, psychischen und spirituellen Bereich gut erfassen zu können. Nur so kann man auf diesen Ebenen (re-)agieren. Andererseits wird auch die Professionalität benötigt, die Chancen und Möglichkeiten realistisch zu erarbeiten, zu bewerten und dies auch mitzuteilen. Fakten müssen realistisch wahrgenommen werden. Dabei muss man die Balance halten. Denn man ist nicht Betroffener, sondern nur Beteiligter und immer Unterstützer der Familie. Man lebt sein normales Leben weiter, im Bewusstsein, dass es nicht das eigene Kind ist, das stirbt.

Dennoch beschäftigen und belasten uns diese Situationen. Das Nachdenken darüber, ob wir selbst etwas besser hätten machen können, darf nicht zu Selbstvorwürfen und Schuldgefühlen führen.

Hier ist es wichtig, diese Themen mit Kollegen im Team oder/und auch mit Seelsorgern oder Psychologen, am besten im Rahmen einer Supervision, zu besprechen. Auch die Nachbesprechung von Fällen ist hilfreich, wobei hier (palliativ-)medizinische Aspekte, ethische Fragen oder die Zusammenarbeit und die Kommunikation im Team im Fokus liegen. Selbstfürsorge und Selbstreflexion sind wichtig, um gute Arbeit leisten zu können. Belastungen und Ressourcen müssen auch für einen selbst beachtet werden. Mit den Grenzen, auch denen des Teams und den eigenen, muss ehrlich und realistisch umgegangen werden. Man kann nur das leisten, was der eigene Körper, die eigene Seele auch schaffen können. Die Belastung darf auch nicht zur Belastung für die eigene Familie werden. Ruhezeiten und Erholung für uns selbst sind trotz aller Not unserer Patienten unverzichtbar.

Es wichtig, dass alle beteiligten Fachkräfte auch eine Fürsorgepflicht für die Kolleginnen und Kollegen sowie für sich selbst wahrnehmen. Ärztliche, Hebammen- und pflegerische Leitungen müssen hierauf besonders achten und Angebote schaffen, die die Mitarbeiter unterstützen. Es muss eine Kultur geschaffen werden, bei der im Team auch über die eigenen Nöte gesprochen wird und wo wahrgenommen wird, wenn es Kolleginnen oder Kollegen schlecht geht und Unterstützung angeboten werden muss.

28 Kindeswohlgefährdung

Die allermeisten Kinder sind willkommen und werden von ihren Eltern geliebt und gut versorgt. Zum Kindeswohl gehören die körperliche, geistige und seelische Integrität und auch das Recht des Kindes auf „Förderung seiner Entwicklung und die Erziehung zu einer eigenverantwortlichen und gemeinschaftsfähigen Persönlichkeit" (§ 1 SGB 8). Leider gibt es Ausnahmen, und das beginnt letztlich schon vor der Geburt. Jede Schwangere, die raucht, Alkohol trinkt oder Drogen nimmt, weiß genau, dass dies dem Kind schaden kann. Sie macht es trotzdem.

Und gleich nach der Geburt kann es weitergehen, dass ein Neugeborenes nicht so gehegt und gepflegt wird, wie es notwendig ist. Im Grunde gibt es mehrere Arten des unsachgemäßen Umgangs mit Kindern:

- körperliche Vernachlässigung
- emotionale Vernachlässigung
- körperliche Misshandlung
- psychische Misshandlung
- sexueller Missbrauch

In allen Fällen ist das Kindeswohl gefährdet. Einige Kinder sind gleich mehreren dieser Probleme gleichzeitig oder nacheinander ausgesetzt. Je früher man feststellt, dass ein Kind gefährdet ist, und je früher man hilft, desto geringer werden die (emotionalen und körperlichen) Dauerschäden sein. Die Hebamme hat dabei eine große Verantwortung, sie muss bei **Risikofamilien** genau hinsehen. Folgende Faktoren in Familien sollten vermehrte Aufmerksamkeit nach sich ziehen:

- Drogen
- psychische Erkrankungen
- Gewalttaten in der Anamnese
- soziale Probleme
- ungewollte Elternschaft, besonders bei sehr jungen Eltern
- Frühgeborene
- kranke Neugeborene
- Schlafstörungen und andere Besonderheiten des Säuglings

In Deutschland kommen jährlich ca. 150 Kinder zu Tode, weil sie nicht richtig versorgt oder misshandelt werden. Das höchste Risiko besteht im ersten Lebensjahr. Das liegt zum einen an der Empfindlichkeit der Säuglinge. Zum anderen können sie sich überhaupt nicht bemerkbar machen, selbst Hilfe suchen oder sich wehren wie größere Kinder.

Ein großes Problem besteht darin, dass die Säuglinge nach problematischer Schwangerschaft (Drogen, Nikotin) besonders unruhig sind. Sie schreien anhaltender und viel länger. Diese Situation wiederum trifft auf Eltern mit einer geringeren Frustrationstoleranz und Geduld. Da ist die Hemmschwelle für eine Misshandlung niedriger.

Natürlich leben Familien sehr unterschiedlich, und in einigen Situationen läuft sicher nicht alles optimal. Eltern sind auch nur Menschen mit eigenen Problemen und einer eigenen Familienhistorie. Daher dürfen Eltern auch Fehler machen. Nicht jedes Anschreien und nicht jeder verspätete Windelwechsel gefährdet das Kind dauerhaft. Auch überforderte oder schwierige Eltern sind meist bereit, fehlerhaftes Verhalten einzusehen und zu ändern. Wenn sich aber Anhaltspunkte ergeben, dass bei der weiteren Entwicklung eine erhebliche Schädigung mit sehr hoher Wahrscheinlichkeit zu erwarten ist, muss interveniert werden.

28.1 Die verschiedenen Arten der Kindeswohlgefährdung

28.1.1 Vernachlässigung

Vernachlässigung ist die häufigste Form der Kindeswohlgefährdung. Dabei gibt es folgende Aspekte:

- keine ausreichende/ungeeignete Ernährung: Es gibt tatsächlich Eltern, die ihren Babys nicht genug zu essen und/oder zu trinken geben. Ein Sonderfall sind ungeeignete Nahrungen bei jungen Säuglingen, z. B. selbst hergestellte vegane Drinks, die zu Mangelerscheinungen führen.

- keine ausreichende Körperpflege: seltener Windelwechsel, keine Körperreinigung, keine geeigneten Kleider etc., oft in Zusammenhang mit sozialen Problemen
- Vorenthalten medizinischer Versorgung
- keine Zuwendung oder Erziehung: Selbst sehr junge Kinder werden vor den Fernseher gesetzt oder mit elektronischen Geräten beschäftigt, Eltern haben etwas anderes zu tun und kümmern sich nicht um die sozialen Bedürfnisse.
- emotionale Deprivation: Das Kind wird zwar versorgt nach dem Prinzip „satt und sauber“, es bekommt aber kein freundliches Wort oder ein anderes Zeichen, dass es willkommen ist.
- keine adäquate Förderung des Kindes: Dies betrifft zwar auch schon Säuglinge, häufiger aber Kleinkinder. Zur Förderung gehört die ständige Ansprache, die Ermunterung, Neues zu entdecken, der Kontakt zu anderen Menschen, vor allem auch Kindern, und vieles mehr.

Ein besonderes Problem sind Kinder psychisch kranker Eltern, insbesondere, wenn es sich um eine Depression handelt. Depressive Väter werden dabei relativ gut kompensiert, wenn die psychisch gesunde Mutter für das Kind sorgen kann. Depressive Mütter werden sehr häufig von ihren Partnern verlassen, sind also allein erziehend. Diese Mütter sprechen kaum mit ihren Babys, haben eine geringe Emotionalität und eine reduzierte Mimik sowie wenige Außenkontakte. Dies wirkt sich auf die gesamte Entwicklung und nicht nur auf die Sprachentwicklung aus. Gleichzeitig versuchen diese Mütter, so gut es geht, alles richtig zu machen. In Zusammenarbeit mit Kinderarzt und ggf. Psychiater der Mutter kann man Hilfsangebote finden und dafür sorgen, dass das Kind genügend stimuliert wird und sich psychosozial gut entwickelt.

28.1.2 Körperliche Misshandlung (Battered-Child-Syndrom)

Misshandlungen werden oft lange übersehen, weil man nicht daran denkt (denken will).

Typische Folgen von Misshandlung bei Säuglingen:

- Hämatome besonders im Gesicht, an oberem Rücken, Gesäß, Beinen, oft mit Abdrücken einzelner Finger nach Schlägen (Hand „passt“ auf die Flecke, häufiger linke Körperhälfte, da die meisten Eltern mit der rechten Hand zuschlagen)
- Frakturen an den Röhrenknochen, den Rippen, auch am Schädel mit schmerzhaften Schwellungen, auch periostale Schwellungen, dabei auch Nebeneinander alter und frischer Frakturen
- Verletzung von Blutgefäßen im Schädelinneren mit subduraler Blutung, diffuser Hirnschädigung und retinalen Blutungen (die man bei einer Untersuchung des Augenhintergrunds sehen kann) als Folge zu heftigen Schüttelns des Kindes (Schütteltrauma)
- Verbrennungen durch Aufdrücken von brennenden Gegenständen (Zigaretten)
- um Finger oder Zehen gebundene Haare

Als Vernachlässigung oder Misshandlung kann auch angesehen werden, wenn Kinder Gefahren fahrlässig oder gar absichtlich ausgesetzt werden (z. B. alleine im Auto zurücklassen, vor allem, wenn das Auto in der Sonne steht; alleine mit Tieren zurücklassen; der Sonne ohne Sonnenschutz aussetzen; nicht angeschnallt im Auto transportieren).

> **Cave**
>
> **Kinder mit Osteogenesis imperfecta oder Erkrankungen des Gerinnungssystems scheinen auf den ersten Blick u. U. misshandelt zu sein. Vorsichtiges Beobachten und/oder Nachfragen verhindert eine Traumatisierung von Kindern und Eltern, die auf das Äußern des Verdachtes folgen könnte.**

28.1.3 Psychische Misshandlung

Folgende Verhaltensweisen der Eltern misshandeln Kinder seelisch:

- feindselig ablehnendes Verhalten: z. B. das Phänomen der bereuenden Eltern: Eltern geben ihrem Kind zu verstehen, dass sie es eigentlich nicht wollten und bereuen, es bekommen zu haben. Eine solche einem Kind gegenüber ernsthaft geäußerte Aussage beschädigt sein Selbstwertgefühl und ist hochgradig „psychotoxisch“.

- in Angst versetzen durch ständige Drohungen (Ich schlage dich, werfe dich raus, verkaufe dich usw.)
- demütigen und abwerten
- isolieren: kein Kontakt zu anderen Menschen, z. B. kein Kindergartenbesuch, keine Verwandtenbesuche etc.
- ausnutzen oder korrumpieren, z. B. zum Betteln schicken

Alle diese Verhaltensmuster spielen überwiegend erst dann eine Rolle, wenn eine sprachliche Kommunikation möglich ist. Im Säuglingsalter bahnen sich solche Probleme aber oft schon an.

28.1.4 Sexueller Missbrauch

Sexueller Missbrauch ist eher ein Problem größerer Kinder, Säuglinge sind davon kaum betroffen.

28.2 Rechtliche Situation der Hebamme bei Verdacht auf Kindeswohlgefährdung

Für die Hebamme gilt, wie für andere Heilberufe, die Schweigepflicht. Das unbefugte Durchbrechen der Schweigepflicht ist strafbar.

Unter bestimmten Umständen ist es erlaubt, Patientengeheimnisse zu offenbaren. Am einfachsten ist die Entbindung von der Schweigepflicht, d. h., wenn Eltern der Weitergabe von Informationen zustimmen.

Wenn ein Kind akut gefährdet ist, gibt es den rechtfertigenden Notstand nach § 34 StGB. Dies ist etwa der Fall, wenn man Zeuge einer Straftat wird oder das Kind lebensgefährlich bedroht oder verletzt ist. Hier kann und darf man sich direkt an die Polizei wenden.

In allen anderen Fällen verhält man sich nach § 4 KKG (Gesetz zur Kooperation und Information im Kinderschutz). Hier reichen bereits Anhaltspunkte für eine Kindeswohlgefährdung. Die weitere Abklärung des Verdachtes und die Einleitung weiterer Schritte sollen dann planmäßig erfolgen (Kap. 28.4).

28.3 Rechtliche Situation der Eltern/Sorgerecht

Das „Recht der elterlichen Sorge“ umfasst die Erziehung und Beaufsichtigung sowie die Bestimmung des Aufenthalts. Die Eltern nehmen im Prinzip alle Rechte des unmündigen Kinds wahr. Sie haben gleichzeitig die Verpflichtung, Schaden von ihm abzuhalten. Die Eltern können das Kind von jedem „zurückverlangen“, der es ihnen widerrechtlich vorenthält, also z. B. eine vorzeitige Entlassung aus der Klinik fordern.

Wenn die Eltern ihrer Sorgfaltspflicht nicht nachkommen (Vernachlässigung, Misshandlung, § 1666 und § 1680 BGB), kann ihnen das Sorgerecht entzogen werden. Dies geschieht aber nur nach schweren Verfehlungen, denn zunächst soll immer soziale Hilfe wahrgenommen werden (amtliche, kirchliche etc.), um eine Stabilisierung der Familie zu erreichen. Das Recht der elterlichen Sorge kann vorübergehend entzogen bzw. dann wieder erteilt werden, wenn der Grund zum Ruhen des Sorgerechts nicht mehr besteht (§ 1674 BGB).

Bei nicht ehelichen Kindern hat meist nur die Mutter das Sorgerecht, bei minderjährigen Müttern gibt es einen Vormund.

28.4 Prozedere bei Verdacht auf Kindeswohlgefährdung

Bevor man irgendwelche Schritte unternimmt, stellt man sich die Frage: Sind die Eltern gewillt und in der Lage, die Gefährdung des Kindes abzuwenden (z. B. durch Verhaltensänderung)? Kann man durch Beratung das gefährdende Verhalten der Eltern abwenden, so besteht keine Kindeswohlgefährdung. Allerdings ist es sinnvoll zu überprüfen, ob die Beratung genutzt hat und das Verhalten sich wirklich im Sinne des Kindes geändert hat.

Sind die Eltern uneinsichtig oder unfähig, das gefährdende Verhalten abzustellen, ist man befugt, weitere Schritte zu unternehmen. Dabei ist der sozialrechtliche Ansatz für das Kind meist konstruktiver als der strafrechtliche Ansatz. Es geht also eher darum, dem Kind zu helfen als den oder die Täter einer strafrechtlichen Verfolgung zuzuführen.

Hierzu wendet man sich mit seinem Verdacht bzw. den erhobenen Informationen an ein Kinderschutzzentrum oder an das Jugendamt. Große Kinderkliniken haben meist ein selbstständig agierendes Kinderschutzteam, das aus Fachleuten verschiedener Berufe (Medizin, Pflege, Psychologie, Sozialarbeit) zusammengesetzt ist. Die Kontaktaufnahme zum Kinderschutzteam ist für Eltern weniger belastend und problematisch als der primäre Kontakt zu Ämtern oder gar zur Polizei. Das kommt auch dem gefährdeten Kind zugute. Das Jugendamt wird erst im zweiten Schritt eingeschaltet, wenn die alleinige Beratung und das Hilfsangebot durch das Kinderschutzteam nicht ausreichen.

Hat man eine solche Möglichkeit vor Ort nicht, wendet man sich direkt an das zuständige Jugendamt. Am besten ist es, wenn die Eltern so weit einsichtig sind, dass sie die Entbindung von der Schweigepflicht schriftlich erklären. Auf jeden Fall müssen die Eltern davon in Kenntnis gesetzt werden, dass man das Jugendamt informiert, auch wenn sie nicht damit einverstanden sind.

Wenn man nicht sicher ist, ob man richtig reagiert, kann man sich ohne Nennung der Namen von Kind bzw. Familie, also anonymisiert an das Jugendamt wenden und mit einer erfahrenen Fachkraft die Situation besprechen. Aufgrund dieser Beratung kann man dann sicher sein, das Richtige zu tun.

Praktisches Vorgehen:

- Kinderschutzteam einschalten (alternativ Jugendamt)
- gute Dokumentation (ggf. Foto), wenn äußere Misshandlungs- oder Vernachlässigungszeichen bestehen
- Verdacht zurückhaltend ansprechen, Hilfeaspekt betonen
- Rücksprache z. B. mit Kinderarzt
- alles protokollieren!
- in schweren Fällen oder wenn das Kind gefährdet scheint, stationäre Aufnahme veranlassen, ggf. unter einem anderen Vorwand

Ausführlicher Dokumentationsbogen bei www.kindesmisshandlung.de.

28.5 Konsequenzen bei Kindeswohlgefährdung

Allgemein gilt das Prinzip: Kindeswohl geht vor Elternrecht.

Das Jugendamt verschafft sich selbst einen Eindruck von der Situation und entscheidet dann über das weitere Vorgehen, was natürlich von der Art des Problems und der Dringlichkeit abhängt. Das Jugendamt hat dabei folgende Möglichkeiten:

- Beratung
- Hilfen zur Erziehung nach §§ 27 bis 35 SGB 8. Diese Hilfen sind freiwillig, d. h., die Eltern können sie ablehnen.

Das Jugendamt trägt dabei die steuernde Verantwortung. Die Hilfen werden in der Regel durch Dritte erbracht.

Wenn die Hilfen nicht ausreichen oder nicht angenommen werden oder eine hochgradige Gefährdung des Kindes besteht, wendet sich das Jugendamt an das Familiengericht. Das Familiengericht hat eine Erziehungsbefugnis gegenüber dem minderjährigen Kind nach § 8a und § 42 SGB8 und § 1666 BGB. Das Familiengericht kann verschiedene Anordnungen, die dann auch befolgt werden müssen, erlassen:

- Pflicht zur Annahme von Hilfen (d. h., die Eltern können dies nicht ablehnen, und die Annahme der Hilfen wird auch überprüft)
- Verbote (z. B. Annäherungsverbot für einen misshandelnden Vater)
- Einschränkung des elterlichen Sorgerechts
- Inobhutnahme

Letzteres bedeutet, dass das Kind gegen den Willen der Eltern aus der Familie genommen wird, und zwar so lange, wie die Gefährdung besteht. Dieses passiert in Deutschland etwa 25 000-mal im Jahr! Die meisten Kinder können irgendwann wieder in die Familie zurück.

Die Inobhutnahme gegen den Willen der Eltern ist für die Kinder immer eine traumatisierende Maßnahme. Für jüngere Kinder bedeutet es einen für sie unverständlichen Beziehungsabbruch. Da die Kinder in einer solchen Situation in eine Bereitschaftspflege kommen, können sie dort nicht bleiben und erleben dann weitere plötzliche Beziehungswechsel, etwa in eine Pflegefamilie und oft genug mit einem Hin und Her zwischen Herkunftsfamilie und Fremdbetreuung. Solche Beziehungsabbrüche sind in den ersten Lebensjahren psychologisch sehr ungünstig. Daher sollte man immer versuchen, eine Situation nicht so stark eskalieren zu lassen, dass diese letzte Stufe nötig wird. Dies hängt ein Stück weit auch davon ab, wie man anfangs als Angehöriger eines Gesundheitsberufes damit umgeht. Können Eltern die berechtigte Einmischung als Hilfsangebot verstehen und annehmen, hat man im Sinne des Kindes gut geholfen und kann hoffen, dass auch die anderen professionellen Stellen (Kinderschutzteam, Jugendamt) in dieser Richtung weiter arbeiten können.

Teil 3
Anhang

29 Normwerttabellen und -diagramme

► Tab. 29.1, ► Tab. 29.2, ► Tab. 29.3

► **Tab. 29.1** Blutgasanalyse.

	Nabelschnur-vene	Nabelschnur-arterie	10 Min. pp. arteriell	Säuglinge, Kleinkinder, Schulkinder arteriell
pH	≥ 7,30	≥ 7,24	> 7,20	7,35–7,45
pCO_2 (mmHg)	35–50	35–50	39–53	32–47
Standardbikarbonat (mmol/l)	20	20	15–20	22–28
BE (mmol/l)	≥ –4	≥ –7	≥ –10	–3,5 bis + 2,5
pO_2 (mmHg)	≥ 27	≥ 16	≥ 50	80–108
Umrechnung: mmHg × 0,1333 = kPa				

► **Tab. 29.2** Weitere wichtige Laborwerte.

Bilirubin	Glukose (nüchtern)
direkt: *Neugeborene* < 1 mg/dl (< 17 µmol/l) *1 Monat–Erwachsene:* 0–0,4 mg/dl (0–7 µmol/l)	Frühgeborene: 20–60 mg/dl (1,1–3,3 mmol/l, Neugeborene: 30–60 mg/dl (1,7–3,3 mmol/l, Säuglinge: 50–90 mg/dl (2,8–5,0 mmol/l), Kinder/Erwachsene: 60–100 mg/dl (3,3–6,1 mmol/l)
gesamt: *Frühgeborene:* Nabelschnur: < 2 mg/dl (34 µmol/l), < 24 h: 1–6 mg/dl (17–100 µmol/l), 1–2 d: 6–8 mg/dl (100–140 µmol/l), 3–4 d: 10–12 mg/dl (170–200 µmol/l) *Termingeborene:* Nabelschnur: < 2 mg/dl (34 µmol/l), < 24 h: 2–6 mg/dl (34–100 µmol/l), 1–2 d: 6–7 mg/dl (100–120 µmol/l), 3–5 d: 4–12 mg/dl (70–120 µmol/l *1 Monat–Erwachsene:* < 1 mg/dl (< 17 µmol/l	

▸ **Tab. 29.3** Normalwerte des roten Blutbildes vom 1. Lebenstag bis zum Erwachsenenalter.

Alter	Erythrozyten Mio./µl	Retikulozyten ‰ Erys	Mittlerer Durchm.* µm	MCV µm3	HbE = MCH pg	Hbk = MCHC%	Hämatokrit%
1. LT	5,5 (4,5–6,5)	42 (15–65)	8,0 ± 0,4	106 ± 7	35,5 ± 1,5–2,5	33,5 ± 1,1–1,7	
3. LT	5,3 (4,5–6,3)	41 (13–60)					
5. LT	5,3 (4,4–6,1)	30 (10–50)					60 (58–62)
7. LT	5,2 (4,4–5,9)	10 (5–15)	8,1 ± 0,2	103 ± 7	35,5 ± 1,6–2,5	34,5 ± 1,1–1,7	
2 Wo.	5,0 (3,0–5,5)	8 (3–13)					55 (53–58)
4 Wo.	4,7 (3,9–5,3)	8 (3–13)	7,9 ± 0,2	100 ± 6	33,5 ± 2,0	34,2 ± 1,5	44 (41–48)
2 Mon.	4,5 (3,7–5,0)	8 (3–13)					37 (34–39)
3 Mon.	3,8 (3,2–4,3)	19 (10–35)	7,4 ± 0,2	88 ± 6	30,0 ± 2,0	34,0 ± 1,7	34 (30–37)
4 Mon.	3,9 (3,3–4,5)	10 (5–25)					35 (31–38)
6 Mon.	4,2 (3,8–5,0)	8 (3–13)	7,3 ± 0,2	77 ± 7	26 ± 2,5	33,5 ± 2,0	37 (34–39)
9 Mon.	4,8 (4,0–5,3)	8 (3–13)					36 (34–39)
1 J.	4,9 (4,2–5,5)	8 (3–13)	7,1 ± 0,2	73 ± 8	23,5 ± 3,7	32,5 ± 2,4	37 (33–40)
2–6 J.	5,0 (4,3–5,5)	5 (1–13)		76 ± 8	26,0 ± 3,0		38 (34–41)
7–12 J.	5,1 (4,5–5,5)	5 (1–13)		79 ± 8	27,0 ± 3,0		41 (37–43)
13–17 J., m	5,4 (4,8–5,7)	5 (1–13)		78 ± 8	28,0 ± 3,0		44 (39–47)
13–17 J., f	5,0 (4,3–5,5)	5 (1–15)		79 ± 8	29,0 ± 3,0		41 (36–44)
Erw., m	5,4 (4,8–5,9)	3 (1–14)	7,2 ± 0,3	85 (82–9)	32,0 (27–35)	35,0 ± 4,0	46 (40–49)
Erw., f	4,8 (4,3–5,2)	6 (1–14)					41 (36–44)

MCV = mittleres Volumen der einzelnen Erythrozyten; HbE = MCH = mittlerer Hb-Gehalt der einzelnen Erythrozyten; HbK = MCHC = mittlere Hb-Konzentration der einzelnen Erythrozyten; * = mittlerer Durchmesser der Erythrozyten
LT = Lebenstag; Wo. = Wochen; Mon. = Monate; J. = Jahre = J.; m = männlich; f = weiblich; Erw. = Erwachsene

▶ Abb. 29.1, ▶ Abb. 29.2, ▶ Abb. 29.3, ▶ Abb. 29.4, ▶ Abb. 29.5, ▶ Abb. 29.6, ▶ Abb. 29.7, ▶ Abb. 29.8

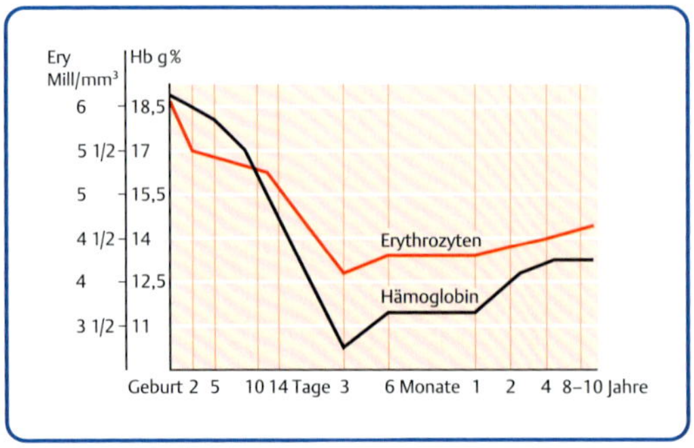

▶ **Abb. 29.1** Normwerte rotes Blutbild.

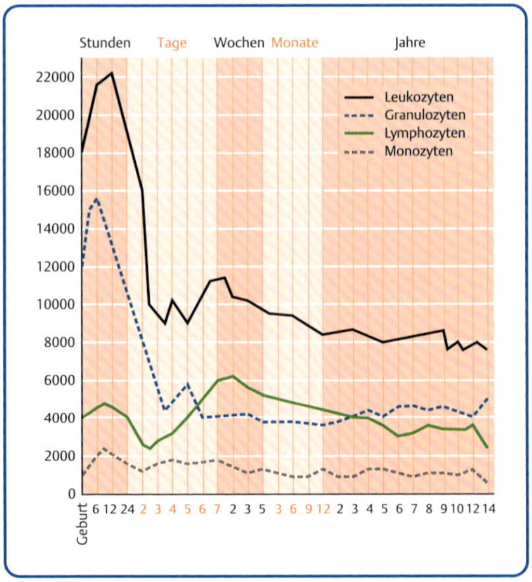

▶ **Abb. 29.2** Normwerte weißes Blutbild.

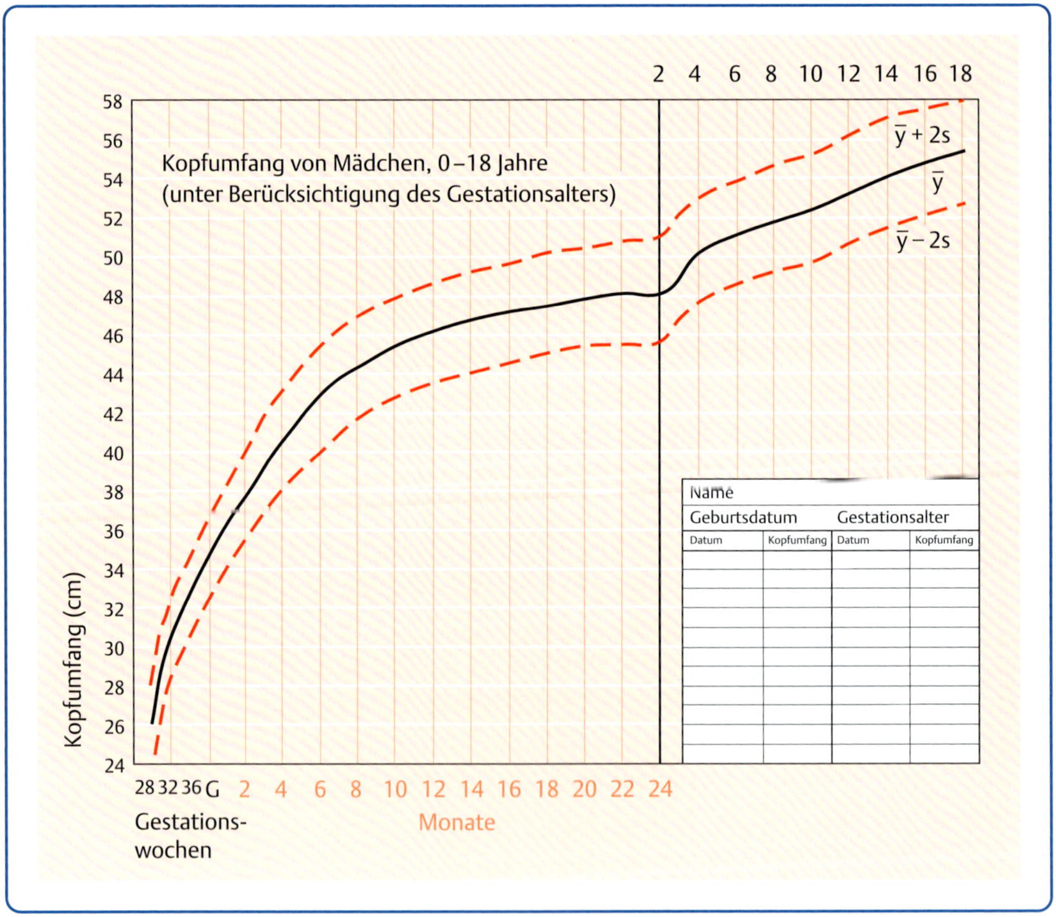

▶ **Abb. 29.3** Entwicklung des Kopfumfanges bei Mädchen unter Berücksichtigung des Gestationsalters, 0 bis 18 Jahre.

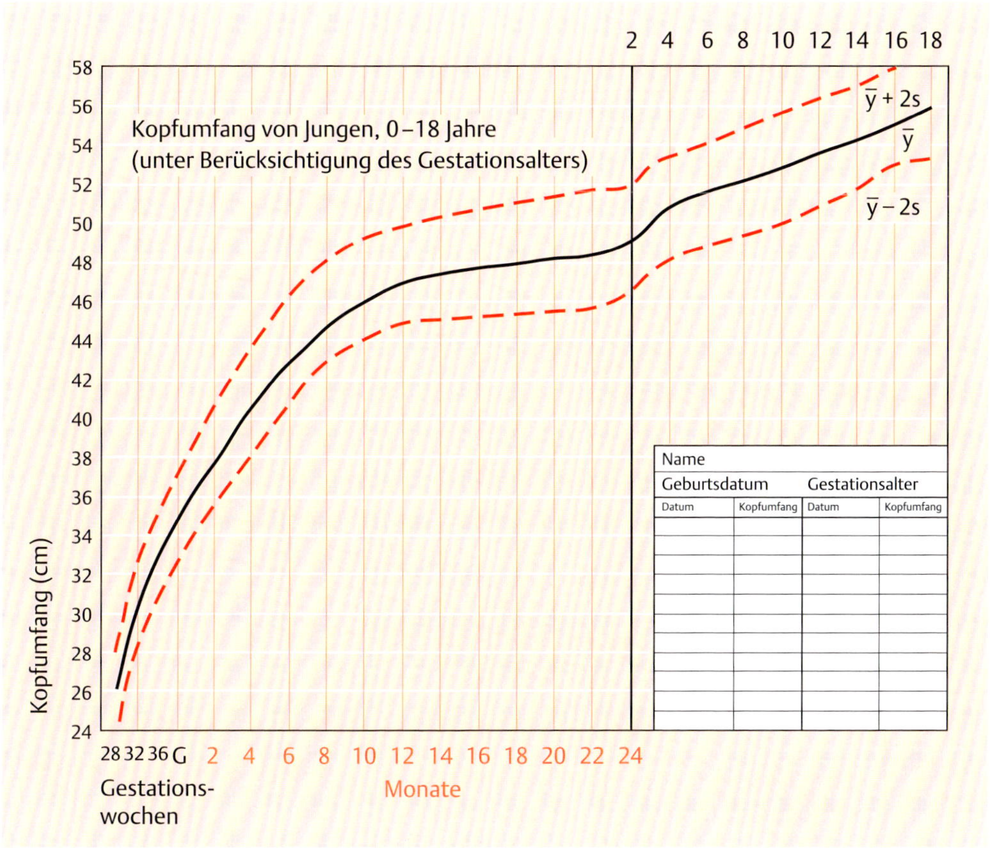

▶ **Abb. 29.4** Entwicklung des Kopfumfanges bei Jungen unter Berücksichtigung des Gestationsalters, 0 bis 18 Jahre.

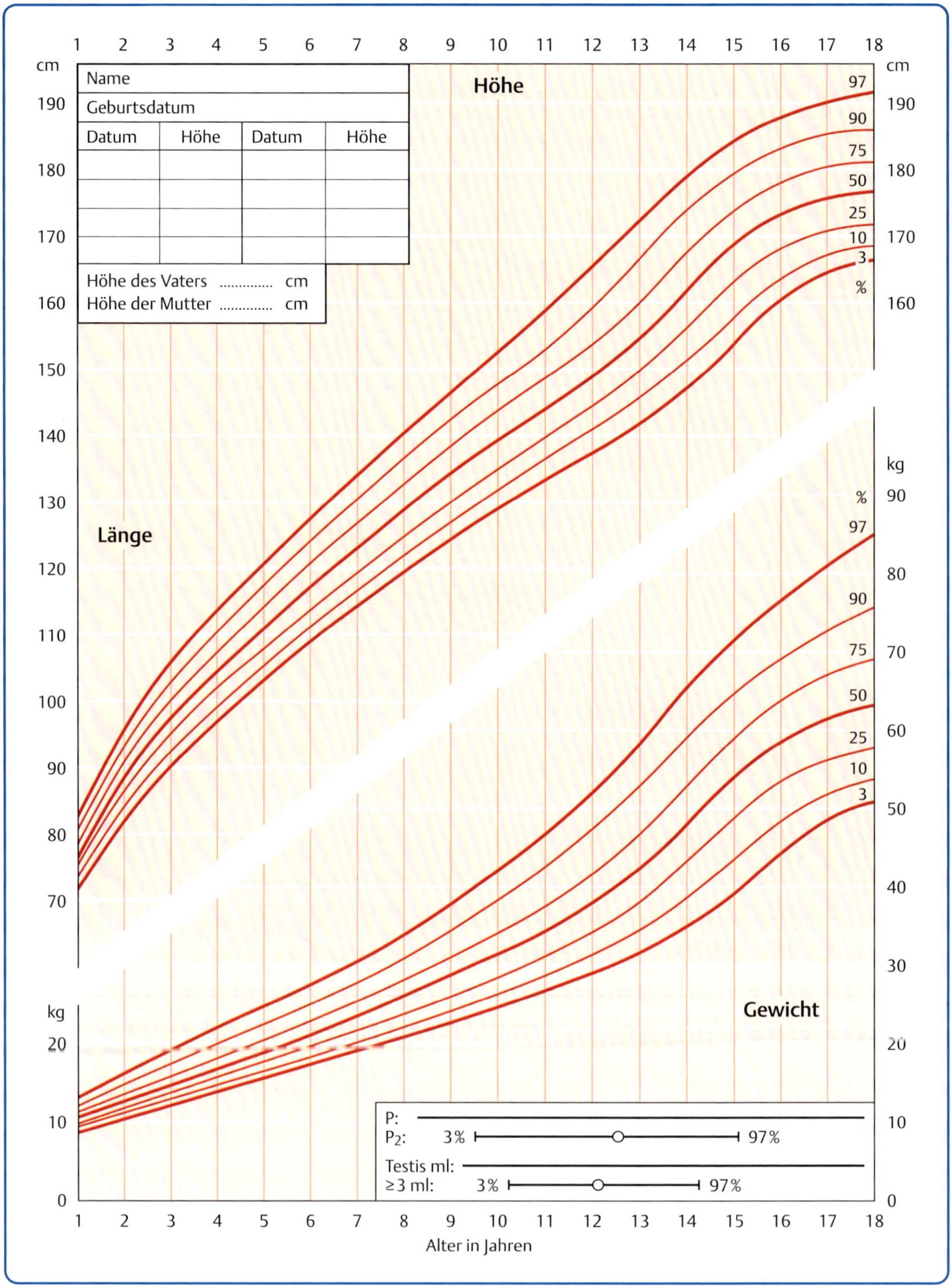

▸ **Abb. 29.7** Wachstums- und Gewichtskurven in Perzentilen für Jungen, 1 bis 18 Jahre. (Zürcher Longitudinale Wachstumsstudie)

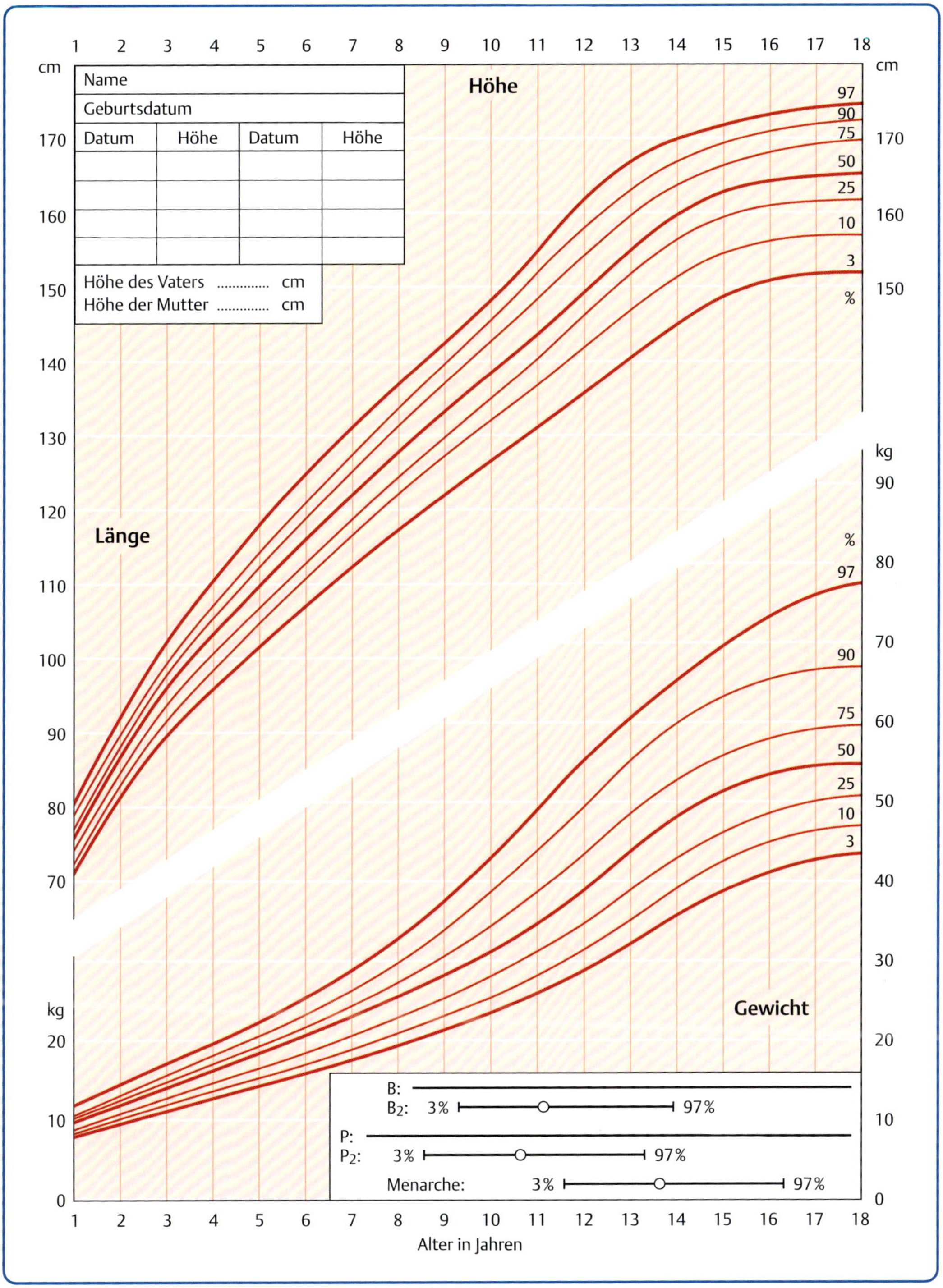

► **Abb. 29.8** Wachstums- und Gewichtskurven in Perzentilen für Mädchen, 1 bis 18 Jahre. (Zürcher Longitudinale Wachstumsstudie)

Sachverzeichnis

A

B

C

DC